Über den Autor:
Dr. med. Harro Albrecht, Jahrgang 1961, war zunächst Wissenschaftsredakteur beim Nachrichtenmagazin DER SPIEGEL. Seit 15 Jahren ist er als Medizinredakteur bei der Wochenzeitung DIE ZEIT tätig. Als Stipendiat der Nieman Foundation studierte er ein Jahr Public Health an der Harvard University und ging danach für Recherchen nach Afrika und Indien.

Harro Albrecht

SCHMERZ

Eine Befreiungsgeschichte

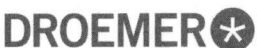

Besuchen Sie uns im Internet:
www.droemer.de

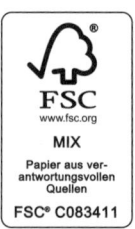

FSC
www.fsc.org
MIX
Papier aus ver-
antwortungsvollen
Quellen
FSC® C083411

Vollständige Taschenbuchausgabe Oktober 2016
Droemer Taschenbuch
© 2015 Pattloch Verlag
Ein Imprint der Verlagsgruppe Droemer Knaur GmbH & Co. KG, München
Alle Rechte vorbehalten. Das Werk darf – auch teilweise – nur mit
Genehmigung des Verlags wiedergegeben werden.
Umschlaggestaltung: NETWORK! Werbeagentur, München
Umschlagabbildung: plainpicture/fStop; akg-images/bilwissedition
Satz: Adobe InDesign im Verlag
Druck und Bindung: CPI books GmbH, Leck
ISBN 978-3-426-30121-0

2   4   5   3   1

Inhalt

Making-of

Keine Macht dem Schmerz

Am Anfang steht ein Geständnis. Ich bin Arzt, Herzpatient und seit zwanzig Jahren Medizinjournalist, aber bevor ich dieses Buch schrieb, wusste ich nahezu nichts über eine der wichtigsten Herausforderungen der Medizin: den Schmerz. Vor den Recherchen war Schmerz lediglich ein Symptom für mich, ein Indiz für eine körperliche Entgleisung. Im besten Fall findet sich eine Ursache, die sich abstellen lässt, und bis dahin helfen sogenannte Analgetika, Schmerzmittel, einigermaßen effektiv. Doch so einfach ist es nicht, und das hätte ich bei genauer Betrachtung wissen können. Denn ich kam mit einem Herzklappenfehler zur Welt und musste mich in Hamburg und in London mit acht, vierundzwanzig und zuletzt mit vierundvierzig Jahren jeweils einer Operation am offenen Herzen unterziehen. Mit einer Säge durchtrennten mir die Chirurgen das Brustbein. Nach dem Eingriff zerrte jeder Atemzug an dem mit Drähten geflickten Knochen, es fühlte sich an, als rollte ein Panzer über meine Brust. Ich kann dies mit Worten beschreiben, doch anders als eine Erinnerung an einen Sonnenuntergang vor blauem Meer fällt es mir schwer, diese Empfindung heute in mir wachzurufen.

Akuter Schmerz ist ein intensives, momentanes, sehr privates Erlebnis, und es verblasst offenbar gnädig. Wenn ich indes Zeuge werde, wie sich jemand mit einem höllisch scharfen keramischen Messer fast die Fingerkuppe abtrennt, wird mir heiß und kalt. Ich sollte abgebrühter sein. Eine kurze Zeit habe ich selbst im Operationssaal gestanden, Patienten mit großen Schmerzen erlebt und sie bei Bedarf mit Medikamenten versorgt. Wenn ein Skalpell im gleißenden Licht über die durch das Desinfektionsmittel gelblich gefärbte Haut glitt und dort einen roten, blutigen Strich zeichnete, meinte ich für einen Moment, den Schmerz des anderen spüren zu können, und musste wegsehen. Mir ist bewusst, dass diese Reaktion im Grunde genommen nur die mitfühlende Resonanz meines eigenen Schmerzempfindens war. Der Patient auf dem Operationstisch war betäubt und spürte in diesem Augenblick die Schärfe des Skalpells nicht. Und wäre er bei Bewusstsein gewesen, hätte ich nicht gewusst, was wirklich in ihm vorging. Schmerz ist subjektiv. Manche Patienten leiden erheblich unter Verletzungen, die anderen nichts ausmachen. Schmerz ist deutlich mehr als nur ein einfaches Warnsignal am Ende einer Klingelleitung.

Der Schmerz ist die Grenzfläche, an der Psyche und Körper aufeinandertreffen. Er ist Trennungsschmerz, Wundschmerz und psychische Verletzung durch Zurückweisung. Er ist ein Phänomen, welches das ganze menschliche Leben umfasst. Er ist die Grundlage vieler Religionen und Motor der Kultur. Ohne Schmerz keine Kunst, keine Sprache und kein Denken. Damit führt das Nachdenken über diese unangenehme, oft belastende Empfindung weit über die Medizin hinaus. Molekularbiologie, Psychologie, Soziologie, Philosophie, Anthropologie, Geschichts- und Kulturwissenschaften sind damit beschäftigt. Das Theater, das Kino, die Musik, die bildenden Künste und ein Gutteil der Weltliteratur arbeiten sich auf die eine oder andere Weise an der Thematik ab. Wobei es in der Kunst mehr um psychische Leiden geht. Aber besteht wirklich ein Unterschied zu den körperlichen Leiden? Im Laufe meiner Nachforschungen in Italien, Dänemark, Kanada, Großbritannien, Israel, Uganda, den Niederlanden und in Deutschland fand ich mich mit den grundlegendsten Aspekten des menschlichen Daseins konfrontiert.

Anlass für meine Recherchen waren die Vorbereitungen für ein kurzes Interview zu einem frei verkäuflichen Schmerzmittel. In einer Fachzeitschrift hatte ein Pharmakologe die Sicherheit des bekannten Medikamentes Acetaminophen, besser bekannt unter dem Namen Paracetamol, angezweifelt. Es war nur eine fachliche

Randnotiz, aber zwischen den Zeilen steckte eine allgemeine Kritik des allzu sorglosen Gebrauchs von Analgetika. Schon Hobby-Marathonläufer schlucken heute dieses und ähnliche Medikamente in großer Zahl. Schmerzmittel sind billig und frei verfügbar und das, obwohl sie erhebliche Nebenwirkungen haben können. Eine beunruhigende Konstellation, die ein Interview wert schien. Rücken-, Knie- oder Kopfschmerzen gehören zu den häufigsten Gründen, weshalb Menschen den Arzt aufsuchen. Der Verbrauch von Analgetika schnellt in die Höhe, und die Zahl der Operationen an Gelenken und Wirbelkörpern nimmt bedrohliche Ausmaße an. Gleichzeitig sind Patienten oft unzufrieden mit den Ergebnissen. Die herkömmlichen Strategien der Medizin – und der Patienten – verfehlen offenbar ihr Ziel. Weder verschaffen die Medikamente genügend Linderung, noch führen sie zu einem gesunden Umgang mit dem Schmerz (Kapitel 1).

Schon in den Vorbereitungen zu dem Interview fand ich viele Hinweise darauf, dass sich hinter der Diskrepanz eine größere Geschichte verbarg, und aus dem Interview wurde ein dreiteiliger Artikel, der dann schließlich in dieses Buchprojekt mündete. Das Phänomen Schmerz war offensichtlich vielschichtiger, als ich es mir habe vorstellen können. Sagt der Umgang mit Schmerzen und Schmerzmedikamenten etwas darüber aus, wie wir zum Leben stehen? Und vor allem: Ist Schmerz etwas, das wir in jedem Fall und mit aller Macht bekämpfen müssen? Schlucken Menschen so viele Pillen, weil es ihnen körperlich schlechtgeht oder weil sie sich betäuben müssen? In einem Buch, das dem Wesen des Schmerzes auf den Grund geht, sollte es deshalb nicht nur um Krankheit und Medizin gehen. Die Menschen, die sich mit dem Thema beschäftigen, erzählen eine eigene Geschichte jenseits der harten Fakten. Es gab inspirierende Augenblicke und viele ernüchternde und ein paar Erfahrungen, die ich während meiner Recherchen und der Arbeit am Manuskript dieses Buches selbst mit dem Schmerz machte. Von diesen Erlebnissen soll an dieser Stelle die Rede sein. Es ist gleichsam das »Making-of« des Buches.

Als persönliche Übergangszeremonie vom Büroalltag in das selbstgewählte Buchexil stand eine zehntägige Wanderung in Norwegen. Wenn es eine Gegend gibt, die nachträglich betrachtet für die Höhen und Tiefen der Recherche und für die Mühsal auf dem Weg zu den wenigen zentralen Erkenntnissen steht, dann sind es diese stundenlangen Märsche im Rondane- und Dovre-fjell-Nationalpark. Das Gelände ist übersät mit moosbewachsenen oder grauen Felsen und die Wanderung dadurch beschwerlich. Der Aufstieg zu den Zweitausendern mit fünfzehn Kilogramm Gepäck auf dem Rücken ist für den Untrainierten schweißtreibend und mitunter sehr hart. Es war ein freiwilliges »Leiden«, das fünf Mal mit der grandiosen Aussicht von einem Gipfel belohnt wurde: Storronden, Vinjeronden, Rondeslottet, Høgronden und Snøhetta. Bergab wartete dann wieder gefährlich scharfkantiges und manchmal verschneites Geröll. Jeden Tag nahmen Entspannung und Kondition etwas zu, und am Ende machte sich ein zutiefst befriedigendes Gefühl breit.

Manchmal ist es ratsam, sich an einen vorurteilsfreien Ratgeber zu wenden, jemanden, der nicht in die fragliche Materie verstrickt ist und sie gleichsam objektiv von außen betrachtet. Es gibt Menschen, die aufgrund extrem seltener Gendefekte keine schmerzhaften Reize spüren. Vielleicht konnte jemand mit solch einer Störung das Phänomen besser einordnen. Ich suchte einige Wochen in Deutschland und fand niemanden. Dann erfuhr ich von einigen englischen Patienten. Die aber wollten nicht mit mir sprechen. Hier und da hatte es ein paar Zeitungsberichte über diese seltsamen Menschen gegeben, aber die Spur führte ins Nichts. Es gebe jemanden in Indien, verriet mir ein deutscher Genetiker und übermittelte mir nach Rücksprache eine E-Mail-Adresse. Ich nahm über die Kontinente hinweg Kontakt auf. Schon bald musste ich feststellen, dass das Fehlen von Schmerz kein Glücksfall, sondern ein Handicap ist. Es macht die Betroffenen zu Außenseitern. Jetzt verstand ich, warum viele Menschen mit dieser Besonderheit das Licht der Öffentlichkeit scheuen. Ich suchte nach einem Ausweg und traf in der Wüste von Israel auf die seltsamsten Kinder, denen ich je begegnet bin. Bedingt durch einen genetischen Defekt, sind auch sie schmerzfrei. Das macht sie zu furchtlosen und wild entschlossenen Wesen, die sehr radikal mit ihrem Körper umgehen und klaglos schwerste Verletzungen hinnehmen. Ihr selbstzerstörerischer Umgang mit der Welt ist ein deutlicher Hinweis darauf, dass der Schmerz ein wertvolles Warnsignal ist und vollkommene Schmerzfreiheit nicht erstrebenswert sein kann. Auf ihre Weise wirken diese Kinder erwachsen und fremd, vielleicht, weil ihnen eine wesentliche menschliche Erfahrung fehlt. Auf der einen Seite ist Schmerz eine sehr einsame Erfahrung, auf der anderen Seite ist er ein urmenschliches Erleben, das uns verbindet. Schon diese einfache Erkenntnis steht im krassen Widerspruch zu Slogans wie »schmerzfreie Stadt« oder »schmerzfreies Krankenhaus«. Das Symptom hat mehr gute und böse Gesichter, als wir in der westlichen, schmerzarmen Welt realisieren.

Einerseits ist Schmerz ein Warnsignal, und doch können wir uns in begrenztem Maß darüber hinwegsetzen. Solange wir noch das Gefühl haben, dass der Schmerz nicht unser Denken, Fühlen und Handeln völlig vereinnahmt, sondern wir ihn kontrollieren, kann er sogar ein reizvoller Gegner sein, an dem wir unsere Grenzen austesten.

Zu der einsamen Arbeit an einem Buch gehören gewisse Rituale, die den Tag strukturieren. Ein Jahr lang aß ich jeden Tag Tom Ka Gai, eine thailändische Suppe mit Kokosmilch, Gemüsebrühe, Zitronengras, Knoblauch, roter Tom-Ka-Paste, Bambussprossen, Ingwer, Koriander und scharfen Chilischoten. Gern durfte es eine Extraportion dieser roten Scharfmacher sein. Im Chili steckt Capsaicin, eine Substanz, die unter Forschern beliebt ist, weil sie damit experimentell akute Schmerzen auslösen können. Der Stoff kitzelt genau den Rezeptor und die dazugehörigen Nerven, die uns normalerweise ruckartig die Hand von der heißen Herdplatte zurückziehen lassen. Trotz der Erfahrung mehrerer schmerzhafter Operationen habe ich also freiwillig jeden Tag mit einer scharfen Mahlzeit meine Schmerz-Rezeptoren stimuliert.

Ich gehe im Sport an die Schmerzgrenze, beim Zahnarzt halte ich lieber vorübergehend den Bohrer aus, als den ganzen Tag mit betäubter Lippe herumzulaufen, und ich löffle gern scharfe Suppen. Acht Tage nach meiner zweiten Herzoperation in London hatte ich nach reichlich ungesalzenem Fisch aus der Krankenhausküche Heißhunger auf etwas gut Gewürztes. Also bestellte ich direkt nach der Entlassung in einem Londoner indischen Restaurant ein Curry mit fünf Schärfesternen. Mein Herz raste, die Schweißperlen standen mir auf der Stirn. Nun hatte ich gerade eine Operation am offenen Herzen überlebt und dachte, ich stürbe einen Häuserblock vom Krankenhaus entfernt an einem Chicken Vindaloo.

Selbstgeißelung bedeutet, dass man sich lustvoll über den ultimativen Lehrmeister Schmerz hinwegsetzen kann. Wie das Gespräch mit einer über und über tätowierten jungen Frau schnell zeigte, ist es eben etwas anderes, ob man die Kontrolle über den Schmerz behält oder ihn wie ein Krebspatient ohnmächtig ertragen muss. Schmerzhafte Reize und das Leiden daran sind offenbar zwei verschiedene Dinge. Aus diesem Grund bezeichnen Wissenschaftler die neutrale Wahrnehmung eines Schadreizes auch als Nozizeption (abgeleitet vom lateinischen *nocere*, schaden) und die entsprechenden Sensoren in der Haut als Nozizeptoren. Erst durch eine negative Emotion entsteht daraus im Kopf der Schmerz. Weil die unbewusste Bewertung eines Reizes individuell unterschiedlich ausfällt, stehen die Schwere einer Verletzung und die einhergehende Empfindung oft nicht in Beziehung zueinander. Ein besonders scharfes Messer kann die Haut durchtrennen, ohne dass wir dies bemerken, und ein harmloser eingerissener Nagelfalz kann einem den Tag verderben. Wie neutral oder negativ ein Reiz anschlägt, hängt von der Situation und der Persönlichkeit ab. Auf dem Weg zwischen Haut und Hirn gibt es viele Einflüsse, die aus Reizen völlig unterschiedliche Empfindungen, von Lust bis

Leid, entstehen lassen. Dass etwas Ablenkung und Zähnezusammenbeißen den Schmerzcharakter ändert, ist leicht nachvollziehbar. Was aber ist mit dem eigentlichen medizinischen Problem, dem chronischen Schmerz, gegen den Menschen offensichtlich so ohnmächtig ankämpfen?

Jedes Mal nachdem mein Brustbein durchtrennt worden war, zwang mich der Wundschmerz für eine Weile in die Rückenlage. Heftiges Lachen war tabu, und wenn es zu arg wurde, hieß es flach atmen. Ich beherrschte die Situation, und das war, wie sich im Verlauf der Recherchen zu diesem Buch herausstellte, ein großer Vorteil. Für mich war der Spuk jedes Mal nach sechs Wochen vorbei. Ein Drittel aller Herzpatienten jedoch leidet noch mehr als ein Jahr, nachdem eine Knochensäge ihr Brustbein gespalten hat. Als Arzt habe ich sehen können, wie sich dauerhafter Schmerz in die Gesichter von Menschen gräbt. Wie sehr chronische Schmerzen das Leben auf den Kopf stellen, konnte ich mir nur staunend berichten lassen. Die Patienten können nicht mehr klar denken, schlafen schlecht, sind deprimiert, und manche denken sogar daran, aus dem Leben zu gehen, um ihr Leiden zu beenden. Und bei alldem haben sie oft das Gefühl, von ihrer Umwelt nicht im Ansatz verstanden zu werden. Der andauernde Schmerz grenzt sie aus. Manche, denen ich begegnete, waren besonders bemüht um ihr gepflegtes Aussehen. Um keinen Preis wollten sie mehr als notwendig auffallen. Chronischer Schmerz unterscheidet sich offenbar erheblich von der Empfindung nach einem Schnitt in den Finger oder einer freiwilligen Selbstgeißelung. Er macht ebenso einsam wie die Unfähigkeit, Schmerz zu empfinden. Der amerikanische Literaturprofessor David Morris schrieb in seinem viel zitierten Buch über die Kultur des Schmerzes, dass chronischer Schmerz sich vom akuten Schmerz unterscheidet wie Krebs von einem Allerweltsschnupfen.[1]

Ein Großteil des Medizinsystems beschäftigt sich mit nichts anderem als der direkten oder indirekten Bekämpfung chronischer Schmerzen (Kapitel 2). Ich suchte einen Arzt auf, der in einem

Hamburger Krankenhaus eine Sprechstunde für betroffene Menschen anbietet. Unter den Patienten war die Vorstellung verbreitet, dass ihr chronischer Schmerz eine Fehlfunktion des Körpers sei, die man am besten mit einem Medikament abstellt. Der psychotherapeutisch ausgebildete Arzt indes wusste, dass diese Strategie nicht ausreicht. Die Patienten drängten auf Tabletten, Spritzen und weitere, zum Beispiel kernspintomographische Untersuchungen, der Arzt bremste. Aber wir leben nun einmal in einer materialistischen Welt. Injektionen und aufwendige Apparate sind für viele überzeugender als einfühlsame Worte. Immer weiter zerlegen die Wissenschaftler den Körper. Am Ende dieses Prozesses sollen bessere materielle Lösungen stehen. Das ganze medizinische System bewegt sich in diesem Koordinatensystem. Zwar lockt das Geschäft mit dem Massensymptom, aber der Schmerz ist offenbar ein trickreicher Gegner. So gab es leider gerade bei der Entwicklung neuer Analgetika in den vergangenen Jahren viele Rückschläge.

Die Pharmaindustrie investiert Milliarden in die Erforschung neuer Wirkstoffe, und doch ist die Ausbeute nur sehr gering. Einmal nahm mich eine Mitarbeiterin, die maßgeblich an der Zukunft der pharmakologischen Schmerztherapie arbeitet, in einem pharmazeutischen Labor beiseite. Die Forscherin war nachdenklich geworden. Sie sei sich nicht sicher, ob sich die Geheimnisse des Schmerzes in einem kommerziellen Labor ergründen lassen. Die Forschung brauche viel Zeit. »Hier aber steht immer jemand hinter mir und will möglichst bald Resultate sehen«, sagte die Wissenschaftlerin, die vorher in einer großen, gutdotierten öffentlichen Forschungseinrichtung in Deutschland gearbeitet hatte. Im universitären Umfeld sei das anders gewesen. Dort habe sie den Dingen auf den Grund gehen können. In den Laboren ihres neuen Arbeitgebers stehe sie oft unter Druck und sei gleichzeitig mit einem Wust von Formularen konfrontiert, der ihr das Arbeiten erschwere. In dieser Situation bleibe gar nichts anderes übrig, als die Schmerzmodelle simpel zu halten. Eigentlich, sagte sie, müsste die Pharmaindustrie mehr Geld in die Forschung stecken und mehr Geduld haben. Dann aber würde es länger dauern und die Rendite sinken. Beides sind keine attraktiven Optionen für Investoren. So wächst auf der einen Seite der Bedarf nach schnellen technischen Lösungen, auf der anderen Seite fehlt der Nachschub an besseren Medikamenten. Es ist eine vertrackte Lage, deren Wurzeln tief in die Vergangenheit reichen.

Die Ausgangslage war abgesteckt: Vielen Patienten helfen die Medikamente und Operationen nicht oder nicht mehr. Die industrielle Forschung sucht mit immer neuen Substanzen doch noch nach einer biochemischen Lösung des Problems und scheitert daran. Der Beginn dieser Entwicklung liegt dreihundertachtzig Jahre in der Vergangenheit bei einem überheblichen Mann, der den Wundern der Natur am liebsten in seiner Studierstube auf den Grund ging. René Descartes revolutionierte nicht nur das wissenschaftliche Denken, sondern er bahnte den Weg zu einer materialistisch orientierten Sicht auf den menschlichen Körper und damit auch auf den Schmerz (Kapitel 3). Jedenfalls wird dieses Bild des französischen Philosophen in fast jedem Vortrag über Schmerzen verbreitet. Dass es sich in Wirklichkeit etwas anders verhält und Descartes missverstanden und seine Lehre von seinen Nachfolgern verfälscht wurde, erfuhr ich von einem Gelehrten in Utrecht.

Theo Verbeek hat sein Leben dem Franzosen Descartes gewidmet, inzwischen sieht er selbst ein wenig aus, wie man sich den französischen Denker vorstellt. Verbeek trägt einen klassischen grünen Borsalino und dazu farblich passend einen weiten Lodenmantel. Weil der Niederländer nicht mehr gut sehen kann, braucht er einen Stock; seiner hat einen Silberknauf. Descartes führte oft einen Säbel mit sich, und es heißt, er habe bei einer Elbüberquerung damit einmal Räuber in die Flucht geschlagen. Utrecht war längere Zeit Wohnsitz des Franzosen. Er sei ein intellektueller Flüchtling in den Niederlanden gewesen, wird kolportiert, weil in der Heimat die engstirnigen Katholiken den Ton angaben. Für

Theo Verbeek war der eigentliche Grund für Descartes' Dauerexil indes eine delikate Liebesaffäre. Der adlige Philosoph hatte mit einer Magd unehelich ein Kind gezeugt. Als Edelmann konnte er sich nicht dazu bekennen, aber er wollte die Verantwortung übernehmen und blieb deshalb immer in der Nähe der alleinerziehenden Mutter. Natürlich kam dem Grübler auch der Umstand zupass, dass ihn in den Niederlanden zunächst niemand kannte und er unbehelligt arbeiten konnte. In Amsterdam lebte er in einem schmalen Haus am Westermarkt 6. Er hatte Glück. In dem Neubauviertel war direkt gegenüber ein paar Jahre zuvor gerade die Westerkerk, zu dieser Zeit die größte protestantische Kirche der Welt, fertiggestellt worden. Wo einst der französische Flüchtling die Freiheiten des Exils genossen hatte, war zu dem Zeitpunkt, als ich das Haus in Augenschein nahm, gerade eine Arbeitsagentur für arbeitslose Akademiker aus Spanien eingezogen. So wiederholt sich die Geschichte. Descartes' akademisches Leben in den Niederlanden aber gestaltete sich gar nicht so zurückgezogen wie geplant, sondern mutet an wie ein moderner Wissenschaftskrimi. Es wird intrigiert, um die Wette publiziert und notfalls abgekupfert. Schließlich entsteht eine Vorstellung vom Körper als einer Maschine und vom Schmerz als einem Glockenläuten am Ende eines biologischen Klingelzugs. Auf die Spitze getrieben hat diese Automaten-Metapher Julien Offray de La Mettrie, ein Arzt, scharfer Denker und sinnenfroher Spaßvogel. Dieses mechanistisch-materialistische Bild prägte für Hunderte von Jahren den Umgang mit dem Schmerz.

Erst im 19. Jahrhundert ging die Saat der aufstrebenden Naturwissenschaften auf. Die Naturforscher der vorangegangenen Epochen mochten viele neue und teilweise wegweisende Theorien ersonnen und Belege dafür gesammelt haben, ihnen fehlten indes überzeugende Beweise für die Nützlichkeit ihrer neuen Denkart. So lange hatte die Kirche noch die Macht, den Schmerz als ein Zeichen göttlicher Nähe zu verklären. Dann stellte die Entdeckung der Narkose alles auf den Kopf (Kapitel 4). Jetzt mussten die Menschen nicht länger grausame Operationen bei vollem Bewusstsein über sich ergehen lassen. Es blieb nicht der einzige Durchbruch. Schlag auf Schlag lieferte die Pharmaindustrie neue massentaugliche Analgetika, die schon bald reißenden Absatz fanden. Religiöse und nichtreligiöse Skeptiker warnten noch vor dem allzu sorglosen Gebrauch der Betäubungsmittel. Aber die Zeiten, in denen die Kirche die alleinige Deutungshoheit über den Schmerz besaß, waren endgültig vorüber. Die mit ihren maßlosen Aderlässen und unwirksamen scholastischen Therapien in Missfallen geratene Medizin gewann erheblich an Reputation.

Eine der ersten Anwendungen für die neuen, wirksamen Narkosemittel waren Entbindungen. Dies ist insofern bedeutsam, als es einer der wenigen natürlichen Vorgänge ist, die mit extremen Schmerzen einhergehen. Es ist daher nicht ganz klar, ob dieser Schmerz überhaupt eine Angelegenheit für die Medizin ist. Schon im 19. Jahrhundert gab es erhitzte Diskussionen, ob eine Geburt schmerzfrei sein dürfe. Früher überwogen noch religiöse Argumente gegen die Narkose, heute ist der Wunsch nach Natürlichkeit das bevorzugte Motiv für einen Verzicht auf Schmerzfreiheit. Ich traf die Hamburger Hebamme Pia Steinbrück, die in fünfzehn Jahren mehr als tausend Geburten begleitet hat. Während die Ärzte früher mit Chloroform, Lachgas oder Äther betäubten, hilft heute die rückenmarksnahe Regionalanästhesie oder kurz PDA. Das Thema Schmerz in der Geburt, sagt Steinbrück, würden Hebammen heute gern auslassen. Sie würden keine schlafenden Hunde wecken und die Frauen beunruhigen wollen. Steinbrück ist der Ansicht, dass der Schmerz viel zu sehr zum Tabu gemacht werde. »In den Vorbereitungen zu einer Geburt muss man darüber sprechen«, sagt die Hebamme. In ihren Kursen geht sie detailliert auf die verschiedenen Faktoren im Schmerzempfinden ein. Die Männer erhalten einen Extrakurs. »Männer wollen unbedingt etwas machen«, sagt Steinbrück, »aber sie können nicht viel tun.« Die Hebamme benutzt dann ein männeraffines Bild. Sie sollten sich vorstellen, ihre Frau führe Fahrrad auf der Tour de France. Die

Frau sitzt im Sattel, ihr Mann im Besenwagen. »Ihr dürft sie mit Bananen beschmeißen, ihnen Wasser reichen und sie anfeuern«, erklärt Steinbrück den Männern dann, »aber fahren müssen eure Frauen, und sie müssen ins Ziel kommen.« Schmerz sei außerdem nicht gleich Schmerz. Entscheidend sei, wie sehr man ihn noch kontrollieren könne, ob der Zeitrahmen absehbar sei und ob ein lohnendes Ziel in Aussicht stehe. Gerade hat sie selbst entbunden, und fast hätte sie sich gegen Ende der Geburt wie so viele Frauen dem überwältigenden Gefühl des Kontrollverlusts ergeben und sich eine PDA setzen lassen. Steinbrück widerstand diesem Impuls. »Ich hatte Presswehen und wusste, das war's jetzt.« Das Wissen um die Schmerzvorgänge hatte ihr die Kontrolle über diesen extremen Schmerz erhalten. Sie verzichtete auf die Betäubung. »Obwohl ich nicht grundsätzlich gegen die PDA bin«, beteuert sie. Und dann erzählt sie den Teilnehmern der Vorbereitungskurse vom Tätowierstudio. Ob jemand schon mal gesehen habe, dass dort jemand eine Betäubungsspritze erhalten habe? Pia Steinbrück, weiß worüber sie spricht. Ihr Rücken ist ausgiebig tätowiert. Sie gibt zu, dass dieser Schmerz etwas ganz anderes als der ohnmächtig ertragene Kopfschmerz oder eine Wehe sei. »Es ist wie eine Sucht, hinterher bin ich immer ganz high.«

Durch die Erfolge des 19. Jahrhunderts und weitere Erkenntnisse auf dem Feld der Schmerzforschung setzte sich die materialistische Sicht auf den Schmerz weiter durch. Schmerzen galten, gleichsam von der Psyche abgespalten, vor allem als ein Symptom, das auf körperliche Schäden hinweist. An der McGill University in Montreal treffen Vergangenheit, Gegenwart und Zukunft der Schmerzbehandlung und Forschung aufeinander. Einst hatte ein Mitschüler von René Descartes, der strenggläubige Steuereintreiber Jérôme Le Royer de la Dauversière aus La Flèche, die kanadische Stadt gegründet. Der Jesuit hatte nach einer Eingebung Geld eingesammelt, ein Expeditionsteam in das ferne Land geschickt und am Sankt-Lorenz-Strom das erste Krankenhaus errichten lassen – er selbst kam nie nach Kanada. Noch heute erinnert in der

201 Pine Avenue West im Foyer des Musée des Hospitalières de l'Hôtel-Dieu de Montréal eine hölzerne Wendeltreppe aus dem Wohnhaus von Royer an Montreals Gründer. In dieser historisch aufgeladenen Stadt arbeitet noch heute eine Art Anti-Descartes, der kanadische Psychologe Ronald Melzack. Zusammen mit dem britischen Physiologen Patrick Wall hat er 1965 mit einer bahnbrechenden Schmerztheorie Descartes' Trennung von Körper und Geist aufgehoben (Kapitel 5). Die beiden postulierten, dass psychische Vorgänge die Weiterleitung von Schmerzsignalen physiologisch hemmen können. Gut dreihundert Jahre nachdem der französische Philosoph René Descartes mit seinen Theorien die wissenschaftliche Trennung von Geist und Körper angestoßen hatte, fanden die Antipoden in einer neuen Schmerztheorie wieder zusammen und öffneten das Feld unter anderem für die Psychologie.

Einerseits zeichneten sich für mich immer schärfer die Umrisse dieses Phänomens ab, andererseits erschien es mir, als sei man von guten Lösungen weiter entfernt denn je. Von Ronald Melzack, dem Pionier der neuen Schmerzära, hatte ich mir bessere, ja endgültige Antworten erhofft. Er ist inzwischen ein betagter Herr, lebt mit seiner Frau in einer Seniorenresidenz, kommt aber immer noch gelegentlich in die Universität. Als ich ihn im Winter 2013 in seinem Büro aufsuchen wollte, tobte gerade ein Blizzard über der Stadt, und er konnte nicht kommen. Am nächsten Tag hatte sich die Lage beruhigt, der Schnee lag hoch, es war sehr kalt, aber die Sonne schien, und Melzack fand einen Weg nach Montreal. Ich fragte also den »Einstein des Schmerzes« nach etwas, was die meisten Aspekte plausibel zusammenbringe und erkläre, eine Art Universaltheorie des Schmerzes. Der alte Mann lachte matt und antwortete mit der Geschichte von zwei Mitbewohnern in seiner Seniorenresidenz. Die hätten ihn angesprochen, weil er sich doch mit Schmerzen auskenne. Sie litten nach einer Herpesinfektion fürchterlich unter einer sehr schmerzhaften Gürtelrose. Melzack riet ihnen, zum Neurologen zu gehen. Seine Nachbarn winkten ab, sie hätten bereits drei Neurologen gesehen, und keines der verschriebenen Medikamente helfe. »Warum das mehr weh tut, als wenn man sich in den Finger schneidet«, sagte Melzack zu mir schulterzuckend, »ich weiß es doch auch nicht.« Eine Universaltheorie? »Vielleicht finden Sie ja eine.« Dies schien ein hoffnungsloses Unterfangen, allein das neue *Textbook of Pain* umfasst 1153 Seiten. Dieses umfassende Standardwerk und Lehrbuch versucht nichts weniger als den aktuellen Wissensstand von der Neurobiologie des Schmerzes über seine Behandlung bis hin zu psychologischen Aspekten abzubilden. Die beiden Pioniere auf diesem Gebiet, Ronald Melzack und Patrick Wall, haben es zum ersten Mal herausgebracht. Aber immerhin darf ein naiver Autor die gewöhnlichen Denkpfade verlassen, viel mehr Aspekte des Themas aufgreifen und sich mit so vielen Experten unterschiedlicher Richtungen unterhalten, wie er mag und Zeit hat. Zumindest besteht auf diese Weise eine kleine Chance, neue Zusammenhänge zu sehen oder einfach zu behaupten. Montreal ist der ideale Ausgangspunkt für solche Nachforschungen. Dort arbeiten hochkarätige Neurowissenschaftler, Kliniker und Psychologen, mit denen ich sprechen durfte. Doch ich gewann den Eindruck, dass auch sie unsicher waren, wohin die Reise gehen sollte. Melzack selbst bewegten zu diesem Zeitpunkt weiterführende Fragen; eine Struktur im menschlichen Gehirn interessierte den Psychologen besonders: die »Brücke«. Diese Struktur ist so groß wie ein Daumen und sitzt tief im Stammhirn. »Ist die Brücke verletzt, dann rutschen Menschen ins Koma und kommen nie wieder heraus. Liegt die Verletzung ein Stück darunter, dann sind manche Menschen wach, aber völlig paralysiert.« Mit der Frage nach dem Bewusstsein war der Psychologe wieder mehr in sein angestammtes Forschungsgebiet zurückgekehrt. Denn wenn Schmerz ein Bewusstsein voraussetzt, ist es wichtig, wo dieses Bewusstsein lokalisiert ist. Auf diese Weise führt die Beschäftigung mit dem Schmerz weit über die normalen Diskussionen um Rückenschmerzen hinaus zu zentralen Fragen der Hirnforschung und nicht zuletzt der Psychologie. Es sind gleichsam philosophische Fragen, die heute viele Schmerzforscher bewegen und mit denen ich mich noch ausgiebig beschäftigen sollte.

Der akute Schmerz hat seinen Schrecken verloren. Dafür aber treten die chronischen Leiden in den Vordergrund. Eine der wichtigsten Strategien gegen dieses Problem heißt »Aktivität statt Passivität«. Wer oft auf dem Bürostuhl sitzt, tut gut daran, in Bewegung zu bleiben. Das hilft dem Körper und dem Geist. Regelmäßig arbeitete ich mich zum Ausgleich für das viele Sitzen beim Schreiben des Buches im Fitnessstudio an allerlei Gerätschaften ab. Mir ist heute noch so, als habe mich der Trainer bei den Instruktionen zu einer der Maschinen vor einer Fehlhaltung gewarnt. Ich hatte nicht ausreichend aufgepasst, und so spürte ich bald nach dem Training ein Stechen am rechten Ellenbogen. Nichts Schlimmes, dachte ich, die Sehnenansätze der Unterarmmuskeln sind wohl überreizt. Es ist das, was man gemeinhin einen Tennisarm nennt. Ich wollte indes nicht mit dem Sport aufhören. Hätte ich es getan, gäbe es dieses Buch wahrscheinlich nicht, denn neben dem Ritual der scharfen Suppe und der Kräftigung der Muskulatur strukturierte der Sport den Tag. Also mied ich einschlägige Übungen, machte aber ansonsten weiter wie bisher. Bald breitete sich ein Ziehen in Richtung Unterarm aus, der ganze Arm wurde empfindlich, die Schulter begann zu schmerzen, ich schlief schlecht. Das alles fand zu dem Zeitpunkt statt, als ich etwas über periphere und zentrale Sensitivierung lernte. Bei diesem Prozess ist die ursprüngliche Verletzung schon längst ausgeheilt, aber das Warnsignal schrillt weiter. Es ist der Zeitpunkt, ab dem Schmerzen schwerer zu behandeln sind und das eigentliche medizinische Problem beginnt. Damit hatte eine Art unfreiwilliger medizinischer Selbstversuch begonnen. Wie lange würde der Schmerz anhalten, und würde er gar chronisch werden? Und was würde ich tun können, wenn der Schmerz nicht mehr verschwände? Was tun Menschen, die solche Probleme nicht mehr losgeworden sind?

Ich fuhr nach Mainz, denn dort, am Schmerz-Zentrum des

Deutschen Roten Kreuzes, war einst die erste interdisziplinäre Schmerzklinik Deutschlands gegründet worden. In dieser Einrichtung arbeiten Ärzte, Psychologen, Physiotherapeuten und Pflegepersonal eng mit den Patienten zusammen. Sie gehen chronische Schmerzen gleich von verschiedenen Seiten an (Kapitel 6). Besonders in der Tagesklinik herrscht eine fast gelöste Atmosphäre. Es sind viele Menschen versammelt, die vor lauter Schmerzen keinen Ausweg mehr wissen. Die Klinik ist ihre letzte Hoffnung. Hier lernen sie, dass Schmerz mehr ist als ein einfacher Alarm. Die psychische Verfassung des Menschen ist an dieser Empfindung ebenso beteiligt wie seine Empfindlichkeit gegenüber Stress oder seine soziale Umwelt. Alle Patienten in den Mainzer Klinik werden auf die eine oder andere Weise mobilisiert, sie erhalten psychologische Unterstützung und lernen, dass sie oft noch mehr können, als sie sich selbst zumuten. Fast könnte man denken, dass mit der Existenz solcher Kliniken nichts mehr schiefgehen könne. Aber erstens profitiert nicht jeder von dieser Art der Behandlung, und zweitens übersteigt der Bedarf an interdisziplinärer Behandlung bei weitem das mögliche Therapieangebot. In Mainz beträgt die Wartezeit Monate. Unterdessen halten sich die Patienten mit Medikamenten und notfalls Operationen über Wasser. Leidet jemand unter Schmerzen, die nicht erklärt werden können, sieht er sich auch heute noch dem Verdacht ausgesetzt, er bilde sich den Schmerz nur ein oder, schlimmer noch, er täusche ihn vor. Ein Diskriminierung, gegen die Paul Nilges zeit seines Berufslebens angegangen ist. Zum Stressabbau lud mich der Psychologe sogleich zu einem Drei-Brücken-Lauf über den Main ein. Mein Ellenbogen tat noch weh, aber die Beine waren unbeschadet, also lief ich mit.

Früher waren die stärksten bekannten Schmerzmittel, die sogenannten Opioide, Menschen mit unerträglichen Schmerzen vorbehalten, die kurz vor dem Tod standen. Heute erhalten immer mehr Menschen diese Mittel und das, obwohl sie vielen kaum mehr helfen. In den USA hat die unkritische Verschreibung bereits zur Krise geführt. Jedes Jahr sterben dort mehr als 16.000 Menschen durch Opioide, die ihnen ein Arzt verschrieben hat (Kapitel 7). In den USA hat das Umdenken eingesetzt, und nun schlägt das Pendel wieder in die andere Richtung. Manche Menschen, die diese Schmerzmedikamente dringend bräuchten, bekommen sie nicht mehr. In Deutschland ist die Abgabe der Opioide sehr viel stärker reguliert, trotzdem sorgt die großzügige Verschreibung auch unter deutschen Ärzten für Kontroversen. Eine der ersten Maßnahmen bei den stationär aufgenommenen Patienten in Mainz ist deshalb oft der Opioid-Entzug.

Die Ärzte stecken in der Klemme. Patienten stürmen ihre Praxen mit Rücken-, Knie- oder Kopfschmerzen, und nichts hilft ihnen auf Dauer. Es fehlt an Schmerztherapeuten, es gibt nur wenige Schmerzkliniken, in denen mit Bewegung, Medikamenten und Psychotherapie gleichzeitig das Problem angegangen wird. Nicht jeder ist zufrieden mit dem neuen, biopsychosozialen Ansatz. Die Ärzte nicht, weil es ihnen leichter fällt, ein Rezept auszustellen, als den Patienten umfassend zu behandeln; die Patienten nicht, weil sie das Stigma fürchten, das mit dem Wort »Psychotherapie« einhergeht; und manche Schmerzformen reagieren kaum auf Analgetika. So wächst die Hoffnung auf ein magisches Wundermittel, das gut wirkt und selbst bei Daueranwendung wenige Nebenwirkungen hat (Kapitel 8). Weltweit arbeiten Wissenschaftler an solchen Problemlösern. Es sind Forschungslabore wie Granta Park bei Cambridge, das der Pharmakonzern Pfizer unterhält, das Center for Sensory-Motor Interaction im dänischen Aalborg, eine Art Testparcour für neue Medikamente, und die Nachfolger von Ronald Melzack in Montreal, die mit aller Macht unter anderem versuchen, Schmerzgene dingfest zu machen.

Was sind das für Menschen, die sich freiwillig mit so einem unangenehmen Thema beschäftigen? Anders, als sich vielleicht vermuten lässt, sind es keine Ärzte, Psychologen oder Wissenschaftler, die angesichts der Schwere ihres Sujets gramgebeugt sind. Zunächst einmal sind es Menschen mit besonders weit gefächerten

Interessen. Der Molekularbiologe mag für lange Zeit nur ein einzelnes Molekül studieren oder der Kernphysiker sich mit der Suche nach einem extrem seltenen Elementarteilchen begnügen. Der Schmerzforscher aber muss immer den ganzen Menschen in den Blick nehmen. Geistes- und naturwissenschaftliche Aspekte sind gleichermaßen wichtig. Psychologen müssen sich in die Physiologie des menschlichen Körpers einarbeiten, der Physiologe umgekehrt psychologische Grundkenntnisse erwerben. Das setzt eine überdurchschnittliche Offenheit gegenüber den Konzepten anderer Fachdisziplinen voraus. Deshalb hat dieses Fach manch außergewöhnliche, ja bisweilen geradezu exzentrische Charaktere hervorgebracht. John Bonica – einer der Begründer der modernen Schmerztherapie – war in seinem Vorleben Catcher, Ronald Melzack, der eine bahnbrechende neue Theorie entwickelte, schrieb nebenbei Kinderbücher, und sein Partner Patrick Wall war ein glühender Sozialist, der einem Whiskey nie abgeneigt war und einen Thriller verfasste, dessen Klappentext einiges versprach: »Dies ist ein brillanter, origineller und lustiger Roman darüber, was geschieht, wenn eine Gruppe sehr intelligenter Menschen das Gesetz in die eigene Hände nimmt und gegen das Böse kämpft.«

Solange Schmerz vor allem noch als körperliches Phänomen gesehen wurde, waren im vergangenen Jahrhundert die Männer auf dem Feld der Schmerzforschung tonangebend. Als Ronald Melzack und Patrick Wall das Fach für die Psychologie und die Hirnforschung öffneten, rückten Frauen an die vorderste Forschungsfront: Ruth McKernan, Forschungsleiterin bei Pfizer; die physiologische Psychologin Herta Flor, Wegbereiterin der *Gate-Control*-Theorie in Deutschland; Irene Tracey, die Königin der bildgebenden Verfahren; und international renommierte Wissenschaftlerinnen wie die deutschen Katja Wiech in Oxford, Petra Schweinhardt in Montreal oder die Placebo-Forscherin Ulrike Bingel in Essen. Sie alle eint das Faible für Lebensforschung in all seinen Facetten, von der individuellen Psychologie über die harte Neurowissenschaft bis hin zur sozialen Dimension des Schmerzes.

Der Nachfolger von Ronald Melzack in Montreal ist Jeff Mogil. Der ausgebildete Psychologe sucht nach Schmerzgenen und studiert, wie Laborbedingungen sich auf die Schmerzexperimente mit Mäusen auswirken. Wie alle Menschen, so sind auch Schmerzforscher nicht vor Schmerzen gefeit. Und wie sich schnell herausstellte, schützt das Wissen um die Vorgänge nicht immer vor allzu menschlichen Reaktionen. Jeff Mogil zum Beispiel verspürte eines Tages einen heftigen Stich im Kreuz. Ganz offensichtlich meldete sich hier eine seiner Bandscheiben. Am Nachmittag flog der Genforscher unter Qualen nach New York zu seinen beiden Schwestern, und das gab ihm die Gelegenheit für ein kleines Experiment in eigener Sache. Eine seiner Schwestern beherrschte die Kunst der Akupunktur und setzte flugs ein paar Nadeln. Die andere hatte im Medikamentenschrank noch etwas Oxycodon liegen, ebendas Opioid, das durch Überverschreibung in den USA ins Gerede gekommen ist. Also schluckte Mogil am Tag nach der Nadelsitzung noch ein paar Pillen. »Nach meiner Erfahrung war das Oxycodon nicht besser als die Akupunktur«, erinnerte er sich, »aber ich zog das Oxycodon vor, weil die Akupunktur weh tat und weil das Medikament länger wirkte.« Nach drei Stunden habe der Effekt der Nadeln nachgelassen, die Tabletten hielten zwölf Stunden. »Wenn ich die Intensität des Schmerzes hätte angeben sollen, wäre sie nach beiden Behandlungen ungefähr gleich gewesen«, sagte Mogil, »aber mit Oxycodon machten sie mir nicht mehr so viel aus. Es half in Bezug auf die Bewertung, aber nicht so sehr sensorisch.«

Dies blieb nicht die einzige Gelegenheit, bei der dieser Forscher sein eigenes Schmerzverhalten genau studieren konnte. Eines Morgens wachte er mit heftigen Schmerzen auf der Innenseite eines Oberschenkels auf. »Ich bin also zu meiner Frau gegangen, und die sagte: ›Mist, ich glaube, du hast eine Hernie.‹« Seine Frau hatte als Chiropraktikerin gearbeitet und erklärte ihrem Mann, was das bedeutet: Manchmal träten Eingeweide durch eine Lücke in der Bauchwand, und die einzige Behandlungsmöglichkeit sei, die Lücke operativ wieder zu verschließen.»Danach musst du vier Wochen stramm auf dem Rücken liegen«, sagte sie noch. Mogil hatte ein kleines Kind, er und seine Frau arbeiteten siebzig Stunden in der Woche.»Ich bin ein wenig ausgeflippt«, sagte Mogil. Er rief eine Praxis an und bekam sofort einen Termin. Dort nahm ihn ein Arzthelfer auf.»Das ist nicht der typische Ort für eine Leistenhernie. Aber wer weiß …«, sagte der Helfer nach kurzer Inspektion,»wir sollten Dr. Jones fragen.« Dr. Jones kam und sagte:»Das ist nicht die typische Lage für eine Leistenhernie. Aber wer weiß … Wir fragen Dr. Smith ein Stockwerk höher. Er ist Experte in so etwas.« Inzwischen tat es wirklich höllisch weh. Dann kam Dr. Smith. Der sah den Patienten nur flüchtig an und sagte:»Das ist die falsche Stelle, es ist keine Leistenhernie. Sie haben einen Muskelkrampf. Gehen Sie zur Arbeit, am Nachmittag ist das wieder in Ordnung.« –»Ich schwöre, noch bevor ich im Auto saß, war der Schmerz komplett verschwunden«, erzählte Mogil, während er bequem auf dem Sofa in seinem Büro lümmelte.»Innerhalb von dreißig Sekunden war er von einer Sieben auf der Schmerzskala auf eine Eins zurückgegangen, nachdem Dr. Smith Entwarnung gegeben hatte, und ich wusste, dass ich nicht vier Wochen auf dem Rücken liegen muss.« Die erwarteten Konsequenzen einer Operation hatten den Schmerz verstärkt. Natürlich, beeilte sich Mogil zu sagen, habe es sich um einen akuten Schmerz gehandelt. Chronischer Schmerz sei eine ganz andere Liga.

Die Selbstbeobachtung und der Selbstversuch haben eine lange Tradition unter Forschern. Der englische Chemiker Humphry Davy atmete 1799 selbst zum ersten Mal analgetisch wirkendes Lachgas ein.»Ich war mir der Gefahren bewusst.« Erst spürte er einen leichten Druck in den Muskeln und dann ein sehr angenehmes Kribbeln, das sich über die Brust und seine Extremitäten ausbreitete und schließlich einen unwiderstehlichen Tatendrang auslöste. Viele Schmerzforscher sammelten weniger angenehme Erfahrungen. Sie legten Nerven an sich frei und reizten diese oder traktierten sich mit Stromschlägen. Ronald Melzack ließ sich Akupunkturnadeln in die Zehen stechen, und eine brach dabei ab.

Der schlaksige Direktor des dänischen Center for Sensory-Motor Interaction (SMI), Lars Arendt-Nielsen, läuft Marathon und lässt auch sonst keine Gelegenheit aus, den Schmerz an sich zu studieren. Als renommierter Wissenschaftler fliegt er oft über den Atlantik. »Fünfzehn Minuten nach dem Start gab es jedes Mal dieses knackende Geräusch«, erinnerte sich Arendt-Nielsen, »und dann hatte ich diese entsetzlichen Schmerzen in meinem Kiefer. Die ganze rechte Gesichtshälfte tat weh, mir liefen die Tränen über die Wangen. Ich war völlig am Boden zerstört.« Ein halbes Jahr lang ging das auf transatlantischen Flügen so, und sein Zahnarzt konnte keine Ursache entdecken. Inzwischen war der Forscher verunsichert und fürchtete sich vor jedem längeren Flug. Er bemerkte, wie er nach und nach empfindlicher gegen Reize wurde und sich der Schmerz ausbreitete. »Das war sehr interessant«, sagte er mir. Er schwelgte in seinen Gedanken wie ein kleiner Junge, der sich an sein erstes Tretauto erinnert. Während des Fluges konzentrierte sich der Schmerzforscher voll und ganz auf dieses diffuse Gefühl in seinem Mund, und irgendwann entdeckte die suchende Zunge den Unhold. Ein Zahn war gebrochen.

Die Flüge waren noch für weitere Schmerzerkenntnisse gut. Immer wieder hatten Flugbegleiter Lars Arendt-Nielsen Decken gereicht, die sich während des Schlafs mit einer Klammer so an der Kleidung befestigen ließen, dass sie nicht herunterrutschten. Schon kam der Spieltrieb des Wissenschaftlers durch. Er zwickte sich mit der Klammer in den Finger und hängte sie schließlich an ein Ohrläppchen. Das schmerzte intensiv. »Interessant«, dachte der Däne wieder. »Zunächst tut es nicht weh, wenn ich sie aber länger hängen lasse, dann kommen die Schmerzen.« Das transatlantische Experiment führte schließlich dazu, dass der Däne die Befestigung als Instrument für standardisierte Schmerzprovokationen ohne Strukturschäden einführte. Inzwischen ist die Klammer ein properes Laborwerkzeug. »Man übt ein klein wenig Druck aus – aber wenn man es für zehn Minuten am Ohrläppchen lässt«, erklärte mir der Forscher, »dann bekommt man so etwas wie Spannungskopfschmerzen.« Darüber hinaus sei er schmerzfrei, sagte Lars Arendt-Nielsen gut gelaunt, und schlucke keine Medikamente. Das heißt, einmal doch. Im Selbstversuch hatte der noch junge Wissenschaftler mit einem Freund zusammen Codein eingeworfen und sich anschließend mit Nadeln traktiert. »Wir wollten sehen, wie sich das auswirkt. Also haben wir ziemlich viel Codein genommen«, erinnerte sich der Däne, »uns wurde ein wenig schwindelig.« Danach hatte Arendt-Nielsen völlig unvorbereitet eine Vorlesung gehalten und sich großartig gefühlt. Ein paar Jahre später beichtete ihm sein Freund und Kollege, dass er an jenem Abend einen leichten Autounfall gehabt hatte.

Ich selbst wollte ihm Rahmen meiner Recherchen wenigstens ein kleines Experiment wagen. Im SMI drapierten Doktoranden eine extrabreite Blutdruckmanschette um meinen Unterschenkel und setzten sie rhythmisch unter hohen Druck. Auf diese Weise erlebte ich, dass wiederholte Schmerzreize die Empfindlichkeit auf die gleich intensiven Reize steigern – ein klassisches Experiment der Schmerzforschung.

Lars Arendt-Nielsen und Jeff Mogil suchen eifrig nach einem neuen Hebel für die Schmerzbekämpfung. Und doch sind beide inzwischen nachdenklich geworden und sich nicht mehr sicher, wie sich dieses Ziel erreichen lässt. Die vorhandenen Wissenschaftsstrukturen sind nicht für die Erforschung eines komplexen Phänomens wie den Schmerz geeignet. Es überspannt viele Forschungsgebiete, Untersuchungen über chronische Schmerzen müssten extrem lange dauern, und Tierversuche geben nur einen ersten Anhalt, was wirklich helfen könnte. Die Leute würden über Schmerzgene forschen, weil sie dafür Fördergelder bekämen, sagt Jeff Mogil, der immerhin selbst auf diesem Gebiet einer der aktivsten Wissenschaftler ist. »Wir finden auffällige Gene in Mäusen und glauben, wir können dies für den Menschen übersetzen«, umschreibt er seine Arbeit, »denn dann haben wir eine Erfolgsgeschichte und können eine wissenschaftliche Arbeit publizieren.« Die Ergebnisse seien in sich schlüssig, aber zu bedeuten hätten sie noch lange nichts. So verwundert es nicht, dass die Grundlagenforschung zwar sehr viele interessante Ergebnisse und Studien zutage fördert, dass aber von diesen Erkenntnissen wenig am Krankenbett ankommt. Die praktischen Ärzte sind im Wesentlichen noch immer auf dieselben Therapiemethoden angewiesen wie ihre Kollegen vor einhundert Jahren.

Die meisten Wissenschaftler waren sehr dankbare, aufgeschlossene Gesprächspartner. Selbst hartnäckige Naturwissenschaftler respektieren die Einflüsse der Psyche auf das Schmerzempfinden, und doch sind sie ganz auf Moleküle, Gene und Neurone konzentriert. Zum Teil spiegelt diese Spezialisierung den enggesteckten Rahmen der modernen Forschung wider. Doktorarbeiten müssen nun einmal mit einem begrenzten Zeitbudget angefertigt werden, die Investoren wollen nicht ewig auf die Rendite warten. Zum Teil hoffen sie noch auf die Lösung des Problems Schmerz irgendwo in der Materie. Wenn es nur irgendeine objektive Nachweismethode für das subjektive Schmerzempfinden gäbe, dann ließe sich der richtige Schalter finden und umlegen. Dann könnte die Wirkung von Medikamenten genau beziffert werden, und endlich würden die Vorgänge im rätselhaften Gehirn verständlicher. All das verspricht eine spezielle Form der Kernspintomographie (Kapitel 9).

Die funktionelle Kernspintomographie (fMRI) ist zum Lieblingsinstrument der Schmerzforschung geworden. Mit diesen imposanten Geräten ist ein berührungsloser Blick in das denkende, fühlende Gehirn möglich. Mit einfacheren Varianten dieser Maschinen untersuchen Ärzte sonst die Knie, den Rücken oder das Gehirn. Mit Upgrades aber können Hirnforscher die Durchblutung von Gehirnarealen vermessen. Erfährt ein Proband einen Schmerzreiz, wird sein Gehirn an markanten Stellen aktiv. Also krabbeln viele Probanden in die enge Röhre des Kernspintomographen und verharren dort für eine Weile, während zum Beispiel Hitzesonden die Haut am Unterarm erwärmen. Als ich durch die

Schneemaßen in Montreal stapfte, sollte an der McGill University eine außergewöhnliche Patientin untersucht werden. Sie trägt nur den geheimnisvollen Namen G/L und ist einer von zwei Menschen, von denen bekannt ist, dass ihr die Nervenfasern für die Tiefensensibilität fehlen, mit denen der Körper ohne visuelle Kontrolle die Lage und die Bewegungen der Extremitäten feststellen kann.

Ein schwedisches Wissenschaftlerteam wollte herausfinden, auf welche Weise die Schädigung der Nerven das Schmerzempfinden der Patientin G/L verändert hatte. Ein weiterer Patient in England kam nicht dafür in Frage, weil er im engen Tomographen jedes Mal Panikattacken bekam. Zum Einrichten der Apparatur in Montreal wurde ein Freiwilliger gesucht. Ich meldete mich. Die Forscher sprangen um mich herum, verlegten Kabel, bauten Projektoren auf und montierten eine Hitzesonde an meinem rechten Unterarm. Kurzer Heiztest. Ich spürte das Brennen auf der Haut. Dann sollte ich mich in die Horizontale begeben. Viele Patienten kennen die Prozedur, für mich war es das erste Mal. Zunächst wurde mein Kopf in einer engen Schale mit Schaumstoff fixiert, dann stopfte mir jemand Stöpsel in die Ohren, und als sich schließlich noch eine Spule einen Zentimeter über meiner Nase senkte, spürte ich die erste Unruhe. Zwei Stunden lang sollte ich wie lebendig begraben in diesem dröhnenden Gerät liegen. Die Tatsache, dass ich über einen Spiegel nach außen sehen konnte und man mir einen Alarmknopf in die Hand drückte, versöhnte mich nicht mit der Aussicht. Die Zeit war knapp bemessen, die Wissenschaftler waren nervös. Ich machte einen Rückzieher und schälte mich aus meiner Kopfschale. Eine Forscherin streifte einen der blauen Anzüge über, wie sie auf Intensivstationen getragen werden, nahm meinen Platz ein und ertrug das stundenlange Liegen klaglos. Fast hätte ich es verpatzt.

Das fMRI ist ein nicht unumstrittenes Instrument. Viele zweifeln an der Aussagekraft der bestechend detaillierten Bilder, die diese Geräte liefern. Aber die Methode ist nun einmal in der Welt, und so stürzen sich bereits Rechtsanwälte und Versicherungsunternehmen darauf und wollen das fMRI als Lügendetektor einsetzen. Die Wissenschaftler, mit denen ich sprach, lehnen diese Verwendung ab. Zwar ließe sich mittels fMRI sehr genau sagen, wenn jemand Schmerzen hat, aber wenn die entsprechenden Muster fehlen, kann man eben nicht mit Sicherheit behaupten, dass dieser Mensch gerade keine Schmerzen empfindet. So bleiben das fMRI und ähnliche bildgebende Verfahren zunächst Instrumente für die Grundlagenforschung. Sie zeigen, wie das Gehirn die Lokalisation und Intensität eines Reizes, die unangenehmen Emotionen und die kognitive Bewertung zum eigentlichen Schmerzempfinden zusammensetzt.

Damit stoßen die modernen Geräte auf ein Gebiet vor, das bisher der Psychologie vorbehalten war. Plötzlich wird deutlich, wie Stress und Depressionen die Schmerzempfindung verstärken und warum manchmal Antidepressiva gegen Schmerzen besser helfen als Paracetamol. Psychologen und Ärzte entdecken, dass physischer und psychischer Schmerz sich neurobiologisch sehr ähneln und zwischenmenschliche Kontakte sich auf das Schmerzempfinden auswirken. Deutlich wird auch, wie flexibel und plastisch das Gehirn reagiert. Schmerz ist ein Lehrmeister, und lernen kann nur ein System, das sehr veränderbar ist. Je umfassender dieses System auf die Umwelt reagieren kann, desto sicherer leitet es das Individuum durch das Leben. Das heißt, nicht nur physische Gefahren stehen im Zentrum, sondern ganz allgemein Umstände, die das Überleben in anderer Weise beeinträchtigen könnten. Fällt die Analyse positiv aus, wird das Gehirn einen Impuls zum Handeln setzen, indem es ein mehr oder minder ausgeprägtes Unwohlsein generiert. Dies ist das Wesen der Emotion, die uns auf etwas Essenzielles hin oder von ihm weg bewegt. Mittlerweile sehen manche Forscher den Schmerz selbst als eine Emotion an (Kapitel 10). Das Schmerzempfinden sollte mithin unmittelbar auf emotionale Reize reagieren. Eine emotionale Überforderung kann dieses System aktivieren, umgekehrt können »emotionale

Therapieformen« Menschen mit chronischen Schmerzen helfen, denen sonst nichts hilft. Wenn ein schmerzgeplagter Musiker sein geliebtes Instrument wieder zur Hand nimmt, bewirkt das mitunter mehr als eine Tablette oder eine Verhaltenstherapie. Doch selbst in der interdisziplinären Therapie kommen die Emotionen bisher zu kurz. Die Medizin tut sich schwer mit solchen weichen Parametern. So kann es geschehen, dass anstelle einer Psychotherapie, der Aufarbeitung von Lebensverhältnissen, der Analyse von Überforderungen und Stressmomenten im Leben ein technisches Hilfsmittel zum Zug kommt.

In einem Café traf ich einen Berater mittleren Alters mit extremen, einseitigen Kopfschmerzen, die ihn bis zu einem Dutzend Mal am Tag überfielen. Diese Cluster-Kopfschmerzen attackierten ihn mit Vorliebe kurz nach dem Einschlafen – weswegen er eine Zeitlang kaum mehr wagte, sich hinzulegen. »In dieser Phase habe ich einmal das Wohnzimmer auseinandergenommen«, sagte er. Jahrelang probierten Ärzte alle möglichen Medikamente aus, bisweilen in Höchstdosen, aber mit mäßigem Erfolg. Er habe die ersten Jahre immer gehofft, dass irgendwann das Wundermittel komme: »Und dann nimmst du jeden Tag eine Pille, und der Käse ist gegessen.« Aber dieser Wunsch ging nie in Erfüllung. »Und dann kommt irgendwann der Punkt, wo das Leben nicht mehr lebenswert ist«, sagte er so beiläufig wie möglich und nahm einen Schluck Mineralwasser, »wo man denkt, was willst du noch hier? Du hast nur noch Schmerzen, du hast keinen Erfolg mehr – weil ich ja nicht mehr arbeiten konnte. Ich hatte einfach keine Lebensqualität mehr. Ich musste beim Essen aufpassen, durfte nichts trinken und nicht ausgehen, weil ich nicht wusste, wann die nächste Attacke kommt.« Er dachte daran, seinem Leben ein Ende zu setzen. Was ihm schließlich half, war Sauerstoff. Jetzt geht der Berater nicht mehr ohne eine Ein-Liter-Flasche Sauerstoff aus dem Haus, legt sie in den Kofferraum seines Wagens, nimmt sie mit aufs Hotelzimmer und hat die Anfälle mit ein paar tiefen Zügen aus dieser Flasche unter Kontrolle.

Manchmal geht es nicht anders, und es bleibt nur eine materialistische Lösung wie Sauerstoff oder eine elektrische Sonde, die ins Gehirn geschoben wird (Kapitel 11). In Jena sprach ich mit einem Patienten, der mit Hilfe dieser Tiefenhirnstimulation hoffte, seine extremen Gesichtsschmerzen in den Griff zu bekommen. Er wirkte sehr aufgeräumt und hatte klare Vorstellungen davon, was gut für ihn war. Er hatte in einem seiner früheren Berufe mit Elektrik zu tun, und die Behandlung mit Strom war für ihn extrem plausibel. Es ist das Prinzip, Feuer mit Feuer zu bekämpfen. Schon im 19. Jahrhundert hatten Wissenschaftler mit diesem Ansatz experimentiert. Wenn Nerven die Schmerzsignale elektrisch weiterleiten, dann müsste Strom, auf die richtige Weise verabreicht, das Signal modifizieren können. Jetzt erlebt diese Idee als Hightechlösung mit Gehirnsonden und digitalen Impulsgebern ihren zweiten Frühling. Ob der Jenaer Patient für sich die richtige Lösung gefunden hatte, war noch nicht sicher.

Bildlich gesprochen hatte ich zu diesem Zeitpunkt wie in Norwegen alle fünf Gipfel erklommen. Inzwischen waren die Beine nicht mehr so müde, die Aussicht auf das hinter mir liegende Gelände beeindruckend, auch wenn gelegentlich Nebel und Wolken die Sicht behinderten. Einst hatten Ärzte dem Schmerz keine große Bedeutung beigemessen. Dann glaubten sie lange Zeit, es sei nur ein einfaches Warnsignal, das sich vergleichsweise gut in den Griff bekommen lasse. Mittlerweile erscheint dieses Phänomen als schillernder, unfassbarer Begleiter des Lebens, der sich selbst raffinierten Gegenangriffen erfolgreich entzieht.

Ich war verblüfft, dass Forscher, die seit Jahrzehnten über dem Thema brüten, oft Mühe haben, dieses Phänomen wirklich zu begreifen. Ja, in ihren Bemerkungen schimmerte eine gewisse Demut durch. Nur wer in wirklich alle Richtungen flexibel bleibt, hat eine Chance. Diese Offenheit gegenüber den vielfältigen Einflüssen auf das Schmerzempfinden zeichnet die guten Schmerzforscher aus. Sie machte sich auch auf andere Weise bemerkbar. Ob Naturwissenschaftler oder Psychologe, alle waren zugänglich für ungewöhnliche Schmerztherapien, auch bei sich selbst. Die Psychologin Ann Gamsa aus Montreal probierte es mit Aufmerksamkeitstraining; ihr Kollege Ronald Melzack ließ sich im Selbstversuch Akupunkturnadeln in die Füße stechen und erhielt Elektroschocks am Kinn; der Däne Lars Arendt-Nielsen ließ sich hypnotisieren; die Iranerin Parisa Gazerani schwört auf Yoga; die Hebamme Pia Steinbrück setzt erfolgreich Hypnose ein, und der in allen wissenschaftlichen Kniffen bewanderte Yoram Shir empfiehlt seinen Patienten mitunter ernsthaft Handauflegen. »Wenn die Patienten mich fragen, was ich tue, dann sage ich: ›Das meiste ist Voodoo-Medizin‹«, erklärte mir Shir in seinem Wohnzimmer. »Und dann lachen sie. Und ich sage: ›Jetzt, wo sie lachen, sind wir auf gleicher Augenhöhe.‹«

Gleich eine ganze Reihe nichtmedizinischer Strategien fuhr der inzwischen lange pensionierte deutsche Physiologe Manfred Zimmermann auf. Wenn in seiner aktiven Zeit Tierversuche anstanden und er tagelang durcharbeiten musste, hatte er oft Migräne. Zimmermann aber wollte sich nicht in einem dunklen Zimmer verschanzen. »Ich habe bis zum Erbrechen Liegestütze gemacht«, erinnerte er sich, »danach war alles wieder in Ordnung.« In weniger schweren Fällen lenkte sich der Physiologe, der sonst über Mikroelektroden Stromimpulse durch Nervenfasern jagte, mit Blockflötenspiel ab. Und wenn er einmal im Hotel logierte, legte er sich in ein heißes Bad und füllte sich mit Kaffee ab. Obwohl Menschen im Einzelfall oft auf vorwissenschaftliche Techniken zurückgreifen, sind bis auf die Akupunktur, die Hypnose, die achtsamkeitsbasierte Stressreduktion, Bewegung, das Yoga und Tai-Chi viele andere »Gegenmittel« ihren Wirksamkeitsnachweis schuldig geblieben. Für viele nichtpharmakologische Behandlungsformen findet sich keiner, der Studien finanzieren würde. Welche Pharmafirma sollte schon die Wirkung von Liegestütze gegen Kopfschmerzen untersuchen wollen? Andere Methoden sind oft trotzdem wirksam. Weil sich dennoch nichts Gesichertes über die meisten esoterischen Verfahren sagen lässt, habe ich sie weitgehend ausgespart. Der Schmerz ist subjektiv. Ich würde sonst nicht so argumentieren, aber in diesem Fall gilt wohl doch: Nach der Abklärung gravierender körperlicher Schäden zählt am Ende allein der Erfolg. Wie wichtig der Kopf in der Schmerzbekämpfung ist, weiß aus eigener Erfahrung auch Ulrike Bingel, Placebo-Forscherin und Neurologin an der Universität Duisburg-Essen. »Ich bin sehr schmerzempfindlich«, sagte sie mir, »und kann mit Schmerzen ganz schlecht umgehen.« Wenn sie ausnahmsweise einmal Kopfschmerzen plagen, greife sie zur Tablette. »Die wirkt nach zehn Minuten«, sagte Bingel, »obwohl das pharmakologisch eigentlich nicht sein kann.« Der Placebo-Effekt funktioniere sogar wunderbar bei Placebo-Forschern.

Adäquate Antworten auf Schmerzfragen sind nicht das Vorrecht der Medizin, sie liegen oft außerhalb des Gesundheitswesens (Kapitel 12). Der Mensch ist von Geburt an ein Mängelwesen, das heißt, er ist auf die Hilfe von anderen angewiesen. Jede Bedrohung des Gruppenzusammenhalts ist indirekt eine Bedrohung für das Leben des Einzelnen. Im Lauf der Evolution ist auf der Grundlage des Warnsystems vor körperlichen Schäden eines vor sozialen Zurückweisungen entstanden, das weitgehend dieselben Hirnstrukturen nutzt. Aus diesem Grund sind seelische und physische Schmerzen im Wesentlichen dasselbe. Soziale Zurückweisung, Isolation oder Ausgrenzung verstärken den Schmerz, die Gruppe ist schmerzlindernd. So liegt der Verdacht nahe, dass eine individualistische, materialistische Gesellschaft die Verbreitung des Schmerzes fördert. Auf diese Weise hat die Befreiung des Schmerzes aus dem religiösen Kontext uns in eine neue Schmerzfalle geführt. Die säkulare, liberale Gesellschaft gibt ihren Mitgliedern alle Möglichkeiten, den richtigen Weg selbst einzuschlagen. Sie wählen die Tablette oder die Operation und geben damit die Kontrolle freiwillig an die Medizin ab. Ein erster Akt der Befreiung wäre es, sich nicht dem Dogma der Schmerzfreiheit um jeden Preis zu unterwerfen; so weit es geht, die Geschichte, die der Schmerz erzählen will, zu begreifen; ja den Schmerz manchmal auszuhalten. Wenn Emotion und Empathie wichtige Faktoren in der Schmerzentstehung sind, dann haben wir es selbst in der Hand, gleichsam prophylaktisch jenseits der Medizin den Schmerz zu bändigen.

Ein Jahr ist vergangen, und das Buch ist fertig. Nach rund siebzig Litern scharfer Tom Ka Gai, rund tausendzweihundert bisweilen quälenden Kilometern Lauftraining und vielen Tonnen Gewichten, die ich gestemmt habe, ist es Zeit für eine persönliche Schmerzbilanz. Die Schärfe in der Suppe spüre ich kaum mehr – ein typischer Gewöhnungseffekt. Das Laufen ist mir zu einer Angewohnheit wie das Zähneputzen geworden, die den Stress erheblich abbaut. Der stechende Schmerz im rechten Ellenbogen ist nach Monaten trotz Training fast vollständig verschwunden. Aber ich muss mich vorsehen, eine falsche Übung, und sofort ist diese angeschlagene Stelle wieder hochempfindlich.

Ich dachte, damit wären meine eigenen Schmerzerfahrungen fürs Erste erledigt. Nur eine Woche nachdem ich das fertige Manuskript an meinen Lektor geschickt hatte, musste ich mich unerwartet von einem Backenzahn trennen. Zwei Tage zuvor hatte ich eine Schwellung am linken Unterkiefer bemerkt. Mein Zahnarzt brauchte noch nicht einmal drei Sekunden für die Diagnose: Der überkronte Zahn über der Beule sei wohl gerissen, Bakterien hätten sich in die Tiefe vorgearbeitet und nun für die deutlich sicht- und fühlbare Ausbuchtung gesorgt. »Ich habe schon lange nicht mehr so ein Ding gesehen«, meinte er noch und bot sich an, den Übeltäter sofort zu extrahieren. Wie schon gesagt, ich bin Herzpatient und muss deshalb vor solchen Eingriffen ein Antibiotikum einnehmen. Das verschaffte mir in diesem Fall etwas Zeit. Ich konnte mir einfach nicht vorstellen, dieses Körperteil in der nächsten Minute zu verlieren. Doch zwei Tage später war es so weit. Es war eine gute Gelegenheit, das erworbene Schmerzwissen anzuwenden. Ich hatte Angst. Gespannte negative Erwartung verstärkt Schmerzen, also versuchte ich, nicht an die negativen direkten Konsequenzen der Extraktion zu denken. Ich würde einen gefährlichen, schwächenden Eiterherd verlieren, und das war gut so. Ablenkung hilft: Ich wollte mir also eine schöne Szenerie am Strand vorstellen. Aber diese Imagination war gar nicht nötig – ich wollte ja diese Entzündung dringend loswerden. Der Zahnarzt tat seinen Teil: Weder versprach er, dass es nicht weh tun würde, noch warnte er mich. Er blieb gelassen distanziert. Als die Betäubung wirkte (ja, ich ließ mir eine geben), ging alles sehr schnell. In kürzester Zeit war der Übeltäter entfernt. Ich konnte mich noch zu einem matten Scherz durchringen: »Man muss auch mal loslassen können.« Als die Betäubung nachließ, nahm ich zwar keine Schmerztablette, stellte aber die Arbeit ein und legte mich zu Hause auf das Sofa. So weit klingt der Zwischenfall nach einer erfolgreichen Anwendung meines Wissens. Das Problem lag indes woanders. Vor ein paar Monaten hatte ich etwa einen Monat lang Zahnschmerzen gehabt und sie im Eifer des Buchschreibens (und dank eines falschen Durchhaltewillens) einfach ertragen. Als dann die Entzündung die Knochenhaut überschritten hatte, ließ der Schmerz nach. Hätte ich damals sofort reagiert, wäre ein größerer Defekt des Unterkiefers ausgeblieben. Jetzt stehen mir umfangreiche Aufbauarbeiten bevor. Der Schmerz ist ein Warnsignal, ein unerklärlicher starker Schmerz ein guter Grund, den Arzt aufzusuchen. Ich hätte es besser wissen müssen.

Insgesamt darf ich mich glücklich schätzen, dass meine Gene, meine frühkindlichen Erfahrungen und meine Persönlichkeit mich gegen die Entwicklung von chronischen Schmerzen wappnen. Es hätte aufgrund meines Herzfehlers auch anders kommen können, und die frühen Traumata hätten meine Toleranz gegenüber Schmerzreizen gesenkt. Vielleicht liegt dies auch ein wenig an der Zeit, in der ich aufgewachsen bin. In den 1960er Jahren kletterte ich im Garten auf Bäume, stürzte hier und dort und lernte alle Lektionen, die der Schmerz bereithält. Wie mir scheint, leben Kinder heute abgeschirmter und lernen eine andere Lektion: Schon bei kleinen Verletzungen gibt es homöopathische Globuli oder sogar Schmerzmittel. Eine gutgemeinte frühe Konditionierung, die später ihre Fortsetzung findet – aber das ist nur eine Mutmaßung.

Ich hatte eher die psychischen Qualen in dieser langen Zeit gefürchtet. Doch vor dem einen wie dem anderen schützten die Rituale (täglich dieselbe Suppe), die Bewegung (an sechs Tagen in der Woche Sport), das Gefühl der Selbstwirksamkeit (der selbst strukturierte Arbeitstag) und die Unterstützung durch Freunde. So habe ich die Zeit ohne physische oder psychische Blessuren durchstanden. Nur einmal rammte ich mir bei einer Übung ein Knie in den linken Ellenbogen, direkt auf den Nervus ulnaris, besser bekannt unter dem Namen »Musikantenknochen«. Es verschlug mir vor Schmerz den Atem, mir wurde zunächst heiß, dann kalt. Und solche überwältigenden Schmerzen und noch viel intensivere ertragen manche Menschen fast täglich. Das ist unvorstellbar grausam und erklärt, warum manche von ihnen kurz vor dem Suizid stehen.

Vor der Lektüre des Buchs möchte ich Ihnen noch ein paar Warnungen und Einschränkungen zumuten. Ich habe nur zwei Jahre als Arzt praktiziert, und das ist fast zwei Jahrzehnte her. Durch die andauernde Beschäftigung mit Medizinthemen ist seitdem sicher einiges an Wissen dazugekommen, aber mir fehlt die Praxis. Inzwischen nähere ich mich medizinischen Themen oft als gut informierter Laie und als neugieriger Journalist. Sollte in einer Bahn oder im Flugzeug jemand einen Herzinfarkt erleiden, könnte ich darüber einen Artikel verfassen. Ob ich medizinisch mehr als eine stabile Seitenlage hinbekäme, ist sehr fraglich. Wo immer möglich, habe ich Experten befragt und Quellen zusammengetragen und auf diese Weise mir einen Überblick über die aktuelle Lage der Schmerzforschung verschafft. Innerhalb der vergangenen zwei Jahre sind fast zweitausend Studien auf die Festplatte meines Computers gelangt. In meinen Regalen und in meinem Rechner haben sich rund dreihundert Bücher zum Thema und rund um das Thema versammelt. Ich habe viele Interviews telefonisch oder von Angesicht zu Angesicht geführt und ausgewertet.

Und doch mag es sein, dass ich manche Dinge falsch verstanden oder eingeordnet habe. Gerne heißt es, etwas sei »wissenschaftlich bewiesen«. Mit diesem Hinweis soll eine letztgültige Wahrheit behauptet werden. Aber Wissenschaft ist nie statisch. Die Wahrheiten von heute können die Irrtümer von morgen sein. In Kontroversen wie der über die Existenz einer Schmerzmatrix, der objektiven Nachweisbarkeit des individuellen Schmerzempfindens oder der Fähigkeit zur Schmerzempfindung von Komapatienten habe ich das kenntlich gemacht und mich nach Analyse der vorgebrachten Argumente für eine bestimmte Interpretation der Fakten entschieden. Ich tue das jeweils aus guten Gründen und gehe damit dennoch das Risiko ein, auf der falschen Seite gelandet zu sein. Daher kann dieses Buch weder eine ärztliche Beratung bei Schmerzen ersetzen noch als Fachbuch dienen. Und noch eine Einschränkung: Es gibt eine Art unausgesprochene Übereinkunft in einer Gesellschaft, welche Schmerzen wie lange geäußert werden dürfen. Gerade Menschen, die keine auffälligen Verletzungen haben und dennoch lange Zeit über Schmerzen klagen, werden oft stigmatisiert. Schmerz ist eine sehr private und manchmal heikle Angelegenheit, und deshalb sind alle Patientennamen und Details zu ihrem Leben in diesem Buch deutlich verändert. Natürlich habe ich mit Vertretern der Pharmaindustrie gesprochen. Aber ich habe alle Reisen und Recherchen zu diesem Buch selbst finanziert und keinerlei finanzielle oder materielle Zuwendung von der Pharmaindustrie oder von Medizingeräteherstellern erhalten.

Menschen, die in diesem Buch die konkrete Lösung für ihr ganz spezielles Schmerzproblem erwarten, werden enttäuscht sein. Dies ist kein Ratgeber. Aber es ist ein Buch, aus dem sich durch ein besseres Verständnis der Prozesse im eigenen Körper ein Rat ergeben kann. Der Schmerz ist ein äußerst raffinierter Geselle; wer sein Wesen besser versteht, kann besser mit ihm umgehen. Oder wie es der chinesische Militärstratege und Philosoph Sun Tsu um 500 v. Christus formulierte: »Wer im Krieg den Feind und sich selbst kennt, läuft selbst in hundert Schlachten nicht Gefahr unterzugehen. Wer sich selbst kennt, aber nicht den Feind, wird für jeden Sieg eine Niederlage einstecken müssen. Wer aber weder sich selbst noch den Feind kennt, muss jede Schlacht fürchten.«

Der verbreitete Umgang mit akuten und vor allem mit chronischen Schmerzen ist ein Spiegel der vorherrschenden gesellschaftlichen Werte. Heute steht er vor allem für ein sehr materialistisches Weltbild, das der individualistischen Bedürfnisbefriedigung dient. Der Schmerz muss weg, und zwar sofort, suggerieren gleich ein halbes Dutzend Werbespots vor den Abendnachrichten in den öffentlich-rechtlichen Programmen. Doch es ist ein Irrtum, dass eine schmerzlose Gesellschaft erstrebenswert sei. Der Schmerz ist nicht nur unser Feind, sondern auch unser Freund und Lehrmeister. Es gibt mehr Möglichkeiten, ohne Medikamente gegen ihn vorzugehen oder mit ihm zu leben, als vielen Menschen bewusst ist. Er kann ein Wegweiser sein in ein besseres Leben. Schmerz ist nicht nur Leid, sondern auch Ausgangspunkt für Freude und Motor der kulturellen Entwicklung. Ohne Schmerz herrscht Stillstand.

1
Die Schmerzfalle

Schmerz ist ein Warnsignal. Wie intensiv diese Empfindung aus-fällt, hängt von der individuellen Konstitution und von den äuße-ren Umständen ab. Solange der Schmerz nur vorübergehend auf-tritt, können wir uns mit ihm arrangieren, ja sogar mit ihm spielen. Will er nicht mehr enden, sind wir bestürzt. Dann ist der Schmerz kein nützlicher Lebensbegleiter mehr, sondern der Feind in unserem Körper. Händeringend suchen wir nach guten Ant-worten auf diese Plage, doch die sind in unserer Gesellschaft rar geworden. Der Bedarf nach Abhilfe wächst und gleichzeitig die Unzufriedenheit mit den angebotenen Lösungen.

Erste Nachricht von Raj:

Mein ganzes Leben lang bin ich wegen meiner Unfähigkeit, Schmerz zu empfinden, abgelehnt und diskriminiert worden. Zum ersten Mal ist diese Besonderheit bei mir aufgefallen, als ich mir als Zweijähriger immer auf die Zunge gebissen habe. Als Kind verlor ich einen Vorderzahn samt Wurzel, etwas später folgten drei weitere Zähne, weil sich die Knochen verändert hatten. Im Augenblick möchte ich mich auf eine normale berufliche Karriere konzentrieren. Ich will nicht mehr irgendwelche seltsamen Jobs hier und da machen. Jetzt soll eine Knochenverpflanzung stattfinden. Tut mir leid, aber mehr möchte ich dazu nicht sagen, das ist mir zu persönlich. Sie dürfen mir gerne Fragen stellen, wie sie auch ein Neurologe stellen würde.

Hochachtungsvoll, Raj

Wir verfluchen den Schmerz und verstehen nicht, warum dieses unangenehme Gefühl manchmal nicht aufhören mag. Es macht uns wütend, ratlos, traurig, einsam. Wir könnten darauf verzichten. Ein Leben ohne Schmerzen müsste himmlisch sein. Es gibt Menschen, die aufgrund eines extrem seltenen genetischen Defekts keinen Schmerz empfinden können. Der Inder Raj ist einer von ihnen. Kann er sich vorstellen, wie das ist, wenn man Schmerz spürt? Überall um ihn herum hört er Menschen über Schmerzen sprechen, fluchen, weinen. Möchte Raj Schmerz empfinden können, so wie ein Blinder sich wünscht, nur einmal den Himmel zu sehen? Die Antworten aus Indien kommen zögerlich und einsilbig. Doch es gibt noch an anderen Orten Menschen mit ähnlichen Erbgutdefekten, die weniger vom Leben gezeichnet sind und etwas über ihre Sicht auf den Schmerz erzählen möchten.

In Israel finden Ärzte Gendefekte, die sonst nirgendwo auftreten. Viele jüdische Gruppen waren in der Diaspora jahrhundertelang mehr oder weniger isoliert. Unter ihnen häufen sich genetische Erkrankungen. In muslimischen Familien wiederum ist die Ehe unter Blutsverwandten nicht selten; auch das kann zu Erbkrankheiten führen. Einerseits bringen diese Verhältnisse die Familien in Not, andererseits hat die Geschichte damit in Israel einzigartige Bedingungen für die medizinische Forschung geschaffen. Und wenn Israel ein Geschenk für die Genforscher ist, dann ist Be'er Scheva im Süden des Landes für sie das Paradies. Die Spur führte ins gelobte Land.

Was ist der Schmerz? Obwohl es ein urmenschliches Phänomen ist, haben Forscher Mühe, diese Frage klar zu beantworten. »Schmerz ist ein unangenehmes Sinnes- und Gefühlserlebnis, das mit aktueller oder potenzieller Gewebsschädigung verknüpft ist oder mit Begriffen einer solchen beschrieben wird«, sagte 1979 die Internationale Vereinigung zum Studium des Schmerzes (IASP). Man sollte meinen, die Wissenschaft hätte bis heute eine einfachere Antwort für diese zentrale menschliche Erfahrungen gefunden. Vielleicht empfinden wir in unserem Leben kein einziges Mal Glück, aber vom ersten Geburtsschrei bis in den Tod hinein begleiten uns viele kleinere und größere schmerzhafte Stöße. Doch trotzdem ist der Schmerz eine sehr schwer fassbare Größe. Auf der einen Seite verbindet uns diese universelle Erfahrung, auf der anderen Seite isoliert sie uns. Alle kennen Schmerz, und doch lässt sich nie sagen, ob und wie das Gegenüber ihn empfindet. Hauptsache, es tut nicht mehr weh, könnten wir sagen. Aber wollen wir das wirklich und zu jeder Zeit? Was ist mit dem Lustschmerz? Ist nicht das Brennen in den Muskeln nach einem Marathonlauf eine körperliche Erinnerung an einen persönlichen Triumph? Wie stark muss der Schmerz sein, wie lange müsste er anhalten, damit wir sagen: »Es ist genug!« Sollte jeder Anflug von Kopf-, Rücken- oder Knieschmerzen mit einer Tablette beseitigt werden? Und wie viel Schmerz sollte jemand anderes ertragen können? Der Schmerz ist offenbar mehr als nur ein unangenehmes Sinnes- und Gefühlserlebnis. Als Gegenpol zum Wohlbefinden und als verbindendes Gefühl mit anderen führt er uns durch die Welt. Unser Umgang mit dem Schmerz erzählt etwas darüber, wie wir zur Welt stehen, welche Werte wir leben, wie es um uns bestellt ist. Jedes weitere Schmerzerlebnis verändert dieses Bild. Im Verlauf unserer Lebensgeschichte, mit den Zeitläuften und zwischen den Kulturen wechselt das Schmerzempfinden. In jedem einzelnen Menschen spiegeln sich auf diese Weise gleichsam die individuell und kollektiv erfahrenen Störungen. So ist die Suche nach Antworten auf den Sinn und das Wesen dieser Empfindung gleichzeitig Geschichtsforschung und Selbstbefragung. Welchen Wert der Schmerz für uns hat, könnten möglicherweise Menschen beantworten, die keinen empfinden können.

Seit der Antike war Be'er Scheva das Tor zur Wüste und zum Sinai. Auf diesem staubigen Boden soll schon Abraham, der biblische Stammvater Israels, Bäume gepflanzt und vor allem einen Brunnen gegraben haben. Das moderne Be'er Scheva ist ein Verwaltungszentrum, eine Retortenstadt inmitten der Einöde mit weiten Straßen, vielen Tankstellen und uniformen Wohnblocks, die einheitlich die Farbe des Sands tragen. Unweit des kantigen Kulturzentrums erhebt sich in blassem Grün die Front des Soroka Medical Center. Es ist das einzige Universitätskrankenhaus in der Gegend. Hightech am Rande der Weiten des Sinai, dort, wo viele Beduinen noch in Zelten leben. Hinter dem Haupthaus leuchtet gepflegtes Grün, die Rabatten sind sauber gestutzt. Zwischen den Gebäuden schützen Dächer über den Wegen die Patienten und Mitarbeiter vor der sengenden Sommersonne. Unter den verstreuten hohen Palmen duckt sich der flache Anbau des Saban-Ambulanzzentrums für Pädiatrie. Von innen wirkt die Abteilung wie eine beliebige Kinderstation in Deutschland. An den Wänden hängen Cartoons von Micky, Goofy, Mini und Winnie Puuh. Eine Clownin mit roter Schaumstoffnase spielt in einem der Untersuchungszimmer auf einer Melodica tröstende

Weisen. Durch die hellen, freundlichen Flure eilen leger gekleidete Kinderärzte, ein Stethoskop um den Hals geschlungen, und verschwinden hinter gelben, braun gepunkteten Vorhängen in Aufnahmenischen.

In einer der Kabinen fällt leise ein ungeheuerlicher Satz: »Wir haben uns entschlossen, den Fuß vorsorglich zu amputieren«, sagt die schmale Kinderärztin Vered Pinsk und deutet auf den grotesk verformten rechten Fuß eines Mädchens. Pinsk ist eigentlich Spezialistin für Magen-Darm-Erkrankungen. Doch seit über fünfzehn Jahren versorgt sie zusätzlich über fünfzig Kinder und Jugendliche, die unempfindlich gegen Schmerzen sind. Heute ist die vierzehnjährige Aissata zusammen mit ihrer Mutter in die Ambulanz gekommen. Über den Spann ihres Fußes zieht sich eine ältere, verblasste Narbe. Doch die umgebende Haut ist dunkellila verfärbt, in den Knochen darunter wütet eine Entzündung. Für gewöhnlich würden Patienten unter diesen Umständen vor Schmerzen wimmern. Doch das Mädchen sitzt in ihrem Rollstuhl, lächelt freundlich und sagt ungerührt: »Mir geht's gut.« Aissata hat den dunkleren Teint einer Beduinin. Der Ansatz ihrer schwarzen Haare ist tief, markant ragt ihre Nase aus dem hageren Gesicht. Auf dem Flur warten lauter Patienten, die ähnlich wie Aissata aussehen und ebenfalls im Rollstuhl sitzen. Sie verletzen sich schnell und bemerken die Konsequenzen nicht. So werden sie regelmäßig von schweren Infektionen heimgesucht. Das verändert ihre Körper auf charakteristische Weise. Die Entzündungen fressen sich in die Kieferknochen vor. Weil die Kinder gern auf ihren Fingern nagen, ziehen ihnen Ärzte vorsorglich die Zähne. Die Zerstörungen machen aus den Kindern hohlwangige, für ihr Alter sehr ernsthaft dreinblickende Wesen. Vielen fehlt mindestens ein Bein, weil eine Infektion schmerzlos außer Kontrolle geraten ist, die Knochen infiziert hat und eine Amputation unausweichlich war. An diesem Tag in der Ambulanz steht Aissata kurz davor, ihren rechten Fuß zu verlieren.

Im Laufe der Jahrhunderte war Be'er Scheva Handelsstation,

Eisenbahnknotenpunkt und Schauplatz erbitterter Gefechte. Hier kämpften Türken im Ersten Weltkrieg gegen die Briten, später übernahm die ägyptische Armee Be'er Scheva und ernannte die Stadt zu ihrem Hauptquartier. Die Israelis eroberten den strategisch wichtigen Ort 1948 zurück. Und weil eine weitgehend unbesiedelte Region zu Übergriffen einlädt, ließ Israels erster Premierminister David Ben-Gurion Be'er Scheva zum Außenposten des Landes aufrüsten. Die Stadt wuchs, heute leben dort über 200 000 Menschen. Aber es blieb ein zugiger Ort. Bekannt ist die Hauptstadt der Negev-Wüste als erste Anlaufstation für afrikanische Flüchtlinge, bevorzugtes Ziel für palästinensische Raketen und Versorgungszentrum für die Beduinen. Genetische Analysen ergaben, dass vor dreihundert bis vierhundert Jahren ein Paar weit entfernt, im heutigen Saudi-Arabien, ein oder mehrere Kinder mit einer besonderen Mutation eines Gens gezeugt haben muss, das für die Entwicklung von Schmerznerven zuständig ist. Normalerweise leiten sogenannte A-Delta-Nervenfasern bei einer Verletzung den ersten, scharfen Schmerz über das Rückenmark an das Gehirn weiter, die C-Nervenfasern sorgen für den dumpfen Schmerz, der etwas später einsetzt. Doch aufgrund eines fehlerhaften Gens mit dem unaussprechlichen Namen Neurotrophischer Tyrosin Kinase Rezeptor, Typ 1 (NTRK1) wachsen diese Nervenfasern nicht in den Embryonen. Es fehlt die passende Andockstelle für den Nervenwachstumsfaktor. Solche genetischen Volten bleiben Einzelfälle, wenn in den folgenden Jahrzehnten von weiter entfernten Familien frisches Erbgut in den Genpool gelangt. Unter den isoliert lebenden Beduinen-Clans aber traf das fehlerhafte Gen immer wieder auf seinesgleichen. So überdauerte es im nahen Sinai und breitete sich nach dem Tod der Ursprungsfamilie allmählich in Richtung Negev-Wüste und Be'er Scheva aus. NTRK1 ist mittlerweile unter mehr als zehn Beduinenstämmen verbreitet. Viele Familien haben nicht nur eines, sondern gleich mehrere Kinder mit dieser Besonderheit. Angeborene Unempfindlichkeit gegen Schmerz heißt die Erkrankung

Congenital Insensitivity to Pain (CIP), und weil Menschen wie Aissata darüber hinaus nicht schwitzen können[2], also unter einer Anhidrose leiden, wird noch ein A an das Kürzel gehängt, CIPA. Ein dramatisches Erbe. Aissatas Familie brachte die Erkrankung an den Rand der Verzweiflung. Der Vater wollte sie und ihre Mutter aus der gemeinsamen Wohnung werfen. Die meisten Beduinen in der Nähe von Be'er Scheva leben zwar nicht mehr in Zelten, sondern in mitunter großen Häusern. Traditionsverhaftet sind sie dennoch. Aissata hat sich als Kleinkind mehrfach den Arm gebrochen, mit acht Jahren büßte sie ihre linke große Zehe ein. Ein Mädchen mit Verstümmelungen lässt sich schlecht verheiraten. »Das ist unsere kleine Tochter«, sagte die Mutter ihrem Mann und blieb. Im Bauch trug sie bereits das nächste Kind. In der siebenundzwanzigsten Schwangerschaftswoche ergaben Fruchtwasseruntersuchungen, dass das Ungeborene das Schicksal von Aissata teilen würde. Ihre Mutter trieb ab. Vier Mal wurde sie noch schwanger, und jedes Mal drohte ein Kind ohne Schmerzfasern auf die Welt zu kommen. Die »Cipa«-Kinder spüren nicht nur keine Schmerzen, ihre Körper können auch die Temperatur nicht angemessen regulieren. Das aber bedeutet in einer heißen Gegend, dass sie möglichst im kühlenden Schatten bleiben müssen. Die Diagnose fällt dann oft, wenn an einem Sommertag ein Kind ohne erkennbaren Grund völlig überhitzt zum ersten Impftermin im Krankenhaus erscheint. So wurde das biblische Be'er Scheva zur Kapitale des Leidens *und* der Schmerzfreien.

Zweite Nachricht von Raj:

Der Monsun hat die Internetleitungen unterbrochen, deswegen konnte ich mich nicht melden. Wärme, Kälte, Berührungen, Kitzeln oder Druck kann ich spüren – nur mit dem Riechen habe ich etwas Probleme. Schmerzen habe ich niemals und an keiner Stelle am Körper gespürt. Meinen Eltern wurde gesagt, dass es sich um

einen genetischen Defekt handelt. Die genauen Tests wurden erst
vor einigen Monaten durchgeführt.
Danke und mit Hochachtung, Raj

Sicher ist Aissatas Fuß stark geschädigt. Doch dem lächelnden Mädchen fehlt ganz offensichtlich das geforderte »unangenehme Sinnes- und Gefühlserlebnis«, das die Internationale Vereinigung zum Studium des Schmerzes in ihrer Definition für den Schmerz vorgesehen hat. Bedeutet dies wirklich, dass Aissata keine Vorstellung von dem peinigenden Gefühl hat? Die Cipa-Kinder von Be'er Scheva mögen zwar nicht das Brennen eines Insektenstichs wahrnehmen können, aber sie sehen und erkennen, wie andere in ähnlichen Situationen reagieren. Wenn zum Beispiel bei ihren häufigen Krankenhausbesuchen andere Kinder bei Blutabnahmen schreien, verbinden die Cipa-Kinder mit der spitzen Nadel auch bald Ungemach. Manche fangen an zu weinen, wenn sie nur eine Spritze sehen. Sie können sich wenigstens teilweise in den Schmerz der anderen hineinversetzen oder erahnen den Zusammenhang von schmerzhafter Aktion und gefühlsmäßiger Reaktion. An der Pariser Salpêtrière schoben Neurophysiologen Kinder mit angeborener Schmerzunempfindlichkeit in die Röhre eines Kernspintomographen und zeigten ihnen Fotografien von schmerzhaften Situationen. In ihren Gehirnen wurden zwei Regionen aktiv, die auf das Mitempfinden von Schmerzen bei anderen Menschen hinweisen[3]. Wenn aber Cipa-Patienten durch ihr Mitgefühl eine Idee davon entwickeln können, welche Handlungen potenziell schädlich sind, empfinden sie dann nicht auf ihre Weise Schmerz? Man mag einwenden, dass dies nur ein Abglanz der echten, starken Empfindung selbst ist. Schließlich verhindert es nicht, dass die Kinder sich in gefährlichen Situationen unangemessen verhalten.

In der Ambulanz wartet der Junge Dajamil auf einen Termin. Als er drei Jahre alt war, hatten die Eltern bemerkt, dass die Lider um sein linkes Auge anschwollen. Das Kleinkind hatte sich durch die Nasenöffnung unbemerkt ein zweieinhalb Zentimeter langes, gebogenes Streichholz bis unter den Augapfel geschoben[4]. Trotz Operationen ist das Auge jetzt trübe. Der Junge ist inzwischen vierzehn Jahre alt. Er sitzt auf seinem Rollstuhl mit einem riesigen, dicken Verband um den rechten Arm. Wieder einmal hat er beim Spielen übertrieben und seine Ellenbogen überstrapaziert. »Früher hab ich mich über kleine Verletzungen bei mir selbst aufgeregt«, sagt Dajamils Vater, ein dünner Mann mit grauem Haarkranz. »Ich wusste nicht, wie viel Einfluss der Schmerz auf unser Leben hat.« Die Kinder verfolgen unbeirrbar ihre Pläne, wirken dabei grimmig entschlossen. »Wir müssen vierundzwanzig Stunden am Tag auf ihn aufpassen«, sagt sein Vater matt. »Wenn er ein Ziel vor Augen hat, ist er nicht mehr aufzuhalten. Auf seinen Körper nimmt er dabei keine Rücksicht.« Die Cipa-Kinder von Be'er Scheva mögen erahnen, was Schmerz bedeutet, und das Wort sogar ungefähr im richtigen Kontext benutzen. Aber sie werden es nie genau treffen. Und wie ein Farbenblinder, der mit der schrillen Farbkombination seiner Kleidung Irritationen auslöst, ecken die Kinder von Be'er Scheva an. Sie verstehen die gefährliche, schmerzbehaftete Welt nicht, und die Welt findet schwer Zugang zu ihnen. Die älteren von ihnen erkennen, dass sie am Rande der Gesellschaft stehen. Was wünscht sich Dajamil? »Motorrad fahren«, sagt er, greift mit der Hand in die Luft, als gebe er Gas, und sieht dabei sehr vergnügt aus. Und dass ihn die Freunde nicht immer aufziehen, weil er anders ist.

Schmerz ist Kommunikation. Der Säugling wimmert, die Mutter streichelt es. Ein Kind fällt hin, verletzt sich das Knie, weint und wird vom Vater tröstend auf den Arm genommen. Wenn ich zeige, dass mir etwas weh tut, so die tröstliche Botschaft, dann reagiert jemand. Schmerzäußerungen sind ein Dialog mit anderen schmerzempfänglichen und mitfühlenden Individuen. Diese natürliche Interaktion ist in den Familien der Cipa-Kinder gestört. Es heißt, die meisten Cipa-Kinder seien geistig behindert und hyperaktiv. Vielleicht ist das Verhalten der Kinder zum Teil die Folge einer gestörten Kommunikation. Der Schmerz sorgt für einen vorsichtigen und liebevollen Umgang miteinander. Fehlt er, ist nicht mehr klar, in welchen Grenzen sich das Miteinander abspielen kann. Das Kind stürzt und gibt keinen Laut von sich. Die Mutter bemerkt es nicht, und die zärtliche Berührung fällt aus. Viele Beduineneltern können sich nicht hineinversetzen in diese seltsame Welt, sind mit der Aufgabe völlig überfordert. Die Situation eskaliert. Die Kinder holen sich Zuwendung auf ihre Weise, provozieren mit Selbstverletzungen. Oft steht dann der Vorwurf der Misshandlung im Raum. Ein Cipa-Junge wollte keine Ruhe geben, der Vater verpasste ihm eine Ohrfeige. Sein Sohn fand das lustig. Der Vater schlug härter zu. Immer wieder sehen die Ärzte in der Ambulanz für chronisch kranke Kinder auch kreisrunde Brandwunden auf der Haut ihrer Patienten. Manche Eltern gaben zu, dass sie das seltsame Gebaren ihres Kindes so verunsichert hatte, dass sie ihm eine Zigarette auf die Haut drückten. Sie wollten sehen, ob es überhaupt reagiert. Solche Erfahrungen prägen das Sozialverhalten der betroffenen Kinder tief greifend. Was soll ein kleines Mädchen daraus schließen, wenn sein Vater eine Zigarette auf seiner Hand ausdrückt und diese Aktion nicht weh tut? War das jetzt eine freundliche Annäherung? Will Papa spielen? Wie soll ein Kind das Urvertrauen in Beziehungen und in die Welt entwickeln, wenn es nie in geschütztem Rahmen die Grenzen von Lust und Schmerz austesten kann, weil ihm für die eine Hälfte der Gleichung wichtige Sensoren fehlen?

Dritte Nachricht von Raj:

Frage: Wie würden Sie auf einer Skala von eins bis zehn Ihre Lebensqualität einschätzen? Wobei zehn das Beste ist.
Raj: Meiner Lebensqualität würde ich nur eine Eins geben, weil ich keine Schmerzen spüren kann.
Frage: Wie haben Sie gelernt, was Sie lieber lassen sollten?
Raj: Auf ziemlich brutale Art und Weise. Mehr möchte ich dazu nicht sagen.

Frage: Können Sie sich vorstellen, wie es für andere Menschen ist,
Schmerz zu empfinden?
Raj: Unglücklicherweise habe ich nie verstanden, was Schmerzen
für andere Menschen bedeuten. Aus diesem Grund habe ich auch
keine Freunde.
Hochachtungsvoll, Raj

Schmerz, das belegen die Schicksale der Schmerzfreien, ist ein notwendiges Übel. Von Kindesbeinen an, warnt uns das unangenehme Gefühl effektiv vor Gefahren. Wer sich einmal die Hand an einer Herdplatte verbrannt hat, hält das nächste Mal entsprechend Abstand. Wir schonen den verletzten Körperteil und lernen aus unseren Erfahrungen. Philosophen und Literaten bezeichnen den Schmerz deshalb als »Lehrmeister des Menschen«. Die Unfähigkeit, Schmerz zu empfinden, ist ein Fluch. Früher lag die Lebenserwartung der Kinder von Be'er Scheva bei zehn Jahren. Meist starben sie früh an einer Blutvergiftung. Heute geht es den Betroffenen dank der unermüdlichen Arbeit von Vered Pinsk und ihren Kollegen wesentlich besser. Inzwischen wissen viele Familien, was Cipa ist. Viele Eltern achten darauf, dass sich ihre Kinder nicht verletzen, und die Ärzte haben gelernt, schnell auf Infektionen zu reagieren. Ein Mädchen im Teenageralter beispielsweise hatte die Angewohnheit, sich immer wieder eine Wunde an der Wange aufzukratzen, die sich infizierte und langsam bis zum Ohr ausbreitete. Mahnungen fruchteten nicht. Erst als die Mediziner vorschlugen, doch jeden Tag mit der Digitalkamera zu dokumentieren, wie viel schöner das Mädchen aussah, wenn es mal einen Tag die Finger von der Wunde gelassen hatte, wurde es besser. Das Motiv Schönheit hatte das fehlende Motiv Schmerzvermeidung ersetzt. Solche Beispiele können aber nicht darüber hinwegtäuschen, dass die Situation für die Cipa-Kinder weiterhin mehr als schwierig ist. Jenseits der Familien macht ihre Unempfindlichkeit sie zu Außenseitern, und in den Familien sind sie dadurch eine Last. Sie sind schwer zu verheiraten, brauchen ständig Aufmerksamkeit und

Zuwendung. Ein Kind mit Cipa ist wie eine ganze Familie, sagt ein Vater auf den Fluren der Ambulanz. Der Umgang mit den schmerzfreien Patienten, die schwierige Überzeugungsarbeit mit den teilweise bildungsfernen Eltern hat auch die Ärztin Vered Pinsk an ihre Grenzen gebracht. Einer ihrer Patienten ist bereits fünfundzwanzig Jahre alt. Im Laufe seines Lebens büßte er zunächst beide Beine ein, dann robbte er auf den ungeschützten Ellenbogen weiter. Bald klafften auch dort tiefe Wunden, die Knochen entzündeten sich, und schließlich mussten die Chirurgen die Arme amputieren. »Jetzt können wir nichts mehr für ihn tun«, sagt die blasse Ärztin erschöpft. Inzwischen ist sie nicht mehr so sicher, ob die Cipa-Kinder noch ihr »Projekt« sind. »Als was immer uns der Schmerz erscheint, ob wir ihn als Symptom oder Syndrom verstehen, ob wir ihn als Warner oder Heimsuchung begreifen, er ist ein Urphänomen, ist an den Menschen gebunden, weil unser Leben verletzlich ist«, schrieb Siegfried Lenz.[5]

Wer akuten Schmerz empfinden kann, darf sich im Prinzip glücklich schätzen. Doch damit fangen die Schwierigkeiten erst an. Wie viel Schmerz empfindet jemand, und wie viel ist für ihn noch zuträglich? »Was ist Schmerz?«, sinniert auf dem Flur der pädiatrischen Ambulanz in Be'er Scheva der Arzt Baruch Yerushalmi. »Etwas Subjektives, das sich nicht wie der Blutdruck messen lässt.« Niemand könne behaupten, sagt Yerushalmi, dass er wisse, welche Qualen sein Gegenüber gerade empfindet. Leidet jemand wirklich so heftig wie behauptet nach einem Schleudertrauma? Wirkt das Schmerzmittel objektiv so gut wie angenommen? Jeden Tag klagten in der Ambulanz kleine Kinder über Bauchschmerzen, sagt Yerushalmi, aber sind ihre Beschwerden überhaupt echte Schmerzen oder findet das alles nur im Kopf statt? Die schlichte Verarbeitung eines schädlichen Reizes wird neutral Nozizeption genannt, erst durch eine komplexe Bewertung im Gehirn entsteht daraus der unangenehme Schmerz, und die kann individuell sehr unterschiedlich ausfallen. »Gehen Sie doch nur mal in den Kreißsaal. Keine zwei Frauen gebären auf dieselbe Weise«, sagt der Arzt.»Die eine schreit, die andere flucht, und die dritte gibt kaum einen Laut von sich.« Und je nach Lebensumständen und kulturellem Hintergrund ändert sich die Reaktion.»Wir hatten hier viele Frauen aus Äthiopien. Als die hier Kinder bekamen, waren sie sehr beherrscht. Jetzt, in der zweiten Generation, schreien die Migrantinnen so laut wie die israelischen Frauen.« Für Yerushalmi ist das rätselhafte Wesen des Schmerzes eine medizinische Provokation.»Wo bleibt das objektive Maß?«, fragt er resigniert. Nicht einmal einhundert Meter entfernt von der Ambulanz in Be'er Scheva leiden Patienten unterschiedlichster Herkunft bisweilen unter schwersten Schmerzen. Welcher Ort wäre besser geeignet für Nachforschungen über den sehr realen akuten Schmerz als eine Intensivstation.

Moti Klein, volles Gesicht, schmale, schwarze Brille, weißer Kittel mit kurzen Ärmeln, bittet etwas unwillig in sein Büro. Der Intensivmediziner leitet die Traumastation des Soroka-Hospitals, und er hat an diesem Tag alle Hände voll zu tun. In seiner Traumaabteilung liegen schwerverletzte Soldaten und Unfallopfer. »Am schmerzhaftesten«, sagt Klein,»sind Rippenbrüche und zertrümmerte Beckenknochen.« Das Personal habe Schwierigkeiten, sich vorzustellen, wie schmerzhaft so etwas sei, weil es solches selbst nie erfahren habe.»Man kann Schmerzen nicht lehren«, stellt der Arzt frustriert fest. Es ist ein Umstand, der weltweit in Krankenhäusern schon zur unangemessenen Versorgung von Patienten mit Schmerzmitteln geführt hat. Das junge, gesunde Personal hat meist noch nie starke Schmerzen erlitten, und ihre Patienten können die Intensität ihrer Qualen nicht in Worte fassen. Schmerz kann letztendlich nicht geteilt werden. Unter diesen Umständen ist es nicht erstaunlich, dass selbst Mitarbeiter eines Krankenhauses das Ausmaß des Leids ihrer Patienten oft unterschätzen.»Noch immer finden einige Kollegen, dass Schmerzen für einen guten Heilungsprozess notwendig sind«, sagt Moti Klein.»Ich meine, er muss schnell und energisch bekämpft werden, damit er nicht chronisch wird.« Gerade hat das israelische Gesundheitsministerium angeordnet, dass Schmerzen als Vitalzeichen ernst genommen werden müssen. Dass heißt, es reicht im Notfall nicht, wie üblich Blutdruck, Puls, Atemfrequenz und Körpertemperatur zu prüfen. Jeder Patient muss außerdem nach Schmerzen gefragt werden und die notwendigen Medikamente erhalten. Doch das stellt Klein vor neue Probleme. Welche Therapie ist angemessen, wenn nicht nur jeder den Schmerz anders empfindet, sondern die Art und Weise, wie deutlich jemand sein Leiden mit dem Körper artikuliert, vom kulturellen Umfeld abhängig ist? Auf seiner Traumastation behandelt Moti Klein die Schmerzen der ganzen Welt: europäische Juden, arabische Juden, Christen, Muslime, Reiche, Arme, asylsuchende Afrikaner. »Neulich hatten ich hier einen verunglückten zweiunddreißigjährigen Motorradfahrer, wohlhabend, europäischer Hintergrund, mit gebrochenem Becken«, erinnert sich der Arzt. »Ich habe ihn gefragt, ob er Schmerzen hat.« Moti Klein mimt den Europäer, kneift die Lippen zusammen. »›Ich habe keine Schmerzen‹, antwortete er mir.« Die Monitore und die sichtbaren Zeichen erzählten Moti Klein eine andere Geschichte: Blutdruck zweihundertvierzig zu hundertsechzig, Puls hundertsiebzig, der Schweiß strömte. »Ich habe ihm dann etwas Morphin gegeben, sein Blutdruck sank sofort auf hundertzwanzig zu achtzig.« Auch das Gegenteil komme vor. Patienten würden sich schon beschweren, wenn sie nur etwas unbequem auf einer Falte im Bettlaken lägen. Und dann seien da noch die stoischen äthiopischen Frauen, die schon den Kollegen Yerushalmi von der pädiatrischen Abteilung so faszinierten. Sie ertrügen fast stumm ihr Schicksal. Dafür aber würden Dutzende Angehörige den Flur belagern, jammern und sich gleichsam in Vertretung die Haare raufen.

Warum, fragt der Evolutionsbiologe Richard Dawkins, reicht nicht ein neutraler Schalter im Gehirn, der jedem gleichermaßen und schlicht signalisiert: »Pass besser auf«? Warum muss Schmerz so unangenehm sein? Möglicherweise peinigt uns dieses Gefühl so intensiv, weil es angesichts einer potenziell tödlichen Gefahr keine zwei Meinungen über das Ein- oder Ausknipsen des Warnschalters geben darf. Gerade die Cipa-Patienten, so Dawkins, lehrten doch, wie problematisch das Fehlen einer roten Flagge sei. Diese Menschen eigneten sich kognitiv eine Art Rote-Flaggen-System an – aber ihre Verstümmelungen zeigten, wie begrenzt das funktioniere. Nun ist bekannt, dass Sportler über ihre Schmerzgrenzen hinausgehen. »Quäl dich, du Sau!«, soll der Radrennfahrer Udo Bölts seinem Teamkapitän Jan Ullrich zugerufen haben, als dieser schwächelte, und Ullrich quälte sich. Manche Menschen ertragen selbst erhebliche Folter, wenn es darum geht, ihr Land oder ihre Angehörigen zu schützen. Doch das sind Extreme, die nur kurzfristig gelten. Der natürliche Auswahlprozess wolle nun mal keine Ideologie schützen, so Dawkins. Das Individuum solle überleben und sich fortpflanzen. Deshalb bleibt der akute Schmerz der unangefochtene Herrscher über unser Verhalten. Wer dieses Stoppzeichen ignoriert, wird bestraft, Punkt. Doch schon nach einem kräftigen Sonnenbrand erschließt sich der Sinn nicht mehr ohne weiteres. Wenn die Eiweiße unter dem Bombardement energiereicher Sonnenstrahlen allmählich verkochen, ist es höchste Zeit, in den Schatten zu flüchten. Nach der Flucht hört der Schmerz nicht sofort auf. Im Gegenteil: Mit etwas Verzögerung funkt die verbrannte Haut tagelang weiter dumpfe Signale ins Gehirn, das ursprünglich begrenzte Areal weitet sich sogar aus, wird empfindlicher. Bald ist selbst das Gewicht der Bettdecke unerträglich. Es mag einem nicht so erscheinen, aber selbst das hat noch seinen Zweck. Das verletzte Hautareal will in Ruhe gelassen werden, damit das verletzte Gewebe sich nicht infiziert und regenerieren kann.

Der akute Schmerz ist sinnvoll und lässt sich mit lokalen Betäubungsmitteln oder frei verkäuflichen Medikamenten gut bekämpfen. Selbst wenn er etwas länger anhält, kann das nachvollziehbare Gründe haben. Doch was ist mit dem Schmerz, der monatelang lodert? Hier liegt das eigentliche medizinische und menschliche Problem. Rund acht Millionen Deutsche sollen unter behandlungsbedürftigen chronischen Schmerzen leiden. Die Qualen dauern fort, obwohl eine Verletzung längst verheilt ist. Nicht immer ist eindeutig erkennbar, wann ein Gewebeschaden abgeklungen ist, deshalb haben Mediziner für die Definition des chronischen Schmerzes künstlich Fristen gesetzt. Meistens sind es ein paar Monate bis zu einem halben Jahr. Die Hitliste der chronischen Malaisen führen Kopf-, Bauch-, Rücken-, Knie-, Hüft- und allgemeine Schmerzen des Muskel- und Skelettsystems an.[6] Die gesetzlichen Krankenkassen rechnen allein mit elf Millionen Menschen, die sich mit Rückenschmerzen herumschlagen.[7] Fast siebzig Prozent der Frauen und mehr als fünfzig Prozent der Männer werden im Verlauf eines Jahres von Kopfschmerzen heimgesucht. Ähnlich verbreitet sind Rückenschmerzen, die rund fünfzehn Prozent aller Arbeitsunfähigkeitstage verursachen.

Ältere Menschen werden von chronischen Schmerzen häufiger geplagt als jüngere, arme mehr als reiche, Frauen mehr als Männer.[8] Wenn sich abzeichnet, dass der Schmerz das zukünftige Leben beherrschen wird, verändert sich das Selbstbild. Es ist eine Erfahrung, die das Grundvertrauen in die Regenerationsfähigkeit des eigenen Körpers erschüttert. Warum gerade ich, fragen sich die Betroffenen? Werde ich das für immer ertragen müssen? Was werde ich noch tun können?[9] In früheren Zeiten hätte dieser Zustand vielleicht den Glauben an eine gerechte höhere Ordnung zerstört. Ein Besuch beim spirituellen Heiler oder Priester wäre angeraten gewesen. Doch heute ist Schmerz für die meisten Menschen kein Fingerzeig für eine notwendige innere Einkehr mehr. Er ist nur noch ein ungutes Signal aus dem Körper, und dafür sind die Medizin und ihre Hohepriester, die Ärzte, zuständig. Häufiger als jede andere körperliche Erscheinung treiben nagende, brennende, klopfende oder reißende Schmerzen die Menschen in die Apotheke oder zum Arzt. Dieser Schritt verwandelt sie in Patienten. Die hoffen auf die lindernde Wirkung von Medikamenten, Analgetika genannt.[11] Achtzig Prozent der Patienten mit chronischen Schmerzen schlucken zu irgendeinem Zeitpunkt verschreibungspflichtige Analgetika. Viele machen die bittere Erfahrung, dass dieselben Pillen, die vorübergehend gut wirken, auf Dauer ihre Kraft verlieren. Bleibt das erhoffte Ergebnis dann aus, bleibt und stellen sich Nebenwirkungen ein, ist die Enttäuschung groß. Hier beginnt die eigentliche Herausforderung für die Geplagten, die Forscher, den Medizinbetrieb und Ulrich Peschel.

Nahe dem Hamburger Hauptbahnhof, im bunten Hamburger Stadtteil St. Georg, liegt die Asklepios Klinik. Im Gebäude O federt an diesem Morgen ein etwas älterer Mann in den ersten Stock zur Wirbelsäulensprechstunde. Ulrich Peschel trägt ein blaues T-Shirt mit dem Logo der Klinik und sieht aus wie der Mannschaftsarzt eines Fußballteams. Im schlichten Sprechzimmer des Orthopäden steht eine Liege, an der Wand hängt das Foto eines aufrecht stehenden Erdmännchens, auf einem Regal stehen handliche Kunststoffmodelle von Wirbelsäulen, Schulter- und Kniegelenken. Insgesamt sechsundzwanzig Patienten jeder Altersgruppe, vieler Nationalitäten und beiderlei Geschlechts wird Peschel an diesem Tag sehen und beraten. Manche seiner Besucher leiden unter Kniebeschwerden oder Hüftschmerzen, die meisten aber schleppen sich mit chronischen Rückenbeschwerden in den ersten Stock. Sie kommen, weil sie nicht mehr weiterwissen, weil ihnen die Tabletten nicht mehr helfen und die üblichen Behandlungen von Massagen über Krankengymnastik bis hin zur Akupunktur nicht funktionieren. Die chronischen Beschwerden bestimmen ihr Leben, Peschel ist ihre letzte Rettung.

Ein kräftig gebauter Mann Mitte fünfzig betritt als Erster das Sprechzimmer. Er ist Berufskraftfahrer, fährt Bauschutt. Lange schon tat ihm die Lendenwirbelsäule weh. Seit seiner Jugend schoben Wirbelkörper ungesund aneinander vorbei, die Austrittsöffnungen für die Rückennerven waren bald zu eng. Die Nerven waren bedrängt, gereizt. Irgendwann schoss ihm wie ein Stromschlag der Schmerz in das linke Bein. »Ich konnte mich nur noch auf allen vieren durch mein Haus bewegen«, sagt er. Dem Berufskraftfahrer haben die zunehmenden Rückenschmerzen schwer zugesetzt. Er leidet unter Schlafmangel, hat keine Energie mehr.

»Alle zwei Stunden wache ich auf«, antwortet er auf Nachfrage. Lange Zeit hatte der Mann starke Schmerztropfen genommen. Der Kraftfahrer kam ins Krankenhaus, dort spritzten die Ärzte betäubende Medikamente nahe an die angegriffenen Nervenwurzeln. Das half vorübergehend. Jetzt möchte der Patient wie so viele andere an diesem Tag weitere Injektionen verschrieben bekommen. Die Menschen stehen im Berufsleben. Sie müssen funktionieren und haben keine Zeit für langwierige Therapien.

Doch die schnelle Spritze ist in die Kritik geraten. Es fehlt der wissenschaftliche Beleg dafür, dass die sogenannte Periradikuläre Therapie (PRT) Rückenschmerzen wirklich für längere Zeit abstellen kann.[12] Und die Prozedur ist nicht ungefährlich. Weil die Nadeln selbst in geübten Händen höchstens nur in zwanzig Prozent der Fälle an den richtigen Ort gelangen, müssen sich die Patienten in die Röhre eines Computertomographen legen. Unter Röntgensicht dirigiert der Arzt eine lange Nadel durch die Rückenhaut bis kurz über die gereizte Nervenwurzel. Dort injiziert er dann eine Mischung aus einem lokal wirksamen Betäubungsmittel und Cortison. Die Betäubung lindert sofort den Schmerz, das Cortison beruhigt das umliegende entzündete Gewebe. Es schwillt ab. Viele Patienten sind hinterher für einige Zeit beschwerdefrei – aber nicht alle. Außerdem kann sich die Injektionsstelle entzünden, oder die Nadel verletzt im Untergrund die Nerven. Im Extremfall droht eine Querschnittslähmung. Inzwischen muss ein spezialisierter Schmerztherapeut vor einer PRT alle Alternativen wie Medikamente, Krankengymnastik, Wärmetherapie, Muskeltraining oder eine psychosomatische Behandlung prüfen.[13] Seitdem hat Schmerztherapeut Ulrich Peschel, der auch Psychotherapeut ist, noch mehr zu tun.

Ob die Krankheit ihn im Griff habe oder er die Krankheit, möchte Peschel von dem Kraftfahrer wissen. »Ich habe die Krankheit im Griff«, antwortet dieser. Der Arzt bittet den Mann in die Waagerechte. »Bitte flach auf die Liege pressen und langsam die Beine anheben. Die Nervenwurzeln sind offenbar nicht eingeklemmt, die queren Bauchmuskeln könnten kräftiger sein.« Psychisch ist bei dem Patienten alles in Ordnung. Peschel sieht keine Notwendigkeit für weitere Injektionen und starke Medikamente. Besorgt fragt der Patient nach, welche Bewegungen erlaubt seien. »Ich weiß«, sagt Peschel, »früher hieß es, man solle sich bloß nicht überanstrengen. Das gilt nicht mehr. Sie können alle Übungen machen, die keine Schmerzen auslösen.« Statt starker Medikamente gibt es ab jetzt Krankengymnastik.

Manchmal findet sich ein handfester Grund für chronische Schmerzen: verschlissene Gelenke, zerstörte Knorpel und eingeengte Wirbelkanäle. Doch oft passen in Peschels Praxis die Röntgenaufnahmen und die geschilderten Beschwerden nicht zusammen. Lässt sich kein Grund für die Malaisen finden, nennt er sie achselzuckend »unspezifische Rückenschmerzen«. Dieses Problem wuchs in der zweiten Hälfte des 20. Jahrhunderts zu einer der größten Herausforderungen der Gesundheitssysteme der westlichen Welt heran. In neun von zehn Fällen verschwinden Rückenschmerzen spätestens nach ein paar Wochen. Die übrigen zehn Prozent quälen sich dauerhaft und suchen händeringend nach einem Ausweg. Sie stellen staunend fest, dass die moderne Medizin ihre Beschwerden nicht abstellen kann. Doch warum setzt sich der Schmerz bei einigen Menschen so hartnäckig fest und andere sind nach ein paar Tagen genesen? Schmerz ist eben nicht nur das Resultat eines einfachen Warnsignals, das von einem geschädigten Körperareal über das Rückenmark bis in das Gehirn jagt. Reiz und Reaktion stehen oft nicht miteinander in Beziehung. In Wirklichkeit ist Schmerz eine Melange aus körperlicher Sensation, Gefühlen und Informationsverarbeitung im Gehirn, das ein Verhalten auslöst. Genau genommen ist erst die negativ gefärbte Wahrnehmung eines Reizes Schmerz. Deshalb ist es falsch, von Schmerz-Reiz, Schmerz-Rezeptor oder Schmerz-Gen zu sprechen, denn aus dem Reiz, mit Hilfe eines Rezeptors oder eines Gens entsteht ja erst im Gehirn der Schmerz. Die noch neutrale Rezeption des schädlichen Reizes heißt in Abgrenzung dazu

Nozizeption. Alle Anteile des Schmerzes sind im Prinzip unabhängig voneinander. Manche Menschen empfinden ein unangenehmes Gefühl, obwohl der Reiz minimal oder gar nicht vorhanden war, oder sie ertragen größte Verletzungen und zucken nicht mit der Wimper. Wie die Kinder von Be'er Scheva und der Fall des Inders Raj zeigen, beeinflussen Gene, ob und wie empfindlich jemand auf Schmerzreize reagiert. Doch das ist nicht der einzige Faktor. Die körperliche Reaktion auf Stress kann das individuelle Erleben ebenso beeinflussen, wie die Art und Weise, in der manche Menschen mit Stress umgehen und ihn bewältigen. Der chronische Schmerz ist unwägbar, endgültige Antworten gibt es keine. »Der Rückenschmerz ist wahrlich eine der wichtigsten nichtletalen medizinischen Zustände«, schrieb der Arzt Richard Deyo. »Und dennoch wird die Häufigkeit der Rückenschmerzen nur übertroffen von dem anhaltenden Mysterium, das sie begleitet.«[14] Schmerz ist nicht nur ein körperliches Symptom, sondern ein biologisches, psychisches und soziales Phänomen.

Auf den ersten Blick ist die Klientel in Peschels Sprechstunde so bunt wie das Leben selbst. Doch es gibt eine klare Hierarchie der Leidenden. Wer weiblich ist, weit unten auf der sozialen Leiter steht und/oder unzufrieden mit seinem Leben oder dem Job ist, ist statistisch gesehen am ehesten von chronischen Schmerzen betroffen[6]. Einen älteren Herrn, der in einen juristischen Dauerstreit verwickelt ist, plagt das Kreuz. Eine junge Frau leidet nach erheblichem Stress, Trennung und Umzug unter Migräne. Die ehrgeizige afghanische Laborantin und Mutter mit Rückenbeschwerden wehrte sich gegen vorschnelle Orthopäden. Dass sie in ihren unterschiedlichen Rollen nicht funktionieren kann, passte nicht in ihr Weltbild. »Man wollte mich gleich operieren, aber ich wollte nicht.« Eine Frau mir Rückenbeschwerden leidet darunter, dass sich ihre Tochter seit Jahren nicht mehr bei ihr gemeldet hat. Und eine Russin ist aufgebracht und anderer Meinung als Peschel, kann ihren Unmut aber nicht recht in passende Worte fassen. Der Schmerz steckt häufig weniger in den Körpern der Patienten als vielmehr in den Geschichten, die sie erzählen, irgendwo in den Falten ihrer Lebensentwürfe. Ihre Beschwerden erscheinen als Symptom des psychischen Drucks, dem sie ausgesetzt sind oder sich ausgesetzt fühlen. Er ist Ausdruck ihrer enttäuschten Erwartungen und in manchen Fällen Indikator der sozialen Verwerfungen im Land.

Deutet Ulrich Peschel den psychischen Anteil von Schmerzen an, reagieren viele Patienten reserviert. Ein älterer Herr hat die entsprechenden Stellen im Fragebogen nicht ausgefüllt. Er empfindet den Hinweis – und sei er noch so vorsichtig vorgebracht – als Unterstellung, dass seine Beschwerden nur eingebildet seien. Ohne körperlichen Befund ist der dauerhafte Schmerz für die Patienten noch weniger fassbar und sinnvoll. Ein verletztes Bein ist sichtbar, man kann den Grund der Malaise im Wortsinn begreifen. Doch wie kommt man der eigenen unberechenbaren Psyche auf die Schliche? Muss man nicht an der eigenen Wahrnehmung zweifeln, wenn die Muskeln fürchterlich weh tun, aber dort nichts Auffälliges zu finden ist? Und wenn man schon an sich selbst zweifelt, wie ist es erst mit der Umgebung? Das geschundene Bein kann gezeigt und geschont werden. Doch es lässt sich nur spekulieren, was sich im Kopf des Schmerzkranken wirklich abspielt. Solange die quasi amtliche Bestätigung einer eindeutigen medizinischen Diagnose fehlt, ist das Symptom verdächtig und die Solidarität der anderen gefährdet. Will hier einer Frührente abstauben? Wer chronische Schmerzen hat, läuft Gefahr, ausgegrenzt zu werden. Ist der Schmerzkranke nicht doch für sein Leid verantwortlich? Ohne sichtbare Stigmata läuft der Schmerzgeplagte Gefahr, stigmatisiert zu werden. Je länger das Leiden dauert, desto wahrscheinlicher ist diese Reaktion der Umwelt. Nein, das Übel braucht unbedingt einen plausiblen Grund und damit einen akzeptierten Platz unter den Menschen. Mehr als zwei Prozent der Bevölkerung leiden unter unerklärlichen Muskel- und Gelenkbeschwerden. Die Krankheit hat einen Namen, aber der hat vor allem für viele Ärzte keinen guten Klang: Fibromyalgie.

»Kommen Sie lieber früh«, bat Ulrike Treede. Sie wohnt mit ihrem Mann im Süden Hamburgs in einer Reihenhaussiedlung. Roter Klinker, kleine Vorgärten, hier und da ein paar Gartenzwerge. Das Auffälligste in Treedes schlichtem Wohnzimmer ist der Computerarbeitsplatz am Fenster. Mit dem wuchtigen Ledersessel davor sieht er aus wie ein Kommandostand, und wie sich später herausstellen sollte, ist er das auch. Die freundliche Frau, Mitte fünfzig, graues, kurzes Haar, hat es sich bequem gemacht. Sie will ihre mysteriöse, nicht enden wollende Leidensgeschichte erzählen – ein Beispiel dafür, wie unerklärliche Schmerzen jemanden aus der Bahn werfen können.

Bis zum Sommer 1990 hatte sie keine ernsthaften Krankheiten durchgemacht. Ihr Leben verlief in berechenbaren, angenehmen Bahnen. Treede fuhr Essen aus, ein Job, der ihr Spaß machte, und ihre Kinder waren inzwischen so selbständig, dass sie gelegentlich mit ihrem Mann etwas allein unternehmen konnte. Es war Freitag, der 13. Juli, die Familie machte gerade Urlaub in Dänemark. Die Mutter wollte mit ihren beiden Jungen Fußball spielen. Der Größere hatte ihre Sportschuhe mit Spülmittel gereinigt. »Ich bin auf dem Rasen ausgerutscht«, sagt sie, »sämtliche Wirbel sind rausgesprungen, und das Brustpein war geprellt.« Ein dänischer Arzt renkte sie wieder ein. Der Sturz war heftig, aber nach ein paar Wochen sollte das Problem behoben sein. Ein paar Monate nach dem Unglück in Dänemark waren die blauen Flecke verschwunden. Ulrike Treede taten Rücken und Brustbein nicht mehr weh. Ein paar Wochen später zog es im Handgelenk, anschließend in einer Schulter, ein anderes Mal war es das Knie. Lauter Körperteile meldeten sich, die bei dem Sportunfall nicht betroffen gewesen waren. Einmal war das Knie entzündet und deshalb sichtbar geschwollen – immerhin eine Erklärung. Aber warum machten die anderen Gliedmaßen Schwierigkeiten? In den folgenden fünf Jahren wurde es immer schlimmer. »Sämtliche Gelenke waren von da an massiv empfindsam«, sagt sie. Längeres Sitzen und dabei die Beine übereinanderschlagen war kaum noch möglich. Gerne saß sie mit ihrem Mann am Ring eines Boxkampfes. Sie wollte sich diesen Spaß nicht nehmen lassen, aber das Applaudieren war wegen der Schmerzen in den Händen kaum mehr möglich. »Danach war ich jedes Mal fix und fertig.« Die schmerzhafte Episode verwandelte sich Schritt für Schritt in etwas Größeres, das Ulrike Treede in Selbstzweifel stürzte.

Noch bis ins 20. Jahrhundert hinein glaubten Forscher, das Nervensystem bliebe nach der Geburt ein Leben lang unverändert. In Wirklichkeit aber ist es höchst flexibel und anpassungsfähig. Diese Plastizität ist Grundlage für die Entwicklung, lässt uns lernen und repariert in begrenztem Umfang Schäden. Doch manchmal nimmt das Nervengeflecht durch Infektionen oder nach Verletzungen hässliche Formen an. Neurone, die normalerweise überschießenden Schmerz dämpfen, sterben ab; völlig unbeteiligte Nervenfasern verwandeln sich in Schmerzbahnen; und Schmerznerven selbst produzieren plötzlich Substanzen, die Schmerzen verstärken. Das kann nach Entzündungen der Fall sein, aber auch nach Verletzungen oder Schäden an den Nerven selbst. Meistens geht diese Phase wie nach einem Sonnenbrand, bei dem ein Hautareal vorübergehend extrem empfindlich ist, vorüber. Mitunter aber bleibt die Empfindlichkeit, selbst wenn der Auslöser längst verschwunden ist. Im Extremfall fehlt ein gewebeschädigender Reiz, aber das Gehirn oder das Rückenmark sendet trotzdem Alarm. Das Warnsystem entkoppelt sich vollständig von seiner Warnfunktion, gerät außer Kontrolle, wird empfindlich, funkt immer wieder oder sogar andauernd unangenehme Signale. Es verändert sich, passt sich an, ist mitunter nachtragend und mutiert zu einem Monstrum. Diese zentrale Sensitivierung ist ein weiterer Beleg dafür, dass das Schmerzsystem nicht nur ein passives Warninstrument ist.[15] Doch wenn Reiz und Schmerz nicht mehr zusammenpassen, wie soll man ihn dann bekämpfen? Seit Jahrzehnten arbeitet sich die Wissenschaft an diesem unfassbaren, wetterwendischen Phänomen ab.

Die Schmerzintensität nahm weiter zu. Für Ulrike Treede waren das Brennen und Stechen in den Gelenken, die Empfindlichkeit überall am Körper kaum auszuhalten. »Das Kinderkriegen war nichts dagegen«, sagt sie, »und die habe ich ohne Betäubung zur Welt gebracht.« Und was taten die Ärzte? Sie suchten und fanden keine körperlich bedingten Ursachen, verschrieben stärkere Medikamente und stellten intime Fragen. »Haben sie Eheprobleme?«, war einer der häufigsten Sätze, die Treede bei fast jedem Arztbesuch hörte. Die Ärzte nahmen der Patientin die unterschiedlichen Beschwerden nicht ab und reagierten gereizt, wenn Ulrike Treede wieder einmal in der Praxis erschien. Ulrike Treede lehnte die Möglichkeit von psychischen Problemen nicht kategorisch ab und begann eine Verhaltenstherapie. »Aber jedes Mal, wenn ich den Termin bei dem Psychologen hatte«, sagt sie, »habe ich zu Hause angefangen zu überlegen, was ich dem bloß erzählen soll.« Bald war auch ihr Therapeut ratlos. Saß dieser Schmerz wirklich nur in ihrem Kopf?

Auf Dauer zermürbt das ständige Reißen, Brennen oder Pochen in den Gelenken oder an anderer Stelle im Körper. Körperliche Schmerzen sind für ein Drittel aller hochgradigen Schlafprobleme verantwortlich.[16] Manche Betroffene ziehen sich zurück, erkranken an Depressionen und können nicht mehr arbeiten. Im ersten Europäischen Jahr gegen den Schmerz 2012 rechnete der Präsident des Dachverbandes der Europäischen Schmerzgesellschaften mit rund fünfhundert Millionen Arbeitstagen, die in der EU jährlich aufgrund von chronischen Schmerzen verlorengehen. Daraus resultiere ein wirtschaftlicher Verlust von vierunddreißig Milliarden Euro im Jahr.[17] Und wenn die Kranken es gar nicht mehr aushalten und ihnen die Lage völlig aussichtslos erscheint, wählen manche sogar den Freitod.[18] Das Suizidrisiko ist bei vielen chronischen Schmerzkrankheiten im Vergleich zu Gesunden doppelt so hoch. Die Wahrscheinlichkeit, dass Menschen mit extremen Kopfschmerzen an Selbstmord denken, ist gegenüber schmerzfreien vierfach erhöht. Auch Ulrike Treede dachte einmal daran.

»Reiß dich zusammen, wir haben auch mal Rückenschmerzen«,

sagten Freunde. Die Qual begann Ulrike Treede zu isolieren. Umarmungen ihres Mannes ertrug sie nicht mehr, und vor den Ärzten war sie in Erklärungsnot. Äußerlich sah sie kerngesund und gepflegt aus. »Dass man total ausgelaugt ist, alles weh tut, man einfach nicht mehr kann, das kann man einem anderen nicht glaubhaft rüberbringen.« Der Schmerz zerstört die Sprache und wirft uns in einen vorsprachlichen Zustand zurück, in dem wir nur wie ein Kind schreien können, schrieb einst die amerikanische Literaturprofessorin Elaine Scarry.[19] Ulrike Treede begriff, dass ihre Umgebung sehr klare und eng umrissene Vorstellungen vom Schmerz hatte. Es gab eine nachvollziehbare, legitime Form und eine nicht nachvollziehbare, die auf eine psychische Störung hindeutete. Einmal trug sie für ein paar Tage einen Gips an der Hand. »Da kamen alle auf mich zu und fragten, ›um Gottes willen, was hast du denn gemacht?‹ Ich habe nur gedacht, das ist ein Klacks gegen das, was ich sonst ertragen muss.« Chronische unerklärliche Schmerzen haben anders als sichtbare Erkrankungen oder ein Herzinfarkt ein sehr schlechtes Prestige.[20] Wenn die Krankheit wenigstens einen Namen hätte. Doch es sollten noch vier Jahre vergehen, bevor ihr Orthopäde eine Diagnose stellte. In der Zwischenzeit hatte sich Ulrike Treede irgendwie arrangiert. Sie schluckte Tabletten – wohldosiert. Die schwächeren halfen nicht, die stärkeren machten sie benommen, und sie fürchtete sich vor Abhängigkeit. Für einen halbwegs erholsamen Schlaf sorgte eine teure Spezialmatratze. 1994 fand Treedes Orthopäde eine Erklärung für die Schmerzen, die mal hier, mal dort auftraten. »Sie haben Fibromyalgie«, sagte er. Die Patientin wusste nichts mit dem Begriff anzufangen, konnte den sperrigen Ausdruck zunächst nicht aussprechen. Das änderte sich rasch. »Ich war stolz«, sagt sie. »Vorher gab es bei den Ärzten nur Schulterzucken, jede Untersuchung blieb ohne Befund, oder ich wurde nach Eheproblemen gefragt. Endlich hatten meine Schmerzen einen Namen.« Treede sollte erst noch erfahren, dass dieses langersehnte Geschenk vergiftet war.

Fibromyalgie ist seit zwanzig Jahren eine umstrittene Diagnose. Für viele Mediziner ist sie lediglich eine blumige Umschreibung für eine psychische Labilität, die sich in ständig wechselnden Schmerzen, Abgeschlagenheit, Stimmungsschwankungen und Unkonzentriertheit ausdrücken. Diese Diagnose fällt oft, wenn sonst keine messbaren Faktoren die wechselhaften Beschwerden erklären können. Die Ärzte müssen sich allein auf die Angaben des Patienten verlassen, und das ist vielen unangenehm. Ulrike Treede spürte das Misstrauen, und sie wollte sich damit nicht abfinden. »Ich war mir sicher, die Psyche ist es nicht«, sagt sie. »Aber irgendeinen Grund musste es ja für diese Geschichte geben.« Wie viele Menschen mit der Diagnose Fibromyalgie, so hatte auch sie ihre eigenen Erklärungen. Nachdem sie empfindlich auf Farbdämpfe reagiert hatte, ließ sie in einer Klinik ihr Blut untersuchen. Darin fanden sich neben erhöhten Bleikonzentrationen Quecksilber, Cadmium, Chrom und Nickel. »Als ich das Ergebnis bekam, hatte ich das erste Mal im Verlauf dieser Erkrankung ein wohliges Gefühl«, erinnert sie sich. »Ich fühlte mich rehabilitiert. Im Grunde genommen habe ich fünfzehn Jahre gegen die Meinung der Ärzte angekämpft, ich sei psychisch krank. Der Befund war für mich eine ganz persönliche Genugtuung.« Ulrike Treede machte nun ihr langjähriges Hobby, das Löten von Tiffany-Lampen mit Blei für ihre Beschwerden verantwortlich. Doch der Zusammenhang zwischen Schwermetallen und Fibromyalgie ist nicht oder noch nicht wissenschaftlich akzeptiert. So kam Treedes Erklärung nicht überall gut an. »Wissen Sie was«, sagte ihr ein Hamburger Chefarzt geradeheraus, »ich kann Patienten, die mir so einen Quatsch erzählen, wirklich nicht ernst nehmen.« »Dass das so eine stigmatisierende Geschichte sein würde«, sagt sie, »das war mir damals nicht klar.«

Und doch half ihr die Diagnose. Auf ihre Weise hatte sie die Definitionsgewalt über ihren Schmerz zurückerobert. Ulrike Treede befreite sich weiter aus den begrenzten Sphären der Medizin und nahm ihre Angelegenheit in die eigene Hand. Sie gründete eine

Selbsthilfegruppe und schloss sich weiteren Gruppen an. Ihr Wohnzimmer ist jetzt das Hauptquartier für ihren persönlichen Feldzug gegen die Ignoranz. Über das Internet hält sie engen Kontakt zu ihren Mitstreitern. Ständig melden sich Menschen, die um die Anerkennung ihrer Leiden kämpfen müssen. »Das ist für die Patienten eine enorme Belastung«, sagt sie, »dieses Unglaubwürdigsein, diese Erklärungen, diese Not.« Die soziale Zurückweisung auch durch die Ärzte ist nicht nur enttäuschend, sie wirkt sich zusätzlich negativ auf den Gesundheitszustand der Betroffenen aus.[20] Heute hält sich Ulrike Treede an Mediziner, die mit der Diagnose Fibromyalgie etwas anfangen können, und davon gibt es immer mehr. Was jahrzehntelang als eingebildete Krankheit verpönt war, erkennen Neurowissenschaftler mittlerweile als körperliche Störung an. Im Grunde legt der Name Fibromyalgie nahe, dass die Quelle der Probleme in den Muskeln liegt. Es ist eine veraltete Theorie, offenbar spielen die Nerven selbst verrückt. Möglicherweise ausgelöst durch Entzündungen oder intensive Schmerzreize, ist das gesamte Nervensystem nicht mehr in der Lage, auf physische oder emotionale Reize angemessen zu reagieren.[21] Es gerät aus der Balance und schaltet in einen hypersensiblen Überwachungsmodus. Veränderungen von Temperatur, Berührung oder Druck lassen die Alarmglocken schrillen. Das Gehirn steht unter Dauerstress;[22] in den Randgebieten des Körpers sind kleine Schmerzfasern deutlich verändert,[23] und in der Rückenmarksflüssigkeit finden sich auffällige genetische Aktivitäten[24]. Möglicherweise lässt sich Fibromyalgie doch bald objektiv messen. Aber ist diese körperliche Verortung des Schmerzes überhaupt wichtig? Fürs Erste, sagt Treede, müsse es doch gleichgültig sein, warum einer Schmerzen hat, ob wirklich eine Fibromyalgie dahinterstecke oder eine Depression. »Aber dieses Ernst-genommen-Sein, Mit-einbezogen-Werden, das ist leider noch immer sehr, sehr selten.« Sie selbst hat mit ihrem intensiven Kontakt zu Leidensgenossen ihr Leben neu ausbalancieren können. Das Brennen und Stechen hat deutlich nachgelassen, nur am Nachmittag ist sie nach wie vor erschöpft.

Wie die Cipa-Kinder von Be'er Scheva eindrucksvoll belegen, ist das Überleben ohne Schmerz fast unmöglich. Und auch mit Schmerzen wird die Lage schnell unübersichtlich, belastend oder unerträglich. Beide Extreme drängen die Betroffenen an den Rand der Gesellschaft. Nur in der Mitte zwischen diesen Polen gibt es ein schmales Band von kulturell akzeptierten, »normalen« Schmerzen. Solange wir diesem Symptom nicht ausgeliefert sind, kann der Umgang damit reizvoll sein. Denn der Schmerz wäre kein guter Lehrmeister, wenn es auf die Pein nicht hin und wieder eine Belohnungen gäbe. Das Gehirn hält entsprechende Mechanismen vor. Zumindest auf einen akuten Schmerzreiz folgt dort normalerweise ein kurzer Stoß körpereigener Opioide, sogenannter Endorphine. Dies dämpft den Schmerz, sorgt für etwas Wohlgefühl und verankert auf diese Weise die Erfahrung. Welches Hochgefühl müsste sich einstellen, wenn wir diese Lehrinstanz absichtlich und erfolgreich in Dienst nähmen? Warum sich nicht die Belohnung aus dem Gehirn abholen, ohne den Körper wirklich zu schädigen? Es gibt viele Beispiele dafür, dass die Menschen lustvoll mit dem Schmerz experimentieren, mit ihm über sich hinauswachsen. Teile unserer Kultur fußen auf dem Spiel mit Schmerz und Lust. Schon Kinder spielen mitunter »tausend Stecknadeln«, verdrehen sich gegenseitig die Haut auf den Unterarmen, weil das so interessant brennt. Der tränentreibende Genuss eines scharfen indischen Currys ist nichts anderes als die Stimulation von Schmerz-Rezeptoren. Während chronisch Kranke nach Wegen suchen, diese Quelle der Schmerzlinderung anzuzapfen, können manche Gesunde nicht genug von sensorischen Provokationen bekommen. Sie ertragen freiwillig das Brennen beim Marathonlauf. Fügen sich beim Sex Schmerzen zu oder holen sich den Kick bei Exerzitien im Sado-Masochisten-Studio. Auch ausufernde Tätowierprojekte dienen nicht nur der Schönheit. Niemand weiß das besser als Ulla Schön.

Die zweiundvierzigjährige schmale Hamburgerin trägt ein graues, enganliegendes Kleid, darüber eine Strickjacke, aus deren

Ärmeln dunkle Spitze hervorschaut. Ihr blondes Haar reicht bis zu den Hüften. Es ist eine Art Tagesverkleidung für ihren Bürojob bei einem mittelständigen Pharmaunternehmen. Gebrochen ist das adrette Aussehen nur durch drei dezente Piercings am linken Nasenflügel und ihre geschnürten derben Lederstiefel. Doch wenn Ulla Schön ihre Strickjacke ablegt, offenbart sich ihr spezielles Verhältnis zum Schmerz. Auf der Innenseite des linken Unterarms prangt eine düstere Fratze, ein Monstrum mit trüben Augen und einem Wald von dünnen, langen Zähnen im Maul. »Er ist etwas grünlich, damit das Rote, das ihm aus dem Maul tropft, besser zur Geltung kommt.« Auf dem rechten Unterarm streckt Satan persönlich seinen langen Finger nach schreienden, in Flammen lodernden Seelen. Ein Wasserspeier, der den Einfluss des Teufels auf die irdische Welt symbolisiert, wacht über der linken Schulter. Den linken Oberarm verzieren selbst entworfene zackige Muster, sogenannte Tribals und Totenköpfe, denen Augäpfel aus den Schädeln quellen.

Als Kind hatte sie Angst vor Monstern und ertrug gruselige Filme nicht. Doch dann überwand sie ihre Furcht mit immer höheren Dosen dieser Schocker. Horror- und Fantasyfilme wurden ihr favorisiertes Genre. Mit achtzehn hatte Schön die erste Begegnung mit dem selbstgewählten Schmerz. »Mein Freund meinte eines Tages, er lässt sich jetzt tätowieren«, erinnert sie sich. »Ich fand es geil, weil ich damals schon rebellisch war.« Sie folgte ihm ins Tätowierstudio und zeigte dort spontan auf die Vorlage eines Sensenmannes mit Totenschädel und bluttriefender Sense. Was dann geschah, überraschte sie. »Auf den Schmerz war ich überhaupt nicht vorbereitet.« Mit einer Nadel riss der Tätowierer zunächst die Kontur des Bildes in die Haut. »Ich habe von der ersten Sekunde an gedacht, das ist zu viel, aber ich will und muss da jetzt durch.« Dann folgten das Ausmalen und Schattieren. »Das ist ein anderer Schmerz«, sagt sie. »Der ist heißer und brennender als der stechende Einzelschmerz.« Die Prozedur sei kaum auszuhalten, denn immer wieder fährt das Instrument über dieselbe Stelle und treibt die Pigmente tief in die Lederhaut.»Nach drei Stunden fühlt es sich an wie eine große Brandwunde.« Auf einer Skala von eins bis zehn, wobei zehn der heftigste Schmerzreiz ist, sei es eine Sieben bis Acht.»Hinterher sieht man total erleichtert und gleichzeitig euphorisch auf das Bild und ist stolz auf den eigenen Mut.« Nach der Sitzung folgt die Desinfektion mit heißem Wasser und Salbe.»Da bin ich geistig und körperlich völlig durch den Wind.« Möglichst schnell will Schön dann nach Hause und ins Bett. Noch ein paar Tage lang schmerzt die Stelle wie nach einem Sonnenbrand. Schwitzen, schwere Kleidung, Anstrengungen, all das verschlimmert in dieser Zeit die Schmerzen. Schön hat sich immer wieder freiwillig den Nadeln ausgesetzt. Auf ihren Schultern und Armen wuchs das Werk mit den teuflischen Fratzen. Die Ellenbogen waren besonders empfindlich, zu den Händen hin kribbelte es bis in die Finger, bisweilen fühlt es sich an wie kleine Stromstöße. Sie aber kann dem Impuls, einfach wegzulaufen, unterdrücken. »Beim Tattoo halte ich das durch, weil ich das Motiv will und ich weiß, dass ich mich jahrelang darüber freuen werde.« Schmerz, über den sie keine Kontrolle hat, erträgt sie indessen nicht. Wenn die Zähne schmerzen, der Chirurg einen Abszess öffnet oder eine Spritze droht, dann ist es mit ihrer Selbstbeherrschung vorbei. »Wenn ich ein Krankenhaus betrete«, sagt sie,»dann möchte ich sofort weinen und weglaufen, da fühle ich mich elend.« Schon die entfernte Möglichkeit, dass eine Geburt weh tun könnte, hält die Frau mit den überreichlichen Tätowierungen von der Erfüllung eines Kinderwunsches ab:»Das ist für mich ein Schreckensszenario.« »Kontrolliert der Schmerz Sie, oder kontrollieren Sie den Schmerz?«, fragt der Hamburger Ulrich Peschel in seiner Sprechstunde. Wer den Schmerz noch kontrollieren kann, ist deutlich besser dran.

Selbstgewählte Schmerzen können eine angenehme Stimulation sein und uns die negativen Aspekte des Reizes für einen Moment vergessen oder ertragen lassen. Im Labor zeigten Probanden direkt nach starken Schmerzreizen starke positive Gefühle und nach schwachen Stimulationen eine Abschwächung negativer Emotionen.[25] Viele Menschen kitzeln durch »nichtsuizidale Selbstverletzungen« ihre körpereigenen Opioid-Rezeptoren und verschaffen sich auf diese Weise ein wenig Entspannung.[26] Entscheidend ist auch in diesem Fall, dass der selbstverletzende Genießer die Kontrolle über sich behält. Das größte Leid in der Folter entsteht nicht aus dem rein körperlichen Leiden, sondern aus der Ohnmacht gegen die Willkür der Folterer. Ähnlich muss es einem Krebspatienten gehen, wenn sein Tumor unvermittelt unerträgliche Schmerzwellen durch den Körper jagt und selbst die Ärzte nichts dagegen ausrichten können. Pure Folter.

Wir leben in einer seltsamen Zeit. Auf der einen Seite sind Menschen nicht mehr bereit, Schmerzen zu ertragen. Sie betäuben sich bei den kleinsten Anzeichen dieses lästigen Symptoms, ob im Sport, in der Freizeit oder im Job. Einerseits weil der Druck zum Durchhalten gewachsen ist, andererseits weil die Schmerztoleranz gesunken ist.[27] Jedes Leid, ob physisch oder psychisch, gilt als Trauma und gehört deshalb behandelt. »Algophobie«, nannte der niederländische Arzt und Anthropologe Frederik Jacobus Johannes Buytendijk diese übertriebene Angst vor dem Schmerz. In der neuesten Klassifikation psychischer Krankheiten DSM V der American Psychiatric Association findet sich sogar Trauer als abnormer Zustand. Und wer Traumata nicht bearbeitet, weiß der Volksmund, riskiert Narben im Körper und an der Seele. Das lästige Übel muss verschwinden, je schneller, desto besser, so lautet die gängige Überzeugung. An der Entscheidung für oder gegen den Geburtsschmerz lässt sich besonders deutlich der Zeitgeist gegenüber Schmerzen ablesen. Es ist einer der seltenen Fälle eines Extremschmerzes, der natürlich vorkommt und eigentlich keinen medizinischen Eingriff erfordert. Geburtsschmerzen haben offenbar sogar eine evolutionäre Bedeutung: Sie erhöhen die Anspannung der Muskulatur und fördern auf diese Weise die kräftigen Kontraktionen der Gebärmutter. »Und zum Weibe sprach er: Ich will dir viel Schmerzen schaffen, wenn du schwanger wirst; du sollst mit Schmerzen Kinder gebären«, heißt es gleich am Anfang der Bibel. Manche Frauen mögen heute noch finden, dass der Schmerz zu einer Geburt gehört. Doch immer weniger Frauen beugen sich dem biblischen Diktum. Rund ein Drittel aller Gebärenden lassen sich im Verlauf der Geburt die sogenannte Periduralanästhesie (PDA) setzen – je länger die Geburt dauert, desto häufiger entscheiden sich Frauen doch noch gegen die Schmerzen.[28] Ein technischer Umgang mit den Schmerzen wird geprobt, der gravierende Konsequenzen haben kann.

Auf der anderen Seite haben wahrscheinlich noch nie so viele Menschen den Schmerz gesucht oder mit ihm geliebäugelt. Im Superfly Suspension Summercamp zum Beispiel frönten Freizeitkünstler in Berlin-Lichtenberg der »Suicide Suspension«. Sie ließen sich dicke Edelstahlhaken durch die Rückenhaut bohren und baumelten zum Spaß unter der zehn Meter hohen Decke einer Fabrikhalle. Die sado-masochistische Romantrilogie *Fifty Shades of Grey* traf offenbar die geheimen Phantasien von Millionen Frauen. Jugendliche lassen sich Metallringe durch Nasen, Lippen und Geschlechtsteile ziehen oder suchen nach dem Fußballspiel oder auf Demonstrationen die körperliche Auseinandersetzung mit den Fans der gegnerischen Mannschaft – oder mit der Polizei. Es scheint, als hätten wir das rechte Maß zum Schmerz verloren. Die einen können gar nicht genug davon spüren, den anderen wird es schnell zu viel. Die einen suchen im Schmerz die existenzielle Tiefe, die anderen finden, der Schmerz gehöre ganz und gar abgeschafft.[29] Und die dritte Gruppe setzt sich einer potenziell schmerzhaften Situation aus, will aber selbst darüber entscheiden, wie viel Schmerz zu ihnen durchdringt. Unter den Läufern des Bonn-Marathons hatten zwei Drittel bereits vor dem Start Ibuprofen, Acetylsalicylsäure oder andere frei verkäufliche Schmerzmittel eingenommen, um Muskel- und Gelenkschmerzen vorzubeugen. Selbst nachdem die Sportler ein Jahr später per E-Mail auf die Gefahren dieses sorglosen Konsums hingewiesen worden waren, änderte sich an ihrem Verhalten nichts. Die Warnung verpuffte. Sie verhielten sich wie realitätsferne Abhängige, die von ihrer Droge nicht lassen konnten. Das Ergebnis: Mehr als die Hälfte der Läufer klagte über Nebenwirkungen. Blutiger Urin, blutiger Durchfall, Übelkeit, Erbrechen, Herz-Kreislauf-Probleme. Einige schmerzmittelgedopte Läufer erlitten einige Stunden nach ihrem Lauf Nierenversagen oder schwere Magengeschwüre, andere einen Herzinfarkt.[30,31]

Während das Spiel mit dem Schmerz den Regeln des Konsums und der Freiheit folgt, herrscht Ratlosigkeit, wenn der Schmerz diesen Gesetzen nicht gehorcht und chronisch wird. Wir leben im Zeitalter der Schmerzen. Dreihundertfünfzigtausend Kinder und Jugendliche sollen in Deutschland chronisch unter Kopfschmerzen leiden, gefolgt von Bauchschmerzen und Schmerzen des Bewegungsapparats. Sie fehlen oft in der Schule oder haben Schwierigkeiten, Kontakte zu Freunden aufrechtzuerhalten und Hobbys zu pflegen. Der neueste Trend: Unter den Jugendlichen nimmt die Häufigkeit von Rückenschmerzen zu.[32] Die mittlere Lebensphase wird dominiert von Kopf- und Rückenschmerzen. Dann folgen die kaputten Knie. Menschen mit Übergewicht und Fettleibigkeit tragen ein erhöhtes Risiko für Rückenschmerzen.[33] Alkohol und Viren können Nervenschäden, sogenannte Neuropathien, auslösen. Herpesviren, die in der Jugend zu harmlosen Windpocken geführt haben, bleiben jahrzehntelang im Körper. Wenn die Immunkräfte im fortgeschrittenen Alter schwächeln, verlassen sie ihr Versteck, arbeiten sich in die Nerven vor und können dort die Gürtelrose, auch »Herpes zoster« genannt, auslösen. Es ist eine sehr schmerzhafte zweite Begegnung, und bei über zehn Prozent der Patienten bleiben die bisweilen unerträglichen Qualen weit über einen Monat bestehen. Doch gerade gegen diese mitunter extremen Leiden gibt es kaum wirksame Medikamente. Je älter ein Mensch wird, desto wahrscheinlicher ist es, dass er irgendwann mit starken Schmerzen konfrontiert sein wird. Steigt das Alter, wächst unter anderem die Wahrscheinlichkeit, an Diabetes zu erkranken. Bei Diabetes denken Menschen an Verzicht auf Kuchen und das Spritzen von Insulin. Wenigen ist bewusst, dass ein dauerhaft erhöhter Zuckerspiegel die Nerven ebenfalls so sehr schädigt, dass sie ständig weh tun. Je mehr Menschen an Zucker erkranken, desto mehr Menschen leiden unter dieser unangenehmen Nebenwirkung. Schätzungsweise sechs Millionen Menschen haben Diabetes, die meisten von ihnen sind zwischen sechzig und achtzig Jahre alt. Ungefähr jeder fünfte Zuckerkranke leidet schon heute unter einer schmerzhaften Neuropathie:[6] Die Füße und Hände kribbeln, fühlen sich taub an und reagieren sehr empfindlich auf Berührungen. Manche Diabetiker berichten über brennende Schmerzen, oder es fühlt sich an wie elektrische Schläge oder Stiche tief ins Fleisch, besonders nachts. Das Problem verschärft sich noch. Waren 1997 noch fünf Prozent der Deutschen an Diabetes erkrankt, waren es 2010 schon zwei Prozentpunkte mehr.[34] Bis zum Jahr 2030 soll die Zahl der Diabetiker auf acht Millionen ansteigen.

Krebs ist ebenfalls vor allem eine Erkrankung der Älteren und Alten. Rund vierhunderttausend Menschen erkranken jedes Jahr in Deutschland neu, zweihunderttausend Menschen sterben an Krebs. In einem Drittel aller Fälle ist Schmerz das erste Symptom. Die Tumoren wachsen in das Gewebe hinein, bis sie die Nerven erreichen und diese alarmieren. Im Laufe einer Krebserkrankung klagen bis zu neunzig Prozent aller Patienten bisweilen über starke Schmerzen. Es sind dumpfe, anhaltende und mit der Zeit zunehmende Qualen, die schließlich in sogenannten Durchbruchschmerzen ihren scharfen, extremen Höhepunkt finden können. Erfreulicherweise sinkt die Sterblichkeit an Krebs. Ein Grund sind die besseren Therapiemöglichkeiten. Aber selbst eine erfolgreiche Krebstherapie kann das Schmerzproblem verschärfen. Mit Operationen, Bestrahlung und Chemotherapie gehen die Ärzte aggressiv gegen die wuchernden Zellen an. Jede dieser Behandlungsformen aber kann erhebliche Schmerzen auslösen. Das Chemotherapeutikum Cisplatin beispielsweise wirkt gut gegen Lungen-, Harnblasen- und Gebärmutterhalskrebs. Doch selbst wenn der Krebs mit Chemotherapeutika besiegt werden kann, ist die Qual oft nicht vorbei. Unter der Therapie mit dem toxischen Cisplatin

entwickeln bis zu dreißig Prozent aller Patienten äußerst schmerzhafte Nervenveränderungen. Nicht selten brechen die Patienten
die Therapie aus diesem Grund ab.

Der Bedarf nach guter Schmerzberatung und Therapie wächst rasant und wird dennoch nicht gedeckt.[35,36,37] Der Schmerz scheint
seinen angemessenen Platz als Warnsignal und Lehrmeister unter
den Menschen verloren zu haben. Er ist entweder ein Lifestyle-Fak-
tor, an dem sich Grenzen austesten lassen, oder er wird um jeden
Preis früh bekämpft. Wer chronische Schmerzen hat, findet oft keine gute Lösung für sein Problem. Nach der Operation verschwinden die Schmerzen nicht, Medikamente helfen nur sehr begrenzt,
in manchen Fällen gar nicht, oder sie haben starke Nebenwirkungen. Oasen wie das Rückenzentrum St. Georg in Hamburg, wo Ulrich Peschel den ganzen Patienten in Augenschein nimmt, sind die
Ausnahme. Peschel drückt hier und dort und stellt fast beiläufig
Fragen nach den Lebensumständen. Er und die meisten seiner Patienten sind zufrieden mit diesem abwägenden Umkreisen des
Schmerzes. Natürlich wäre es schön, sagt Peschel, wenn die Pharmaindustrie mit neuen, guten Medikamenten aushelfen könnte.
Aber auf diesem Gebiet bewege sich augenblicklich leider nicht viel.

2

Fata Morgana

In ihren Laboren enträtseln Wissenschaftler die materiellen Grundlagen des Schmerzes bis zum letzten Molekül. Aus diesem Wissen entwickelt die Industrie vielversprechende Medikamente. Medikamente und Operationen sind für viele die einzige Antwort auf hartnäckige Schmerzen. Doch je intensiver Menschen auf diese materialistische Weise gegen den Schmerz vorgehen, desto weniger scheint das Problem gebannt. Erst keimt die Hoffnung, dann folgt die Enttäuschung. Die Leidenden sind Gefangene eines unzureichenden Konzepts.

Im Jahr 1998 sieht es noch vielversprechend aus. Über zehntausend Patienten haben mit guter Wirkung und ganz ohne Schaden das neue Medikament Celebra eingenommen. Im eleganten amerikanischen Magazin *The New Yorker* widmet der einflussreiche Harvard-Arzt und Publizist Jerome Groopman den neuen Pillen ein euphorisches Stück, nennt sie darin »Superaspirin«. Im Untertitel des langen Artikels verdeutlicht der prominente Mediziner die Dimension des Ereignisses: »Eine neue Art Medikament könnte Motrin und Aleve überflüssig machen.«[38] Motrin und Aleve – in Deutschland sind sie unter dem Namen Ibuprofen und Naproxen bekannt – sind zwei der am besten verkauften Schmerzmedikamente in den USA. Das Magazin *The New Yorker* ist berühmt für die akribische Prüfung aller Beiträge vor der Veröffentlichung, und Dr. Jerome Groopman ist eine der wichtigsten Stimmen in den USA, wenn es um medizinische Fragen geht. Ein Urteil von ihm im *New Yorker* ist wie ein Ritterschlag für Celebra und die ganze neuartige Substanzklasse. Groopman, ein passionierter Läufer, wartet selbst dringend auf ein nebenwirkungsarmes Mittel gegen seine Beschwerden. Denn seit dem Training für den Boston Marathon 1979 verspürte er ständig stechende Schmerzen in der unteren Lendenwirbelsäule. Die üblichen Medikamente ließen seinen Magen brennen, seine Ohren summen und verursachten Schwindel, und das, ohne besonders gut zu wirken. In seiner Verzweiflung hatte sich der Arzt am Rücken operieren lassen – ohne positiven Effekt. Irgendwie musste sich der Arzt wie Millionen anderer Patienten mit den gravierenden Mängeln der verfügbaren Allerweltstabletten arrangieren.

Der Kampf gegen den Schmerz bedeutet heute vor allem die Suche nach einem neuen Molekül, irgendeiner Substanz, die den Patienten möglichst wirksam und nebenwirkungsarm Linderung verschafft. Es ist eine zweihundert Jahre alte, naturwissenschaftlich orientierte Strategie, die den Menschen als das Ergebnis eines komplizierten Zusammenspiels von Molekülen sieht. Selbst die Psyche ist in diesem Konzept nichts weiter als der Widerhall vieler kommunizierender Nervenzellen, die sich wiederum aus Molekülen zusammensetzen. Seien alle Strukturen, Moleküle und Wechselwirkungen bekannt, so die Annahme, lässt sich das Verhalten des Systems voraussagen und von außen beispielsweise mit Medikamenten zielgerichtet manipulieren.

Auf den ersten Blick ist es ein Erfolgsmodell, stehen doch für akute Schmerzen seit Jahrzehnten wirksame Medikamente bereit. Von diesen macht die Bevölkerung regen Gebrauch. Sorglos und oft ganz ohne Rücksprache mit ihrem Arzt helfen sich die Menschen selbst. Rund neunhundert Millionen Euro geben die Deutschen jährlich für rezeptfrei verfügbare Analgetika aus. Zehn der zwanzig am häufigsten frei verkäuflichen Arzneien sind Schmerzmittel: Acetylsalicylsäure, Diclofenac, Ibuprofen, Naproxen, Paracetamol und Kombinationspräparate. Eine Packung Paracetamol gibt es schon zum Preis von zwei Mohnbrötchen. »Schmerzmittel« ist eigentlich gar nicht mehr der richtige Ausdruck, es sind Lebensmittel. Zwar stagniert der Absatz von Paracetamol, dafür steigt der Konsum von Ibuprofen und Diclofenac. Und wenn die Kopfschmerzattacken zunehmen und der Rücken noch ein wenig häufiger zwickt, verschreibt der Arzt eben ein kräftiges Opioid. Über die Jahrzehnte haben sich Acetylsalicylsäure und Co. als harmlose Helfer etabliert. Das hat zu der Erwartungshaltung »Schmerzfrei, sofort!« geführt. Fürs Erste sind Patienten und Ärzte mit diesem Ausweg zufrieden, und die Pharmaindustrie verdient gutes Geld. Es ist eine schnelle, billige und vor allem einleuchtende Lösung für ein Alltagsproblem.

Doch schon nach vier Tagen Dauergebrauch der meisten frei verkäuflichen Schmerzmedikamente sieht das Bundesinstitut für Arzneimittel und Medizinprodukte ein bedenkliches Limit erreicht. Danach nämlich kommt es statistisch gesehen vermehrt zu unerwünschten Wirkungen wie Magen-Darm-Blutungen oder Herzinfarkten. Viele Patienten nähern sich im Laufe von Jahren sukzessive dieser Grenze und überschreiten sie oft. Weil Schmerz für immer mehr Menschen keinen Platz im Leben hat, der Leistungsdruck zunimmt und das Durchschnittsalter der Bevölkerung steigt, nimmt die Zahl der bedürftigen Knieleidenden, Rückenschmerzgeplagten und chronisch Kopfschmerzkranken zu. Sie nehmen, wie Jerome Groopman, die bekannten Schmerzlöser länger als vier Tage, mitunter jahre- oder sogar jahrzehntelang. Die Grenzen zum Missbrauch sind fließend. Einerseits steigen mit längerem Gebrauch die Risiken, andererseits bringen die Medikamente auf lange Sicht nur unbefriedigende Resultate oder gar nichts mehr. Jeder fünfte Europäer sagt, dass er über die vergangenen sechs Monate unter Schmerzen litt, vierzig Prozent von ihnen waren unzufrieden mit ihrer Behandlung.[37,39] Was den wenigsten Patienten bewusst ist: Werden Schmerzmittel zu oft eingenommen, lösen sie selbst Schmerz aus. Jeder zehnte Kopfschmerzpatient leidet aus diesem Grund unter Dauerschmerzen. Fast zynisch klingt da der Hinweis auf dem Beipackzettel des populären Präparats Thomapyrin: »Bei längerem hoch dosiertem, nicht bestimmungsgemäßem Gebrauch von Schmerzmitteln können Kopfschmerzen auftreten, die nicht durch erhöhte Dosen des Arzneimittels behandelt werden dürfen« – doch wie soll man die einen Schmerzen von den anderen unterscheiden?

Gegen chronische Schmerzen helfen auf Dauer nur die wenigsten Medikamente, oder die Nebenwirkungen führen zum Abbruch der Therapie. Viele Schmerzformen reagieren kaum auf die vorhandenen Medikamente. Sechzig Prozent der Patienten müssen ohne wesentliche Linderung durch Medikamente auskommen. Der Bedarf für bessere Therapien ist riesig. An Universitäten und in den Laboren der Industrie wird intensiv an diesen Problemen gearbeitet. Die vergangenen Jahre brachten eine Flut von Erkenntnissen über viele widerspenstige schmerzhafte Krankheiten[40]. Und doch leiden die meisten Patienten noch immer. Wie das

Beispiel der drei größten Angriffe der Pharmaindustrie gegen den chronischen Schmerz in den vergangenen Jahrzehnten zeigt, ist der Gegner wendig und tückisch. Die Geschichte dieser drei Hoffnungsträger erzählt von der Raffinesse des tief in unseren Körper eingeschriebenen Warnsignals Schmerz.

Die drei Attacken begannen unabhängig voneinander zum Jahrtausendwechsel. Die erste zielte auf das Gehirn, dort sollten Opioide den Schmerz verblassen lassen. Wegen ihres Potenzials, abhängig zu machen, waren diese Substanzen lange Zeit Todkranken vorbehalten. Doch in den 1990er Jahren erhielten immer mehr Patienten zum Beispiel mit Rückenschmerzen diese potentesten aller Analgetika. Für die zweite Attacke gründete sich in Kalifornien extra eine Biotechfirma. Rinat Neuroscience wollte mit einer Art Impfung chronischen Kniebeschwerden den Garaus machen. Und schließlich planen die beiden größten Pharmafirmen, Merck, Sharp & Dohme (MSD) und Pfizer, mit einer völlig neuen Substanzklasse die Nachteile alter Schmerzmedikamente wie Acetylsalicylsäure, Diclofenac und Ibuprofen zu überwinden. Ginge ihr Plan auf, wären die neuen »Coxibe« der Jackpot, ein Zehn-Milliarden-Dollar-Geschäft für die beiden beteiligten Pharmafirmen. Es ist das »Superaspirin«, in das der Arzt, Läufer und Publizist Jerome Groopman 1998 so große Hoffnungen setzte.

Medikamente greifen grundsätzlich auf zwei Weisen in den Stoffwechsel ein. Entweder sie zielen sehr präzise auf ein einzelnes Molekül (target) oder sie treffen absichtlich oder meistens eher unabsichtlich gleich in eine ganze Reihe von Stoffwechselwegen. Diese Medikamente werden wegen ihrer »dreckigen« Wirkweise gerne »dirty drugs« genannt. Zu diesen schmutzigen Medikamenten zählen die Allerweltspillen Diclofenac, Ibuprofen, Naproxen und die Acetylsalicysäure. Sie alle gehören zu einer längst vergangenen Ära, der ersten industrialisierten Schmerzmittelproduktion, die stürmisch im 19. Jahrhundert in Deutschland begann. »Jede Woche, ja fast jeden Tag gibt es ein neues Medikament«, kommentierte damals neidvoll ein britischer Arzt in der Fachzeitschrift *The Lancet,* »jedes gepriesen als die größte Erfindung moderner Therapeutika.«[41] Weil Ärzte diese Substanzen oft in der Rheumatherapie einsetzen, sie aber Entzündungen nicht wie Cortison oder ähnliche Steroide unterdrücken, heißen sie Nichtsteroidale Antirheumatika (NSAR). Zentrales Ziel für die Wirkung der NSAR ist die Cyclooxygenase (COX). Dieses Enzym feuert Entzündungen an, indem es die Produktion des Gewebshormon Prostaglandin ankurbelt. Die sicht- und spürbaren Folgen sind Rötung, Schwellung, Erwärmung und Schmerzen. NSAR bremsen die Aktivität des Enzyms, leider um den Preis von vermehrten Magen-Darm-Blutungen. Seit 1990 ist bekannt, dass es nicht nur eine Cyclooxygenase gibt, sondern gleich mehrere. Das »böse« COX-2 facht die Entzündung an, das »gute« COX-1 schützt die Magenschleimhäute vor übermäßiger Säure. Weil die üblichen NSAR als schmutzige Drogen unterschiedslos beide COX-Formen ausbremsen, sind die Magenschleimhäute auf Dauer schutzlos den Attacken der Magensäure ausgesetzt. Die Superaspirine sollen nur die zweite Cyclooxygenase ausschalten, die erste Cyclooxygenase schonen und auf diese Weise den Magen schützen. Ein Jahr nach den euphorischen Vorberichten im *New Yorker* über Celebra bringt MSD 1999 den selektiven COX-2-Hemmer Rofecoxib unter dem Handelsnamen Vioxx auf den Markt. Das Mittel kommt gut an. »Cox im Paradies« titeln Zeitungen griffig.

Doch schon bald kommt einer der COX-2-Hemmer ins Gerede, weil er nicht wie erhofft die Schleimhäute ausreichend schützt. In Fachzeitschriften erscheinen erste Mutmaßungen, dass die Superaspirine das Risiko für Herz-Kreislauf-Erkrankungen erhöhen. Im Jahr 2001 verdichten sich die Hinweise auf diese beunruhigende Nebenwirkung.[42] Zunächst hatten die Verdachtsmomente keine praktische Bedeutung, die Patienten nehmen ihre Pillen wie gewohnt ein. Dann soll eine weitere Untersuchung an zweitausend Probanden zeigen, ob Vioxx die Entstehung des Darmkrebses verhindern kann. Eine Gruppe Patienten erhält die Substanz, die andere nur ein Placebo. Wie üblich begutachten während der Studie einige unabhängige Beobachter die hereinströmenden Daten. Man will Probleme möglichst früh erkennen. Nach vorangegangenen Tests an über zehntausend Patienten erwartet niemand mehr größere Schwierigkeiten. Doch es sollte anders kommen. Nach achtzehn Monaten entdecken die Wissenschaftler im Datenwust ein Signal. Ein »Signal« ist ein Schluckauf in den Daten, eine Zacke, die dort nicht hingehört. Solche Ausschläge fürchtet die Pharmaindustrie besonders in späten Stadien der Medikamentenentwicklung, wenn schon sehr viel Geld geflossen ist. In diesem Fall handelt es sich um ein besonders unangenehmes Signal. Rofecoxib schädigt offenbar die Innenwände der Blutgefäße. Patienten, die das Medikament schlucken, haben, verglichen mit der Placebo-Gruppe, ein doppelt so hohes Risiko, einen Herzinfarkt oder einen Schlaganfall zu erleiden. Am 24. September 2004 ruft ein besorgter Gutachter in der MSD-Zentrale an und teilt mit, dass die Darmkrebsstudie aus Sicherheitsgründen beendet werden müsse. Die Wissenschaftler und Rechtsanwälte bei MSD sind alarmiert. Nur sechs Tage später verkündet die Firma die sofortige weltweite Marktrücknahme von Vioxx. Eines der am besten verkauften Schmerzpräparate, weltweit hoch gelobt und gefeiert, ist am Ende. Der Börsenkurs von MSD stürzt ab,[41] mindestens zehntausend Patienten oder ihre Angehörigen klagen. MSD muss viele Millionen Dollar Entschädigung zahlen.

Aspirin, entwickelt im 19. Jahrhundert, hätte heute sicher keine Chance bei den Zulassungsbehörden. Die Schmerztoleranz sinkt, der Lebensstil hat sich geändert, der Bedarf steigt. Auf der einen Seite werden Schmerzmedikamente fast wie ein Lebensmittel konsumiert, auf der anderen Seite besteht die von der Pharmaindustrie geschürte Erwartung, dass keine Nebenwirkungen auftreten. In einer Zeit, als kaum wirksame Medikamente gegen Schmerzen existierten, war jedes Mittel hochwillkommen – selbst solche mit erheblichen Nebenwirkungen. Das ist über hundert Jahre her. Inzwischen haben sich Patienten an andere Standards gewöhnt, sind selbstbewusster und aufmerksamer geworden. Gleichzeitig reagierten die Rechtsanwälte und die Presse aggressiver auf Nebenwirkungen. Doch unkomplizierte Antworten auf den Schmerz gab es noch nie. Die Fehlschläge folgen immer demselben Muster. Zunächst sieht es so aus, als hätte die Pharmaindustrie endlich eine gut verträgliche und gleichzeitig hocheffektive Waffe gegen das häufigste und übelste Symptom gefunden. Es folgt die Phase der euphorischen Anwendung durch die Praktiker, dann gibt es Zweifel, und schließlich stürzt der Hoffnungsträger jäh ab, und die Suche nach einem lohnenden Ziel beginnt erneut. Wie sonst nur infektiöse Keime, so wehrt sich der chronische Schmerz vehement und trickreich gegen seine Auslöschung. Auf der Strecke vom Schmerzsensor in der Haut über die Nervenstränge und Umschaltstellen im zentralen Nervensystem bis zum anpassungsfähigen Gehirn kann jeder Teil flexibel auf Veränderungen reagieren oder zur Not ausgefallene Einheiten ersetzen. Dieses redundante Warnsystem bringt die Pharmaforschung in eine Zwickmühle: Schaltet man mit der Präzision eines Uhrmachers Strukturen auf diesem Signalweg aus, kompensiert das System womöglich den Ausfall; attackiert man gleich viele Ziele auf einmal, kann dies gleichzeitig wichtige Körperfunktionen treffen, die gar nichts mit dem Schmerz zu tun haben; und greift man das Gehirn selbst an, in dem das Schmerzempfinden erst entsteht, ändert das nicht selten auf unerwünschte Weise das Denken, Fühlen und Handeln des Patienten. Dies brachte die nächste Substanzklasse in Verruf.

Zwei Jahre nachdem Vioxx in die Schlagzeilen geraten war, beobachtete ein Arbeitsmediziner in Washington eine ungewöhnliche Häufung von Todesfällen. Gary Franklin war als Direktor bei der Landesverwaltung des Bundesstaates Washington zuständig für die Entschädigung von Arbeitern nach Unfällen. Seit der Jahrtausendwende landeten sporadisch Meldungen über Arbeiter auf seinem Schreibtisch, die nach gewöhnlichen Rückenverletzungen in großen Mengen Opioide verschrieben bekommen hatten und ein paar Jahren später an einer Überdosis gestorben waren. Im Prinzip sind Opioide, die synthetischen Abkömmlinge der Inhaltsstoffe des Opiums, sehr starke, aber gut verträgliche Schmerzmedikamente. Das diese Substanzen überhaupt gegen Schmerz wirken, ist dem Umstand zu verdanken, dass akuter Schmerz mit Lust verbunden ist. Der ultimative Lehrmeister nutzt Peitsche und Zuckerbrot. Auf den Schmerzreiz folgt zunächst die starke Aversion, ein unbeschreiblich unangenehmes Gefühl macht sich in uns breit. Fürs Erste ist die schnelle Reaktion auf die Schädigung notwendig. Um die Handlungsfähigkeit zu bewahren, muss das Alarmsignal dann vorübergehend verstummen. Ist die Hand von der Reißzwecke hochgeschnellt, spüren wir vorübergehend große Erleichterung. Kurz darauf setzt ein dumpfes, wundes Gefühl ein und erinnert uns daran, die verletzte Stelle zu schonen. Nach dem ersten Alarm sorgen im Gehirn körpereigene Opioide, die sogenannten Endorphine und Enkephaline, für Wohlbefinden, und der Nervenbotenstoff Dopamin verankert die bewältigte Episode mit einer Prise Freude dauerhaft im Nervengeflecht. So erhöht die körpereigene Schmerzlinderung die Wahrscheinlichkeit, dass die erfolgreiche Reaktion auch beim nächsten Mal eintritt. In dieses Klassenzimmer können Opium oder seine synthetischen Verwandten eindringen und dort die körpereigene Dämpfungsmaschinerie inklusive Belohnungsbonus simulieren. Damit aber besteht das Risiko, dass sich jemand diese Belohnung künstlich und zum Beispiel ohne vorangegangenes Trauma holt. Mit jeder weiteren Dosis Opium entkoppelt sich auf diese Weise der Wohlfühllapparat etwas mehr von seinem eigentlichen Zweck. Anstatt erfolgreiche Reaktionen auf Bedrohungen zu begünstigen, verstärkt dies nur noch den Wunsch nach der nächsten Dosis. Es ist der Anfang der Sucht. Werden Patienten dann abhängig von dem Stoff, den ihnen die Ärzte bereitwillig verschreiben, endet die Schmerztherapie mitunter tödlich. Opioide sind im Prinzip gut verträglich. In zu großer Menge eingenommen, können sie jedoch die Atmung so extrem hemmen, dass der Atemstillstand eintritt. Und selbst wenn die Dosis nicht hoch erscheint, kann es erhebliche Komplikationen geben. Häufig haben chronische Kranke psychische Probleme, sie schlafen schlecht, nehmen zusätzlich Beruhigungsmittel, Psychopharmaka, Alkohol oder gar illegale Drogen. Zusammen mit den ärztlich verschriebenen Opioiden ergibt das oft eine tödliche Kombination. Im Jahr 2006 zählte Franklin bereits zweiunddreißig Todesfälle. Der Arbeitsmediziner Gary Franklin ging der Sache nach und musste alarmiert feststellen, dass die Ärzte in kurzer Zeit erheblich mehr Opioide verschrieben hatten als je zuvor. Über zehntausend Patienten schluckten im Bundesstaat Washington schon beunruhigend große Mengen Opioide.[43]

In Washington praktizierte zur Zeit der tödlichen Opioid-Zwischenfälle auch der Psychiater Mark Sullivan. Der weißhaarige, schlanke Mediziner fuhr mit dem Fahrrad zur Arbeit, joggte, schwamm und las gern ein gutes Buch. Und ab und zu spielte er mit der Familie Old-Time-Music. Seit Jahrzehnten behandelt er schwerkranke Patienten und versucht ihnen, so gut es geht, die Schmerzen zu nehmen – auch mit Opioiden. »Schmerzen und Sorgen und all das … das ist die Zeit, wenn ich mein altes Banjo von der Wand nehme«, schrieb sein schwarzer Lieblingsdichter Paul Laurence Dunbar. Es war und ist Sullivan wichtig, dass die Opioide vorsichtig eingesetzt werden. Deshalb unterrichtete er im ganzen Land Ärzte über die Feinheiten der Schmerztherapie, engagierte sich als Bioethiker in der amerikanischen Schmerzgesellschaft und arbeitete mit an den Leitlinien für die Behandlung mit Opioiden. Der Griff zum Rezeptblock war dem Arzt stets zu wenig. Leiden seine Patienten zusätzlich zu ihren Schmerzen unter Ängsten oder Depressionen, was bei Menschen mit chronischen Schmerzen häufig der Fall ist, kümmert er sich darum. Im Gegenzug nimmt er die Menschen in die Pflicht. Wer zu Sullivan kommt, muss sich am schwierigen Prozess einer erfolgreichen Schmerztherapie beteiligen, Präferenzen und Ziele für die Therapie formulieren und, wenn es gar nicht anders geht, die Grenzen der Medizin akzeptieren. In gewisser Hinsicht fordert der Psychiater von seinen Patienten eine Selbstverantwortung, wie er sie selbst geradezu vorbildlich praktiziert.

Sullivan läuft noch immer, und er hat auch sein Banjo nicht aus der Hand gelegt. Doch heute ist er nicht mehr so entspannt wie ehedem. Was anfangs nur Insidern wie Gary Franklin bekannt war, hatte sich in den vergangenen fünfzehn Jahren zu einer der größten Pharmakrisen in den USA und weit darüber hinaus entwickelt. Heute lässt der Psychiater keine Gelegenheit aus, mit seiner schneidenden Stimme auf die Gefahren von sorglosen und zu großzügigen Opioid-Verschreibungen hinzuweisen. Ihn treibt ein »gerechter Zorn« um. Es sei schwer, die Vorteile dieser Therapie mit Daten zu beweisen, denn die meisten Studien hätten nicht länger als zwölf Wochen gedauert. Die positiven Effekte seien moderat, um magere dreißig Prozent gehe die Schmerzintensität allenfalls zurück.

Die Schäden hingegen seien sehr gut dokumentiert: Die Leistungsfähigkeit der Patienten würde ganz allgemein abnehmen. Wer dauerhaft Opioide schluckt, muss wegen Überdosierungen oft in die Notaufnahme von Krankenhäusern. Menschen über sechzig Jahren stürzen unter der Therapie häufiger, das Risiko von Knochenfrakturen nimmt zu. Jede Dosis, die einer Menge von fünfzig Milligramm Morphin pro Tag entspricht, führt zu einer Verdoppelung des Knochenbruchrisikos. »Das sind häufig lebensbedrohliche Ereignisse«, sagt Sullivan, »die Immobilität steigt, und die Hospitalisierungen nehmen zu.« Benötigen schwangere Frauen Opioide, stecken Ärzte in der Zwickmühle. Setzen sie das Medikament ab, kommt es oft zu einer Frühgeburt mit niedrigerem Geburtsgewicht, und das Neugeborene hat anschließend Atemprobleme. Lassen sie der Schwangeren die Droge, dann macht das Neugeborene in den ersten Tagen seines Lebens einen Entzug durch. Dauerhafter Opioid-Konsum wirkt sich auf alle Körpersysteme aus. Selbst die Keimdrüsen schrumpfen im Bad der Opioide. Und die vielleicht seltsamste Nebenwirkung: Das Schmerzmittel, gedacht für den Einsatz bei starken Schmerzen, senkt bei einigen Patienten paradoxerweise die Schmerzschwelle. Sie reagieren plötzlich so empfindlich auf Berührungen, dass sie nicht einmal mehr eine Bettdecke auf sich ertragen. Im Jahr 2012 warnte der besorgte Sullivan auf der Weltkonferenz der Schmerztherapeuten in Mailand vor mehr als eintausend Zuhörern aus aller Welt eindringlich davor, Opioide unkritisch an Patienten ohne lebensbedrohliche Erkrankung abzugeben.

Was den Schmerztherapeuten Mark Sullivan 2006 beunruhigt hatte, war in der Zwischenzeit zu einem gewaltigen Problem herangewachsen. Zwischen 1999 und 2010 stieg in den USA die Zahl der Opioid-Verschreibungen um dreihundert Prozent an.[44] Mittlerweile sollen in den USA jedes Jahr zwei Millionen Menschen zusätzlich ärztlich verschriebene Opioide für nichtmedizinische Zwecke nutzen oder besser gesagt: missbrauchen. Über eine Million Amerikaner sind abhängig von verschreibungspflichtigen Opioiden.[45] Die Anzahl der Todesopfer durch Oxycodon, Fentanyl und Morphin wuchs in den USA von viertausend auf über sechzehntausend pro Jahr. Im Land der großzügigen Schmerzmittelverschreibung sterben mehr Menschen durch verordnete Opioide als durch Heroin oder Kokain.[46] Der Tod durch Überdosis mit den legalen Schmerzmitteln ist in Amerika inzwischen die zweithäufigste Ursache zufälliger Todesfälle. Im Jahr 2011 verglichen die amerikanischen Centers for Disease Control and Prevention die öffentliche Gesundheitsgefahr mit einer Epidemie. Sonst beschäftigt sich diese Behörde eher mit tödlichen Seuchen wie Ebola oder Schweinegrippe. »Zusammenfassend lässt sich sagen«, erklärt Sullivan, »dass die USA ein Experiment durchgeführt haben, indem sie flächendeckend chronische Schmerzpatienten ohne Krebs dauerhaft mit Opioiden therapiert haben.« Und die Opioidwelle stoppt nicht in den USA. Im Nachbarland Kanada hat sich die Zahl der Todesfälle durch ärztlich verordnete Opioide seit Anfang der neunziger Jahre verdoppelt. Jenseits des Atlantiks, in Deutschland, verschreiben Ärzte ihren Patienten heute sechzig Prozent mehr Opioide als noch vor zehn Jahren.

Die Versuchung ist groß, hinter der Opioid-Welle gleichsam eine Verschwörung gegen die Patienten zu sehen. Ignorante Doktoren verschreiben ihren ratlosen, hilfesuchenden Patienten massenhaft abhängigkeitserzeugende Substanzen, und die Pharmaindustrie verdient reichlich daran. In Wirklichkeit lassen sich aus den Daten nicht leicht Schlüsse ziehen. Vielleicht sind sie Anzeichen für einen riesigen Skandal, vielleicht bekommen Patienten nur endlich, was ihnen aufgrund einer restriktiven Haltung von Politik und Ärzte gegenüber Opioiden lange verwehrt blieb. Dann wäre die liberale Haltung ein Zeichen der Fürsorge, aber auch des Zeitgeists und der damit verbundenen Hoffnung, mit einem Stoff, einer Pille den hartnäckigen Schmerz zu tilgen.

Für Mark Sullivan stehen Opioide für einen sehr einseitigen, materialistischen Umgang mit chronischen Schmerzen. In der modernen Gesellschaft hat der Schmerz seine Bedeutung verloren. Er funktioniert nicht mehr als Bindeglied, das Menschen in einem vorsprachlichen Ur-Gefühl zusammenbringt. Er ist lästig und gehört abgestellt. Wir haben uns daran gewöhnt, dass für solche körperlichen Symptome die Medizin zuständig ist. Der Schmerz ist damit ein Problem der Körperexperten geworden, und wo die sind, sind auch kommerzielle Interessen nicht fern. Sullivan erinnert an Ivan Illich, einen fast vergessenen katholischen Priester, Philosophen und Zentralkritiker aller entmündigenden »Expertokratien«: »Die Menschen verlernen es, das Leiden als unvermeidlichen Teil ihrer bewussten Auseinandersetzung mit der Realität zu akzeptieren, und sie lernen, jeden Schmerz als Zeichen ihres Bedürfnisses nach Schonung und Rücksichtnahme zu deuten.«[47] Kultur mache den Schmerz noch erträglich, nur als heilbar aufgefasster Schmerz sei er unerträglich.

Es beginnt mit der Aspirin gegen den gelegentlichen Kopfschmerz, steigert sich zum regelmäßig geschluckten Diclofenac und endet inzwischen nicht mehr nur mit immer mehr Opioiden, sondern in zahlreicheren Rücken- oder Knieoperationen. Seit 2005 ist die Zahl der Bandscheibenoperationen in Deutschland um rund zwanzig Prozent gestiegen. Das alles spielt sich in der

Domäne der Ärzte ab, der Krankenhäuser, der Biowissenschaften und in der Industrie. Der Leidende ist nicht mehr in erster Linie ein Mensch, sondern ein Patient, jemand, der medizinische Dienstleistungen in Anspruch nimmt. Die Kombination Schmerz, Arzt, Tablette oder Operation ist heute so selbstverständlich, dass man sich unwillkürlich fragt: »Ja, wie soll es denn sonst gehen?« Die Patienten suchen, wenn sie chronisch Schmerzen haben, nicht seelischen oder psychotherapeutischen Beistand, und die meisten Ärzte haben weder die Ausbildung noch die Zeit für solche Angebote. Auch Krankengymnastik, Sport oder Psychotherapie haben in diesem System geringe Chancen – obwohl sie oft genauso gut oder sogar besser helfen. Heute, zwanzig Jahre nachdem der österreichisch-amerikanische Theologe Illich den technischen Umgang mit dem Schmerz kritisierte, hat die Stadt Münster den ultimativen Kampf gegen den Schmerz angetreten. Industriepartner und Hauptförderer des Aktionsbündnisses ist die mittelhessische Firma Mundipharma. Die Produktpalette des »Schmerzspezialisten«: Morphin, Hydrocodon und Oxycodon. Das Ziel der Initiative: die »Schmerzfreie Stadt Münster«. Und wenn auch diese medizinisch-industrielle Krücke nicht funktioniert, hebt das Wehklagen an: »Wie kann es sein, dass die moderne Medizin nichts Vernünftigeres gegen den Schmerz hervorgebracht hat?«

Im Grunde genommen basieren Aspirin & Co. und die Opioide auf lange bekannten Prinzipien. Schon in der Steinzeit haben Menschen am Zürichsee Schlafmohn angebaut, und die Acetylsalicylsäure ist letztendlich ein Abkömmling der Weidenrinde, deren Extrakte Ärzte im alten Rom gegen Schmerzen nach einer Geburt verabreichten. Auf welche Weise die Substanzen wirklich im Körper wirken, blieb lange im Dunkeln. Im Zeitalter der Molekularbiologie ist das anders. Zum ersten Mal gewinnen die Wissenschaftler tiefe Einblicke in die Vorgänge, die bei einem Schmerz ablaufen. Plötzlich ist es en vogue, nach Schmerzsubstanzen, Schmerzgenen und Schmerzstrukturen im Gehirn zu suchen. Und wo sich vielversprechende Hinweise finden, da wittern die

Wissenschaftler eine neue Chance für Therapien. Zu der Zeit, als Vioxx noch euphorisch gefeiert wurde und Patienten und Ärzte sich über das entspannte Klima in Bezug auf die Opioide freuten, verkündeten im Jahr 2001 gleich zwei Forschungsunternehmungen die vollständige Entschlüsselung des menschlichen Genoms. Im selben Jahr wollte sich die alteingesessene kalifornische Biotechfirma Genentech auf die Entwicklung von Krebsmedikamenten konzentrieren und gab deshalb ihre Forschung für Herz-Kreislauf- und Nervenerkrankungen auf. Die Aufgabe dieser Forschungsrichtung sollte der Anfang des dritten Angriffs auf den Schmerz sein. Auf dem Markt der Schmerzmedikamente war dies eine der aufregendsten Entwicklungen der vergangenen Jahrzehnte. Erstmals würde ein maßgeschneidertes biotechnologisches Medikament gegen den Schmerz zur Verfügung gestellt, eine Art Impfung gegen den chronischen Knieschmerz.

Zusammen mit einer Handvoll Kollegen gründete der ehemalige Genentech-Neurowissenschaftler Arnon Rosenthal im Süden San Franciscos die Biotechfirma Rinat Neuroscience. Rinat, das ist das hebräische Wort für »Freude«, und es ist der Vorname von Rosenthals Frau. Die Stärke der neuen Firma würde die Produktion von künstlichen Eiweißen und Antikörpern sein. Das Start-up-Unternehmen hatte sich ehrgeizige Ziele gesetzt: völlig neuartige Medikamente gegen die Alzheimer-Krankheit und den Schmerz. Einer der Mitstreiter im Team war David Shelton. Schon seit seinem Studium interessierte er sich für die Entwicklung des Nervensystems im Menschen. Lange war bekannt, das doppelt so viele Neurone im Embryo entstehen, wie später bei Erwachsenen nachweisbar sind. Shelton wollte erforschen, wie das Nervensystem des Menschen wächst und sich verästelt. Eine der bekanntesten Substanzen in dieser Anfangsphase des Lebens, der Nervenwachstumsfaktor, englisch Nerve Growth Factor (NGF), faszinierte ihn besonders. Längere Zeit hatten Firmen wie Genentech versucht, diesen Faktor mit dem vielversprechenden Namen gegen Nervenerkrankungen einzusetzen. »Für uns gehörte der Nervenwachstumsfaktor immer zu den Guten«, erinnert sich David Shelton. Die Idee: Überall dort, wo Nerven geschädigt oder sogar abgestorben waren, müsste man einfach Nerven nachwachsen lassen oder mit NGF schützen.

Anfang der neunziger Jahre hatte die Pharmaindustrie NGF an sehr unterschiedlichen Krankheiten getestet: gegen die Amyotrophe Lateralsklerose, die Krankheit, die den berühmten Physiker Stephen Hawking an den Rollstuhl fesselt, und gegen Erkrankungen, bei denen fehlgesteuerte oder geschädigte Nerven von sich aus schmerzhafte Impulse abgeben, die Neuropathien. Doch der Erfolg blieb aus. Im Gegenteil, es stellten sich seltsame Nebenwirkungen ein. Den Probanden taten die Einstichstellen der Injektionen unangenehm weh. In Würzburg lösten bereits geringste Dosen NGF Hals- und Nackenschmerzen aus, die Probanden befielen eine Art grippale Abgeschlagenheit und Muskelkater. In Tierversuchen steigerte der Nervenwachstumsfaktor die Empfindlichkeit gegen schmerzhafte Hitzereize. Dann machte Lorne Mendell von der Stony Brook University eine denkwürdige Entdeckung. Eigentlich hatte er wie David Shelton entwicklungsbiologische Vorgänge untersuchen wollen und deshalb Versuchstieren NGF injiziert. Danach reagierten die Tiere sehr empfindlich auf Reize. Blockierte Mendell hingegen das NGF mit Antikörpern, wurden sie unempfindlich. Ganz offensichtlich hat der Wachstumsfaktor in ausgewachsenen Tieren und im erwachsenen Menschen eine ganz andere und unangenehme Wirkung als im Embryo: er vermittelt Schmerzen.

Einige Wissenschaftler sprachen öffentlich über die »böse« Seite des NGF und kamen damit zunächst nicht gut an. Zur Zeit des Mauerfalls hielt auf der Dahlem-Konferenz in Berlin Uwe Otten einen Vortrag über die Bedeutung der neuen Erkenntnisse und wurde ignoriert. Auf einer Schmerzkonferenz in Paris erschienen zu einem hochrangig besetzten Workshop nur fünf Zuhörer. Man verlegte die Diskussion kurzerhand in ein Bistro und diskutierte die Sache bei einem Glas Wein. Es dauerte fast zehn Jahre, bis die

Fachwelt akzeptierte, dass NGF im ausgewachsenen Individuum eine ganz andere Rolle spielt als im Embryo – und deshalb für die Schmerzforschung interessant sein könnte. Selbst als sich das Potenzial des neuen Ansatzes um die Jahrtausendwende abzeichnete, gab es noch zahlreiche Skeptiker. Man müsste einen Antikörper injizieren, monierten sie. Wer wolle sich das antun? Und verglichen mit landläufigen Pillen würde das biologische Medikament viel zu teuer sein. Es ist eine der wiederkehrenden Erfahrungen in der scheinbar rationalen Forschungswelt. Sie folgt Moden, und Vorurteile sitzen fest.

Auch David Shelton brauchte eine Weile, um sich von seiner alten Vorstellung vom »guten NGF« zu lösen. Er arbeitete inzwischen bei Rinat Neuroscience und sah den Nervenwachstumsfaktor nun in anderem Licht. Wenn NGF im Erwachsenen die Empfindlichkeit gegen Schmerzreize steigert und gleichzeitig die Produktion der eigenen Kontaktmoleküle an den Schmerznerven fördert, feuert sich dieses unheilvolle Duo bald unentwegt gegenseitig an und unterhält auf diese Weise den chronischen Schmerz.[48] Ließe sich NGF mit einem Antikörper neutralisieren, könnte dies theoretisch die Ausschüttung des Schmerzstoffs unterdrücken und damit den dauerhaften Schmerzreiz zum Beispiel in verschlissenen Knien blockieren. Zwei Erbschaften spielten dem aufstrebenden Unternehmen Trümpfe in die Hände. Die Proteinschmiede hatte nicht nur hervorragende Wissenschaftler von Genentech geerbt, sondern als Mitgift eine Reihe von Proteinen und Antikörpern aus dessen neurowissenschaftlichen Fundus. Darunter war praktischerweise ein Antikörper gegen NGF, der den Codenamen RN624 erhielt. RN stand für Rinat. Der Plan war verwegen und brauchte etwas Mut. »Zu diesem Zeitpunkt gab es nicht ein biologisches Medikament gegen den Schmerz«, sagt Shelton. »Und deshalb war unser Ansatz ungewöhnlich. Wenn wir der Tradition gefolgt wären, hätten wir das vielleicht nicht vorgeschlagen.« Sollte wirklich ein brauchbares Medikament daraus entstehen, wäre dies nicht nur ein Segen für die geplagte Menschheit, sondern auch finanziell extrem lohnend. Ein wirksames, nebenwirkungsarmes Schmerzmittel sehnen Millionen Mitbürger über fünfundfünfzig Jahre herbei, die mitunter schwer unter ihren verschlissenen, entzündeten Knien leiden.[49]

Zuerst prüft David Shelton RN624 an Tieren. Der Effekt ist verblüffend. Der Stoff wirkt deutlich besser als Indometacin, das die Ärzte Menschen mit stark entzündeten Knien normalerweise verschreiben. »Das war sehr beeindruckend und überraschend für uns«, erinnert sich Shelton. »In der Wissenschaft ist es so, dass man nicht viel lernt, wenn passiert, was man erwartet. Doch wenn man überrascht wird, dann kommt man voran.« 2005 folgen die ersten Tests mit RN624 an Menschen. Die Ergebnisse waren vielversprechend.

Als Mark Sullivan in Washington gerade feststellte, dass die Hoffnung für chronische starke Schmerzen nicht in Opioiden liegt, beginnt in Kalifornien der neue Stern am Medikamentenhimmel aufzugehen. Im März 2006 fängt Rinat Neuroscience unter der Leitung der University of California damit an, in Davis Patienten für eine zweite, umfangreichere Testreihe zu rekrutieren. Pfizer, das größte Pharmaunternehmen der Welt mit Hauptsitz in New York, wird auf Rinat aufmerksam. Pfizer ist am Alzheimerpräparat der Kalifornier interessiert, RN624 ist nur eine Dreingabe. Obwohl die kleine Proteinschmiede zu diesem Zeitpunkt erst fünf Jahre alt ist, wird Rinat im April 2006 von dem Pharmagiganten Pfizer gekauft. Es ist eine der größten Übernahmen einer kleinen Biotechfirma durch einen Riesenkonzern, den die Welt bis dahin gesehen hat. Zwar wechselt der Eigentümer, aber Rinat Neuroscience behält seine Eigenständigkeit und fährt mit ihrer Studie fort. Ein Jahr nach dem Kauf durch Pfizer hat Rinat an sechsundvierzig Studienzentren, verteilt über die USA, insgesamt vierhundertfünfzig Patienten für Versuche gewonnen. Sie sind im Schnitt um die sechzig Jahre alt und haben meistens schwere Knieschmerzen. Normale Medikamente helfen nicht ihnen nicht mehr. Die Patienten, das ist eine Bedingung für die Teilnahme an der Studie, stehen kurz davor, sich Spritzen ins Gelenk geben oder sich ein künstliches Kniegelenk implantieren zu lassen.

Zehn Probanden scheiden sehr schnell aus. Die verbliebenen vierhundertvierzig Teilnehmer erhalten im Abstand von sechsundfünfzig Tagen jeweils eine einzelne Injektion. Manche bekommen RN624, das jetzt Tanezumab heißt, in unterschiedlicher Dosierung, andere erhalten nur ein Placebo, eine einfache Kochsalzlösung. Der Effekt ist verblüffend. Als halbwegs akzeptabel wird in der Schmerzforschung eine Schmerzreduktion um die dreißig Prozent angesehen. Doch abhängig von der Dosierung sinkt die Schmerzintensität nach den Tanezumab-Injektionen in den sechzehn Wochen Beobachtungszeit beim Gehen um bis zu zweiundsechzig Prozent, in der Placebo-Gruppe sind es nur zweiundzwanzig Prozent. Schon wenige Tage nach der ersten Spritze können die Menschen wieder fast beschwerdefrei laufen. Einige sind so entzückt über ihr neues Lebensgefühl, dass sie sogleich ausgedehnte Spaziergänge machen. Und die Nebenwirkungen scheinen minimal: etwas Kopfschmerzen, ein paar Fälle von Atemwegsinfektionen und gelegentlich ein vorübergehendes Kribbeln auf der Haut. Weder schädigt das Medikament, wie andere Schmerzmittel, die Leber, die Nieren oder den Magen, noch beeinträchtigt es die Funktion des Gehirns. Die Patienten müssen nicht benommen durch ihr Leben wanken und eine Abhängigkeit befürchten.

Am 24. Mai 2010 ist die Studie offiziell beendet, im Oktober erscheinen die bahnbrechenden Ergebnisse im renommierten *New England Journal of Medicine,* David Shelton ist einer der Mitautoren.[50] »Das verändert alles«, sagt Nancy Lane in einem Interview. »Wir hatten noch niemals eine so potente Substanz.« Die Rheumatologin an der Davis School of Medicine der University of California hatte die Studie geleitet. Sollten die Forscher wenigstens für entzündete Knie eine Wunderkur gefunden haben? Und wie viel mehr Potenzial steckte in dem Medikament? Bei Schmerzen durch andere chronische Erkrankungen half die Antikörperblockade offenbar auch: bei Blasen-, Prostata-, Rücken- und Krebsschmerzen.

Eine ganz neue Ära der Schmerzbekämpfung war in greifbare Nähe gerückt.

Zuerst gab es nur Gerüchte. Dann, nur einen Monat nach dem Ende der aufsehenerregenden Publikation, ordnete die Zulassungsbehörde US Food and Drug Administration (FDA) das Aussetzen der Tanezumab-Studien an. Bei einigen Patienten waren offenbar die Schmerzen verschwunden, aber die zugrundeliegenden Entzündungsprozesse nicht. Unter sechstausendachthundert Probanden soll laut Folgestudien bei sechzehn Patienten die Knochensubstanz um Gelenke herum abgestorben sein, sie benötigten frühzeitig künstliche Gelenke. Besonders gefährdet schienen Menschen, die gleichzeitig noch andere Schmerzmedikamente geschluckt hatten. Manche Wissenschaftler mutmaßten, dass die Schmerzbefreiten ihre geschädigten Gelenke zu sehr belastet hätten. Ihrer Ansicht nach war das Mittel in gewisser Hinsicht zu gut, weil es nicht nur den krankheitsbedingten Schmerz, sondern seine Warnfunktion komplett ausgeschaltet habe. »Die Studie von Lane legt nahe, dass die komplette Unterdrückung von Schmerz bei Patienten mit Osteoarthritis nicht unbedingt gut ist«, kommentierte der britische Schmerzforscher John Wood den Rückschlag trocken.[49] In der Folgezeit debattierte die Szene intensiv darüber, ob Tanezumab wirklich ursächlich für die gravierenden Gelenkschäden gewesen war. Noch heute verteidigt David Shelton sein Medikament, hält dagegen, dass gerade in den Tierversuchen die Ratten in unbehandelten Pfoten ganz normale Reaktionen gezeigt hätten. Die Warnfunktion des Schmerzes sei also nicht, wie behauptet, aufgehoben gewesen. Es änderte nichts, fürs Erste war der hoffnungsvolle Kandidat aus dem Rennen.

Wieder einmal war deutlich geworden, dass der Kampf gegen Schmerzen mit Hilfe der Biochemie eine undankbare Aufgabe ist. Das Symptom ist höchst subjektiv, und das erschwert die Arbeit. Wer ein Medikament gegen erhöhten Blutdruck entwickeln möchte, hat es leichter. Er muss lediglich mittels einer Blutdruckmanschette prüfen, wie effektiv ein neuer Wirkstoff den Druck in den

Adern senkt. In der Krebsmedizin ist vergleichsweise leicht messbar, wie stark ein Tumor unter einem neuen Chemotherapeutikum schrumpft. Und die Infektionsspezialisten müssen in ihren Petrischalen lediglich zuschauen, wie ein giftiger Bakterienrasen unter einem neuen Antibiotikum dahinschmilzt. Schmerzforschern hingegen bleiben nur die Kreuzchen, die Patienten zur Beurteilung von Schmerzintensitäten auf den Erhebungsbögen neben mehr oder weniger lächelnde Smileys setzen. Es ist ein subjektives Maß, das auch noch von der Tagesform der Patienten und den Umständen abhängt. Selbst Tierversuche helfen auf diesem Gebiet nur sehr begrenzt weiter. Niemand kann eine Ratte nach dem Befinden bei Schmerzen befragen. Das aber bedeutet, dass die Forscher den Tieren besonders schmerzhafte Reize verabreichen müssen, bis sie sichtbar reagieren. Mit chronischen Schmerzen beim Menschen hat diese Simulation nichts zu tun. Tierversuche sind kurz, weil sich kein Labor leisten kann, Hunderte Ratten über Jahre zu beobachten. Der Test an anderen Spezies gibt allenfalls einen ersten Anhalt, ob eine Substanz wie erwartet wirkt. Erst im Homo sapiens zeigt sich das wahre Potenzial eines Medikaments. Wie die vergangenen Erfahrungen immer wieder zeigten, reift das Produkt beim Kunden.

Die vielen teuren Fehlschläge und Probleme in den vergangenen Jahren – die Opioid-Krise, der Vioxx-Skandal und das Tanezumab-Versagen – waren enttäuschend. Zwischen 2011 und 2012 ließ die amerikanische Zulassungsbehörde Food and Drug Administration sechzehn neue Schmerzmedikamente zu. Alle basierten auf altbewährten Strategien, kein einziges Neumedikament nutzte einen neuen Ansatz im Kampf gegen den Schmerz. Entweder waren die alten Medikamente etwas anders aufbereitet, oder es wurden Medikamente auf dem Gebiet der Schmerztherapie eingesetzt, die schon lange auf anderen Gebieten funktionierten.[51] Bis 2004 traten allein sechzehn Präparate mit dem Versprechen an, den Schmerz auszuschalten und besonders verträglich zu sein. Nach erfolgreichen Tierversuchen und ersten klinischen Test scheiterten die Hoffnungsträger oft schon in den ersten Phasen. Viele der Medikamente wurden inzwischen wegen Unverträglichkeiten aus dem Handel gezogen.[52] Es gilt zu retten, was nur halbwegs vielversprechend aussieht. Fast zwei Jahre währte das Moratorium für den neuen Heilsbringer Tanezumab. Es folgten intensive Diskussionen darum, ob wirklich Knochen abgestorben seien oder nur die zugrundeliegende Erkrankung schneller vorangeschritten sei. Auch sieht es so aus, als sei die gleichzeitige Einnahme von NSAR das eigentliche Problem gewesen. Das Medikament ist noch nicht aufgegeben. Im März 2012 empfahl die amerikanische FDA, die Versuche wiederaufzunehmen, und Pfizer verkündete, das Potenzial von Tanezumab werde weiter untersucht. Diesmal wolle man den Kreis der Patienten enger halten und auf jeden Fall ausschließen, dass die Probanden zusätzlich NSAR einnehmen. So hoffen alle auf bessere Ideen, den entscheidenden Dreh.

Vielleicht zündet der Funke, wenn sich fast achttausend Spezialisten aller Disziplinen treffen? Alle zwei Jahre lädt die Internationale Gesellschaft zur Erforschung des Schmerzes (IASP) zum weltgrößten Schmerzkongress ein. Im August 2012 pilgern die Wissenschaftler nach Mailand. In der flirrenden Hitze sieht das Milano Convention Center aus, als wollte es unter dem Dach, das sich wie ein Tuch über das Gebäude legt, Schatten suchen. Für fünf Tage drängen bis zu siebentausendsiebenhundert führende Neurowissenschaftler, wissenschaftlicher Nachwuchs und praktizierende Schmerztherapeuten in die klimatisierten Hallen und Säle. Die Ärzte suchen nach Anregung für die Behandlung ihrer Patienten, die Industrie fahndet nach verwertbaren Ideen, und die Forscher wollen endlich hinaus aus dem Labor, um mit ihren neuesten Studienergebnissen zu glänzen. Kein Aspekt des Schmerzes wird hier ausgelassen. Es geht um Gene und um Psychologie, um die Vermessung von Hirnregionen, um die Versorgung von Schmerzpatienten in Entwicklungsländern und darum, welche Schäden Folterqualen bei Menschen hinterlassen. Bis in den späten Abend strömen im Takt der Vortragspausen Menschenmassen über die weitläufigen Flure. Viele hoffen auf neue, bahnbrechende Erkenntnisse, auf Innovationen. Doch auf dieser Versammlung ist die Stimmung seltsam gedämpft. Wissenschaftlich ist alles sehr interessant, aber die Praktiker sind dennoch enttäuscht. Die guten Ideen sind da, aber sie kommen nicht bei denen an, die sie dringend brauchen. »Zehn bis zwanzig Prozent der Leute mit schweren Schmerzen sind nicht gut behandelbar«, grantelt ein Chefarzt aus Klagenfurt, »da darf man sich nichts vormachen.«

Mit seiner sonoren, einschmeichelnden Stimme hypnotisiert der britische Arzt selbst größte Hörsäle auch auf der großen Konferenz in Mailand. Auf diese Weise sickert das ernüchternde Fazit seiner aufwendigen Analyse nur verzögert in die Köpfe der Zuhörer und bleibt umso länger haften. Andrew Moore hat an der Oxford Pain Research Unit Daten von mehr als fünfundvierzigtausend Schmerzpatienten in mehr als dreihundertfünfzig Studien analysiert. Der britische Arzt und seine Mitarbeiter wollten unbedingt herausbekommen, welches Medikament wirklich wirkt und für wen. Patienten wären bereit, viele Risiken einzugehen, wenn nur die grässlichen Schmerzen verschwänden. Aber das gelingt nur in den wenigsten Fällen. Obwohl manche Substanzen seit dem 19. Jahrhundert im Gebrauch sind und im Fall des Opiums sogar seit Jahrtausenden, sind sie besonders bei chronischen Schmerzen nur mäßig wirksam und nicht selten nutzlos. »Vielleicht sind Manager und Studienleiter zufrieden mit einer durchschnittlichen Wirksamkeit ihrer Therapien«, sagt Moore, »doch die Patienten erwarten, dass ihre Ärzte besser sind.« In akkuratem Oxford-Englisch seziert der Brite der Reihe nach Daten über die Wirksamkeit der üblichen Medikamente. Als wirksam gelten Schmerzmittel dann, wenn sie in mindestens fünfzig Prozent der Fälle für mindestens sechs Stunden den Schmerz ausschalten können. Für akute Schmerzen gelingt das wenigstens noch einigen Medikamenten oder Medikamentenkombinationen. Die Mischung aus Paracetamol und Ibuprofen liegt auf Platz eins. Fünfundsiebzig Prozent der Patienten sind damit mindestens sechs Stunden schmerzfrei.

Der Klassiker Aspirin erfüllt hingegen noch nicht einmal in dreißig Prozent der Fälle die Bedingung, in über sechzig Prozent hilft Aspirin gar nicht. Für akute Schmerzen funktionieren die Medikamente also einigermaßen. Das deckt sich mit der Erfahrung von Millionen Menschen, die hin und wieder ein frei verkäufliches Schmerzmittel einnehmen. Bei den chronischen Schmerzerkrankungen fällt die Bilanz schlecht aus. Hier zählt als Erfolg die Schmerzreduktion bei über fünfzig Prozent über zwölf bis sechzehn Wochen. Die Hälfte aller Migränepatienten kann mit den neuesten Medikamenten, den Triptanen, immerhin noch ihre Kopfschmerzen in Schach halten. Und wie sieht es bei den extrem verbreiteten entzündeten Gelenken aus? Kaum ein Analgetikum erreicht eine Erfolgsquote von fünfundzwanzig Prozent, und bei chronischen Rückenschmerzen in der Lendenwirbelsäule sind es noch weniger. Wer entzündete Gelenke und einen kaputten Rücken hat, braucht im Grunde gar nicht erst ein Schmerzmedikament zu schlucken.[53,54] Die Patienten tun es trotzdem, weil sie keine andere Möglichkeit sehen. Manche sehen ein, dass sie vielleicht an ihrem Leben etwas ändern möchten – aber insgeheim hoffen sie doch auf eine schnelle Lösung, ein neues Medikament. Nichts tun ist im modernen medizinischen Aktionismus keine Option.

Die Lage spitzt sich zu. Die vorhandenen Medikamente haben nur sehr begrenzten Nutzwert, Durchbrüche bleiben aus, und auch die einfühlende Beratung lässt zu wünschen übrig. Der Bedarf für eine gute, differenzierte Schmerztherapie in Deutschland sei gewaltig, hatte der Hamburger Orthopäde Ulrich Peschel in seiner Wirbelsäulensprechstunde in der Hamburger Asklepios Klinik Sankt Georg gesagt. Achtzig Prozent der Bevölkerung litten unter Rückenschmerzen, dreißig Prozent davon würden chronisch, und bei unter zehn Prozent sei vielleicht eine Operation angeraten. Aber die Differenzierung hat keinen Platz; der Ehrgeiz eines Orthopäden, sich für siebenundzwanzig Euro Honorar die Zeit für den Patienten zu nehmen, die keine Operation, sondern eine gute Beratung bräuchten. Zudem drängten die Patienten auf schnelle Linderung. Es ist schon schlimm, wenn eine klare Ursache für die Schmerzen besteht und die Medikamente nicht wirken. Wenn aber die hochgeschätzten Experten nichts finden, ist dies eine Katastrophe, und falls die Ärzte dann auf mögliche psychische Ursachen hinweisen, ist die Gegenwehr groß: Die Experten sollen bitte schön plausible Antworten finden. Denn die Menschen fühlen sich heute selbstbestimmter denn je. Unter chronischen Beschwerden aber fallen sie in alte Rollen- und Denkschemata zurück. Sinnvoll erscheint alles, was eine naturwissenschaftlich orientierte Medizin anbietet: Operation, Tabletten, Spritzen. »Lehnt ein Operateur einen Bandscheibeneingriff ab und schickt den Patienten stattdessen zum Schmerztherapeuten«, sagt Peschel, »dann geht der eben zum nächsten Arzt.« So wächst die Kluft zwischen entnervten Ärzten und verunsicherten Schmerzpatienten. In dieser Situation wundert es nicht, wenn der beherzte Griff zu Tabletten, Spritzen und Operationen für beide Seiten pragmatischer und weniger konfliktbehaftet erscheint. Und wenn nach mehreren Runden in diesem schwindelerregenden Karussell die Musik verklingt und die Schmerzen nach wie vor bestehen, ist die Verzweiflung groß. Am Ende einer langen Odyssee landen dann einige wenige Patienten bei Peschel in der Sprechstunde. Er ist einer der wenigen Orthopäden, die gleichzeitig eine Ausbildung als Psychotherapeut haben, und so kann er den Teufelskreis mit viel Einfühlungsvermögen und einer ambulanten Rehaklinik im Erdgeschoss durchbrechen. Die anderen Patienten irren weiter durch die Medizinlandschaft, schlucken noch mehr Tabletten und hoffen darauf, dass keine schlimmen Nebenwirkungen auftreten.

Obwohl in dieser Gemengelage Milliardengewinne für erfolgreiche Schmerzlöser locken und es nicht an neuen Ideen aus der Wissenschaft mangelt, verliert die Industrie allmählich das Interesse an diesem unübersichtlichen Feld. Zu teuer sind die Rückschläge, zu unwägbar der Nutzen. An Forschungszentren wie der dänischen Universität Aalborg stapeln sich in diesen Jahren die Bewerbungen von Wissenschaftlern aus der Industrie. Weltweit bauen die Pharmafirmen Forschungskapazitäten ab, schließen ganze Labore. AstraZeneca löste 2012 sein Schmerzforschungszentrum in Montreal auf, und der Vioxx-Produzent Merck hat sein Engagement auf diesem Gebiet gedrosselt. Die alte Taktik, mit großem Aufwand und riesigem Team auf den nächsten Blockbuster hinzuarbeiten, zieht nicht nicht mehr. Pfizer hat große Teile seines Forschungsstandorts in Südengland abgebaut und ist mit radikal verkleinerter Mannschaft in die Nähe von Cambridge gezogen. Hier, in der Nähe der hoffentlich inspirierenden universitären Wissenschaft, soll der Schmerz seine Geheimnisse endlich preisgeben – zumindest in Bezug auf die Moleküle, die ihn in Gang setzen und halten.

Fünfzehn Kilometer südöstlich von Cambridge inmitten einer lieblich hügeligen Landschaft liegt das Forschungszentrum Granta-Park. Hinter der Schranke führt wie in einem Architektenmodell eine makellose Straße an sauber gestutzten Rasenflächen und jungen Bäumen vorbei zu dem gelben, einstöckigen Portway Building. In ländlicher Umgebung und doch in unmittelbarer Nähe zu einer der besten Universitäten der Welt mit ihren vielen hochrangigen biotechnologischen Forschungsinstituten betreibt der Pharmagigant Pfizer seine Forschungsabteilung Neusentis. Es geht um Grundlagenwissenschaft. Tests mit Probanden finden an anderen Orten, zum Beispiel in Belgien, statt. Der neue Standort war vor allem interessant, weil es im Umfeld der Universität Cambridge schon viel Erfahrung mit Stammzellen gibt. Die Arbeit mit menschlichen Stammzellen, die sich in alle möglichen Körperzellen verwandeln lassen, eröffnet ganz neue Möglichkeiten für die Vorauswahl interessanter Wirkstoffe. Bisher sind die Wissenschaftler auf mühsame, unzuverlässige und ethisch bedenkliche Nachweisverfahren für die Wirksamkeit von Schmerzmitteln angewiesen. Man kann Tieren Knochen brechen, ihnen die Schwanzspitze erhitzen oder sie über heiße Platten laufen lassen und ein Medikament geben. Dabei ist weder gesichert, dass die Ergebnisse auf den Menschen übertragbar sind, noch lässt sich genau sagen, ob das Medikament auch bei chronischen Schmerzzuständen im Menschen wirken wird. Besser ist es, Substanzen an gesunden und erkrankten Menschen zu testen, was sehr teuer ist und deshalb nur mit Stoffen geschehen sollte, die wirklich Potenzial haben. In Granta-Park gehen die Forscher einen gänzlich neuen Weg: Sie züchten sich menschliche Nervenzellen für Testzwecke im Labor. Es ist dasselbe Verfahren, für das der Japaner Shinya Yamanaka und der Brite John Gurdon 2012 den Nobelpreis für Medizin erhielten.

Ruth McKernan ist die Leiterin des Instituts. Sie ist durch und durch Wissenschaftlerin. Wenn sie sich zum Beispiel an ihren geliebten Vater erinnert, tut sie das in Zahlen. »Als Gen-Maschine war mein Vater – ›Billy‹ für seine nahe Familie – sehr erfolgreich«, schreibt sie in ihrem Buch Billy's Halo.[55] Den Tod ihres Vaters, eines Biochemikers, hätten viele seiner »persönlichen DNS-Pakete« überdauert. »Meine drei Brüder – Stuart, Ian und Andrew – und ich haben jeweils fünfzig Prozent von seinen Genen und jedes unserer zehn Kinder erbte fünfundzwanzig Prozent.« In den fünfundsechzig Jahren und dreihundertvierundfünfzig Tagen Lebenszeit hätten sich seine Gene somit um vierhundertfünfundsechzig Prozent vervielfacht. »Wissenschaft«, schreibt McKernan, »ist nur eine Art, auf das Leben zu schauen. Aber es ist meine Art, und sie war es für eine Weile auch für meinen Vater.« Ruth McKernan machte ihre Neigung zu ihrem Beruf, wurde hochdekorierte Biochemikerin, Pharmakologin, und darüber hinaus erlernte sie noch die Feinheiten der molekularen Neurowissenschaft. Die gebürtige Schottin brach aus dem schmucken Städtchen Saffron Walden unweit von Cambridge in die Wissenschaftswelt auf und machte Karriere. Sie erforschte die Wirkungsmechanismen von Antidepressiva, wechselte aus der akademischen Welt in die Industrie zum Vioxx-Produzenten MSD und dann zum größten Konkurrenten von MSD, dem amerikanischen Pharmagiganten Pfizer.

Die schmale gebürtige Schottin trägt an diesem Tag passend zu ihren rotblonden kurzen Haaren ein grünes Kleid mit Schuppenmuster. »Wir tun, was wir können, um das Leben von Menschen zu verbessern«, sagt sie. »Wir stellen Medikamente her, weil wir möchten, dass die Menschen ein besseres Leben haben. Wir sind nur eine sehr begrenzte Zeit auf der Erde, lass uns daraus eine so lohnende Erfahrung wie möglich machen.« Doch wie viele andere Pharmaunternehmen möchte man bei Pfizer nach einigen schlechten Erfahrungen mit bestimmten Schmerzmedikamenten das Gehirn als Wirkungsort umgehen. »Eine der Hauptbedenken, die wir haben, wenn wir Medikamente gegen Schmerz entwickeln, ist, die Probleme und Nebenwirkungen zu vermeiden, die wir mit Opioiden hatten«, sagt McKernan. Deshalb heißt es jetzt in ihrem Labor, den Pfad, den der Schmerz geht, aus dem Gehirn wieder hinab in die Peripherie zu steigen. Nicht ganz bis zum Ort, an dem Schmerzsubstanzen wie die NSAR angreifen, sondern vor allem zu den Nerven, die das Schmerzsignal von den Sensoren in der Haut zu ihrer ersten Umschaltstation im Rückenmark transportieren. Die ersten Konzepte der Schmerzweiterleitung reichen fast vierhundert Jahre zurück zu dem französischen Philosophen und Naturforscher René Descartes. Für ihn zog ein Reiz an Nerven wie an einer Klingelleitung und ließ im Gehirn die Glocke schellen. In den vergangenen vierhundert Jahren haben Wissenschaftler das Konzept dieser Schmerzleitung außerordentlich verfeinert.

Wie ein Lichtschalter den Stromkreis schließt, so löst ein Schnitt, eine Verbrennung oder ein heftiger Stoß einen Stromimpuls aus. Im Vergleich mit elektrischen Leitungen fließen die Elektronen in den Nerven indes viel langsamer. Geladene Atome (Ionen) treten durch winzige Kanäle von der Außen- zur Innenseite der Nervenzellen und umgekehrt. Auf diese Weise eilt eine Erregungswelle entlang des Nervenstrangs, bis nach einigen Umschaltstellen am Ende der Strecke, im Kopf, der Alarm schrillt. Zu den wichtigsten Ionen in den Nerven gehören geladene Natrium- und Kalziumatome. Der seit Jahrtausenden bekannte schmerzstillende Effekt von Coca-Blättern und den später daraus abgeleiteten Stoffen für lokale Betäubungen geht auf eine Hemmung der Natriumkanäle zurück. Bisher wurden neun Varianten solcher Kanäle entdeckt. Entsprechend der chemischen Abkürzung für Natrium tragen sie das Kürzel Nav im Namen. Durch Studien an Menschen mit besonderen genetischen Defekten wurden drei von ihnen – Nav1.7, Nav1.8 und Nav1.9 – als »Schmerzkanäle« isoliert. Der Bauplan für den Natriumkanal Nav1.7 in den langen Nerven steckt zum Beispiel im Gen SCN9A. Ist dieses Gen verändert, kann dies zu einem Ausfall von Nav1.7 führen. Es ist genau die Mutation, die dem Inder Raj Schmerzfreiheit bescherte und ihn in tiefe Verzweiflung stürzte. Mitunter führt die Mutation von SCN9A aber auch zum krassen Gegenteil. Die Patienten werden heimgesucht von plötzlichen, schweren Schmerzattacken, weil ihre Nerven verrückt spielen. Wenn Nav1.7 sich öffnet, springt das elektrische Signal weiter und stößt den Natriumkanal Nav1.8 an. Als Duo funktioniert das Paar wie ein Verstärker. Wer den ersten Natriumkanal kontrolliert, das heißt ihn durch ein Molekül schließen kann, herrscht über das erste, empfindlichste Glied in der Verstärkerkette und damit vermutlich auch über die Schmerzleitungen. Viele Mittel greifen diese Strukturen an. Das Problem ist nur, dass Natriumkanäle im gesamten Körper zentral für die Elektrifizierung von erregbaren Zellen sind: Herzzellen reagieren ebenso auf eine allgemeine Natriumblockade wie Schmerznerven. Es ist das alte Problem der unspezifischen »dirty drugs«. Deshalb wird normalerweise die Betäubung auch nur lokal gespritzt. Die Dosis darf nicht beliebig gesteigert werden, denn wird das Herz in Natriumblockern gebadet, bleibt es stehen. Bisher konnten keine Natriumblocker zur Schmerzbekämpfung erfolgreich auf den Markt gebracht werden.

Während Natriumkanäle für den elektrischen Transport des Schmerzsignals zuständig sind, kontrollieren Kalziumkanäle die Weiterleitung der Information an den Übergangsstellen der Nervenenden mit Hilfe von Botenstoffen. Auch den Angriff darauf hat die Natur bereits im Repertoire. Die schöne geschraubte pazifische Zauberkegelschnecke *(Conus magus)* injiziert mit ihren

Zähnen wie mit einer Harpune ihr Gift in Fische und betäubt und lähmt sie auf diese Weise. Das Gift blockiert die Kalziumkanäle und verhindert auf diese Weise die Weiterleitung des Schmerzreizes am ersten Nervenspalt. Eine erste Substanz mit Namen Ziconotid für Menschen mit starken Schmerzen wurde bereits entwickelt. Der Preis für die Therapie ist hoch, die Nebenwirkungen können erheblich sein. Weil auch das Gehirn für jegliche Informationsverarbeitung auf Botenstoffe angewiesen ist, gerät es bei falscher Dosierung von Ziconotid leicht durcheinander. Die Folge: Schwindel, Bewegungsstörungen, Verwirrung und Gedächtnisausfälle. Aus diesem Grund darf das Medikament nur unter strenger ärztlicher Aufsicht verabreicht werden. Ein weiteres Medikament, Pregabalin, das ursprünglich für die Behandlung von Epilepsiekranken entwickelt wurde, greift die Kalziumkanäle an anderer Stelle an und wird bei Neuropathien eingesetzt. Es ist eines der wenigen Beispiele dafür, dass ein gezielter Eingriff in die Ionenkanäle prinzipiell funktionieren kann.

Ionenkanäle aller Art sind Ruth McKernans Spezialgebiet, man könnte sie die »Königin der Ionenkanäle« nennen. Sie lädt ein zu einem Rundgang durch die Labore ihres Instituts. Hinter der hohen Eingangshalle, die mit ihrer hölzernen Dachkonstruktion skandinavisch anmutet, verstecken sich Dutzende Labore. Mitarbeiter in weißen Laborkitteln sitzen mit Schutzbrillen vor unzähligen Apparaturen und hoffen auf den Durchbruch und einen neuen Blockbuster. In einem Raum liegen die Stars des Instituts in einem Brutschrank auf Körpertemperatur gewärmt. Es sind Zell-Linien mit menschlichen Stammzellen und Nervenzellen. Ihr Herstellungsprozess ist langwierig, aufwendig und mutet ein wenig wie die Arbeit in einer alchemistischen Werkstatt an. Kranken und gesunden Probanden ist Blut entnommen worden, und daraus wurden Vorläufer der Blutkörperchen extrahiert. Mit Hilfe von Viren – die hinterher völlig verschwunden sind – entstehen daraus im Laufe von vier Monaten sogenannte induzierte pluripotente Stammzellen (iPS). Aus diesen iPS kann zwar kein ganzer

Mensch entstehen, aber im Prinzip alle Körperzelltypen. Unter dem Mikroskop ist erkennbar, wie die Zellen in ihren kleinen Kunststoffbehältern zusammengeballt in großen Klumpen in einer gelblichen Nährflüssigkeit schwimmen. Dann folgt der entscheidende Schritt: Ein Cocktail aus speziellen Wachstumsfaktoren und Hemmstoffen verwandelt die Alleskönner in Neurone. Durch das Okular des Mikroskops ist jetzt ein geometrisches Netzwerk aus Dutzenden Nervenzellen erkennbar. Doch das Netz ist nur eine Etappe auf dem Weg zum Forschungsobjekt.

Acht Monate dauert es, fast so lange wie eine Schwangerschaft, bis aus den Vorläufern endlich die Testobjekte herangereift sind. Es sind entweder ganz normale Neurone oder solche von Patienten mit einem besonders aktiven Natriumkanal 1.7. Das verantwortliche Gen für diesen Kanal trägt den Namen SCN9A. Fällt es aus, spüren Menschen wie der Inder Raj keine Schmerzen mehr. Ist es überaktiv, reagieren Nerven ganz besonders empfindlich auf geringste Temperaturerhöhungen. Menschen mit dieser genetischen Störung leiden schon bei normalen Zimmertemperaturen unter heftigsten Schmerzen und müssen deshalb oft ihre Arme und Beine kühlen. Erythromelalgie heißt die Krankheit bezeichnenderweise oder auch *Man on Fire*-Syndrom. Wer über den Natriumkanal 1.7 herrscht, dominiert in gewissem Sinne die Weiterleitung von schmerzhaften Signalen. Daher wäre dieser Kanal ein geeignetes Ziel für neue Wirkstoffe.

Nach der Aufzucht müssen die isolierten Zellen im elektrophysiologischen Labor zunächst ihre Eigenschaften preisgeben. Eine junge Wissenschaftlerin mit sportlicher Brille sitzt vor einer Art Abhörstation für einzelne Nerven. In der Mitte ihres Arbeitsplatzes steht auf einem kleinen Podest ein kleiner, offener Behälter mit Nährflüssigkeit. Darin schwimmt irgendwo eine einzelne Nervenzelle. Von rechts ragt im Winkel eine sehr feine Nadel in die Mulde. Durch das Mikroskop ist erkennbar, wie diese Nadel an das Neuron andockt. Dies ist die Kommunikationsleitung, über die die Wissenschaftlerin Stromimpulse in die Zelle sendet und sie gleichzeitig belauscht. Es ist eine Art Zwiegespräch zwischen dem Neuron und der Forscherin.

Es geht darum, ob die künstlich erzeugten Schmerzfasern elektrische Impulse abgeben, vergleichbar den Signalen, die Nerven im Menschen transportieren. Auf der linken Seite hängt eine Batterie von sechs Spritzen, an denen Schläuche befestigt sind, die ebenfalls in der Mulde verschwinden. Darüber lassen sich zum Beispiel Nährflüssigkeiten, schmerzauslösende Stoffe wie Capsaicin, der scharfe Inhaltsstoff von Chilischoten, oder neue Wirkstoffe in die Testmulde leiten. Der Reihe nach wird geprüft, ob der Nerv alle notwendigen Ionenkanäle besitzt und ob er wie erwartet reagiert. »Man freut sich darüber, wenn die Zellen eine ganze Reihe von Aktionspotenzialen von sich geben«, sagt die Wissenschaftlerin vor dem Mikroskop, »und dann wäscht man den Reizstoff wieder aus – und die Linie ist wieder flach.« Als an dieser Stelle weltweit zum ersten Mal erfolgreich ein künstlich geschaffenes Schmerzneuron von einem Patienten mit *Man on Fire*-Syndrom prächtige Signalzacken auf den Bildschirm warf, brach Jubel aus. Sind die Neurone für tauglich befunden, werden sie in großen Maschinen automatisiert Dutzenden Substanzen ausgesetzt in der Hoffnung, dass irgendein Stoff Schmerzsignale wie gewünscht unterdrückt. Jedes Neuron durchläuft den Testparcours einzeln.

In diesem Schmerzlabor liegt kein Mensch im Krankenbett, der über unerklärliche Schmerzen klagt. Es ist kein Patient anwesend, den seit Jahrzehnten Migräne plagt und dem kein Medikament mehr hilft. Keine Psyche stört in dieser Umgebung die Reaktion, keine beunruhigenden Nachrichten aus dem Fernsehen lassen die Natriumkanäle unberechenbar fluktuieren. In jedem Schälchen schwimmt nur eine einzelne menschliche Zelle, die für das komplexe Phänomen Schmerz steht. Auf ihre Weise kommen die künstlich erschaffenen Schmerznerven, gewonnen aus dem Blut von Menschen, der abstrakten menschlichen Physiologie am nächsten. Andererseits ist dieser Ansatz so künstlich, dass er Gefahr läuft, überhaupt nichts mehr mit dem komplexen System

Schmerz vom schädlichen Reiz bis zur Schmerzempfindung zu tun zu haben. Doch was ist mit den wichtigen Verbindungen zwischen den Nervenzellen, den Synapsen? Wo bleiben die Zellen, die die Nerven umhüllen und die nachweislich mit chronischen Schmerzen zu tun haben? Wie simuliert die Forschung die unterschiedlichsten Einflüsse von der Umwelt über die Psyche des weit entfernten Gehirns auf die Weiterleitung des Schmerzes? Alle diese Fragen müssen in diesem Labor aus pragmatischen Gründen unbeantwortet bleiben. Es ist der Gipfel der Reduktion, und Ruth McKernan steht zu diesem Vorgehen. »Man muss einen reduktionistischen Ansatz wählen«, sagt sie, »um ein einzelnes Molekül machen zu können, das ein Ziel blockiert. Und wir wollen sichergehen, dass das Ziel am richtigen Platz ist.« McKernan sucht also nach einem Molekül, das den Schmerzreiz im Nerv erzeugt oder weiterleitet, und dieser Störer soll dann mit einem exakt passenden Medikament zielgerichtet abgestellt werden. Natürlich fehle in diesem vereinfachten Modell die Reaktion des Gehirns, ein ganzes Gehirn wäre für die Tests besser. Vorerst aber muss die Nervenzelle in der Schale reichen. »Zurzeit ist das Werkzeug besser als alles, was wir bisher hatten.«

Ruth McKernan glaubt an den Erfolg ihrer Mission. Für sie ist chronischer Schmerz vor allem eine biochemische Entgleisung, die sich hoffentlich mit Hilfe von Medikamenten kontrollieren, lindern oder bestenfalls heilen lässt. Das bedeutet nicht, dass die Schottin nichts übrighätte für die nichtmaterielle Seite des Lebens, für Kunst und Kultur zum Beispiel. Im Gegenteil. In der Tat würde sich die Forscherin selbst als eine der kunstinteressiertesten Wissenschaftlerinnen in ihrem Umfeld bezeichnen. »Ich habe eine bescheidene Sammlung schottischer Kunst, und ich lese auf Reisen viel.« Aber das heißt noch lange nicht, dass Ruth McKernan findet, dass die Kultur eine Landes, das geistige Klima das Schmerzgeschehen einzelner Menschen maßgeblich beeinflusst. »Ich sehe nicht, dass dies stärker wäre als der genetische Hintergrund von jemandem.« Natürlich gebe es Einflüsse der Kultur auf den Schmerz. Wenn es zum Beispiel in einem Land nicht gern gesehen ist, dass eine Frau während der Geburt Schmerzmittel bekommt. »Es gibt kulturelle Faktoren, die beeinflussen, wie wir auf Schmerzen reagieren und wie wir ihn ausdrücken«, sagt sie, »aber ich glaube nicht, dass kulturelle Faktoren die Stärke des Schmerzes verändern, die wir fühlen.« Man könne über Kultur und Schmerz sehr akademisch philosophieren, aber es sei eben etwas anderes, wenn der Vater unter Schmerzen stirbt, die Mutter leidet oder der eigene Sohn sich einen Arm gebrochen hat und man nichts gegen die Schmerzen ausrichten könne. Sie selbst habe zwei Kinder, und natürlich habe sie sich bei der Geburt eine Rückenmarksspritze setzen lassen. Sie sagt das mit einem Lächeln. In Schmerzen kann Ruth McKernan wirklich keinen Sinn erkennen.

Der moderne Mensch sucht in der Medizin nach einer schnellen, effektiven Hilfe für sein Leiden. »Der zivilisatorische Fortschritt«, schrieb der Theologe und Sozialkritiker Ivan Illich, »wurde gleichgesetzt mit der Verringerung des Leidens.«[47] Um 1850 kam in La Crosse, Wisconsin, zum ersten Mal ein Medikament mit dem Namen »Schmerztöter« auf den Markt. Und in diesem Wortsinne geht es seitdem weiter, ist die Frage nach Schmerz oder nicht Schmerz zu einem Teil des medizinisch-industriellen Komplexes geworden. Ivan Illich, der die Schulmedizin so heftig kritisierte, möchte den Schmerz lieber als unvermeidlichen Teil der bewussten Auseinandersetzung mit der Realität akzeptieren. Doch dies trifft nicht den Zeitgeist. Zwischen den gestiegenen Ansprüchen an das ungestörte Leben und dem ehrgeizigen Plan der Industrie und der Medizin stellt sich seit einhundertfünfzig Jahren immer wieder der Fehlschlag, der Misserfolg. Die Frustration bei Therapeuten und Therapierten wächst. Die große Frage ist, wie wir in diese schwierige Lage geraten sind und was uns wieder aus dieser Situation herausführen kann.

3
Eine folgenreiche Trennung

Vor der Renaissance war der Schmerz noch ein mystisches Zeichen der unheilvollen Natur, danach nur noch ein Hinweis auf eine gestörte Körpermechanik. Vor fast 400 Jahren begannen Philosophen und Naturforscher im Schmerz vor allem ein körperliches Symptom zu sehen. Einflussfaktoren wie die soziale Umwelt oder die Psyche gerieten aus dem Blick. Es war eine folgenreiche Trennung zwischen Körper und Geist, die René Descartes zugeschrieben wird. Und es war eine Zeit der Befreiung des Schmerzes aus der Definitionshoheit und dem Machtmonopol der Kirche.

NOVEMBER 1633. Nervös wartet René Descartes an der IJssel in der niederländischen Handelsstadt Deventer auf Neuigkeiten aus Italien. Was war im fernen Rom geschehen? Bereits vor einem Jahr war Galileo Galileis *Dialogo* in Italien erschienen. Doch seither war es merkwürdig still darum geworden. Gerüchte machten die Runde, hatten den französischen Philosophen beunruhigt. Ein Inquisitionstribunal solle Galilei für seine Belege, dass die Erde um die Sonne kreise, und seinen wiederholten Ungehorsam gegen die Kirche bestraft haben. Wie mochte es ihm wohl gehen? Descartes verschickt Suchanfragen an die Buchhandlungen in Amsterdam und Leiden.[56] Dort müssten Exemplare des Werkes längst vorrätig sein.[57] Eine positive Rückmeldung wäre hochwillkommen, denn Descartes teilt mit Galilei nicht nur die kopernikanische Idee von der Erde, die um die Sonne kreist. Diese und andere heikle Überlegungen stecken auch in seiner eigenen großen Abhandlung *Le Monde* (Die Welt)[57,] an die Descartes gerade letzte Hand anlegt. Dieses umfassende Buch erklärt die Welt nicht wie üblich mit übernatürlichen oder göttlichen Kräften, sondern durch die Gesetze der Physik. Im zweiten Teil, *Traité de l'Homme* (Abhandlung über den Menschen), geht es dann nicht um Physik, Fixsterne oder die Bahn von Kometen, sondern um die Mechanik der Körperfunktionen des Menschen. Was ihn in Bewegung versetzt, wie er träumt und wie der Schmerz entsteht.

Im Juli hatte Descartes seinem Freund Marin Mersenne in Paris Hoffnungen gemacht. Die Abhandlung sei fast fertig, es gehe nur noch um kleinere Korrekturen und darum, das Werk zu kopieren. Nur der Mönch und Mathematiker Mersenne weiß, wo Descartes in den Vereinigten Provinzen gerade logiert. Der Theologe ist die Relaisstation zu vielen zeitgenössischen Gelehrten, für den

Emigranten ein hochgeschätzter Kritiker und ein wenig auch sein PR-Agent. Die Abhandlung über den Menschen ist eine Art Bonuskapitel des umfangreichen Werks über die Welt, nichts Großes. Descartes hätte eigentlich früher fertig sein wollen, doch die Studien zogen sich hin, uferten aus, der Abgabetermin verzögerte sich. »Ich kann nicht sagen, wann das geschehen wird«, hatte er Mersenne vorsorglich wissen lassen, »weil ich meine Versprechen so oft gebrochen habe, dass ich mich schäme.« Doch jetzt wäre er so weit. Der neue rationale Blick auf die Welt, unverstellt von religiösen und magischen Vorstellungen, ist vollbracht. Wenn er nur wüsste, was mit Galileis Buch geschehen ist ...

In diesen Tagen ist René Descartes drauf und dran, das Verständnis von der Welt und das Selbstverständnis des Menschen in eine zumindest für westliche Kulturen grundsätzlich neue Richtung zu dirigieren. Bis zu diesem Zeitpunkt sind Geist und Körper des Individuums sowie sein soziales Umfeld ganz nach dem mittelalterlichen Verständnis des Theologen Thomas von Aquin noch eins, und die katholische Kirche wacht über diese Einheit. Schmerzen und Leiden sind nicht nur ein Symptom, das Ärzten als Orientierungshilfe dient. Zusammen mit der Seele gelten sie als untrennbarer Bestandteil jeder Körperfaser. Descartes und vor allem seine Schüler und Nachfolger werden den Schmerz aus diesem rein geistig-mystischen Zusammenhang befreien. Damit ermöglichen sie einerseits den systematischen, rationalen Zugriff auf den Schmerz, andererseits verliert er dadurch seine angestammte Bedeutung als Leitmotiv für ein christliches Leben. Dieser Perspektivenwechsel ist nicht nur ein intellektuelles Spiel. Heute wissen wir, dass Erfahrungen, soziale Beziehungen und die Kultur einer Zeit sich im Empfinden und Ausdruck des Schmerzes widerspiegeln. Indem Descartes den Schmerz als etwas Materielles isoliert, verändert er ihn, macht ihn zugänglich für die naturwissenschaftliche Medizin und verändert gleichzeitig seine Bedeutung für den Einzelnen und wahrscheinlich auch die körperliche Empfindung selbst. Vor Descartes sind Schmerzen etwas anderes als nach ihm.

Bis zum heutigen Tag fragen sich Neurowissenschaftler, Schmerz-therapeuten und Philosophen immer wieder, wie viel Körper und wie viel Geist im Schmerz stecken – und ob eine Unterscheidung überhaupt sinnvoll ist. In der isolierten Betrachtung des Körpers im Schmerz durch Descartes beginnt das heutige Dilemma zwischen rasch wachsender Nachfrage nach effektiven, nebenwirkungsarmen Schmerzmitteln und den immer klarer werdenden Grenzen einer Strategie, die vor allem darauf zielt, den Schmerz chemisch zu bekämpfen.

Was würde ein moderner Mensch aus dem 21. Jahrhundert mit chronischen Rückenschmerzen erleben, könnte er sich mit einer Zeitmaschine in das 16. Jahrhundert zurückteleportieren? Tief gebeugt, die Hand stützend in die Taille gestemmt, macht er sich auf, sucht Hilfe und Beistand und trifft vielleicht auf den fränkischen Ritter Gottfried (»Götz«) von Berlichingen zu Hornberg. Der ist irritiert über den humpelnden Gesellen und gibt zum Beleg seiner Unerschütterlichkeit vor dem Schmerz eine Kriegsgeschichte zum Besten. In einer Schlacht vor Landshut hatte der Ritter zu Beginn des 16. Jahrhunderts eine Hand verloren. »Und wie ich so dahin sehe, da hängt die Hand noch ein wenig an der Haut, und der Spieß liegt dem Pferd unter den Füßen. Da tat ich so, als kümmerte ich mich nicht darum, und wandte das Pferd ruhig um und kam ungefangen von den Feinden weg zu meinem Haufen.« Acht Monate lang musste er danach Qualen ertragen. Der Ritter kommentiert es lakonisch: »Was ich in dieser Zeit für Schmerzen erlitten habe, das kann sich jeder selbst gut vorstellen.«[58] Schlimmer noch als seine Verwundung schien Gottfried von Berlichingen die drohende soziale Isolation. Gern wäre der Soldat in den qualvollen Stunden gestorben, aber nicht wegen der Schmerzen, sondern weil er befürchten musste, als Einhändiger ungeeignet für den Militärdienst zu sein. Schon damals litten die Menschen nicht nur an dem unangenehmen Gefühl, sondern an der Bedeutung, die es für ihr Leben hatte. Die berühmte mechanische Eisenhand rettete die Ehre und das Seelenheil des Ritters.

Die Zeit vor Descartes ist schmerzvoll. Weil sich wenig gegen die Pein ausrichten lässt, beißt man am besten die Zähne zusammen, so wie es Ambroise Paré, der Wegbereiter der modernen Chirurgie, im 16. Jahrhundert vormacht.[59] Der Tritt eines Pferds hat Paré den Unterschenkel zerschmettert. Sogleich gibt er seinem Freund, dem Chirurgen Richard Hubert, strenge Anweisungen. Dieser solle alles tun, um den Bruch zu richten, ganz gleich wie schmerzhaft dies sei. Er möge ruhig die Wunde mit dem Rasiermesser so weit wie möglich aufschneiden und nach Knochensplittern suchen.[60] Eine Mischung aus Machismo und Pragmatismus lässt den Chirurgen den Eingriff durchhalten. Wie stark der Schmerz damals wirklich empfunden wurde, kann heute niemand mit Bestimmtheit sagen – schon weil sich niemand schriftlich darüber ausgebreitet hat. Jammern und Wehklagen, das lässt sich mutmaßen, galt als ein Zeichen der Unbeherrschtheit, der Schwäche und als unmännlich.

Der französische Philosoph Michael de Montaigne war um 1580 einer der Ersten, der sein eigenes Schmerzempfinden reflektierte. »Ich räume ein, und zwar sehr gern, dass sie das Schlimmste sind, was uns befallen kann; denn ich bin der Mann, der ihnen so feind ist als jemand auf der Welt und sie umso mehr aufs möglichste vermeide, weil ich bisher, gottlob, keine große Gemeinschaft mit ihnen gemacht habe; aber dennoch sag' ich: Es steht bei uns, wo nicht sie zu vertilgen, wenigstens durch Geduld sie zu vermindern: und wenn auch der Körper darunter niederläge, doch die Seele und die Vernunft in ruhiger Fassung zu erhalten. Wenn dem nicht so wäre, was für Wert hätten dann Tugend, Tapferkeit, Stärke, Größe der Seele und männliche Entschlossenheit? Wo wäre der Schauplatz, sich zu zeigen, wenn sie keine Schmerzen mehr zu bekämpfen hätten.«[61] Beherrscht gibt sich auch Herzog Henri de Guise, »der Vernarbte« genannt. Eine Lanze hatte sein Gesicht von der einen bis zur anderen Wange durchbohrt. Als ihm die Waffe aus der Wunde gezogen wurde, brachte der Herzog seine Pein auf die knappste Form: »Ah!«[62]

Eine lakonische Haltung scheint angesichts der überall lauernden Gefahren und der eingeschränkten medizinischen Möglichkeiten verständlich. Nicht genug, dass Unfälle und Seuchen die Leidensfähigkeit der Zeitgenossen prüfen. Nach der Ankunft des Schießpulvers in Europa schlagen erstmals Schusswaffen ihre grässlichen Wunden in Körper. Gefürchtet sind die Hakenbüchsen und Arkebusen, die zwar ungenau schießen, dafür aber schrecklich schmerzhafte Blessuren und anschließend tödliche Wundbrände verursachen. Dank des Einfallsreichtums des autodidaktischen Barbiers und Militärchirurgen Ambroise Paré lassen sich auf dem Schlachtfeld inzwischen arterielle Blutungen mit Unterbindungen kunstvoll stoppen. Aber gegen die um sich greifende Pest ist er machtlos. Paré bleibt nur, die gängigen, natürlich schmerzhaften Symptome zu notieren: »Kopf- und Nierenschmerzen, Ausschläge und Blasen auf der Haut, Abszesse und Eiterbeulen, Durchfall und unzählige weitere Beschwerden: Nicht zuletzt immer Kopfschmerzen, die so üblich sind bei dieser Krankheit.« Für den Arzt ist Schmerz ein Zeichen für den körperlichen Zusammenbruch und nahenden Tod.

Wenn die Pest pausiert, fügen sich die Menschen gegenseitig Schmerzen zu. Wer über den Schmerz herrschen kann, behält die Macht über sich und über andere. Dieses Muster ist bis heute gültig. Wer sich selbst Schmerz zufügt, ist besser dran als derjenige, der den Schmerz ohnmächtig ertragen muss. Wer wenigstens die gedankliche Kontrolle über dieses Gefühl behält, leidet weniger, bleibt frei. Nicht umsonst ist Schmerz auf der politischen Bühne immer wieder ein beliebtes Instrument der Machtausübung. Schmerz gilt vor der Aufklärung in Theologie, in Medizin und vor Gericht als Funktion der Seele und ist in dieser Hinsicht eng verknüpft mit Schuld und Furcht. Der antike Kirchenlehrer Augustinus von Hippo hatte auf diese Weise begründet, warum die Jungfrau Maria keine Schmerzen empfand – sie war frei von Schuld und Furcht. Wer hingegen sündig und sich dessen auch noch bewusst ist, der muss leiden. Nicht nur spanische Inquisitoren erzwingen in ihren Kellern mit Folterinstrumenten Geständnisse und säen damit Furcht. Sogar im »Zeitalter der Vernunft«, nach dem finsteren Mittelalter, schätzen Juristen noch das Mittel der Folter als Werkzeug zur Wahrheitsfindung. Eine Beweisführung wie in *CSI* oder im *Tatort* war damals unbekannt, einzig das Geständnis des Verdächtigten war beweiskräftig. Mit dem Schmerz kommt für die Juristen die Wahrheit ans Licht.[63] Die Tradition des Herrschens durch den Schmerz ist bis heute ungebrochen, ob in den Folterkellern der CIA oder in Staaten wie dem südostasiatischen Staat Brunei, der seit 2014 schrittweise die seit dreißig Jahren geltende Scharia verschärfte.

Auch wenn niemand weiß, wie die Menschen in jenen Zeiten chronische Schmerzen wirklich empfunden haben, ist es nicht unwahrscheinlich, dass vielen das Konzept von chronischen Rückenmalaisen als Fall für den Arzt schlicht unverständlich gewesen sein dürfte. Das Leben im 16. und 17. Jahrhundert ist hart, gefährlich und oft kurz. Kaum jemand wird über vierzig Jahre alt. Wer so jung stirbt, kann kaum altersbedingte chronische Schmerzen entwickeln. Wenn es schmerzt, dann kurz und heftig. Entweder man stirbt schnell oder man überlebt, und der verbliebene Schmerz erinnert einen daran, dass man noch am Leben ist. Wer wollte sich in solch einer Lage über einen schlimmen Rücken beklagen und bei wem? Humpelt also der moderne Büroangestellte mit seinen Beschwerden zu den Nachbarn, winken diese ob solcher Lappalien ab. Ärzte sind für ihn in dieser Zeit unerreichbar weit entfernt, und sollten sich doch ein oder mehrere Heilkundige einfinden, besteht die Hilfe in ausufernden und nutzlosen Erwägungen des Falls nach der logischen Art des griechischen Denkers Aristoteles. Möglicherweise gibt es unheilvolle Tipps. Ende des 15. Jahrhunderts legte sich der englische König Richard III. noch wegen Rückenschmerzen aufgrund einer verkrümmten Wirbelsäule auf die Streckbank. Ein unangenehme Prozedur, die die Schmerzen wahrscheinlich nur verschlimmert hat.[64] Aber hatte der heidnische Aristoteles im 4. Jahrhundert vor Christus in seiner Nikomachischen Ethik nicht argumentiert, wer Schmerzen klaglos ertrage, beweise Mut?

Zu allen Zeiten experimentierten Heiler auch mit chemischen Nothelfern. Galen reichte einen Schluck verdünnten Saft aus Stinklattich, einem Verwandten des Kopfsalats. Im Mittelalter setzte der Chirurg Guy de Chauliac in Extremfällen Hexenkrautsaft, zerstoßene Alraunen und Efeu gegen den Schmerz ein. Und dann war da von jeher noch die Königin der Schmerzmittel, das Opium. Schon in der Steinzeit kam Schlafmohn in Europa als Kulturpflanze vor. Von der Anwendung des daraus gewonnenen Opiums zeugen antike Quellen. Doch die Ärzte waren zurückhaltend mit dem Einsatz, leicht konnte das Mittel den Patienten ins Grab bringen. Guy de Chauliac wollte es nur als Zäpfchen verabreichen und nur, wenn alle anderen Mittel versagt hatten und der Patient an den Schmerzen zu sterben drohte.[65] Im 16. Jahrhundert empfahl der Chirurg Ambroise Paré gegen Zahnschmerzen – neben Fieber zu der Zeit im Gegensatz zum Schmerz ein wirklich ernsthaftes medizinisches Problem – das Gurgeln mit Urin; sein Kollege Baptiste Martin setzte in diesem Fall auf die Exkremente wilder Katzen, und das Standardwerk für Hausmittel empfahl Ohrschmalz von Hunden als probates Analgetikum. Noch bis zum 19. Jahrhundert betäubten die Chirurgen ihre Patienten höchstens mit Wein. Die einzige Methode über die Jahrhunderte, die den Schmerz bei einer Operation halbwegs begrenzte, war Geschwindigkeit. Die Chirurgen perfektionierten ihr Instrumentarium, damit der Schnitt wenigstens rasend schnell geschehen konnte.

So wankt der moderne Rückenschmerzpatient entnervt weiter zu den heilkundigen Mönchen – und erlebt dort die nächste Irritation. Ein Recht auf Schmerzfreiheit. Pah! Christenmenschen sollten sich doch über Schmerzen freuen, lässt man ihn dort wissen. Hat der Mensch nicht die Erbsünde begangen? Verdient deshalb nicht jeder Nachfahre von Adam und Eva grenzenlosen Schmerz und Leid? Hat Jesus nicht für die Menschheit auf seinem letzten Gang und am Kreuz erniedrigende Martern für die Menschheit er-

121

litten? Nein, Schmerz bringt den Menschen allenfalls näher zu Gott! Für die Theologen liegt im Schmerz Bestrafung für die Ursünde und gleichzeitig Erlösung. Die Rebellion gegen Gott, schrieb der Gründer der methodistischen Kirche 1747, bestrafe dieser, indem er die Saat der Schwäche und des Schmerzes tief im menschlichen Körper anlegte.[66] Kirchenvater Augustinus hatte schon Anfang des 5. Jahrhunderts den Glauben als einziges Trostpflaster gepriesen. Natürlich hätte es selbst in diesem Zeitalter und später ein paar potente Schmerzlöser wie das Opium gegeben. Im 17. Jahrhundert empfahl der französische Chirurg Pierre Dionis gegen Geburtsschmerzen kanarischen Wein und Schnaps, die unter der Geburt zu gleichen Teilen von der Gebärenden und der Hebamme getrunken werden sollten.[67] Aber in diesem religiösen Klima fragt man besser nicht nach solchen Betäubungen. »Und zum Weibe sprach er: Ich will dir viel Schmerzen schaffen, wenn du schwanger wirst; du sollst mit Schmerzen Kinder gebären«, steht schon in der Bibel (1. Mose 3,16). Unvorsichtigerweise hatte die gebärende Adlige Eufame Macalyne 1591 ihre Hebamme um ein Schmerzmittel gebeten. Sie wurde dafür zum Tode verurteilt und verbrannt. Der gefolterte Heiland, die Martyrien der ersten Christen, aber auch der Schmerz als Quittung für die Erbsünde wiesen noch lange und für manche Menschen bis heute den Weg. Im an Leidensmetaphorik überreichen Christentum gedieh die Idee von körperlichem Leiden als göttlicher Strafe für Sünden aller Art, selbst für den Fall, dass jemand einen über den Durst getrunken hatte. Hatte nicht jeder sein Kreuz zu tragen? Und sei es in Form von Kreuzschmerzen. Dieser Glaube kann fatalistisch sein und den Betroffenen beschämt noch tiefer in das Leiden verstricken. Bei manchen wirklich Gläubigen wirkt sich der tröstende Anteil der christlichen Botschaft indes positiv auf die Schmerzqualität aus. Vierhundert Jahre nach Eufame Macalyne wird sich in einem britischen Kernspintomographen zeigen, dass in den Gehirnen von gläubigen Katholiken das negative Gefühl des Schmerzes uminterpretiert wird. Dies aktiviert dann wiederum Nervenbahnen, welche die Schmerzweiterleitung im Rückenmark hemmen. Jemandem, für den Schmerz nicht nur Gene und Physiologie ist, sondern Ängste widerspiegelt, kann der Glaube diesem Schmerz einen sinnvollen Kontext geben. Selbst Bilder von religiösen Symbolen können diese Schmerzbremse auslösen. Wenig verwunderlich ist, dass diese Technik bei Atheisten oder Agnostikern nicht funktioniert.[68]

Die eifrigsten Gläubigen martern sich mit allerlei Instrumenten selbst. Im französischen La Flèche im Anjou gibt sich Ende des 16. Jahrhunderts der strenggläubige Steuereintreiber Jérôme Le Royer de la Dauversière qualvollen Exerzitien hin, schlägt sich Ketten auf die Schultern, bis diese nur noch eine einzige Wunde sind, und trägt um die nackten Hüften einen Gürtel mit tausendzweihundert scharfen Spitzen. Aus heutiger Sicht könnte man sagen, dass die Geißler nicht nur Sühne praktizierten, sondern mit ihren Selbstverletzungen erstens die Kontrolle über den Schmerz behielten und zweitens die Endorphin-Produktion in ihren Gehirnen ankurbelten – was ihnen vermutlich einen »Kick« gegeben hat. Jérôme Le Royer ist inspiriert von der Jesuitenschule Collège Royal in La Fléche, die er als Jugendlicher in Vorbereitung auf den Staatsdienst besucht. Die gründliche Unterrichtung in alten griechisch-römisch-christlichen Denkschulen lassen ihn von der Gründung eines Hospitals im fernen, neuentdeckten Kanada träumen. Ein Plan, den er später in die Tat umsetzen wird.

In Montreal und La Fléche kreuzen sich die Lebenswege von Menschen, die das Bild des Schmerzes einer ganzen Epoche verkörperten. Im französischen Internat trifft der Überchrist Jérôme Le Royer auf René Descartes, den Begründer der modernen wissenschaftlichen Denkweise. Und in Jérôme Le Royers Gründung Montreal wird dreihundertfünfzig Jahre später der kanadische Psychologe Ronald Melzack als eine Art Anti-Descartes das materialistische Bild des Schmerzes wieder revidieren.

Im Gegensatz zu dem religiösen Eiferer Jérôme Le Royer ist der nur ein Jahr ältere Descartes von den Lehren der Jesuiten in La Fléche wenig angetan. Die spekulative mittelalterliche Scholastik,

die ihre Erkenntnisse einzig auf unzuverlässige Sinneswahrnehmungen, die Autorität der Altvorderen und die logisch abgewoge-
ne Gegenüberstellung von Meinungen basiert, findet er nicht
überzeugend. »Ich sah mich von so viel Zweifeln und Irrthümern
bedrängt«, erinnert er sich sehr viel später,[69] »dass ich von meinen
Studien nur den einen Vortheil hatte, meine Unwissenheit mehr
und mehr einzusehen.« Fortan lässt der Philosoph keine Gelegenheit aus, über die verknöcherten Scholastiker herzuziehen. Nach
drei Träumen im deutschen Neuburg nahe Ulm findet er 1619 seinen Lebensweg. Er wird philosophieren, die ganze Welt auf der
Basis von Mathematik und systematischer Beobachtung völlig
neu erklären.

Nach langen Reisen kreuz und quer durch Europa lässt sich
René Descartes 1629 in den liberalen Vereinigten Provinzen,[70] einem Teil der heutigen Niederlande, nieder. Endlich will der Philosoph die Welt und die Phänomene der Natur untersuchen und
beschreiben. Dafür braucht er Ruhe, und die zu finden ist in Paris
schier unmöglich. Dort lastet der enorme Erwartungsdruck seines Vaters und seiner Bekannten auf ihm. Von einem Mann seines
Standes wird erwartet, dass er heiratet und sich zum Beispiel einen Beamtenposten am Hof kauft. Aber weil seinen Geschwistern
bereits große Summen aus erwarteten Erbschaften zugesagt worden sind, fehlen die notwendigen Mittel. Die anderen Karriere-
möglichkeiten, eine dauerhafte Stelle beim Militär oder in der
Kirche, sagen dem Denker nicht zu. Der familiäre und gesellschaftliche Druck auf Descartes wächst. Darüber hinaus belagern
ihn Freunde und Bekannte, die mit ihm um die Häuser ziehen
wollen: Glücksspiel, Frauen und Alkohol locken. Er versucht dem
umtriebigen Leben aus dem Weg zu gehen. Doch selbst als Descartes sich eine geheime Unterkunft in Paris sucht, ist er nicht lange sicher vor den Nachstellungen der Bekannten. Schon bald
nachdem er zum Beispiel in das Haus Les Trois Chapelets in der
Rue du Four geflüchtet ist, spürt ihn dort sein früherer Mitbewohner Nicholas le Vasseur auf. Eines Tages späht le Vasseur durchs

Schlüsselloch, während Descartes bei offenem Fenster und geschlossenen Fensterläden im Bett sitzt und arbeitet, um ihn herum zahlreiche Papiere verstreut.[70]

Neben den persönlich anstrengenden Umständen ist auch die politische Lage für freie Geister wie Descartes nicht angenehm. In ganz Europa tobt seit langem ein Krieg um den rechten Glauben und die Verteilung der Macht. In Frankreich verteidigt der machtbesessene Kardinal Richelieu mit allen Mitteln die traditionelle Vorherrschaft der katholischen Kirche gegen die Protestanten.[71] Jede Äußerung, die in irgendeiner Weise religiöse Fragen betrifft, ist heikel. Zwar steht es nicht so schlimm wie in Spanien, wo die Inquisition freie Hand hat und Menschen foltert. Aber die päpstlichen Spione sind auch in Frankreich unterwegs. Dieser Tage muss man aufpassen, was man sagt und schreibt, sonst schlägt die Zensur zu.

In den Vereinigten Provinzen atmet man freier. Niemand kennt und verfolgt hier einen klugen Kopf wie Descartes. Angekommen ist der Philosoph in Amsterdam, einem der größten kulturellen und wirtschaftlichen Zentren Europas in dieser Zeit. Der Krieg ist fern, im Hafen schaukeln Segelschiffe vom Kap der Guten Hoffnung, von der Magellan-Straße und den fernen Molukken. Auf dem Hauptplatz der Stadt, dem Dam, ist die Luft erfüllt vom Duft der Muskatnüsse, Gewürznelken und Pfefferkörner.[57] Gold, Sklaven und Opium wechseln den Besitzer, genauso wie Papageien und Affen. Die Niederlande sind die führende Handelsmacht Europas.[72] Die neureichen Bürger schicken ihre Söhne an die Universitäten, wo sie die Welt neu erfinden. Konfessionelle Streitigkeiten stehen in diesem auf Handel gegründeten System zurück. Wissenschaft und Intellekt sind hochwillkommen, und Descartes macht regen Gebrauch von diesen Möglichkeiten. Einmal logiert er in der Straße der Schlachter, in der Kalverstraat (heute eine Shoppingmeile). Jeden Tag schaut er ihnen bei der Arbeit zu, seziert nach Kräften Schafe und nimmt manchen Tierkadaver zur Sektion mit nach Hause.[73]

Bisweilen ist ihm diese quirlige Stadt mit ihren mehr als zweihunderttausend Einwohnern zu viel. Außerdem scheint es selbst in den geistesoffenen Vereinigten Provinzen angezeigt, nicht allzu lange an einem Ort zu bleiben. Päpstliche Spione sind überall, und Katholiken gibt es hier auch. Der scheue Philosoph reist mit leichtem Gepäck, er braucht keine Bücher, das erleichtert schnelle Umzüge. Also ist Descartes im Mai 1632 in das vier Tagesreisen östlich gelegene beschauliche Deventer gezogen und vollendet dort sein Werk *Le Monde*. Der Philosoph ist inzwischen siebenunddreißig Jahre alt, als er auf die Nachricht über Galileis umstrittenes Buch wartet. Die weichen, jugendlichen Züge sind aus seinem Gesicht verschwunden. Seine wallende Mähne, der Kinn- und Schnauzbart sind nach der Mode, und die großen Augenlider lassen ihn aussehen wie einen schläfrigen Musketier. Descartes mag körperlich älter geworden sein, aber geistig ist er wach wie selten zuvor. Jeden Tag zehn Stunden Schlaf – das hat er sich im Internat angewöhnt – und ausgedehnte tägliche Spaziergänge inspirieren ihn zu immer neuen Fragen. Darf man seinen Sinnen trauen? Nach welchen Prinzipien entscheidet man, welche Fakten für die Erfassung der Welt wichtig sind und welche nicht? Und wie funktionieren Körpervorgänge wie der Schmerz wirklich? Religiös oder metaphysisch betrachtet, mag es Gründe für Schmerzen geben, individuell betrachtet wollen die Menschen den Schmerz einfach nur loswerden, und das ist mit den vorhandenen Erkenntnissen auf rationale Weise nur sehr schwer möglich.

René Descartes hat ein Faible für Medizin. Die Großeltern waren Ärzte gewesen. Er selbst war als Kind krank gewesen. Die Ärzte hatten prophezeit, dass er nicht lange leben würde. Die Wirksamkeit der Medizin ist zu jener Zeit ein Maß für die Potenz der dahinterstehenden Theorie und des Philosophen, der sie erdacht hat.[74] Die damals weitverbreiteten Anhänger des antiken Philosophen Aristoteles und des antiken Arztes Galenos von Pergamon (»Galen«) haben in dieser Hinsicht eine durchwachsene Bilanz. Sie begegnen körperlichen Beschwerden mit zweierlei Methoden: mit endlosen theoretischen Abwägungen des antiken Buchwissens am Krankenlager und mit der allzeit bereiten scharfen Lanzette für den Aderlass. Ein wenig vergossenes Blut soll das Gleichgewicht der Körpersäfte wiederherstellen. Für Descartes und viele seiner Zeitgenossen sind derart undurchsichtige Mittel eine intellektuelle Beleidigung. Ohne eine vernünftige Theorie der Natur könne niemand erwarten, das Leben wirklich verlängern zu können. Eine erneuerte Philosophie müsse her, die den Menschen zum Herrn und Meister der Natur machen würde.[75] Gradmesser der Überlegenheit der neuen Theorien gegenüber der praktizierten scholastischen Medizin wären Erfindungen, die wirklich gegen Krankheiten wirken. Der Glaube, die Gemeinschaft unter dem Dach der Kirche vermöge ein wenig das Leiden mildern. Doch wissenschaftlich fundierte, rationale und mithin bessere Antworten auf den physischen Schmerz lassen diese Denkart nicht zu. Descartes peilt entschlossen das Ziel an: »Wir könnten uns von unzähligen Krankheiten befreien, sowohl des Körpers als auch des Kopfes, und vielleicht sogar von der Gebrechlichkeit des hohen Alters.« Dafür braucht es eine grunderneuerte Philosophie, eine, die überzeugender ist als die immer nur weiter getragenen und von der Kirche abgesegneten Weisheiten der antiken Denker.

Im katholischen Frankreich bestand die Kirche seit dem Konzil von Trient 1551 auf den mittelalterlichen Lehren des Thomas von Aquin als einzige Quelle der wissenschaftlichen Erkenntnis. Die Gelehrten wogen theoretisches Bücherwissen rhetorisch gegeneinander ab. Diese Annäherung an die Welt erklärte weder die Pest befriedigend noch den Schmerz noch die Bewegung der Gestirne. Es lieferte auch keine für den Menschen praktischen Erkenntnisse. Aber die scholastische Denkart nach dem mittelalterlichen Theologen Thomas von Aquin und dem vorchristlichen griechischen Philosophen Aristoteles war in Frankreich Staatsdoktrin, Galen und seine Säftelehre hochgeehrt. Aquin war in der katholischen Kirche so beliebt, weil er eine raffinierte Antwort auf eine quälende theologische Frage gefunden hatte. Wie kann sich Brot und Wein in das Fleisch und das Blut Christi verwandeln?

Solche Verwandlung widerspricht jeder Erfahrung! Gestützt auf die Logik des antiken griechischen Philosophen Aristoteles bekam der Mönch Thomas von Aquin das Paradoxon in den Griff und half der Kirche aus der Klemme. Der Geruch und Geschmack von Brot seien nur Anhaftungen und nicht die eigentliche Substanz. Die Substanz des Brotes verwandelt der Priester in der Messe in die Substanz des Fleisches. Dann ist es also echtes Fleisch, mit den oberflächlichen Eigenschaften von Brot. Fürs Erste war damit die widersinnige Brotmutation erklärt.[71]

Bei Descartes verfangen solche verbalen Tricks nicht. Für ihn sind die Eigenschaften eines Gegenstands und dessen Substanz keinesfalls voneinander getrennt. Brot bleibt Brot und Fleisch bleibt Fleisch. Und überhaupt: Die ganze scholastische Methode des Erkenntnisgewinns beleidigt seinen Geist. Descartes sehnt sich nach einer neuen Wissenschaft, in der die Vernunft herrschen sollte. Seine systematische Erforschung der Umwelt und des Menschen würde die Grundlage schaffen für ein völlig neues Menschenbild. Doch solche Ansichten bedrohen die katholische Kirche, spielen sie doch den Protestanten nützliche Kritik an den offiziellen Lehren in die Hände. Die offensive Verbreitung solcher Ideen weckt Argwohn und Widerstand. Der einzige Weg wäre Diskretion. Nur kein Aufsehen erregen und hier und da ein paar antike Griechen zitieren, dann blieb die Kirche ruhig. Unterwürfiges Taktieren liegt dem kühnen und nicht selten arroganten Denker Descartes genauso wenig wie seinem italienischen Geistesverwandten Galileo Galilei.

Endlich kehren die Sendboten aus Amsterdam und Leiden zurück. Ihre Nachrichten sind unerfreulich. Das neue Werk von Galilei lässt sich in den zahlreichen Buchhandlungen nicht auftreiben. Descartes schlimmste Befürchtungen bestätigen sich. Papst Urban VIII. hat genug von den Provokationen. Schon Monate bevor Descartes beunruhigt nach dem Buch fahnden lässt, am 22. Juni 1633, muss Galileo Galilei im großen Saal der Dominikanerkirche Santa Maria sopra Minerva vor der Inquisition seiner Idee von der Erde, die um die Sonne kreist, abschwören.[76] Und nicht nur die Verurteilung Galileis bestätigt sich, sondern auch die Verbrennung sämtlicher Exemplare des neuen Buches. Das hat Descartes nicht erwartet. Nun fürchtet er, dass sein eigenes Werk ebenso in Ungnade falle.[77] Panik ergreift ihn. Sofort schreibt er Marin Mersenne nach Paris einen Brief: »Ich habe mich fast dazu entschlossen, alle Papiere zu verbrennen oder sie zumindest von niemandem lesen zu lassen.« Bloß keine Verurteilung durch die Kirche, denn dann könnte er schwer weiterarbeiten. »Da ich aber für nichts in der Welt möchte, dass eine Abhandlung von mir herauskäme, in der sich das geringste Wort befindet, das von der Kirche missbilligt werden würde, ziehe ich es vor, sie eher zu unterdrücken, als verstümmelt erscheinen zu lassen.«

Aber die revolutionären Ideen, einmal gedacht, sind nicht mehr aufzuhalten. Nach dem ersten Schrecken hofft Descartes, dass das harsche Urteil gegen Galilei irgendwann aufgehoben werde und sein *Le Monde* nebst der Abhandlung über den Menschen doch noch erscheinen könne. »Da ich aber noch nicht sehe, dass die Zensur durch den Papst oder das Konzil gutgeheißen worden ist, sondern allein durch eine besondere Kongregation der Kardinalinquisitoren«, schreibt er im April 1634 an Mersenne, »verliere ich noch nicht gänzlich die Hoffnung, dass es nicht ebenso wie mit den Antipoden kommt, die früher fast in derselben Weise verdammt worden sind, und dass nicht auch mit der Zeit meine Welt das Tageslicht erblicken kann.«[56] Bis es so weit wäre, würde er eben entschärfte Teile aus seinem umfangreichen Opus publizieren. In den folgenden Jahren und Jahrzehnten sickern die Ideen in anderen Publikationen durch, und jedes Mal ist Descartes streng darauf bedacht, nicht bei der Kirche anzuecken. Er fürchtet nicht nur um seine Arbeitsmöglichkeit. Der nach wie vor gläubige Jesuit lebt in dem Zwiespalt, dass er revolutionäre Ideen formulieren möchte, ohne seinen Glauben zu verraten.

Der erste Schritt auf dem Weg zur Befreiung des Schmerzes aus kirchlicher Vereinnahmung, Fatalismus und Unwissenheit ist der

Bruch mit den Traditionen. Es ist 1637, Descartes ist jetzt einundvierzig Jahre alt. Er steht in regem Austausch mit den lokalen Gelehrten, und sein Partner Mersenne füttert in Paris die neugierigen Intellektuellen. Nach dem Galilei-Schock erscheint endlich sein erstes Buch, *Discours de la Méthode*. Diese Abhandlung über die Methode, das richtige Denken und die Suche nach der Wahrheit in den Wissenschaften positioniert Descartes gegen die verknöcherte Erkenntnismethode der Scholastiker, der Mystiker und Alchemisten. Die »Alten« wie der Philosoph sie nennt, gewinnen ihr Wissen über die Welt aus sinnlicher Erfahrung, durch Schlussfolgerungen und auf dem Fundament überlieferter Weisheiten. Ohne systematische Beobachtung, ohne eine realitätsnahe Physik und korrekte Anatomie können die scholastisch-aristotelischen Gelehrten keine zuverlässigen Vorhersagen über das Verhalten der Welt machen. So führt ihre Gelehrsamkeit in die Konfusion. Descartes zweifelt zunächst einmal alle Informationen, die die trügerischen Sinne liefern, radikal an. Der Philosoph will auf diese Weise den Schleier lüften und Deutlichkeit und Klarheit anstelle von Mutmaßungen setzen. Er beginnt mit der größten aller Fragen: Warum weiß ich etwas, und was weiß ich? Im Prinzip könnte die ganze Welt ein vollständiges Trugbild unserer Sinne sein. Darin sei dann nur eines über alle Zweifel erhaben, nämlich das Denken selbst, das sich solche Trugbilder einfallen lässt. »Ich denke, also bin ich!«, lautet die berühmte Erkenntnis, die später in den *Principia philosophiae* noch einmal in Latein als »Cogito ergo sum!« auftaucht.

Weil aber das Denken für Descartes nicht materiell erklärbar ist – zumindest nicht mit den gängigen Mechanismen der Hydraulik und Mechanik –, muss es also etwas anderes, Nichtmaterielles sein. Damit zerfällt für ihn die Welt in zwei Hälften: die ausgedehnte erklärbare Welt *(res extensa)* und die immaterielle, durch Physik und Mathematik nicht erklärbaren Gedanken *(res cogitans)*. Mit Hilfe der über den Zweifel erhabenen Gedanken will Descartes das Haus des Wissens nach vier Grundregeln völlig neu aufbauen: Erstens ist nur das akzeptabel, für das »ich keinen Anlass hatte, es in Zweifel zu ziehen«; zweitens wird jede zu untersuchende Frage in möglichst einfache Teilfragen aufgelöst; drittens entsteht aus den Antworten auf diese einfachen Fragen nach und nach das Wissen; und dann wird alles noch einmal gründlich überprüft, »vollständig zu überzählen und im Allgemeinen zu überschauen, um mich gegen jedes Übersehen zu sichern«: grundlegende Prinzipien sind Zweifel, Analyse, Konstruktion und Überprüfung. Damit ist ein Verfahren formuliert, das im Prinzip noch heute in den Naturwissenschaften gilt – nur dass sich in der Zwischenzeit noch die Empirie und der systematische Versuch hinzugesellten. So viel Freigeist gefällt der Kirche nicht. Zweifeln ist erlaubt, aber der Gläubige soll den Zweifel überwinden, ihn nicht zum Lebensprinzip machen.

In *Traité de l'Homme,* das Descartes nach der Verurteilung von Galilei und bis zu seinem Tode unter Verschluss hält, umreißt der Philosoph zunächst, wie er den Körper versteht: Als »Maschine aus Erde«, als Uhr oder Automat ohne Seele, aber immerhin von Gott gemacht und daher selbstverständlich unendlich ausgeklügelt. Materie wie der menschliche Körper hat eine Ausdehnung, eine Masse, bewegt sich, und die »mentale Substanz«, die Seele, manifestiert sich in der Welt als Gedanken und Bewusstsein. Dies ist die später »Dualismus« benannte und in Wirklichkeit nicht ganz neue Sicht auf den Menschen. Im Grunde unterschieden schon Aristoteles, Plato und später der Theologe Augustinus von Hippo zwischen der Seele und dem Körper. Aber immer war die Seele im ganzen Körper verteilt und die Seele ohne einen Körper nicht denkbar. Descartes verschiebt die Seele, die Gedanken aus dem Körper in den Kopf, genauer in das Gehirn. Das geschieht mit Vorsicht, um die Kirche nicht zu verärgern. Seit dem Fünften Laterankonzil 1512 bis 1517 gilt die Seele qua kirchlicher Verfügung als mit dem Körper untrennbar verbunden als individuelle und unsterbliche Seele. Descartes wagt eine kleine, aber wichtige argumentative Abweichung davon: »Es ist auch nötig zu wissen, dass, obgleich die Seele mit dem ganzen Körper verbunden ist, es einen bestimmten Teil gibt, über den sie mehr als über alle anderen ganz spezifisch ihre Funktion ausübt.« Doch wie kann die materielose Seele den materiebehafteten Körper in Bewegung setzen, und wie können materielle Reize wie der Schmerz das Bewusstsein beeinflussen? Es sind Rätsel, die früher die Philosophen und noch heute die Neurowissenschaftler umtreiben.

Als Bindeglied zwischen den beiden Welten ist eine Art Vermittler notwendig. Diese Relaisstation verortet der französische Philosoph tief im Gehirn, »nur der innerste von dessen Teilen, welches eine gewisse sehr kleine Drüse ist, die inmitten der Hirnsubstanz liegt ...« In der Zirbeldrüse sollten sich Seele und Körperfunktionen treffen, eine Struktur, die Philosophen und Anatomen seit Jahrtausenden fasziniert, weil sie nicht wie die meisten anderen Hirnteile paarig angelegt ist und deshalb der ideale Platz sein müsste, wo die Sinneseindrücke beider Hirnhälften zusammenlaufen. Träger für alle Informationen im Körper sind kleinste Partikel, die sogenannten Lebensgeister, die vom Herzen aus den ganzen Körper durchdringen. Das Blut gelangt bis in die Zirbeldrüse, wo sich die Lebensgeister abscheiden und die Höhlen des Gehirns fluten. Von dort gelangen sie über die Nerven zurück in den Körper, in die Muskeln, deren Form sie verändern können. Auf diese Weise setzen die substanzlosen Lebensgeister den Körper wie die damals neuen hydraulischen Wasserspiele im königlichen Garten in Gang. Die Seele in der Zirbeldrüse sei im Prinzip eine Art »Wächter der Wasserfontäne« schreibt Descartes.

So mechanisch geradlinig funktioniert für Descartes auch der Schmerz. Die schnell beweglichen Partikel eines Feuers unter einem Fuß zerren über die Nerven wie ein Seilzug an der Zirbeldrüse, und im Gehirn läutet die Alarmglocke. Lebensgeister strömen zurück zu den Muskeln und setzen diese in Bewegung. Der Fuß zuckt vom Feuer weg. Dehnt jemand den Seilzug, das heißt die Nerven, bis er zerreißt, dann kommt die immaterielle Seele ins Spiel. In diesem zerstörerischen Augenblick wäre die an sich perfekt auf Reiz und Reaktion ausbalancierte Maschine gestört, und deshalb reagiert die Seele mit dem Empfinden von Schmerz. In dieser Idee vermengt sich ein klein wenig Harmonielehre nach Galen mit der Faszination an der aufkommenden Hydraulik. Und das alles im Einklang mit der Idee einer Seele, wenn sie auch im entscheidenden Punkt modifiziert ist.

Damit ist die enge Zusammenarbeit von Körper und Seele grob umrissen, nun folgt ihre sorgsame Trennung. Zwei Jahre später schreibt Descartes in den *Leidenschaften der Seele:* »So gibt es keinen besseren Weg, um zur Erkenntnis unserer Leidenschaften zu kommen, als den Unterschied zu untersuchen, der zwischen der Seele und dem Körper ist … dass alles, was in uns ist und von dem wir in keiner Weise begreifen können, dass es einem Körper zukommen kann, unserer Seele zugeteilt werden muss.« Damit sind die Leidenschaften, die Emotionen, das Bewusstsein und subjektive Erfahrungen der immateriellen Welt zugeschlagen und aus der wissenschaftlichen Gleichung herausgenommen. Einzig der physische Part, die Hydraulik des Körpers, ist für den wissenschaftlichen Zugang offen. Diese Beschränkung hat weitere Vorteile: Wer die Seele als so göttlich und ergründlich umschreibt, dass sie für den wissenschaftlichen Zugriff völlig ungeeignet ist, erspart sich Ärger mit der Kirche. Dies ist eine der wichtigsten Zäsuren der Wissenschaftsgeschichte. Durch die Deklaration der Seele als unerforschbares Terrain gab die Wissenschaft für lange Zeit jede systematische Erforschung psychischer Vorgänge auf. Die Einflüsse der Gedanken, der sozialen Umwelt auf die komplexe Empfindung Schmerz waren nicht mehr Gegenstand von Nachforschungen. Wer etwas über die Verarbeitung von Schmerz wissen wollte, suchte nach der Hydraulik des Schmerzes, nach spezifischen Schmerzempfängern in der Peripherie, nach den weiterleitenden Signalwegen und nach den Empfangsstationen im Gehirn. Es war ein erster Akt der Befreiung. Denn mit dieser sachlich-mechanistischen Betrachtung des Körpers war das Symptom nicht mehr eine Frage des rechten Glaubens, etwas, dem man sich fatalistisch ergibt. Es geht nicht mehr um die Kirche und das Seelenheil, sondern um die legitime Korrektur von gestörten Körperfunktionen. Die Befreiung war zu dieser Zeit indes nur eine theoretische Möglichkeit. Solange es keine wirksamen Medikamente jenseits des verdächtigen Opiums gab und brutale Operationen ohne Betäubung an der Tagesordnung waren, hatte die kirchliche Deutungshoheit noch Bestand. Die Forscher mussten die Hydraulik des Schmerzes noch jahrhundertelang systematisch zerlegen, bis ihre Theorie überzeugende praktische Effekte zeitigte. Erst dann sollte die biomedizinische Theorie des Schmerzes die Oberhand bekommen.

Die Hinwendung zu den materiellen Grundlagen des Schmerzes und die Abspaltung der geistigen Vorgänge in eine unzugängliche Sphäre ist nur eine Voraussetzung für eine neue Schmerzdeutung. Heute sehen wir Schmerz als ureigenste Angelegenheit. Es ist mein Schmerz. Gerade der chronische Schmerz ist mitunter deshalb so unerträglich, weil er uns konstant an zerstörte Lebenspläne erinnert. Im 16. Jahrhundert aber gab es noch kein Konzept vom selbstbewussten Ich. Das schutzbedürftige Individuum nahm sich als Teil der Gemeinschaft wahr, der Familie, der Ethnie.[78] Wie sehr der Körper und mit ihm der Schmerz noch öffentliches Gut war, zeigte sich bei akuten Schmerzen. Hatte jemand starke Zahnschmerzen, dann ließ er sich auf einem Marktplatz zur allgemeinen Belustigung den Zahn ziehen und profitierte von der Gegenwart der mitempfindenden Zuschauer. Die Baslerin Anna Katharina von der Mühll-Rhynier brachte in der zweiten Hälfte des 18. Jahrhunderts unter heftigen Schmerzen vier Kinder zur Welt. »Die Geburt von J. Georg kostet mich am meisten Schmerzen, und die von der Lisette am wenigsten.« Was für die Mutter eindrückliche, persönliche Ereignisse waren, sah der Großvater bei der Geburt des Enkels Johann Georg im Jahr 1781 vor allem als Akt, der die Tradition fortsetzt und den Namen in die Zukunft trägt.[79] Der Patriarch gab die Bedeutung des Schmerzes vor. Eine Betäubung mit Opium oder einer ordentlichen Flasche Schnaps war nicht vorgesehen. Als Therapeutikum musste der solidarische Beistand genügen. Zurückgeworfen in diese Zeit, würde der moderne Rückenschmerzpatient einen privaten Aufstand anzetteln und sein Menschenrecht auf ein schmerzfreies Leben einfordern. Her mit dem Opium!

Ein einzuklagendes Recht auf Schmerzfreiheit setzt voraus, dass ein Einzelner sich als autonome Person mit individuellen Rechten sieht – was dann irgendwann in die Würde des Menschen und die Menschenrechte und das individuelle Recht auf Schmerzfreiheit mündet. In dieser Hinsicht ändert sich ganz allmählich der Ton. Die Aufklärung wertete nicht nur den Einzelnen auf, sondern auch die Legitimität des Eigennutzes. Das Individuum versucht sich von allen Arten externer gesellschaftlicher Einschränkungen zu befreien. Die politischen, moralischen, intellektuellen und wirtschaftlichen Bereiche werden reorganisiert, damit sie individuellen Interessen dienen. Das Individuum darf etwas wollen. Schon der einsame Wolf Descartes hat in seiner Studierstube gleich zweimal »Ich« gerufen: »Ich denke, also bin ich.« Die Zeit der Aufklärung schafft zum ersten Mal die Grundlage für ein Erwachen des Ichs. Schon vorher hatte es nicht umsonst Renaissance, Wiedergeburt, geheißen. Nach dem finsteren Mittelalter bewegte sich auf allen Gebieten etwas: aufregend neue Musik, Malerei, Architektur, Wissenschaft, gespannte Neugier, überall pralles Leben. Wer wollte da nur noch schnell in den Tod und damit in den Himmel? Selbst in der Religion war das Ich statt des Wir plötzlich möglich. Martin Luthers Reformation verschaffte dem Einzelnen ohne Umweg über den Priester erstmals Zugang zu der sonst in Latein verfassten und damit unerreichbaren Heiligen Schrift und damit zu Gott. Alles fühlte sich noch etwas wackelig an, aber es gab wieder eine Lebensperspektive, und zwar für jeden Einzelnen. Descartes lieferte die Denkschablonen für dieses neue Zeitalter. Er pfiff auf das Überkommene und zweifelte sich seinen Weg in die Freiheit.

Das Fundament war gelegt. Doch so viel Umschwung provoziert Widerstände. Trotz aller Vorsicht hatte René Descartes schon zu Lebzeiten erhebliche Schwierigkeiten mit seinem revolutionären Weltbild. Das lag nicht nur an den Ideen, sondern vor allem an den Anhängern, die seine Ansätze veränderten, verzerrten und bis heute missverstehen und für ihre Zwecke benutzen. Sie erst machten aus dem französischen Philosophen die verhasste Figur, die für Mediziner, Neurowissenschaftler und auch Laien als Inbegriff einer einseitigen materialistischen Sicht auf den Menschen steht. Einer der ersten und der vielleicht schwierigste Fehldeuter war Henricus Regius, den Descartes 1638 kennenlernte. Einst war er Descartes' ergebener Schüler und sein Vorbild, nur zu bereit, die Rolle als Lehrer zu übernehmen. Es ist eine gefährliche Liaison. Im Gegensatz zum freischaffenden Philosophen Descartes ist der Arzt Henricus Regius Professor an der Universität Utrecht. Aus diesem Grund hat er größeren Einfluss in der Stadt als Descartes und mit seinen zahlreichen Studenten ein großes Publikum. Regius gibt an seine Studenten in Utrecht weiter, was er durch Descartes' bisherige Schriften gelernt hat. Ja, er ist der erste cartesianische Professor. Das schmeichelt dem französischen Philosophen zunächst. Immer wieder schickt er dem neuen Freund und Jünger Entwürfe von Büchern zum Gegenlesen – selbst von *Le Monde,* das der Philosoph doch so streng unter Verschluss halten will. Regius ist begeistert von diesem Lesestoff, ja in Ekstase, und er ist rebellisch genug, Descartes gegen jede Anfeindung zu verteidigen. Es wiederholt sich hier ein Muster in Descartes' Leben. Erst ergibt sich eine intellektuelle Freundschaft, in der Descartes die Oberhand hat. Dann entwickeln die Freunde nach einer Weile eigene Ideen, und der charmante, geradezu fürsorgliche Freund Descartes verwandelt sich in eine Furie. Aufbrausend, arrogant und verletzend schreibt er seinen neuen Widersachern oder Plagiatoren, wie er sie nennt, böse Briefe, kanzelt sie ab und bricht schließlich mit ihnen. Und ausgerechnet Henricus Regius, auf den Descartes so große Stücke hält, manipuliert die sorgsam nach wissenschaftlichen wie politischen Gesichtspunkten austarierte Philosophie Descartes' nachhaltig[80]. Wer heute über Descartes, den vermeintlichen Spalter von Leib und Seele, herzieht, meint deshalb eigentlich Henricus Regius, der die Spaltung erst vollzogen hat.

Unbestreitbar hat René Descartes den Geist und damit das Empfinden des Schmerzes aus dem Körper in den Kopf gedrängt – aber er hat ihn nicht abgespalten. »Auch genügt es nicht, dass sie [die Seele], wie der Steuermann im Schiff, in den Körper gestellt sei, um dessen Glieder zu bewegen; sie muss mit ihm vielmehr enger verbunden und vereint sein, wenn sie, ähnlich wie wir, auch Empfindungen und Triebe haben und damit den wirklichen Menschen ausmachen soll.«[81] Schmerz, Hunger, Durst erzeugten im Menschen eine Konfusion, die ihn zum Menschen machten und nicht nur zum rationalen Wesen. Diese Signale des Körpers wären zwar verwirrend, trügen aber eine gewisse Wahrheit in sich, denn sie dienten dem Körper zum Überleben. Nein, Körper und Seele bleiben auch für Descartes eine untrennbare und individuell einmalige Einheit. Wobei Descartes in den *Meditationes* doch über eine Beobachtung sehr irritiert ist. Wie könne es sein, fragt er sich, dass Menschen, denen ein Arm oder ein Bein amputiert wurde, doch Schmerz in den Körperteilen spüren, die ihnen fehlen? Spricht dies nicht dafür, dass der Schmerz eine Kopfsache ist, mithin nicht die Einheit von Körper und Seele voraussetzt? Descartes stutzt, blendet diese Irritation aber aus und nimmt das Phänomen nur als Beleg dafür, dass man den eigenen Sinnen nicht trauen darf. Explizit erwähnt der Philosoph unangenehmen Schmerz als Hinweis darauf, wie eng der Körper mit dem Geist verbunden sei. Man fühle den Schmerz doch und erfasse ihn nicht kühl mit dem Verstand. Nur der pure Geist in Form eines Engels, vereint mit dem menschlichen Körper, würde sich eine Verletzung ungerührt ansehen können.[81] So wären denn im Verständnis von Descartes die schmerzfreien Kinder von Be'er Scheva Engel.

Die individuelle Einheit von Körper und Seele ist ihm vor allem aus theologischen Gründen wichtig, denn andere Interpretationen könnten der Kirche sauer aufstoßen. Eine individuelle Seele ist für die Kirche entscheidend, weil jeder Mensch sich doch individuell vor dem jüngsten Gericht verantworten muss. Wenn Körper und Seele nur zufällig miteinander verbunden sind und die Seele völlig unabhängig im Äther schwebt, dann bedeutet dies, dass nicht Jesus, der Schmerzensmann Nummer eins, am Kreuz gelitten hat, sondern nur sein austauschbarer Körper. Regius hingegen hat 1642 für diese Einheit wenig übrig, er geht den einen entscheidenden Schritt weiter: Körper und Seele seien nur zufällige Begleiter. Entferne man einen der beiden Teile, dann könnten doch beide unabhängig voneinander bestehen. Ein Skandal, denn damit begab sich der Arzt auf ein theologisch verbotenes Terrain namens Averroismus. In dieser mittelalterlichen Lehre ist der Intellekt für alle Menschen derselbe, eine individuelle Seele ist nicht vorhanden.

Aus echter Gläubigkeit und vor allem aus Angst vor kirchlichen Repressalien will Descartes solche Lesarten gerade vermeiden. Nun aber arbeitet Regius an einem eigenen Buch, nennt das Werk im Untertitel »cartesianisch« und vermittelt seinen begeisterten Studenten diese aufrührerische Sicht auch noch.

Als Henricus Regius unter dem verkaufsfördernden Label *cartesianische Lehre* beginnt, seine Sicht des Körpers zu verbreiten, sind starke Gegner zur Stelle. Sie gehen nicht nur gegen Regius selbst vor, sondern vor allem gegen Descartes, den vermeintlichen Urheber der revolutionären Gedanken. Der galligste Gegner ist der reformierte Theologe und zwischenzeitliche Rektor der Utrechter Universität Gisbert Voetius. Nachdem Regius es gewagt hat, den Körper gleichsam zu entseelen, überzieht Voetius den Arzt und Descartes mit Klagen. Mit der Feststellung, dass die Erde sich um die Sonne drehe, käme Descartes in den Vereinigten Provinzen noch davon, schließlich behaupten viele andere Gelehrte solche Dinge. Aber in Fragen von Körper und Seele können selbst die liberalen Niederländer giftig reagieren. Orthodoxe Calvinisten wie Voetius haben vielleicht mit dem Papst nicht viel zu tun, aber wer gegen die Heilige Schrift anzweifelt, macht sich der Häresie verdächtig. Voetius erringt einen Teilsieg. Regius darf nur noch Medizin und Botanik unterrichten und soll fortan philosophische Betrachtungen unterlassen. Descartes erhält sogar einen Strafbefehl aus Utrecht, weil er angeblich den Atheismus verbreitet. Das angesetzte Strafmaß: eine hohe Geldstrafe, Verbannung aus der Provinz und die öffentliche Verbrennung seiner Bücher. Mit Hilfe des französischen Botschafters lässt sich das Urteil zunächst abwenden, und als sich später herausstellt, dass Voetius eine hinterlistige Verleumdungskampagne gegen den französischen Philosophen eingefädelt hat, wird die Anklage ganz fallengelassen.

Henricus Regius ist ungerührt, ja fast angestachelt durch diesen Zoff. Er arbeitet unverdrossen weiter an seinem großen Werk und schickt es Descartes 1645 zum Gegenlesen. Vor allem, was dieser dort über die menschliche Seele lesen muss, schockiert den Franzosen. Nicht nur, dass die Seele nur zufällig mit einem Körper zusammenkomme, sie solle nun nur eine Funktion des Körpers sein und kein eigenständiges, unsterbliches Ding. »Ich war vollständig erstaunt und traurig verstimmt«, schreibt er seinem widerspenstigen Kollegen und warnt ihn. »Ich widerspreche Ihnen so heftig wie möglich, und ich würde dieses öffentlich in einem meiner nächsten Bücher bezeugen, wenn Ihr Buch jemals veröffentlicht würde.« Nicht nur die Sorge um die eigene Reputation und eine mögliche Reaktion der Kirche bringen Descartes auf. Es sind wohl auch Neid und Eifersucht. Nachdem Descartes seine Abhandlungen als Reaktion auf Galileis Verurteilung eingemottet hat, steht sein großes Werk über die Welt aus. Jetzt würde ihm der Konkurrent mit der ersten vollständigen Arbeit über cartesianische Physik zuvorkommen. Als Regius sein Buch *Fundamenta Physices* 1646 trotz jahrelanger scharfer Warnungen von Descartes veröffentlicht, kommt es zum Bruch. Der Arzt Regius hat den Philosophen Descartes überholt und ihm en passant die Deutungshoheit über die Beziehung zwischen Seele und Körper aus den Händen gewunden. Im Vorwort der französischen Ausgabe seiner *Princi-*

pia tritt Descartes verletzt nach. Regius müsse wohl sein eigenes, unfertiges Werk in die Finger bekommen haben. »Aber weil er das Material inakkurat abgeschrieben hat und die Reihenfolge und bestimmte Wahrheiten der Metaphysik ignoriert hat …, bin ich genötigt, mich vollständig von seinem Werk zu distanzieren.« Descartes mag protestieren, seine Ideen aber finden von Regius korrumpiert ihren Weg in die Zukunft. Der Philosoph René Descartes hat den Körper und den Schmerz aus der Vereinnahmung durch die Kirche befreit und der wissenschaftlichen Untersuchung zugeführt; der Arzt Henricus Regius hat im Namen Descartes' die Seele weiter abgespalten und damit den Schmerz zu einer rein körperlichen Angelegenheit gemacht. Bis heute steht Descartes, der die Seele im Grunde untrennbar mit dem Körper vereint sah, unter dem Verdacht, den Körper lediglich als Maschine anzusehen und den Schmerz als eine rein mechanische Funktion dieses Körpers. In Wirklichkeit ist Regius der Maschinist.

1633, im niederländischen Deventer gerät Descartes in Panik und hätte deshalb sein großes Werk über die Welt und seine Abhandlung über den Menschen fast verbrannt. Doch die Vereinigten Niederländischen Republiken erhalten 1648 im Westfälischen Frieden zu Münster ihre staatliche Unabhängigkeit. Die Niederlande sind erfolgreich, mächtig und reich. Wissenschaft und Kunst blühen nun auf. Doch Descartes wird diesen neuerlichen Aufschwung und die Blüte seiner Ideen nicht mehr lange erleben. Ein Jahr nach dem Friedensschluss stellt er sein letztes Buch, *Leidenschaften der Seele,* fertig. Der Franzose ist inzwischen müde, trägt gegen Kälte eine Perücke und mag nicht mehr reisen. Er fühlt sich und seine Philosophie in Frankreich und in den Vereinigten Provinzen nicht genügend gewürdigt. Vielleicht ist man im Norden aufgeschlossener. So begibt Descartes sich einen Monat vor der Publikation des neuen Werks von Egmond nach Stockholm, an den Hof der Königin Christina von Schweden. In jenem Jahr schlägt der Winter in Schweden besonders hart zu. Auf Geheiß der jungen Königin muss der notorische Langschläfer Descartes außerdem jeden Morgen um fünf für Lehrstunden über seine Philosophie antreten. Descartes zieht sich eine Lungenentzündung zu. Natürlich verweigert der rationale Philosoph bis kurz vor seinem Ende den von einem calvinistischen Arzt alter Schule angeratenen Aderlass, die Lieblingsmethode der Scholastiker und Galeniker. Noch auf dem Sterbelager versucht er sich in Eigentherapie. Descartes schlürft als Therapeutikum lieber mit Tabak gewürzten Wein.[74] Es hilft nichts. So ist die Überraschung groß, als Descartes in den frühen Morgenstunden des 11. Februar 1650 mit nur dreiundfünfzig Jahren stirbt, obwohl er, der große Theoretiker, doch angekündigt hat, dass durch seine Ideen das Leben deutlich verlängert werden könnte. Abbé Claude Picot ist so erstaunt über das frühe Ableben seines Freundes, dass er Foulplay vermutet. Irgendwer müsse diese Körpermaschine sabotiert haben – eine Idee, die bis heute immer wieder Anlass für wilde Spekulationen ist.

Nur wenige Jahre vor seinem Lebensende hatte er zwar viele Teile seiner Theorien veröffentlicht, aber die Abhandlung über den Menschen erschien erst zwölf Jahre nach dem Tod des französischen Philosophen in Schweden – zunächst auf Latein als *De homine* und dann zwei Jahre später auf Französisch als *L'Homme. Et un traité de la formation du foetus.* (Auf dem Titelblatt der 2. Auflage steht kürzer: *L'homme, et la formation du foetus.*) In dem Traktat findet sich die heute gerne von modernen Neurowissenschaftlern und Schmerzforschern gezeigte Illustration, die das Grundprinzip des Schmerzes verdeutlichen soll. Dort brennt ein Feuer (A), der Fuß (B) eines knienden nackten Jungen (oder Mädchens, das lässt sich nicht genau sagen) steht direkt vor den lodernden Flammen. Die schnellen Partikel darin ziehen an der dünnen Faser (c), die vom Fuß über das Rückenmark zu den Poren (de) im Gehirn aufsteigt und dort, wie von einem Seilzug gezogen, die Glocke läuten lässt. Dann folgt die Beschreibung eines Reflexes, der Schmerz setzt ein, wenn die Reizung weitergeht: »Zunächst, wenn an den kleinen Fäserchen, die das Mark dieser Mark(röhrchen) bilden, mit solcher Kraft gezogen wird, dass sie reißen und sich von der Stelle ablösen, mit der sie verbunden waren, dann wird die ganze Struktur der Maschine dadurch irgendwie weniger vollendet sein. Die so im Gehirn hervorgerufene Bewegung wird der Seele, für die es wichtig ist, dass der Ort ihrer Wohnung unversehrt bleibt, die Empfindung von Schmerzen vermitteln.«[82] Damit beschreibt Descartes den Schmerz anders als bisher nicht mehr als seelische Erscheinung und Strafe für den Sündenfall, sondern im modernen Sinn zum ersten Mal als Warnsignal. Heute heißt der Seilzug in der Amtssprache der Wissenschaftler »labeled line«. Es mutet wie ein Adelsprädikat der Theorie an, dass die posthum erschienene Schrift bereits ein Jahr nach Veröffentlichung, am 20. November 1663, auf den Index der römisch-katholischen Inquisition kam. »Die folgenden Publikationen sind verbannt: Zunächst die Philosophie, in der Gottes Existenz und der Unterschied zwischen der menschlichen Seele und dem Körper gezeigt wird.«[70] Es waren letzte Rückzugsgefechte der Kirche gegenüber den sich rasant entwickelnden Naturwissenschaften. Der Seilzug und die Glocke, das klingt wie eine kindliche, mechanische Erklärung für den komplexen Schmerz, und doch wird es von vielen Ärzten und Forschern im Prinzip noch heute so erklärt.

Descartes steht für einen allgemeinen Aufbruch. Überall verwarfen Gelehrte die alten Lehren. In der Medizin war jahrhundertelang Galenos von Pergamon der Maßstab gewesen. Der griechische Arzt und Anatom verstand den Menschen noch als eine untrennbare Einheit von Leib und Seele, dessen Lebensgeister aus den vier Flüssigkeiten gelbe Galle, schwarze Galle, Blut und Schleim besteht, die sich über das Blut und die Nerven im Körper verbreiteten. Nach Galen besteht jeder Mensch aus einer individuellen Mischung der Säfte (Humores), die für eine von vier Temperamenten steht. Die Balance der Säfte machte der Arzt verantwortlich für das physische und psychische Wohlbefinden eines Individuums und aller seiner Körperteile. Krankheit ist die Folge eines Ungleichgewichts der Säfte im Ganzen oder in Körperteilen.

Schmerzen waren in dieser Humoralpathologie entweder das Ergebnis einer Blutüberfülle (oder eines abgerissenen Nervs), die vor allem durch einen Aderlass gelöst werden konnte. Das kleine Messer oder der Aderlassschnepper war über Jahrhunderte das Lieblingsinstrument der Ärzte und Bader. Ein schneller Schnitt in die Vene an der Schläfe, in der Ellenbeuge oder am Fußrücken, und das Blut floss reichlich. Dem Patienten mag schwindlig geworden sein, ein Gefühl, das tatsächlich kurz vom Schmerz ablenkte. Tatsächlich aber brachte die ausufernde Praxis viele Schwerkranke noch etwas näher ans Grab. Das Ausbalancieren von Säften stieß zu Beginn der Neuzeit zunehmend auf Widerstand. Philippus Theophrastus Aureolus Bombastus von Hohenheim, genannt Paracelsus, verwarf im 16. Jahrhundert die Säftelehre, verbrannte demonstrativ Werke von Galen und setzte chemische Prinzipien zur Bekämpfung von Krankheiten ein. Der misstrauische Engländer William Harvey, der stets einen Dolch bei sich trug, widerlegte Galens Theorie des Blutkreislaufs, nach der das Blut der Leber entsprang. Vier Jahre bevor Descartes in Deventer bang auf die Nachricht über Galileis Buch wartete, hatte Harvey die Pumpfunktion des Herzens entdeckt und die wahre Struktur des Blutkreislaufs. Descartes war von diesen Beobachtungen außerordentlich fasziniert und begann sogleich mit eigenen Nachforschungen. Auch Harvey glaubte wie Aristoteles noch daran, dass die Lebenskräfte von der Seele abhingen,[83] und auch die mysteriöse Begründung des Engländers für den Herzschlag konnte Descartes nicht recht überzeugen. Seine eigene Variante des Blutkreislaufs war indes falsch – Descartes war doch ein Philosoph und kein besonders guter Anatom. Viele neue Ideen jener Zeit waren noch durchsetzt von alten Vorstellungen. Dies ist nicht verwunderlich, haben doch viele Ideen über die Harmonien im Körper, die Säftelehre und auch christliche Vorstellungen über das Leiden bis heute in manchen Kreisen überlebt.

Noch war Descartes' neues Erkenntnismodell nur etwas für Spezialisten, für die Gelehrten der Zeit. Eine bessere Schmerztherapie resultierte daraus nicht. Zwar war der Fokus jetzt auf die Maschine Körper gerichtet, aber es sollte noch zweihundert Jahre dauern, bis die neue Denkart moderne entzündungshemmende Stoffe hervorbrachte. So dürfte der moderne Rückenschmerzpatient auf der Suche nach Linderung in dieser Zeit nur auf das seit Jahrtausenden bekannte Opium hoffen. Thomas Sydenham, den viele den englischen Hippokrates nennen, hatte ein Spezialrezept gegen allerlei Blessuren und Schmerzen parat: »Die Laudanum-Tinktur ... ist leicht herzustellen: ein Pint Sherry, zwei Unzen Opium, eine Unze Safran; eine Zimtstange und eine Gewürznelke – beides zerstoßen. Mischen und im Dampfbad für zwei bis drei Tage köcheln lassen, bis die Tinktur die richtige Konsistenz hat. Vor Gebrauch bitte hinlegen.« Sydenham verordnete die Droge großzügig auch an Kinder – gegen Durchfall, Hysterie, Nervosität und schmerzhafte Gichtanfälle. »In der Hand des kundigen Mannes ist das Instrument des Opiums so wertvoll«, schwärmt Sydenham, »dass die Medizin ohne es völlig verkrüppelt wäre.«[62] Sydenham war praktisch veranlagt, entschied im Sinne des Patienten und lebte in England. Im katholischen Frankreich verweigerten Chirurgen wie Ambroise Paré nicht selten den Einsatz von Opium gegen Schmerzen. Die Kirche mochte dem Leiden einen offiziellen Sinn geben, aber das heißt nicht, dass Menschen nicht litten. Lieber verzichteten sie auf die Amputation einer Gliedmaße und nahmen den Tod in Kauf, als sich derartigen Torturen zu unterwerfen.

Descartes' Überlegungen verbesserten die Lage der Patienten nicht, daran gemessen war er kein Deut besser als die Scholastiker. Noch lange Zeit sollte der Aderlass in Mode bleiben. Bei aller Revolution war Descartes' Ansatz vor allem in der Medizin nicht radikal genug. In den Ideen des Franzosen steckte noch viele Übersinnliches: die Lebensgeister, die im menschlichen Körper geheimnisvoll herumschwirrten, und die Zirbeldrüse, in der Materie sich in Gedanken und umgekehrt verwandeln sollten. Nicht nur die Physiologie mutete an vielen Stellen noch altmodisch an, auch Descartes' Erkenntnisprozess selbst war angreifbar, verließ er sich vor allem auf die eigenen, angeborenen Gedanken. Zweifel, Mathematik und Ratio waren für ihn alles; systematische Versuche, die Empirie, hatten nur untergeordnete Beweiskraft. Aber der Franzose würde den Weg zu Erfolgen ebnen, und das ahnten viele Zeitgenossen. Schon zu Lebenszeiten hatte Descartes zahlreiche Anhänger. Nach seinem Tod steigerte sich die Begeisterung für ein paar Jahrzehnte besonders in den Niederlanden zur Descartes-Mania. Es gebe so viele Schüler wie Sterne am Himmel oder Sandkörner am Strand schwärmte Descartes' erster Biograph Adrien Baillet.[73]

Erst Descartes' Nachfolger öffneten das Tor zum wirksamen medizinischen Umgang mit dem Schmerz einen Spalt. Sie streiften die letzten christlichen Vorbehalte ab und machten aus dem Körper vollends eine Maschine. Obwohl sich unter den Nachfolgern Descartes' sehr schnell herumsprach, dass er ein besserer Philosoph und Erkenntnistheoretiker war als ein begabter Anatom. Obwohl Descartes in Amsterdam Tierkadaver wie zum Beispiel Kuhföten in verschiedenen Entwicklungsstadien inspiziert hatte, entdeckten seine Nachfolger schon bald, dass die meisten seiner Annahmen über das Gehirn grundfalsch waren. Zwölf Jahre nach Descartes' Tod hatte in Leiden der Däne Nicolaus Steno aus Kopenhagen mit größtem Interesse die Vorstellung von Descartes' posthum veröffentlichtem Werk über den Menschen verfolgt. Zwei Aspekte von Descartes' Werk hatten es dem jungen Naturforscher besonders angetan: die anatomischen Details und dessen neues Konzept eines immer am oberflächlichen Eindruck zweifelnden systematischen Forschens. Descartes hatte den Organismus als Maschine gesehen, deshalb lag es nahe, das Gehirn in seine Einzelteile zu zerlegen. Wie Descartes besorgte sich Steno in Amsterdam Tierköpfe, zerlegte sie und führte diese Forschung später mit Menschenhirnen in Paris fort. In einem Punkt bestätigte der Däne Descartes' Ansichten über das Gehirn: »Es ist sicherlich das Hauptorgan unserer Seele und das Werkzeug, mit dem die Seele wunderbare Aufgaben verrichtet.« Aber was immer Descartes' Nachfolger unter das Messer bekam, es stellte sich anders dar, als der Franzose es beschrieben hatte, und das betraf auch die Zirbeldrüse: »Nach Herrn Descartes löst diese Drüse Bewegungen aus, indem sie sich mal zur einen, mal zur anderen Seite beugt, aber die Erfahrung versichert uns, dass sie dazu überhaupt nicht in der Lage ist, weil sie so zwischen anderen Teilen des Gehirns eingequetscht ist, dass man sie nur mit Kraft bewegen könnte und dann alle Verbindung zu anderen Strukturen zerreißen würde.« Der Däne fand so viele Ungereimtheiten, dass er den renommierten Franzosen bald nur noch mit beißendem Sarkasmus bedachte. »Man kann darin sehr elegante Grafiken betrachten«, ätzte er über *de Homine,* »die sicher von einem brillanten Mann stammen, aber ich habe doch große Zweifel, ob man sie in irgendeinem Gehirn wiederfinden wird.«[84]

Steno, der in seiner Heimatstadt Kopenhagen keine Anstellung gefunden hatte, fand in Paris Unterschlupf. Im katholischen Frankreich galt nach wie vor der Satz: »Medizin ist eine Religion, die Fakultät ist ihr Tempel, und Hippokrates, Aristoteles und Galen sind ihre Götter.« Also fand die neue, aufregende Wissenschaft zu dieser Zeit nicht an der medizinischen Hochschule statt. Man traf sich zum Gedankenaustausch in privaten Salons. Drei Jahre danach – und fünfzehn Jahre nach Descartes' Tod – stellte Nicolaus Steno im Frühjahr 1665 vor Ärzten, Chirurgen, Anatomen und Laien in Paris im Hause seines Gönners, des Linguisten Melchisédech Thévenot, seine eigene Sicht über die Anatomie des Gehirns dar[85]. Die gröbste strukturelle Unterscheidung, die jedem Laien auf einem Hirnschnitt ins Auge springt, sind dunkle und scharf abgegrenzte helle Bereiche. Steno war fasziniert von der weißen Hirnsubstanz, ebenjenem Teil, in dem dicht gepackt Milliarden Nervenfasern liegen. Die Fasern verbinden die unterschiedlichen Regionen des Gehirns. »Die angemessene Zergliederung besteht darin, die Nervenfasern durch die Substanz hindurch zu verfolgen, um zu sehen, was sie durchqueren und wo sie enden«, ließ Steno seine Zuhörer im Pariser Salon wissen. Dem skeptischen und unendlich neugierigen Dänen war das scheinbar Unmögliche gelungen. »Die Substanz ist so weich, die Fasern sind so empfindlich, dass man wirklich nicht weiß, wie man sie anfassen soll, ohne sie zu zerstören.« Eine ruhige Hand besaß er. Schließlich hatte er lange Zeit bei seinem Vater, einem Goldschmied, in der Werkstatt zugebracht. So zeichnete der erste echte Neuroanatom detaillierte Schnittbilder des Gehirns und löste manches Rätsel. Und doch gab er sich vor seinem Publikum bescheiden: »Gentlemen, anstatt Ihre Neugier in Bezug auf die Anatomie des Gehirns zu befriedigen, gestehe ich hier öffentlich und ehrlich, dass ich nichts über diese Sache weiß.« Stenos Interesse und Begeisterung für die weiße Substanz teilten dreihundertfünfzig Jahre später noch moderne Neurowissenschaftler. Sie setzten die Arbeit des Dänen mit modernster Technik fort und entdeckten in den Verbindungen Hinweise für ein tieferes Verständnis des Schmerzes (aber dazu mehr in Kapitel 10).

In den liberalen Vereinigten Niederländischen Republiken trafen alle neuen Denkströmungen zusammen. René Descartes griff hier als Erster die neue Idee William Harveys über den Blutkreislauf auf, die Physik von Galilei fand hier genauso eine Heimat wie die Wissenschaftslehre Francis Bacons, der den praktischen Nutzwert von Naturwissenschaft forderte.

In diesem Klima setzt der geschäftstüchtige Herman Boerhaave Descartes' rationale Annäherung an den menschlichen Körper fünfzig Jahre nach dessen Tod fort und begründet die moderne Medizin als Erfahrungswissenschaft. Zweimal wöchentlich schart der Gelehrte im St.-Cäcilien-Hospital in Leiden reihenweise begeisterte Studenten vor dem Krankenbett um sich. Boerhaave, der eher wie ein Bauer aussieht, nicht wie ein reicher, studierter Mann, tritt 1709 seine Stelle als Professor für Medizin und Botanik an der Universität Leiden an. In den folgenden Jahrzehnten bringt er eine neue, moderne Ordnung in die Vielfalt der Krankheiten. Inspiriert von Descartes'/Regius' mechanistischem Körperbild und Isaac Newtons systematischen Experimenten, treibt er mit naturwissenschaftlicher Gründlichkeit die Medizin und die Arzneimittelkunde voran. Umtriebig und charmant lockt Boerhaave junge Männer aus der ganzen Welt für das Studium nach Leiden. Sie strömen aus England, Amerika und sogar dem Vorderen Orient in seine Hörsäle.

Nach Leiden gehen zu dieser Zeit doppelt so viele Studenten wie an die vormals bekanntesten besten europäischen Universitäten. Vor allem Deutsche finden Boerhaaves wissenschaftlichen Unterricht bestechend und lauschen seinen von Descartes' Ideen durchtränkten Weisheiten. Den begeisterten Zuhörern setzt Boerhaave »den Nutzen der mechanischen Methode in der Medizin« auseinander. Seinen Studenten empfiehlt der Gelehrte die ausführliche Inspektion des Patientenkörpers, das Erheben einer akkuraten Krankengeschichte und möglichst umsichtige Experimente. Er selbst steuert das neueste Wissen aus Physik, Chemie und Botanik bei. Die Klinik wird damit endgültig zur Forschungsstätte. Der Naturforscher orientiert sich bei seiner Arbeit an der frischen klassischen Mechanik Issac Newtons und an Descartes, indem er dessen Trennung von Leib und Seele akzeptiert und den Körper als Untersuchungs-, Erforschungs- und Behandlungsobjekt des Arztes sieht. Einen Fehler von Descartes allerdings vermeidet der sehr gläubige Herman Boerhaave: Er beginnt nicht das Philosophieren und legt sich nicht mit der Kirche an. Er missioniert nicht, sondern wendet die mechanistische Sicht Descartes' an und kombiniert sie mit dem chemischen Blick des Paracelsus auf den Körper. Die pragmatische Haltung zahlt sich aus. Schon bald besitzt Boerhaave in der medizinischen Welt und darüber hinaus einen Ruf wie Donnerhall. Seine Jünger bringen die Kunde zurück an die Höfe und Universitäten in ihren Heimatländern.[86] So verbreitet sich cartesianisches Denken in ganz Europa, und die Adligen pilgern selbst nach Leiden. Boerhaaves Vorzimmer ist ständig von Fremden belagert. Doch sogar Zar Peter der Große muss warten. Hermann Boerhaaves Urteil hat Gewicht. Als sich der Descartes-Anhänger für Opium als Therapeutikum ausspricht, lockert sich in Frankreich die strenge Ablehnung dieses Mittels. Boerhaave stirbt 1738 in Leiden.

Es hieß, er habe eine Sammlung unveröffentlichter Schriften hinterlassen. Die umfangreichen Folianten wurden für viel Geld versteigert. Angeblich fand der neue Besitzer darin aber nur eine beschriebene Seite mit einem Satz: »Halte den Kopf kalt, den Bauch offen, die Füße warm; so kannst du Aerzte spotten.«

Nach und nach rückt das Nervensystem in den Fokus der Medizin. Mitte des 18. Jahrhunderts untersucht Albrecht von Haller, ein Schüler Herman Boerhaaves, systematisch in seinem Göttinger Labor, wie sensibel einzelne Körperteile auf Reize reagieren. Die Mahnungen von Descartes, die Systematik von Boerhaave und die Experimente von Newton haben ihre Spuren im Wissenschaftsbetrieb der Zeit hinterlassen. Erkenntnisse beruhen nicht mehr auf Einzelbeobachtungen, denn diese könnten täuschen. Für den gebürtigen Schweizer Albrecht von Haller müssen Versuchsreihen her, »wiederholet und gehäufet«, denn es sei wichtig, »die Ungläubigen mit der Menge übereinstimmender Zeugnisse gleichsam [zu] überrascheln.«[87] Bis zur heutigen Zeit bedeutet das für die Tiere eine fürchterliche Qual. Von Haller schneidet lebende Tiere mit dem Messer, zerreißt Gewebe mit der Zange, sticht, versengt und vereist sie. Derweil achtet er darauf, ob ein Tier »Kennzeichen von sich giebt, aus denen man gewahr wird, daß es ihm wehe thut«. Solche Versuche sind schon damals hoch umstritten. Am Ende führen die über vierhundert qualvollen Eingriffe zur Erkenntnis, dass verschiedene Körperpartien sehr unterschiedlich empfindlich auf Reize reagieren. Und von Haller hat noch eine andere bahnbrechende Erkenntnis, die er mit Boerhaave teilt: Die Seele sitzt für ihn weder in der Zirbeldrüse noch im Rückenmark, sondern in all den Teilen des Gehirns, von denen Nerven ausgehen.

So schreitet die Zergliederung des Körpers fort. Alle Aspekte des Lebens müssen sich in das mechanistische Schema fügen, selbst die psychischen Vorgänge. Wenn der Mensch eine Maschine ist und die Nerven zwischen den Maschinenteilen vermitteln, dann sind im Grunde alle Krankheiten Nervenkrankheiten. In dieser Zeit erschüttern seltsame Symptome das vorherrschende Erklärungsmodell. Im 18. Jahrhundert beobachten Ärzte zunehmend unerklärliche Symptome bei ihren Patienten. Sie klagen neben Verdauungsbeschwerden unter anderem über Rückenschmerzen »wie bei einem Nierenstein«, »Stiche in der Brust«, Kopfschmerzen und Schlaflosigkeit. Pulver und Pillen können die Beschwerden nicht heilen. »Die Hypochondrie ist eine langwierige Krankheit, bey welcher man sich selten recht krank und niemals recht gesund fühlt«, notiert 1767 der dänische Arzt Johann Ulrich Bilguer.[88] Es ist die klassische Beschreibung einer somatoformen Störung, also von körperlichen Symptomen, für die sich keine organische Erkrankung finden lässt. Die Hypochondrie oder Hysterie, wie sie bei Frauen genannt wird, ist im 18. Jahrhunderts die Modediagnose für chronische Erkrankungen, insbesondere chronische Schmerzen. Doch warum ist die Hypochondrie im 18. Jahrhundert so weit verbreitet? Ist sie die Folge eines wachsenden Bürgertums, das nicht mehr mit dem alltäglichen Überlebenskampf in der Gemeinschaft beschäftigt ist? Früher sahen die Menschen ihre eigenen Handlungen zumeist nicht unter der eigenen Kontrolle, sondern abhängig vom Zufall, von der Natur, dem Feudalherrn, dem Stamm oder irgendeiner übernatürlichen oder magischen Kraft. Jetzt aber lotet das Individuum vorsichtig die neuen Freiheiten aus. Der Mensch blickt nicht mehr trostsuchend in die Runde, sondern verunsichert an sich selbst hinunter. Schon im 18. Jahrhundert ahnten einige Gelehrte, dass diese Konstellation aufs Gemüt und die Gesundheit schlägt. Die Seele würde irre, wenn sie über sich selbst nachdenke, stellt der evangelische Theologe Johann Christoph Friedrich Schulz fest.[89] Dreihundert Jahre später, am Übergang zum 21. Jahrhundert, werden Soziologen und Politikwissenschaftler mit Hilfe umfassender Datensammlungen belegen, wie die Auflösung von Gemeinschaft zu mehr physischem und seelischem Leiden führt.[90]

Für Ärzte und Patienten sind diese sprunghaften und therapieresistenten Erscheinungen damals wie heute unbefriedigend. Sie passen nicht zum Bild eines mechanischen Körpers, in dem jedem Symptom eine körperliche Fehlfunktion zugeordnet werden kann. Zwar hat René Descartes den Zweifel zum Prinzip erhoben, aber nicht unbedingt den Selbstzweifel am eigenen Theoriegebäude. Entweder ist das Modell falsch, oder die Patienten bilden sich etwas ein. Die erwachende Lust auf Selbstverwirklichung, Introspektion und das gesteigerte Interesse am eigenen Körper konkurrieren mit nach wie vor bestehenden religiösen Normen und feudalen Herrschaftsstrukturen. Langanhaltende Schmerzen ohne erkennbaren Grund fordern eine moralische Beurteilung heraus. Fällt die Diagnose »hypochondrisches Übel«, »Malum« oder »Krankheit der Gelehrten«, ist sie früher wie heute oft mit moralischen Vorhaltungen verbunden. Der Däne Bilguer macht unter anderem die Schwelgerei, den Müßiggang, sitzende Tätigkeit, Karrieresucht, Erziehungsfehler, Naschsucht und das Singledasein über dreißig für die hypochondrischen Symptome verantwortlich.[91] Der Altonaer Arzt Johann August Unzer geht noch einen Schritt weiter, spricht von Faulheit, feigem Trotz und Aberglauben. Die beste Therapie gegen solche Unbill damals: Ablenkung, mehr Bewegung (Reiten ist besser als Segeln), Sex und vielleicht etwas Opium. Und ganz Geschäftsmann, bietet Unzer ein geheimnisvolles Präparat gegen die Verdauungsbeschwerden an, Pulvi digestivus Unzeri, für das er in der Publikumszeitschrift »Der Arzt«, eine Art frühe *Apotheken Umschau,* wirbt. Schon früh haben Ärzte begriffen, dass sich aus Leiden Kapital schlagen lässt. Jean-Baptiste Poquelin, alias Molière, hat sowohl die Hypochondrie als auch das Geschäftsgebaren von Ärzten in seinem Stück »Der eingebildete Kranke« aufgespießt.

Boerhaave verbreitet die Methode der systematischen Erforschung des Körpers in Europa. Er mag der erste große Systematiker sein, aber auch seine Physiologie ist noch durchdrungen von alten Ideen. Bei ihm schwirren geheimnisvolle Flüssigkeiten und Partikel aus der Nahrung durch die hohlen Nerven, mitunter kann Blut nicht in ausreichendem Maße generiert werden. Im Krankheitsfall müssten das Alter, das Geschlecht, die Jahreszeit und das Wetter berücksichtigt werden. Bewegung und eine angemessene Ernährung sind die Stimulanzien, die alles wieder in die Balance bringen: Wein, Bier, Gewürze. Sein Schüler und Nachfolger Albrecht von Haller vermisst ganz wie ein moderner Physiologe die Eigenschaften der Nerven, und er steht vor einem großen Rätsel. Er hatte beobachtet, dass Muskeln selbst mit durchtrennten Nerven oder ganz ohne Kopf noch auf Reize reagieren. Dann aber war die Seele für eine Bewegung nicht zwingend notwendig. Die Seele (alias Psyche) war drauf und dran, vollends für jede Körperfunktion entbehrlich zu werden. Ein weiterer Student aus Leiden trieb diesen Trend auf die Spitze: Julien Offray de La Mettrie.

Einen »liederlichen Franzosen« nannte man ihn posthum, aber auch einen außerordentlich fleißigen und arbeitsamen Menschen. Er ist ein intelligenter Freigeist und Querdenker, der sich von Autoritäten nicht einschüchtern lässt. Wo andere wegen der Kirche oder der Altvorderen zaudern, wagt er, neue Ideen bis zum bitteren oder besseren Ende zu denken. La Mettrie feiert die Idee vom Körper als Maschine und den Abschied von der christlichen Seelenvorstellung. Mit seiner ganzen sinnenfrohen Person verkörpert er freudvollere, weniger leidvolle Zeiten für jeden Einzelnen. Da ist er rigoros. Wer ihm nicht folgen kann, ist seinem Hohn und Spott ausgesetzt. Der »Schlemmer und Wüstling« verspricht vor allem eines: Ärger.

Im Grunde hätte der temperamentvolle Mann aus Saint-Malo in der Bretagne nach dem Willen seines Vaters Priester werden sollen, aber er beginnt in Paris das Studium der Medizin. In kürzester Zeit kann La Mettrie das theoretische Palaver seiner medizinischen Kollegen in Frankreich nicht mehr ertragen. Nach seiner Ausbildung bricht der frische Arzt 1733 zu Herman Boerhaave in die Niederlande auf, der eine vernünftigere Medizin betreiben soll. La Mettrie schreibt sich gleichsam als Postdoc noch einmal als Student ein, erfährt viel über das mechanische Körperbild

Descartes' und Boerhaaves praktische Systematik und kehrt zwei Jahre später in sein Heimatland zurück. Dort arbeitet er in Saint-Malo als Landarzt, heiratet die Witwe Marie-Louise Droneau und zeugt mit ihr zwei Kinder. La Mettries Lust auf eine neue Medizin ist noch nicht gestillt. Autoritäten beeindrucken ihn nicht im Geringsten, und so verfasst er provozierende wissenschaftliche Abhandlungen. Die etablierten Kollegen reagieren gereizt. Die Ehe scheint nicht besonders glücklich zu sein, bald wird es dem kecken Arzt in der Provinz zu eng, und so zieht der Dreiunddreißigjährige 1742 nach Paris in die Rue Mazarine. Dort beginnt ein neues, künstlerisches Parallelleben. La Mettrie besucht das Theater, geht in die Oper und trifft sich im Café mit Literaten.

Sein Protegé, der Duc de Grammont, zieht in den österreichischen Erbfolgekrieg, und La Mettrie folgt ihm als Militärarzt. Im Feld enthüllt wieder einmal eine Vision eine höhere Weisheit. Im Fieberdelir erkennt La Mettrie, dass mentale Prozesse eine Funktion des Körpers sind. Aus der Schlacht zurückgekehrt, kommt er nach zahlreichen anatomischen und physiologischen Experimenten zu dem Schluss, dass mentale Prozesse unmittelbar von den organischen Vorgängen des Körpers abhängen. Die Seele sei nichts weiter als eine Funktion des Nervensystems im belebten animalischen Körper. Wenn man sie nur richtig zusammensetze, so La Mettrie, könne Materie denken. La Mettrie veröffentlicht diese revolutionäre Überlegung im Jahr 1745. Der Mensch als gottgleicher Schöpfer? Die Kirchenfürsten in Frankreich schäumen, die französische Zensur kassiert das Werk, die nachfolgenden drei Bücher werden verbrannt. Hundert Jahre sind seit dem Tod von René Descartes vergangen. Offenbar ist das noch nicht genug, um die Ideen des Philosophen bis zu ihrem konsequenten Ende zu bringen. La Mettrie geht nicht nur die Kirche frontal an, sondern seine unfähigen ärztlichen Kollegen. Sarkastisch nennt er sie ungebildete und skrupellose Scharlatane. Anlässlich einer Choleraepidemie veröffentlicht er die angebliche Übersetzung eines Chinesen namens Dr. Fum Ho Ham, der die berühmtesten

Ärzte Pekings porträtierte. In der Fälschung, in der La Mettrie sich nicht besonders anstrengt, die wahren handelnden Personen zu verschleiern, rechnet er der Reihe nach mit der Crème de la Crème der Pariser Ärzteschaft ab. Die Ärzte stellten nur Ferndiagnosen und debattierten, statt sich um die Hygiene zu kümmern. Einer empfehle Brechwurzel ausgerechnet, wenn jemand Durchfall habe. Alle Angegriffenen hatten entweder La Mettrie oder seinen Lehrer Boerhaave in irgendeiner Weise vorher angegriffen. In der Summe umschrieb La Mettrie viele seiner Kollegen als selbstsüchtige, ignorante Aufsteiger, die eine opportunistische Medizin für die Wohlhabenden praktizierten. Der Ärztestand ist empört. Die Kirche und das Pariser Parlament sind entrüstet, weil La Mettrie die Existenz einer unsterblichen Seele leugnet. Ohne seine Familie und fast ohne Gepäck flüchtet der Arzt, Philosoph und Spötter in die Niederlande und legt sofort nach. Er verfasst sein berühmtestes Werk, *L'homme machine,* der Mensch als Maschine.

Wo Descartes der Seele noch ein klein wenig Raum gelassen hatte, zeichnet La Mettrie in seinem Buch ein extremeres Bild. »Der Körper ist eine Maschine, die ihre Triebfedern selbst spannt, ein lebendiger Inbegriff der ewigen Bewegung.«[92] Schmerz ist in diesem Konzept nur ein mechanischer Fehler, der sich auflöst, sobald die Maschine ihr Räderwerk selbständig wieder in Ordnung gebracht hat.[93] Das ist die Sicht, die viele Menschen und Experten noch heute teilen. »Make your body a machine!«, wirbt im Jahr 2013 ein amerikanischer Hersteller von Fitnessgeräten. Geist sei nichts anderes als Materie, und unsere subjektive Erfahrung, dass unser Geist etwas Besonderes sei, sei nichts weiter als eine Illusion. Die ahnungslosen Philosophen seien deshalb auf diesem Gebiet völlig fehl am Platz. »Die Ärzte allein sind es, die ein Recht haben, hier zu sprechen.«[94] Und dann folgt noch eine Watsche für den Klerus: »Es ist doch wohl lächerlich, wenn diese unverfroren Entscheidungen treffen über Angelegenheiten, von denen sie rein gar nichts verstehen, ja von deren Verständnis sie im Gegenteil durch ihre dubiosen Studien geradezu abgehalten werden.« Unsterblichkeit und Willensfreiheit sind Phantome. Hört der Körper auf zu existieren, stirbt die Seele gleich mit. Der Mensch gleicht einer Maschine ebenso wie das Tier, ja der Mensch sei nichts anderes ist als ein hochentwickeltes Tier.[95] Julien Offray de La Mettrie spaltet die letzten Reste Religion vom Schmerz ab. Das Gefühl ist nicht mehr die Chance, Gott näherzukommen, oder eine Bestrafung für den Sündenfall. Psychische Erkrankungen wie Manie und Depression sind in diesem Kontext nur Ausdruck gestörter Organe. Wie aus Materie Bewusstsein entsteht, kann »Monsieur Machine« nicht erklären. In der Mensch-Maschine ist der Schmerz losgelöst vom religiösen Überbau ganz weltliches Warnsignal für körperliche Schäden und ein diagnostischer Wegweiser für Ärzte.

Und weil der radikale Arzt gerade am Aufräumen ist, distanziert er sich auch gleich von seinem einzigen Vorbild. Descartes selbst sei ein Gefangener seines begrenzten Denksystems geworden. »Nachdem die Mediziner Cartesianer geworden sind, haben sie auch als solche ihre Medizin betrieben, so wie Descartes es selbst getan hat. Arme Kranke! Wie ich Euch beklage!«[96] Mit seiner Abkehr von der immateriellen Seele kehrt La Mettrie der Grundlage des christlichen Glaubens den Rücken zu und steht damit für eine rein materialistische Auffassung vom Körper.

Als das religiöse Verständnis dieses Phänomens noch vorherrschte und Körper und Seele eine enge Einheit darstellten, dachten die Menschen eher in Dimensionen von Gemeinschaft. Schmerz war eine soziale Erscheinung. In der Renaissance aber hatten Menschen begonnen, sich selbst und ihre Wünsche wichtiger zu nehmen. Mit achtunddreißig Jahren beschloss Michel Eyquem de Montaigne 1571, sich aus dem öffentlichen Leben zurückzuziehen und sich dem Studium seiner selbst zu widmen. »Unsere Konversation sollte nur mit uns selbst stattfinden, so privat, dass keine Kommunikation außerhalb mehr einen Platz hat … Wir haben eine Seele, die sich auf sich selbst wenden kann; die sich selbst genug Gesellschaft ist.«

Auf dem Boden des erwachenden Individualismus, losgelöst

von den Fesseln der Religion, mit dem materiellen, mechanischen Körper im Sinn startet La Mettrie durch. Er plädiert für mehr Lust, ja Wollust. In seinem Werk *Die Kunst, Wollust zu empfinden* huldigt der Philosoph der ekstatischen Glückseligkeit – also dem Gegenteil von Leiden und Schmerz. »Der Schmerz währt eine Ewigkeit, die Freude nur einen Augenblick. Tun wir alles, um diesen Augenblick zu genießen!«, schreibt er. Fast denselben Satz sagte mehr als zweihundertsechzig Jahre später die Schottin Ruth McKernan, die nahe Cambridge für den Pharmakonzern Pfizer an noch besseren Schmerzmedikamenten tüftelt. Mit seiner Haltung folgt La Mettrie dem griechischen Philosophen Epikur. Doch der lebte vor zweitausend Jahren, für das 18. Jahrhundert ist La Mettries Haltung radikal und ziemlich modern. In dem schmalen Bändchen von La Mettrie geht es dampfend zur Sache: »Wollust wird ihren Körper bis in die entlegensten Zonen durchströmen und sich dann, da die gewöhnlichen Wege ihr nicht genügen, einen Weg durch die Poren bahnen, so als wollte sie ihre überschäumende Kraft demonstrieren – gleich strömendem Wasser, das einen engen Schlauch zum Platzen bringt, um nicht nur an einer Stelle entweichen zu müssen.« Die ganze Übung hat einen therapeutischen Zweck: »Ein liebendes Herz weiß auch dem eigenen Leid etwas abzugewinnen.«[98] Es ist, als hätte der freudvolle Philosoph beim Verfassen dieser Zeilen einen Blick in die Zukunft werfen können. Im Jahr 2009 lassen sich in Los Angeles eine Reihe Frauen den linken Unterarm mit Kältesonden bestücken und schauen sich dann Fotos, darunter Aufnahmen von ihren Geliebten, an. Allein der Blick auf eine Fotografie des Partners ließ die empfundene Schmerzintensität sinken[99]. Obwohl La Mettrie Thomas Sydenham für seine systematischen Arbeiten bewundert hatte, lehnte er dessen propagierten Einsatz des Opiums gegen Schmerzen ab. Es unterdrücke Körperfunktionen und fördere auf diese Weise Entzündungen[100].

Aber Wollust ist zu La Mettries Zeit nicht gerade wohlgelitten. Noch sind der Schmerz und das Ertragen von Schmerz ein zu wichtiges Herrschaftsinstrument. Strikt wacht die Kirche über Normen und Moralvorstellungen und hält auf diese Weise die Schäfchen zusammen. Schmerz ist in dieser Lehre etwas, was man gemeinschaftlich für eine höhe Ordnung aushält. Wohlgefühl gibt es dann im Jenseits, vorausgesetzt, man hat sich im Diesseits benommen und sich nicht zu sehr nutzlosem Vergnügen hingegeben. Diese Haltung färbt auch auf das weltliche Leben ab. Auf den Straßen geht es brutal zu, Verbrechern stehen grausame Strafen bevor. »Wenn ich sehe, wie unsere Henker ihresgleichen hängen, rädern, foltern und mit glühenden Zangen quälen, dann glaube ich, auf dem Grund meines Herzens eine Stimme zu hören, die ruft: O Natur! O Humanität! Du bist nichts als ein leerer Name, wenn die Gesetze dich nicht auf diese Art vergewaltigen; was sage ich: zerfetzen«, schreibt La Mettrie.[101] Wie verlogen das alles ist, wie sehr von gestern! Der Franzose setzt Sex ohne Gewissensbisse gegen solche Barbarei. »Entspannt euch und genießt in gänzlicher Hingabe seine Wollust! Vergeßt euch selbst, damit ihr euch voll dem Glück eures Geliebten widmen könnt!«[102] Und warum mit dem ersten Akt aufhören, wenn es noch leckere Nachspeise gibt. »Nach den Freuden des Schauspiels kommen gleich die der Tafel.«[103] Am besten sollte das Mahl zusammen mit sympathischen, kultivierten Leuten genossen werden, wobei ein Essen zu zweit optimal wäre, bei dem »die Hände auf dem Tisch artig, die Füße unter dem Tisch aber weniger artig sind«. Marquis de Sade lässt sich etwas später von La Mettries Wollustplädoyer und auch von dessen Philosophie inspirieren und macht daraus eine Mischung aus Sex und Schmerz.

Auf welche Weise hätte der zeitreisende Rückenschmerzpatient von diesen Entwicklungen profitiert? Wahrscheinlich bekäme er zunächst ein üppiges Mahl aufgetischt und dürfte dann erstmals auf offene Ohren und Verständnis hoffen. La Mettrie wäre niemand, der wie die kirchlichen Würdenträger von notwendigem Leiden predigte oder lange abwägende Reden über Säfteverhältnisse im Körper wie die Scholastiker hielte. Er würde das Problem des Leidenden verstehen und begreifen, warum derjenige es loswerden will. Eine neue, wirksamere Therapie hätte der Arzt-Philosoph indes trotz seiner Forschungen und Theorien nicht anzubieten. La Mettrie würde auf bewährte Hausmittel verweisen: Opium (»bringt die wunderbarste Seelenruhe«), Kaffee (»vertreibt uns durch seine anregende Wirkung sowohl Kopfschmerz als auch Kummer«) und eine gute Mahlzeit (»ein betrübtes Herz vermag sie in Heiterkeit zu versetzen«).[92] Das theoretische Konzept ist zwar inzwischen weit vorangeschritten, aber es fehlt noch immer an präzisen Kenntnissen über den Stoffwechsel, die Nervenerregung und biochemische Reaktionen.

Mit ihren philosophischen Analysen bahnen La Mettrie und seine Vorgänger den Weg zu nützlichen Antworten auf das Rätsel menschlicher Körper und den Denkprozessen, die er hervorbringt. Es sind Vorbeben der ganz großen Auftritte der Neurowissenschaften im 21. Jahrhundert: Mit dem Human Brain Project will die Europäische Kommission heute erstmals das gesamte Wissen über das menschliche Hirn zusammenführen und mittels computerbasierter Modelle und Simulationen nachbilden; und mit der BRAIN-Initiative wollen die Amerikaner die Aktivitäten aller einhundert Milliarden Nervenzellen im Gehirn kartieren.

Über solche Aussichten wäre La Mettrie entzückt gewesen. Doch für die Praxis bleiben solche Grundlagenvorstöße heute wie damals zunächst bedeutungslos. Während die Chirurgen der frühen Neuzeit wie Ambroise Paré durch anatomische Entdeckungen und bessere Operationstechniken echte Fortschritte machen, sind zeitgleich Ärzte, die sich mit den inneren Krankheiten beschäftigen, noch immer machtlos. Viele bauen wie schon die hippokratische Medizin auf die Selbstheilung, nutzen alte Heilkräuter oder laborieren mit den alten Rezepten der galenischen Säftelehre, modifiziert zum Beispiel durch die neue Lehre einer Lebenskraft, die durch die Nerven strömt. Der Badearzt Johann August Philip Gesner aus Bad Pyrmont empfiehlt bei »unüberwindlichem, örtlichem Schmerz im Unterleib« ein Dampfbad.[104] Gegen starke

Krebsschmerzen stopft der Wiener Arzt Anton Störk Kraut vom gefleckten Schierling in kleine Säckchen, kocht diese und legt sie »warm auf den leidenden Theil«.[105] Hilfreich sei die Methode auch gegen Gichtschmerzen (Podagra). Anderen dienen Magnete gleichsam als Vorläufer des Aspirins. In Pulverform bringt der eisenhaltige Stein Harmonie – eine Idee ganz nach dem Prinzip der Säftelehre. Das große Universallexikon des Johann Heinrich Zedler empfiehlt, den Stoff nur innerlich anzuwenden, dann aber könne er ganz wunderbar das »Haupt-Wehe (Kopfschmerzen) und den Krampff stillen, so man ihn bei sich trüge«.[106] Magnete sind ganz allgemein für überstrapazierte Nerven probat: »Diese Wirkung des Magnets kann eine unmittelbare und directe Wirkung der magnetischen Materie auf unsere Nerven sein …« Dieser Ansatz ist ergiebiger Quell für medizintechnische Innovationen in Form von künstlichen Magneten, die man sich »wider die Flüsse und Migrainen« an der Schläfe befestigt (was heute noch immer manche Menschen tun). Auf der einen Seite ist der Tipp untauglich, auf der anderen Seite wegweisend.

Im Dezember 2013 verkündeten Forscher des Universitätsklinikums Göttingen, Abteilung Klinische Neurophysiologie, wie sie mit schwachem Gleichstrom und Magnetfeldern, der auf die Gehirnzellen einwirkt, chronische Schmerzen und Migränebeschwerden reduzieren. Die Wissenschaftler hatten mit einer »transkraniellen Gleichstromstimulation« jeweils zwanzig Minuten lang durch den Schädelknochen hindurch Nervenzellen der äußeren Hirnrinde stimuliert, was die Erregbarkeit der Hirnzellen verändert und damit die Schmerzwahrnehmung mindert.[107] Nicht alle Schmerzmittel des 18. Jahrhundert überleben so lange. Ohne das notwendige Wissen über Biologie, Physiologie, Chemie oder Physik sind die meisten dieser Mittel im einfachsten Fall unwirksam, im schlimmsten Fall aber gefährlich. Gegen Kopf- und andere Schmerzen empfiehlt die populäre Dreck-Apotheke des Arztes Franz Christian Paulini auch noch im 18. Jahrhundert vor allem eine Sammlung von Kotarten. »Der bekandte Französische Medicus D. Christoff Laudrin rühmt, daß er unzählige von langweilig beschwerlichen Hauptweh mit bloßem Taubenkoth, mit Pfersichkernenöhl vermischt, glücklich errettet habe.«[108] Es herrscht ein Wildwuchs, und vieles unterscheidet sich nicht von dem, was Betrüger feilbieten. Eine berüchtigte Sorte Heiler tingelt in dieser Zeit über die Marktplätze. »Marcktschreyer, Land- und Leut-Betrüger, Schlangenfänger, Wurm-Krämer« heißen sie, und sie preisen ihre »quacksalberischen Artzneyen mit vielen Schreyen und Aufschneiden dem ihn angaffenden Volcke an. In summa, jeder Pfuscher, welcher wider Wissen und Gewissen die Medicin exerciret, die Leute ums das Geld, öfters auch um das Leben bringen.«

Durch die neue, weltliche Sicht auf den Schmerz verliert nicht nur die Kirche das Deutungsmonopol. In der politischen Arena wird die Anwendung von Gewalt schwerer durchsetzbar. Nach der Revolution und dem Sturm auf die Bastille verfügt die revolutionäre Versammlung in Paris, dass bei Verhören nicht mehr gefoltert werden dürfe. Zwar werden viele tausend Menschen in der Revolution zum Tode verurteilt, aber der Vollzug der Strafe soll »human« geschehen. Jahrhundertelang hat das Volk barbarischen Enthauptungen jubelnd beigewohnt, jetzt soll es bitte etwas weniger brutal zugehen. Der französische Arzt Joseph-Ignace Guillotin unterstützt ein Gesetz, wonach alle Exekutionen mittels einer Maschine schmerzfrei durchgeführt werden sollen. Und das gilt nicht nur für Edelleute, sondern ebenso für gemeine Verbrecher. Guillotin hat seine ureigenste unangenehme Erfahrung mit schmerzhafter Gewalt. Seine hochschwangere Frau hat gesehen, wie einem Verbrecher, auf das Rad geflochten, die Knochen gebrochen wurden. Völlig geschockt bekam sie vorzeitige Wehen. Ihr Mann aber macht sich daran, einen Apparat für das schmerzlose Töten zu entwickeln. Man geht systematisch ans Werk, köpft ein paar Leichen aus dem Krankenhaus. Der Erfinder darf sein Gerät vor der revolutionären Versammlung, darunter Maximilien de Robespierre, vorstellen. Guillotins Plan geht auf. Die Premiere findet am 25. April 1792 auf dem Place de Grève in Paris statt. Das erste Opfer ist Nicholas Jacques Pelletier, dessen Hinrichtung extra für diesen Tag etwas hinausgezögert wird. Die Maschine ist rot gestrichen, damit das spritzende Blut darauf nicht so auffällt – gleichsam eine Prophylaxe gegen psychische Traumata. Schnell hat die tödliche Maschine ihre Spitznamen weg: »Madame Guillotine«, »Das nationale Rasiermesser« oder »Der patriotische Kürzer.«[109]

Aber tötete die Maschine wirklich so schmerzlos wie geplant? Und vor allem: War der Kopf, wenn die Klinge gefallen war, noch bei Bewusstsein? Das waren Fragen, die Samuel Thomas von Soemmerring aus Frankfurt am Main kurz nach der Erfindung der neuen Enthauptungsmaschine bewegten.

Der Anatom und praktische Arzt ist einer der Letzten, die intensiv über den Sitz der Seele und die Verbindungsstelle zum Körper grübeln, bevor das materialistische Bild des Menschen im 19. Jahrhundert endgültig ohne Seele auskommt. Von Soemmerring nimmt an, dass die Seele in den flüssigkeitsgefüllten Räumen des Gehirns, den sogenannten Ventrikeln, lokalisiert sei. In seinen Augen ist die neue Enthauptungsmethode inhuman und grausam, da der Dekapitierte seiner Ansicht nach noch eine Zeitlang das Bewusstsein behält. Entsetzt springt der Pariser Chirurg Jean-Joseph Sue dem deutschen Arzt bei: »Was für eine schreckliche Vorstellung, dass jemand seiner eigenen Hinrichtung beiwohnen muss.« Der Franzose Sue führt mit Experimenten im Stile von Mary Shelleys Frankenstein an menschlichen Leichen Experimente durch. Er findet heraus, dass es unterschiedliche Formen der Empfindungen gibt. Einerseits das Gefühl an dem Ort, an dem der Reiz geschieht, und andererseits im Bewusstsein. Die Nerven übertragen nach Sue nicht den Schmerz, sondern nur die Wahrnehmung des Schmerzes. Das Gehirn leidet nicht an dem Schmerz durch die niedersausende Klinge, aber es bemerkt das Leiden des Körpers – speziell am Nacken. Solange der Kopf noch in irgendeiner Weise lebt, dauern diese Qualen an.[67] Als schrecklicher Beleg für die These gilt die Hinrichtung von Charlotte Corday, die den Arzt und Naturforscher Jean Paul Marat in seinem Badezimmer erstochen hat. Als der Scharfrichter den kullernden Kopf der Mörderin in die Höhe hebt und ihm eine Ohrfeige verpasst, scheint das Gesicht errötet zu sein und zu grimassieren, so Augenzeugen. Nach diesem Zwischenfall wird an Tieren untersucht, wie lange noch Leben im Restkörper steckt und dieser also »leidet«. Ein geköpftes Schwein bewegt sich noch eine Stunde und dreiundvierzig Minuten. Karl August von Eschenmayer, in Tübingen Professor für Medizin und Philosophie, antwortet auf Samuel Thomas von Soemmerring: »Es ist wahr, der Kopf wird bei der Enthauptung aus den meisten seiner bisherigen Verhältnisse gerissen, diß kann aber seine schmerzhaften Gefühle nicht vervielfältigen: denn eben dadurch, daß er aus so vielen Verhältnissen gerissen wird, sind nachher wenige mehr übrig, die er fühlen könnte.« Eschenmayer argumentiert also ganz cartesianisch. Der Schmerz sei doch das Resultat eines übermäßigen Reizes auf die Organe. Wenn aber der Reihe nach die Verbindungen gekappt würden, dann würde der Schmerz nicht mehr stärker. Wenn es im Kopf dann noch irgendein Gefühl gäbe, dann wäre es nicht Schmerz, sondern ein Gefühl von Leichtigkeit, »als ob er von der beschwerlichen Last des Körpers losgeworden wäre«.[110]

Descartes mochte das Fundament für eine rationalere Betrachtung des Schmerzes bereitet haben, Regius und La Mettrie haben ihn mechanisch erklärt. Aber das materialistisch-mechanistische Konzept setzte sich nur langsam durch. La Mettrie hatte sich nun vollends ins Abseits manövriert. Von Frankreich hatte er in die Niederlande fliehen müssen, weil er in der Heimat den Zorn der Ärzte fürchtete. In den liberalen Niederlanden eckte er mit seiner sogar zu diesen Zeiten sehr radikalen Sicht auf den menschlichen Körper unter Vernachlässigung der Seele an. Sein *L'homme machine* erschien Ende 1747 anonym. Es umfasste nur einhundert Seiten und sorgte dennoch sofort für Tumult. Das Buch war nur wenige Monate auf dem Markt. Am 18. Dezember 1747 wurde Elie Luzac, der Verleger, vor den Kirchenrat der Kirche von Leiden zitiert und sollte dort den Namen des Autors verraten. Der Verleger hielt dicht, die Bücher lieferte er aus, und sie wurden verbrannt. Einhundertfünfzehn Jahre nachdem René Descartes erschrocken von der Verbrennung Galileis Bücher gehört hatte und seine Abhandlung über den Menschen um ein Haar selbst angezündet hätte, musste ein Philosoph, der Descartes' Idee vom Menschen als Maschine konsequent weitergedacht hatte, sein Werk einstampfen. La Mettrie floh erneut, diesmal unter den Schutz von Friedrich dem Großen, nach Potsdam, wo er als eine Art Hofnarr Zuflucht fand. Einmal, heißt es, habe La Mettrie nackt in der Mitte seines Zimmers gestanden, sich die Hand auf den Hintern geklatscht und gejuchzt: »Ich habe kein Geld, bravo, ich habe kein Geld!«[111]

La Mettrie war zwar inspiriert von René Descartes' wissenschaftlicher Methode und seinen bahnbrechenden Ideen über die Mechaniken des Körpers, aber er verachtete doch dessen spätere, erstarrte philosophische Haltung. In La Mettries Zeit ging das Gerücht um, Descartes sei auf einer Brücke in Stockholm von der heftigen Kälte überrascht worden. Das Szenario lässt sich der Spötter La Mettrie nicht als Steilvorlage für eine Persiflage entgehen. In diesem Moment habe der Philosoph in typischer Logik kurz seine Optionen überschlagen: »Die Kälte lässt die Flüssigkeit kondensieren wie alle Körper, die Wärme und folglich auch der Schnaps verdünnt sie dann wieder. Folglich muss man Schnaps trinken.« Also trank der Philosoph reichlich und starb daran. La Mettrie wusste zu diesem Zeitpunkt noch nicht, dass sein eigener Tod drei Jahre später selbst Anlass für heftigen Spott geben würde.

Auf einem Bankett des französischen Botschafters am Hofe Friedrichs des Großen steht Pastete vom Fasan mit Trüffel auf dem Menü. Voltaire, ebenfalls Gast am Hofe, nennt das Gericht später despektierlich »einen Klotz, der wie Fasan aussah und der mit schlechtem Speck, Schweinehack und Ingwer gefüllt war«. Nach dem Mahl fühlt sich La Mettrie etwas schwerfällig, schlägt eine Partie Billard vor, muss sich aber bald wegen Bauchschmer-

zen hinlegen. Hinzugerufene Ärzte lehnt der Arzt ab. Er lässt sich
lieber selbst zur Ader und genehmigt sich ein Bad. Zwei Tage später, am 11. November 1751, stirbt er. Manche sprechen hinterher
von Lebensmittelvergiftung, andere von einer Blinddarmentzündung oder Verstopfung. Und natürlich fehlen auch nicht Gerüchte
über einen Giftanschlag. Der Gastro-Tod durch Pastete bringt
Hohn und Spott über den Materialisten und Hedonisten. »La
Mettrie, die Mensch-Maschine, dieser junge Arzt, diese kräftige
Gesundheit und kräftige Phantasie, das Alles ist nur gestorben,
weil er aus Eitelkeit eine ganze Fasanenpastete mit Trüffeln ver-
speist hat«, spottet Voltaire. Es ist wohl eine Retourkutsche, immerhin hat La Mettrie eine Geliebte des Dichters als »Vagina zum
öffentlichen Gebrauch« tituliert. Und der Berner Mathematiker
Johann Samuel König schreibt erleichtert: »Die Maschine ist ka-
puttgegangen, von nun an lässt er die Welt in Ruhe.«[112]

Der Schmerz bleibt eine Herausforderung für die Wissenschaft.
Selbst heute sind sich die Gelehrten nicht sicher, welcher Sphäre
sie den Schmerz zuschlagen sollen. Mal wird er eher in den Molekülen verortet, dann wieder in der Psyche. Und je nachdem, welche Haltung gerade vorherrscht, haben ehemalige Vertreter der
Gegenseite einen schlechten Stand. Besonders Descartes ist in
dieser Hinsicht immer wieder ein Stein des Anstoßes. Die Idealis-
ten warfen Descartes die kalte Sicht des materialistischen For-
schers vor. Schon zu Lebzeiten wunderten sich die Kritiker über
den seltsamen Kniff, den sich der Philosoph überlegt hatte, um
zwischen der Seele und der Materie in der Zirbeldrüse zu vermitteln. Als »Geist in der Maschine« schmähte ein paar Jahrhunderte
später der britische Philosoph Gilbert Ryle die Vorgänge in der
seltsamen Relaisstation. Heute lassen Neurowissenschaftler kein
gutes Haar an Descartes' anatomischen Studien, die völlig falsch
waren. In bestimmten intellektuellen Kreisen ist Descartes nur
noch eine Witzfigur, der Spalter von Geist und Seele. *Descartes'*
Irrtum nannte der portugiesische Neurowissenschaftler António
Damásio eines seiner bekanntesten Bücher. »Darin liegt Des-

cartes' Irrtum: in der abgrundtiefen Trennung von Körper und Geist, von greifbarem, ausgedehntem, mechanisch arbeitendem, unendlich teilbarem Körperstoff auf der einen Seite und dem ungreifbaren, ausdehnungslosen, nicht zu stoßenden und zu ziehenden, unteilbaren Geiststoff auf der anderen; in der Behauptung, dass Denken, moralisches Urteil, das Leiden, das aus körperlichem Schmerz oder seelischer Pein entsteht, unabhängig vom Körper existiert.«[113] Der französische Philosoph habe das Denken über die biologische Substanz gestellt – für einen Neurowissenschaftler eine unerträgliche Vorstellung.

Ein Gutes hatte die Definitionshoheit der Kirche über den Schmerz. Mit der Religion war der Schmerz noch ein Teil der gemeinschaftlich akzeptierten Sinngebung. Das Leben kann zwar weh tun, aber wenn man dadurch Gott näherkommt, ist diese Pein eine Weile fatalistisch ertragbar. René Descartes hatte zwar Geist und Körper als grundsätzlich unterschiedliche Substanzen und den Körper mit mechanischen Begriffen beschrieben, aber, anders als seine Kritiker später behaupteten, trotzdem Körper und Geist als eine Einheit gesehen und auch den Einfluss der Psyche auf den Körper nicht ausgeschlossen. Ja, gerade der Schmerz war für Descartes erstens ein Beleg, dass sein Körper existierte, und zweitens, dass sein immaterielles Ich oder seine Seele innig mit diesem schmerzenden Körper verbunden war. Descartes konstatierte sogar, dass die Seele den Körper via Emotionen in Erregung versetzen könne – etwas, was moderne Neurowissenschaftler dem französischen Philosophen schlicht abgesprochen haben. Descartes' Nachfolger haben die Ideen des Philosophen verfälscht in die Zukunft getragen. Henricus Regius, Herman Boerhaave und Julien Offray de La Mettrie verfolgten eigene Pläne und verwandelten auf der Basis cartesianischer Ideen den Körper sukzessive in eine Mensch-Maschine. Der deutsche Philosoph Gottfried Wilhelm Leibniz gab dem Schmerz einen weltlichen Sinn. Er argumentierte, dass der Schmerz überlebenswichtig und daher ein Zeichen der vollkommenen Naturordnung sei und nicht Ausdruck einer göttlichen Grausamkeit. Die Schmerzreaktion war ein nützlicher Reflex, das Schmerzempfinden keine Bestrafung für den Sündenfall, sondern etwas, von dem die Seele lernt, dem Schädlichen aus dem Wege zu gehen. Die Seele ist bei Leibniz vor allem eine Lerninstanz. Jene Seele, über die sich Descartes in diesem Zusammenhang noch viel Gedanken gemacht hatte, blieb außen vor. Schmerz machte nicht mehr, wie in den alten Schriften von Hippokrates und Aristoteles, das Menschsein aus. Der Schmerz war ganz im Körper angekommen, mit neuem Sinn ausgestattet und für den Zugriff der Naturwissenschaften geöffnet. Will ein Schmerz nicht weichen, muss man nur noch etwas aggressiver nach der fehlerhaften Mechanik fahnden. Welche Bedeutung dieses Symptom für den Einzelnen hat, spielt nur noch eine nachgeordnete Rolle. Eine Pein, für die sich keine handfeste, materielle Ursache finden lässt, wird als Hirngespinst abgetan. Solange die Medizin noch nichts auszurichten vermochte gegen Krankheiten im Allgemeinen und den Schmerz im Besonderen, durften die Ärzte nicht auf Respekt in der Bevölkerung hoffen. Je treffsicherer die wissenschaftliche Methode Krankheitsverläufe vorhersagte und je wirksamere Therapien sie lieferte, desto mehr gewann die Medizin an Reputation.

4

Materie siegt

Im Zeitalter des Aspirins, des Äthers und des Stroms kommt der Schmerz endgültig in der Biomedizin an. Durchbrüche in den Naturwissenschaften, in der Pharmazie und in der Medizin schaffen Linderung und sorgen gleichzeitig für eine neue, prosperierende Medizinindustrie. Endlich gibt es Narkosen, wirksame Schmerzmittel gegen den alltäglichen Kopfschmerz und das Reißen im Rücken. Wer ohne erkennbaren Grund körperlich leidet, muss verrückt sein.

AM 7. APRIL 1847 bringt die Amerikanerin Fanny Appleton Longfellow ihr erstes Kind unter besonderen Umständen zur Welt.[114] Sie ist die erste Frau auf dem amerikanischen Kontinent, die ihr Kind unter Narkose gebiert. Es hatte lange gedauert, bis sie und ihr Mann, ein Dichter, einen willigen Arzt gefunden hatten. Die meisten Mediziner hielten die brandneue Methode der Äthernarkose für unnötig, ja gefährlich. Nathan Cooley Keep, ein Arzt aus Boston mit Spezialgebiet Zahnheilkunde, erklärte sich bereit. Fünfeinhalb Stunden nachdem die Wehen eingesetzt hatten, ließ Keep die Patientin kurze Hübe Äther inhalieren. Schon dreißig Minuten später war das Kind geboren. Die Geburt verlief schmerzlos und unkompliziert, oder wie Keep es später formulierte:»Sehr zufriedenstellend.« Die Geburt sei weitaus angenehmer als die beiden vorangegangenen verlaufen, gab Longfellow später zu Protokoll. Äther sei »mit Sicherheit der größte Segen dieser Zeit«, und sie sei stolz darauf, geholfen zu haben, dass arme schwache Frauen nun weniger leiden müssten.

Den Schmerz bei Bedarf einfach ausknipsen, das ist noch heute der Traum von vielen geplagten Menschen. Wenn er ein elektrisches Rauschen in Myriaden von Nervenzellen ist, was liegt dann näher, als in diesen Schaltschrank einzugreifen? Doch dafür muss man die Blaupause der Schmerzschaltkreise im menschlichen Körper erst entwirren. René Descartes hatte die groben Umrisse skizziert: Schnelle Feuerteilchen dringen in den Fuß ein und gelangen über Nervenstränge im Rückenmark bis in die Zirbeldrüse. Werden die Stränge überdehnt oder sogar abgerissen, klingelt im Gehirn die Glocke, der Schmerz folgt. Peripherer Reiz, Weiterleitung der Signale, Reaktion im Gehirn, so einfach sollte es ablaufen. Aus diesem simplen Schema lassen sich weder richtige Diagnosen noch wirksame Therapien ableiten. Erfolgreiche Strategien gegen den Schmerz benötigen sehr viel detailliertere Pläne und Erkenntnisse aus unterschiedlichsten Wissenschaftsdisziplinen. Die große Zeit der medizinischen Durchbrüche gegen den Schmerz beginnt im 19. Jahrhundert. Zweihundert Jahre nachdem der französische Philosoph sich mit seiner mechanisch-hydraulischen Idee an die Öffentlichkeit gewagt hatte, legen Anatomen und Physiologen die vertrackten Signalwege des Schmerzes dar. Sie lösen Mechanik, Feuerteilchen und Seilzüge ab durch fein geäderte Nervengeflechte, chemische Moleküle und geladene Ionen. Mit diesem Baukasten lassen sich bereits viele rätselhafte Eigenschaften des Schmerzes besser denn je erklären und vor allem bessere Therapien entwickeln. Die erste Massenproduktion von Analgetika wird möglich. Schmerz gehört in diesem Jahrhundert eindeutig in die Sphäre der Krankheiten und damit der Medizin. Spirituelle Dimensionen oder die Psyche haben in diesem materiellen Kosmos wenig Bedeutung. Nur ein paar Romantiker stellen das Gefühl, die Leidenschaft, das Erleben und die Seelenqualen gegen diese Strömung. Was nicht in das Konzept passt, wird ausgegrenzt. Unerklärliche Schmerzen gelten als Hinweis sittlich-moralischer Verfehlung. Obwohl alle, die sich nicht nur im Labor, sondern am Krankenbett mit dem Schmerz auseinandersetzen, immer wieder irritierende Beobachtungen machen, die nicht in dieses materielle Konzept passen und eine Beteiligung der Psyche nahelegen.

»Heureka!«, ruft Charles Bell mitten in der Nacht und weckt damit seine Frau. »Ich preise den Herrn, dass er mir keine nutzlosen Träume schickt oder mich am nächsten Morgen aufgrund der nächtlichen Vision leiden lässt. Wenn ich es mit wachem Auge betrachte, dann habe ich für einen kurzen Moment einen Blick darauf erhascht, wie ich mir sicher einen Namen machen kann.«[115] Charles Bell, Chirurg und Hirnforscher, glaubt, dass seine Entdeckung ihn nach seinem Tode gleich neben den großen William Harvey stellen würde, den Entdecker des Blutkreislaufs, der sogar den notorisch besserwisserischen Descartes beeindruckt hatte. Wie ein Marco Polo des Gehirns wird er die weißen Flecken der Gehirnkarte ergründen und die Idee vom mechanischen Seilzug modernisieren. Durch den schottischen Arzt wird die Theorie von der physischen Basis des Schmerzes sein wissenschaftliches Fundament erhalten. In dieser Hinsicht ist der Forscher nicht unbescheiden. »Ich habe eine unbegreiflich interessante neue Anatomie des Hirns geschaffen«, notierte er 1807 an seinen Bruder George Joseph, »ich habe sie gleich gestern vorgetragen.«

Descartes war noch davon ausgegangen, dass Nerven für die Muskeln und solche für Empfindungen vermischt in das Gehirn gelangen. Als gewissenhafter Naturwissenschaftler führt Bell Tierversuche durch. Er tut es nur ungern, denn er findet diese Beschäftigung abscheulich. Ein Versäumnis, das sich später rächen wird. Bei seinen Studien entdeckt der Anatom, dass Nerven, welche die Muskeln spielen lassen, in den vorderen Teil des Rückenmarks eintreten, wohingegen Nerven, die den Schmerz weiterleiten, in den hinteren Teil des Rückenmarks gelangen. »Hinterhorn« heißt diese erste Station, an der das Schmerzsignal in das zentrale Nervensystem eintritt. Bis heute ist das Hinterhorn eines der beliebtesten Ziele der Schmerzforschung. Erregt verfasst Bell einen Brief an seinen Bruder George: »Meine neue Anatomie des Gehirns besetzt meinen Kopf fast vollständig …« Noch ganz benommen von seiner großartigen Entdeckung verfolgt er die Nerven weiter nach oben bis in das Gehirn und stößt dort auf Forschergold. Anders, als Descartes vermutet hatte, enden die »Leitungen« nicht alle in der Zirbeldrüse, sondern in vielen verschiedenen Gehirnarealen. Offenbar ist das ganze Nervensystem von der Reizquelle über das Hinterhorn bis in das Gehirn viel verzweigter und hoch spezialisiert. »Ich denke, dass die Organe der äußerlichen Sinne unterscheidbare Klassen von Nerven bilden. Ich habe diese bis zu den entsprechenden Teilen des Gehirns verfolgt, die sich je nach Ursprung völlig voneinander unterscheiden.«

Der Anatom mag zwar besessen sein von seiner Idee und sich selbst für genial halten, aber ihm fehlt der Mut für den ganz großen Wurf. In demselben Brief teilt er seinem Bruder mit, dass er seine

Erkenntnisse aus Furcht um seine Reputation nicht veröffentlichen, sondern nur einem engen Kreise bekanntgeben will. Ein Motiv mag gewesen sein, dass Bell, der sich doch vor Tierversuchen ekelte, zwar die Versuche für die Muskelnerven akribisch durchgeführt hatte, nicht aber die Versuche über die sensiblen Nerven – was später noch zu Streit mit einem konkurrierenden Kollegen führen sollte. Bell hält sich an seine Ankündigung, lässt ein schmales Brevier drucken und verteilt es an seine Freunde.[116] Zu der Zeit, als Charles Darwin um die Welt segelt und Material für seine Evolutionstheorie sammelt, sinniert Charles Bell über den evolutionären Sinn des Schmerzes. »Schmerz ist als großer Wächter unserer Strukturen ein notwendiger Kontrast zu seinem Gegenteil, dem Genuss.« Schmerzhafte und angenehme Empfindungen brächten den Menschen voran, ließen ihn sich entwickeln und verbesserten den Verstand, auf dass dieser nach Höherem strebe.[117]

Vier Jahre bevor Darwin von seiner Reise zurückkehrt und seine Theorie über die Anpassung von Lebewesen an veränderte Lebensräume durch Variation und natürliche Selektion erklärt, kommt auch Bell zu einem evolutionären Schluss. »Um die Perfektion allein eines einzigen Organs eines tierischen Körpers zu begreifen …, müssen wir erkennen, wie dasselbe System sich an eine unendliche Anzahl unterschiedlichster Bedingungen anpasst.« Die Nerven der Haut vermitteln Berührungen, die Nerven, zuständig für das Sehen, haben ihre eigene Zuständigkeit. Die Nerven der Netzhaut sind empfindlich für Licht und nicht für Schmerz. Wenn beispielsweise durch Staub die Augen schmerzten, dann stamme dieser Schmerz nicht von den Nerven für das Sehen, sondern von anderen Nerven. Bestimmte »sympathische« Organe seien durch Nerven verbunden, und wenn diese gestört seien, dann schmerze es. Über diese Funktion habe der Willen keine Macht, weil »ein Zweifel, ein Moment der Unentschlossenheit, eine Achtlosigkeit die Existenz auslöschen könnte«. Nicht zögern im Moment der Gefahr, so begründet auch der moderne Evolutionsforscher Richard Dawkins, warum der Schmerz kein

172

neutrales Signal ist, sondern so weh tun muss[10]. Bell beginnt verschiedene Schmerzformen zu unterscheiden. Die Haut ist offensichtlich empfindlicher gegen Schmerz als die darunter liegenden Gewebe. Wären die tieferen Gewebe ebenso empfindlich, dann wäre »diese Sensibilität während normaler Bewegungen eine Quelle ständigen Unbehagens und kontinuierlicher Schmerzen«. Der Schotte hat die materiellen Grundlagen des Schmerzes naturwissenschaftlich bestätigt. Er gilt daher als Pionier einer ganzen Reihe von Forschern, die im 19. Jahrhundert den Menschen endgültig zur Maschine degradieren. Aber so wie Descartes selbst erst durch Henricus Regius zum seelenlosen Philosophen gemacht wurde, im Grunde aber die Seele im Blick behielt, reduziert auch Charles Bell den Schmerz nicht auf ein rein elektrisches Warnsystem. Der Schotte erkennt die »Agonie des Geistes«, er sieht die emotionale Komponente des Schmerzes. Und wie fast jeder Forscher, der sich intensiv mit der materiellen Basis des Schmerzes beschäftigt, passen manche Dinge nicht ins Bild. Descartes stolperte über den merkwürdigen Umstand, dass viele Menschen nach einer Amputation noch immer Schmerzen in ihren fehlenden Gliedmaßen spüren. Charles Bell kann in seiner klinischen Arbeit viele Erscheinungen materiell nicht recht zuordnen. Dort leidet eine Frau sieben Jahre lang an Schmerzen im Knöchel. Sie heiratet auf Krücken, aber es gibt keinen Hinweis auf irgendwelche Körperschäden. Ein Gentleman klagt über Rückenschmerzen, die seit vier Jahren bestehen und durch die leichteste Berührung explodieren. Manche Ärzte mutmaßen eine Entzündung des Rückenmarks. Bell glaubt nicht daran. Oder die kultivierte Miss D. Aufgebracht und schillernd beschreibt sie ihre unendlichen Schmerzen in der Hüfte. Fünfhundert Tropfen Laudanum habe sie gegen diese Qualen binnen vierundzwanzig Stunden einnehmen müssen. Nach diesen Schilderungen erwartet Bell das Schlimmste, ausgedehnte Geschwüre, wüste Zerstörungen. Er findet nichts, nicht die geringste Verfärbung der Haut. Er hütet sich vor einer Verurteilung der Patientin: »Wie auch immer, wenn wir solche Schmerzen nicht lindern können, dann ist das grausam und ignorant, sie eingebildete Schmerzen zu nennen.«[118] Obwohl Bell die Mechanik des Schmerzes entschlüsselt, bleibt er offen für andere Erklärungen. Waren hier innere Nervenstränge irritiert oder Depressionen im Gang? Der Forscher hatte die Vorgänge im Schmerz besser denn je entschlüsselt. Er erkennt das Leiden seiner Patienten und möchte als Arzt und Mensch dringend helfen. Nur fehlt ihm das Handwerkszeug für gute Antworten und Lösungen. Der Schotte selbst hält es kaum aus, wenn er als Arzt anderen weh tun muss. Er operiert offene Wunden, schneidet Blasen- und Nierensteine aus den Patienten und führt Kaiserschnitte durch. Alles ohne Narkose. Hier am OP-Tisch leidet der forschende Arzt stellvertretend für alle theoretisierenden Naturforscher und Philosophen. »Wir verstehen, wie sehr jemand leiden muss, der von der Theorie zur Praxis kommt, der niemals das Skalpell in die Hand nehmen und die Agonie ertragen musste, die er seinem Patienten antut.«[115] Seinem Bruder gegenüber schüttet er ob seiner Machtlosigkeit das Herz aus: »Ich leide unter unbeschreiblicher Angst, je mehr ich mache, umso stärker.«[119]

Auch in Deutschland wird der Schotte Charles Bell aufmerksam gelesen. Professor Johannes Peter Müller interessieren die Wunder des menschlichen Körpers. Er entdeckt zum Beispiel, dass Arterien verantwortlich sind für die Erektion des Penis. Der gebürtige Koblenzer studiert Aristoteles, hält Kontakt mit Theologen, besucht Vorträge des Großphilosophen Georg Wilhelm Friedrich Hegel und widmet sich der Farbenlehre Goethes. Und weil er auch intensiv Zoologie betreibt, lädt er seine Studenten bisweilen zur Aufklärung der Metamorphose der Stachelhäuter und anderer Meerestiere zur Exkursion nach Helgoland oder ans Mittelmeer ein. Wer braucht schon ein Labor, Improvisation ist alles. So hält er es schließlich auch in Berlin. An den fremden Gestaden kommen dann Müllers feine Planktonnetze und Mikroskope zum Einsatz, und hinterher wird der Fund in irgendeinem Schuppen bestimmt und seziert.[120,121]

Der Vater, ein Schuster, hätte am liebsten gesehen, dass das älteste seiner fünf Kinder das ehrliche Handwerk des Sattlers ergriffen hätte. Aber ein Lehrer riet dazu, den hochbegabten Sohn studieren zu lassen. Als Jugendlicher schwankte Müller noch, ob er Theologie oder doch lieber Medizin studieren sollte, beides wäre ein ungeheurer sozialer Aufstieg. Die Familie ist klamm, und hätte der begabte Müller nach dem Tod seines Vaters im zweiten Semester kein Stipendium der Regierung bekommen, wäre die Karriere des Wissenschaftlers wohl schnell beendet gewesen. Doch Müller wird außerordentlicher Professor, dann Ordinarius an der Universität Bonn und geht schließlich nach Berlin. Er verdient nicht viel, die Erinnerung an seine Kindheit in ärmlichen Verhältnissen schürt seine Angst vor Verarmung. Der Underdog forscht wie besessen, beugt sich bis zu zehn Stunden über sein Mikroskop, schüttet Kaffee in sich hinein, schläft schlecht und schreibt Bücher.[122] Schicht um Schicht arbeitet er sich auf der zellularen Ebene durch den menschlichen Körper und macht ständig neue Entdeckungen. Das Pensum fordert seinen Tribut. Mit seinen tiefliegenden, melancholischen Augen erschreckt er seine Umwelt. 1827 glaubt Müller plötzlich, dass bald seine Beine gelähmt sein würden und er sterben müsse. Diese »Hypochondrie« – heute würde man wohl »Burn-out« sagen – war eine Depression, die Müller sechs Monate lang quälte. Der Zusammenbruch wird nicht der einzige bleiben. Der rastlose Forscher fühlt sich todmüde und klagt über Schmerzen in seiner Hand. Er muss die Lesungen aufgeben. Das zuständige Ministerium sponsert eine Erholungsreise.

Die Nerven sind eine von Müllers zahlreichen Leidenschaften, genauer: spezifische »Sinnessubstanzen« und »-energien«. Charles Bell hatte zwar bereits konstatiert, dass Berührungs- und Schmerzreize durch die hinteren Wurzeln in das Rückenmark eintreten und die motorischen Nerven aus den vorderen austreten. Weil Bell aber Tierversuche hasste, fehlten gute Belege für diese Hypothese. Johannes Peter Müller sind solche Skrupel fremd. Hunde,

Kaninchen: der Physiologe ist immer auf der Suche nach neuen Forschungsobjekten. Am liebsten sind ihm Frösche. Und er ist nicht zimperlich.»Der Nerv wurde so fort von neuem unterhalb der Narbe durchschnitten (wobei, was merkwürdig ist, zwar nicht die mindesten Zuckungen wahrgenommen wurden, das Thier aber laut aufschrie), und der untere Theil desselben durch Galvanismus in der Form eines einfachen Plattenpaares, dann auch durch Einschneiden und gewaltsame Zerrung auf die verschiedenartigste Weise gereizt; allein es trat keine Spur von Zuckung ein.« Im Zeitalter des Tierschutzes würde sich wohl niemand mehr trauen, einen Kaninchenversuch so detailliert zu protokollieren. Den Fröschen erging es nicht besser.»Indessen beweist die plötzliche Veränderung und Stockung des Herzschlages nach einer gewaltsamen Zerstörung des ganzen Rückenmarkes jedenfalls, dass die Nerven des Herzens einen grossen Antheil an dessen Bewegungen haben.« Der Galvanismus ist erfunden, Strom ist als Hilfsmittel für die Begutachtung von Nerven immer gern genommen. Dann belegt Müller im Froschexperiment, wo Bell nur spekulieren konnte.»Bell hat diese Entdeckung gemacht, und ich habe bewiesen, dass mechanische und galvanische Reize, auf die hinteren Wurzeln der Spinalnerven applicirt, nicht im Stande sind, Bewegung in den Muskeln zu erregen, zu welchen die Spinalnerven hingehen.«[123] Die vorderen Wurzeln der Nerven sind also für die Bewegung der Muskeln zuständig, die hinteren für äußerliche Reize.

Es existiert also ein spezialisiertes Leitungssystem. Schmerzreize werden darin vom Rande des Körpers und von den inneren Organen zunächst über Nervenfasern zum Rückenmark und dann über breite Bahnen bis in das Gehirn transportiert und dort analysiert. Auf welche Weise die Nerven gereizt werden, ob nun durch Druck, Hitze oder Chemikalien, ist gleich. Ist die Intensität des Reizes nur hoch genug, werden Schmerznerven jedes Mal mit einem Schmerzimpuls auf diesen Reiz reagieren. Auf diese Weise ist jeder Sinn mit einer ganz bestimmten Anordnung von Nerven gekoppelt. »So z. B. bewirken mechanische und electrische Reize in den Sehnerven nur Lichtempfindungen als Eigenschaften dieser Nerven, und scheinen keinen Schmerz zu bewirken, während die Empfindungen des Schmerzes und nicht des Lichtes in den Gefühlsnerven möglich sind. So erregen mechanische und electrische Reize, auf den Gehörnerven wirkend, Tonempfindungen, der electrische Reiz in dem Geruchsnerven Geruchsempfindungen.« Reizt man einen Sinn mit einer anderen als ihm zugeordneten Energieform, dann bleibt die Empfindung doch die, auf die der Nerv spezialisiert ist – so wie das Auge, wenn man darauf drückt. Drückt man kräftig auf einen Schmerznerv, dann folgt Schmerz, obwohl der Reiz Druck ist. Es ist das Gesetz der spezifischen Sinnesenergien – wobei »Energie« in diesem Konzept wohl eher Chemie heißt. Überhaupt ist der große Übersetzer in dieser Umwandlung die Chemie. Aus dem bekannten Umstand, dass Licht im Auge chemische Veränderungen hervorruft, schließt Müller, dass zum Beispiel das Zusammendrücken von Gewebe ebenfalls zu chemischen Veränderungen führt und dass daraus die Empfindung von Schmerz resultiert.[124] Damit hat der Physiologe das noch heute gültige Grundprinzip eines mechanischen Schmerzreizes beschrieben. Heute sind die chemischen Schmerzsubstanzen wie die Substanz P oder der Nervenwachstumsfaktor bekannt und werden mit Medikamenten bekämpft. Die Spezialisierung der Nerven und die Übersetzungsarbeit aber bedeutet, dass das menschliche Gehirn die Umwelt gar nicht direkt erfasst, sondern nur aus dem Informationsstrom einer Reihe von Spezialsensoren extrapoliert. Den Sinneseindrücken, so stellt der philosophisch bewanderte Physiologe fest, ist also wirklich nicht zu trauen. »Allein diese Empfindung ist bloss subjectiv, wie der Schmerz in der Haut …« Sein Schmerz mache einem andern ebenso wenig Schmerz, wie Ohrenbrausen einem andern Ohrenbrausen mache. »Niemals findet so etwas statt.«

Johannes Peter Müller hat das einfache Schmerzmodell vom Seilzug des René Descartes erheblich verfeinert, aber wie der französische Philosoph ließ er darin das Konzept der Seele nicht ganz fallen. Der gläubige Naturforscher war Vitalist, glaubte also an eine eigenständige, von der Materie unabhängige, unsterbliche Lebenskraft im Körper. »Die bewegende Idee eines organischen Körpers ist daher ein Ausfluss der Gottheit, der von der Schöpfung an in ihm und seinen Producten lebt. Diese Idee ist das Einzige, was in den organischen Körpern Bestand hat, denn die Materie verlässt sie, und fort wird neue Materie dieser bewegenden Idee unterworfen.«[125] Müllers Nachfolger, wie zum Beispiel Hermann Ludwig Ferdinand von Helmholtz, mokieren sich über diese religiös-philosophischen Anwandlungen und verzichten ganz auf ominöse immaterielle Instanzen. Sie ergründen den Körper weiter, als Johannes Peter Müller es selbst je für möglich gehalten hätte. Niemals, hatte er prophezeit, würde man die Geschwindigkeit der elektrischen Erregung in den Nerven bestimmen können. Doch Helmholtz maß mit einem selbstkonstruierten Instrument genau zwanzig Meter pro Sekunde. Der Schmerzimpuls, den ein Feuer am Fuß auslöst, gelangt also innerhalb eines Wimpernschlags in das Gehirn.

In der Nacht zum 10. September 1855 gerät der Naturforscher auf der Rückkehr von Norwegen mit dem Schiff in höchste Lebensgefahr. Ein Student, der Müller begleitet hat, kommt um. Müller macht sich schwere Vorwürfe, schafft es nicht einmal, die Mutter des toten Studenten zu besuchen, und fällt in eine tiefe Depression. Seine Gesundheit ist angegriffen. Im Winter 1857/58 kränkelt er und wird am Morgen des 28. April 1858 tot im Bett aufgefunden.[126]

Fast neunzig Jahre nachdem Charles Bell seine Schmerzleitung vom Verletzungsort über das Hinterhorn bis in das Gehirn verlegt hat, entdeckt der Salzburger Physiologe Maximilian (Max) Ruppert Franz von Frey am Ende des 19. Jahrhunderts in Würzburg Schmerzpunkte auf der Haut. »Ueberschreitet die auf der Haut gesetzte Deformation ein gewisses Maass, oder geschieht sie in einer bestimmten noch näher zu bezeichnenden Weise, so folgt der

Druckempfindung, begleitet sie oder geht ihr voraus der Schmerz.«[127] Millimeter für Millimeter tastet von Frey die Haut mit feinen Härchen von Pferden ab, an deren Spitzen »mit etwas Balsam« Kaktusstachel geklebt sind, auf der Suche nach Stellen, die auf Berührung reagieren und die er in topographischen Karten vermerkt (das Verfahren wird noch heute angewandt mit einem Instrument namens Von-Frey-Haar). Die präparierten Härchen hätten einerseits »die Schärfe einer feinsten Nähnadel« und andererseits die »werthvolle Biegsamkeit des Haares«. Auf seinen Expeditionen über die Haut entdeckt der Physiologe, dass die Stellen für die Druckempfindung und für den Schmerz sich deutlich unterscheiden. »Die Stellen maximaler Empfindlichkeit für schmerzhafte Deformation fallen demnach im Allgemeinen nicht mit den Druckpunkten zusammen.« Damit ist in der Kette der Schmerzempfindung endlich das noch fehlende Schmerzorgan gefunden. Aber schon von Frey macht eine unerwartete Entdeckung, die mit der Idee eines Klingelzugs nicht vereinbar ist. »Die durch mechanische Reize (Deformationen) auslösbare Schmerzempfindung ist nicht nur von der Intensität des Reizes, sondern in sehr auffälligem Grade auch von seiner Dauer abhängig.«

Die wissenschaftlichen Fortschritte auf anderen Gebieten ermöglichen nun auch die Entwicklung wirksamer Medikamente gegen den Schmerz. Seit Jahrtausenden sind Pflanzen wie die Weidenrinde als Therapeutikum gegen alle möglichen Gebrechen bekannt. Vor zweitausendvierhundert Jahren schon empfahl Hippokrates den Stoff für die Behandlung von Augenkrankheiten und gegen Geburtsschmerzen. Viele der Altvorderen experimentierten mit Extrakten aus Pflanzenteilen wie der Silberweide. Sie kochten die Rinde mit Essig auf und verabreichten den Sud gegen Hexenschuss, Gebärmutterbeschwerden und Gicht.[128] In China waren die Zubereitungen genauso beliebt wie bei den nordamerikanischen Ureinwohnern, Europäer schätzten es im Mittelalter genauso wie in der Renaissance. Noch wurde der Inhaltsstoff unwissentlich und unsystematisch angewandt. Später kam er sogar als Konservierungsmittel für Tomaten zum Einsatz. Was die Anwender nicht wissen konnten: In der Rinde, den Blättern und Wurzeln steckt eine Substanz namens Salicylsäure, die Fressfeinde abwehren soll. Im Menschen entfaltet der Stoff höchst unterschiedliche Wirkungen. Er stillt den Schmerz, bremst Entzündungen, senkt das Fieber und hemmt die Blutgerinnung. Erst im 19. Jahrhundert gibt es alle Voraussetzungen für einen gezielten massenhaften Einsatz dieses ersten Volksschmerzmittels. Der Wirkstoff wird isoliert, systematisch getestet und künstlich verbessert.

In Deutschland boomt die Industrie, die Chemie produziert noch nie gesehene Moleküle, und die Pharmazie macht daraus Arzneimittel. Was liegt näher, als diesem vermeintlich einfachen Symptom Schmerz mit neu entdeckten chemischen Verbindungen und technischen Hilfsmitteln zu Leibe zu rücken. Für ein paar Jahrzehnte sollte diesmal Deutschland im praktischen Kampf gegen den Schmerz eine der führenden Rollen spielen. Hier wurden die Stoffe erfunden, die heute vielen Menschen den Schmerz nehmen und sich für manche als verhängnisvoll erweisen. Viele Apotheker, Chemiker und neu entstandene Pharmafirmen versuchen, reine Salicylate aus Pflanzen zu gewinnen oder sie sogar künstlich herzustellen. 1828 produziert Joseph Buchner in München einige gelbe, bitter schmeckende Kristalle Salicin (benannt nach Salix, lateinisch für Weide).[129] 1833 experimentiert in Darmstadt die Firma E. Merck mit der Extraktion. Es ist das Unternehmen, dessen Nachfolger im Jahr 2004 in den Vioxx-Skandal verwickelt sein wird. Merck hat zunächst nur bescheidenen Erfolg, denn die Ausbeute ist nicht hoch genug. Der Schweizer Apotheker Johann Friedrich Pagenstecher destilliert 1835 zum ersten Mal Salicylaldehyd aus dem Blümchen Mädesüß. Der deutsche Chemiker Karl Jacob Löwig macht daraus Salicylsäure, die er Spirsäure nennt. Dann der erste Durchbruch: 1860 stellt Hermann Kolbe aus Elliehausen bei Göttingen zum ersten Mal künstlich Salicylsäure her, weil er eine große Menge davon benötigt und der Naturstoff teuer ist. Sein eigentlicher Plan ist es nicht, Schmerzen zu stillen, er will das Mittel als Rachenputzer, Fußdeodorant und zum Desinfizieren bei Operationen einsetzen. Vierzehn Jahre später köchelt der Chemiker in Dresden wie in einem modernen Drogenlabor nach Art der amerikanischen TV-Serie *Breaking Bad* in der Küche seines Studenten Friedrich von Heyden den Stoff im großen Maßstab. Der Student gründet das Pharmaunternehmen *Chemische Fabrik v. Heyden* und beliefert die Welt mit dem Stoff. Noch aber üben Ärzte und Laien und probieren, was dieses Mittel kann. In Großbritannien werben Firmen mit Salicylsäure gegen Diphtherie, Rheumatismus oder mit »aromatischem Salicylin« als Mundspülung für reinen Atem. Was fehlt, sind systematische Versuche ganz nach der Art, wie es René Descartes empfohlen hätte, um die wahre Bestimmung der Salicylsäure zu erkennen. Dann aber hat der schottische Arzt Thomas John MacLagan eine andere Idee.[128]

Der Leiter des königlichen Krankenhauses in Dundee belegt zum ersten Mal mit Hilfe einer klinischen Studie das schmerzstillende Potenzial des Salicins aus der Weidenrinde. MacLagan ist überzeugt davon, dass die Natur in einer Region in jedem Fall die Pflanzen hervorbringt, die für eine erfolgreiche Krankheitsbekämpfung notwendig sind. Zunächst schluckt der Arzt selbst steigende Dosierungen des Salicins und verträgt es gut. Dann probiert er den Stoff an einem Patienten mit rheumatischem Fieber aus. Das rheumatische Fieber ist nicht, wie der Name nahelegt, gleichzusetzen mit Rheuma, einer vielschichtigen großen Gruppe von Erkrankungen, sondern die Folge eines Infekts. Der Mann hat fast vierzig Grad Fieber, sein Herz rast selbst in Ruhe mit einhundertzwanzig Schlägen die Minute, und seine Gelenke sind geschwollen und schmerzen stark. Am Tag nachdem der Patient das Salicin erhalten hat, sinkt das Fieber, die Schwellungen gehen zurück, und die Schmerzen schwinden. In den folgenden zwei Jahren testet der Arzt das Mittel systematisch an insgesamt acht Patienten und notiert alle Daten. Immer ist das Ergebnis eindrucksvoll, so dass die Öffentlichkeit davon erfahren soll. MacLagan publiziert seinen Fund: »Das plötzliche Aussetzen der Schmerzen, der gleichzeitige Abfall von Puls und Temperatur folgten so rasch nach der Gabe von Salicin, dass es unmöglich ist, die Wirkung nicht darauf zurückzuführen.«[130] Endlich habe man eine wirksame Therapie gegen das rheumatische Fieber, und das Beste:»Das Nachlassen der Schmerzen ist immer einer der ersten Effekte.« Beiläufig macht der Schotte noch eine weitere Beobachtung.»In nervösen Temperamenten sind die Schmerzen oft proportional ausgeprägter als der abnormale Temperaturanstieg.« Und dann fordert der Mediziner seine Kollegen noch auf, ihm jegliche Nebenwirkung zu berichten.»Beobachtungen bitte einmal täglich und möglichst immer zur selben Zeit aufzeichnen.« Das einzige große Problem: Der Stoff ist teuer, er schmeckt übel und schlägt auf den Magen. Salicylsäure wäre billiger – aber von der Lösung hält MacLagan nichts.

Dem schottischen Arzt war schon im Selbstversuch aufgefallen, dass das Salicin unangenehme Reaktionen auslöste. Es brannte in der Speiseröhre und ließ den Magen rumoren. Nun warnt er davor, dass hohe Dosen das Herz schädigen könnten. Es ist genau die Nebenwirkung, die mehr als einhundert Jahre später den Nachfolger Vioxx zu Fall bringen wird. Andere Autoren berichten über angegriffene Magenschleimhäute. Ein Schweizer entdeckt, dass mehrere Gramm des Mittels nicht nur die Magenschleimhäute attackieren, sondern zusätzlich ein Klingeln im Ohr hervorruft. Manchen Patienten kratzt die Kehle, brennt die Speiseröhre, sie delirieren, haben sogar Magenblutungen – aber das Fieber sinkt. Noch wird diesen Nebenwirkungen keine Bedeutung beigemessen. Viele schieben das Problem auf unreine Salicylate, wie man die Abkömmlinge der Salicysäure allgemein nennt. Zunächst tobt in britischen, französischen und deutschen Journalen der Kampf um die beste Molekülvariante des Stoffes. Ist Salicin besser oder doch die Salicylsäure? Hauptsache, es ist günstig, gut verträglich und vor allem gut wirksam. Überall kommen jetzt Salicylate zum Einsatz und werden an großen Patientengruppen getestet. In den USA genauso wie in Frankreich. Für manche ist die neue Therapieoption ein gutes Geschäft. In Frankreich führt Germain Sée das Präparat ein und behandelt sofort einen Patienten mit Gicht. Der ältere Herr muss zweitausend Franc bezahlen. Aus dem Dresdner Küchenlabor des Studenten Friedrich von Heyden ist inzwischen ein Großunternehmen in Radebeul geworden. Es ist die erste industrielle Arzneimittelfabrik, die bis in die USA liefert. Trotz des großen kommerziellen Erfolgs des Medikaments mischen sich Skeptiker unter die Euphoriker. William Osler schimpft, dass der Stoff nichts tauge gegen rheumatisches Fieber. Und zum ersten Mal taucht im Zusammenhang mit der industriellen Massenversorgung der Bevölkerung mit Schmerzmitteln eine andere bange Frage auf: Macht Salicylsäure abhängig?

Die pharmazeutische Konkurrenz Friedr. Bayer et Comp., im fünfhundertfünfzig Kilometer westlich von Radebeul gelegenen Elberfeld, schläft nicht. Der Leiter der Pharma-Abteilung Heinrich Dreser will dringend an dem neuen Erfolg partizipieren, und dafür muss ein noch besserer Stoff her, vor allem einer, der sicherer ist. Felix Hoffmann, dessen Vater unter starken rheumatischen Schmerzen litt, soll nach der passenden Verbindung fahnden. Er entdeckt 1897, dass sich an die Salicylsäure eine Acetylgruppe anfügen lässt. Er beurteilt das Resultat, die Acetylsalicylsäure, als vielversprechend und gibt sie seinem Vater zum Test. Die Acetylierung ist dasselbe Verfahren, dass nur ein Jahr später Morphin verträglicher machen soll und das dann zum Produkt Heroin führt. Nach dem erfolgreichen ersten Test mit der Acetylsalicylsäure folgen Reihenuntersuchungen an Patienten in Berlin, die das Präparat mitunter in Alkohol gelöst verabreicht bekommen – eine doppelt aggressive Mischung für den Magen. Aber alle fühlten sich wohl. Umfassende Tests wie heute sind für neue Medikamente damals nicht gesetzlich vorgeschrieben, sonst wäre der neue Stoff wahrscheinlich auch nie auf den Markt gekommen. Denn leider hat die Firma das Medikament Aspirin nur an Fischen getestet und nicht, wie sich der neue Stoff auf die Magenschleimhäute von Menschen auswirkt. Hätte man es getan, hätte man sehr schnell bemerken können, dass Acetylsalicylsäure mindesten genauso heftig auf den Magen schlägt wie Salicylsäure. Umstritten ist, ob Hoffmann das neue, verträglichere Salicylat entwickelt hat oder sein Vorgesetzter Arthur Eichengrün – der später vierzehn Monate im Konzentrationslager Theresienstadt saß und danach keine Möglichkeit sah, seinen Anteil am Ruhm geltend zu machen. Kurz vor der Jahrtausendwende, im Jahr 1899, schenkte Bayer der Welt den Prototyp des frei verfügbaren Schmerzmedikaments, der Selbsttherapie schlechthin: Aspirin. Schmerz und Profit gingen eine Verbindung ein. Kolbe schluckte unterdessen seine tägliche Dosis Salicylsäure als Prophylaktikum bis zum Ende seiner Tage 1884.

Charles Bell schließt die Nervenleitung von der Verletzung über das Hinterhorn bis in das Gehirn. Vorerst scheint gut belegt, dass Schmerz nichts weiter ist als die Folge einer Reizung bestimmter Nervenenden. Elektrische Impulse rasen entlang der Nervenfasern und werden im Gehirn wahrgenommen. Jetzt fehlt nur noch die Entdeckung eines Sinnesorgans für die Schmerzreize im Gehirn – ein hochspezialisiertes Hirnareal –, und dann ist die Kette perfekt.

Viele der Erkenntnisse jener Zeit sind noch heute gültig. Doch die Entdeckung neuer Analgetika war nicht direkte Folge der Erkenntnisse aus der Erforschung des menschlichen Körpers. Sie war ein Amalgam aus systematischer Beobachtung, chemischem Knowhow und nachdrücklichen Forderungen der zunehmend selbstbewussten Patienten. Damals wie heute ist es schwer, Entdeckungen aus der Grundlagenwissenschaft direkt in neuen Therapien zu überführen. Es ist die berühmte Lücke zwischen Bench (Labortisch) und Bedside (Krankenbett). Man mag sich vorstellen, dass aus den Beobachtungen zum Beispiel konkrete Hinweise auf wirksame Moleküle folgen und sich mit Logik und Fleiß ein entsprechendes Medikament produzieren lässt. Das ist das Ideal, und doch kommt die entscheidende Entdeckung am Ende oft durch Zufall zustande und wird dann erst nachträglich mit den vorhandenen wissenschaftlichen Erkenntnissen unterfüttert. Die

Grundlagenwissenschaft stellt nur einen Denkraum bereit, der die Aufmerksamkeit für neue Experimente und Therapien schärft.

Die industrielle Revolution verändert die Struktur der Gesellschaft von Grund auf. Menschen strömen vom Land in die Städte, die Stellung des Individuums in der Gemeinschaft verändert sich. Zuvor bestand zumindest stillschweigende Verbundenheit unter Leidenden, weil alle dasselbe durchlitten, man denselben Glauben teilte und sowieso nichts Wesentliches gegen den Schmerz ausrichten konnte. »Mechanische Solidarität« nennt der französische Soziologe David Émile Durkheim Ende des 19. Jahrhunderts den Zustand, in dem eine homogene Gruppe von Menschen mit gleicher Ausbildung, gleichem Lebensstil und gemeinsamen religiösen Vorstellungen gemeinsame Arbeit verrichten. Doch die traditionellen Solidargemeinschaften der Familie, der politischen und der kirchlichen Gemeinde brechen auf. Die »organische Solidarität« ist nach Durkheim hingegen das Merkmal der modernen Industriegesellschaft, die sich aus der Notwendigkeit ergibt, viele Spezialfähigkeiten zum Nutzen aller zusammenzubringen. In diesen Jahrzehnten lässt die zusammenschweißende Kraft der Religion nach, die Menschen müssen sich als Einzelkämpfer in einer arbeitsteiligen Welt durchschlagen. Positiv könnte man sagen, der Mensch ist in dieser Zeit so unabhängig wie noch nie. Und diese neue individuelle Freiheit verändert den Umgang mit dem Leiden. Jahrzehnte später wird die Publizistin Hannah Arendt feststellen, dass Solidarität eine notwendige Vorbedingung für das Mitgefühl angesichts des Leidens ist. In der neuen Freiheit kann der Schmerzkranke jetzt nicht mehr in einer gemeinsamen Moral Trost suchen. Er ist mehr denn je auf sich selbst, die Ärzte und Medikamente angewiesen.

Die Vereinzelung macht sich in der Zunahme des Leidens bemerkbar. Mit groß angelegten Erhebungen findet Durkheim heraus, dass Suizid, Gruppenzugehörigkeit und gemeinsame Bedeutungszusammenhänge etwas miteinander zu tun haben. Verglichen mit Verwitweten und Protestanten hatten die Verheirateten und die Katholiken die niedrigeren Suizidraten. Der »egoistische Suizid« sei unter den Protestanten verbreiteter als unter den besser integrierten Katholiken und Juden, in Kleinfamilien verbreiteter als in Familien mit vielen Kindern und in der Stadt häufiger als auf dem Land.[131] Es ist der exzessive Individualismus, der nach Durkheim zu höheren Suizidraten führt. Je lockerer die Verbindung zu einer Gruppe, desto größer offenbar die seelischen Qualen. Doch es sollte bis in die 1960er Jahre dauern, bis die Verbindung zwischen sozialer Unterstützung und Gesundheit wieder geknüpft wird. Erst dann würde ein neues biopsychosoziales Modell die Sicht auf den Schmerz revolutionieren und die Bedeutung der sozialen Unterstützung und Sinngebung im Kampf gegen den physischen Schmerz untermauern. Darin steckt gleichzeitig eine neue Herausforderung: Wenn Gruppen für sich ein neues Bedeutungsfeld für Schmerzen jenseits der Religion definieren, also einen moralischen Rahmen dafür schaffen, stabilisiert das einerseits die Gruppe und hilft dem beteiligten Individuum – aber es grenzt diejenigen aus, die gegen die gemeinsame Norm verstoßen. Auf diese Weise trägt die Antwort der säkularisierten Gesellschaft auf den physischen Schmerz den Keim des Stigmas in sich. Die letzte Rettung sind dann Ärzte und reichlich Tabletten.

Die erneuerten Naturwissenschaften liefern jetzt nicht nur richtige Erklärungen für Naturphänomene, die Industrialisierung schafft zudem die nötigen Voraussetzungen für anwendbare Massenprodukte. Es war das Jahrhundert der Entdeckung potenter Schmerzmittel: Im Jahr 1804 stieß der deutsche Apotheker Friedrich Sertürner auf das Morphin. Das Antipyrin folgt, das Phenacetin und das Aspirin. Wer sollte angesichts der Vielfalt von so viel Schmerzlösern noch glauben, dass er Schmerzen ertragen müsse, damit er Gott näher steht? Der Absatz an Schmerzmitteln explodiert weltweit, und zwar vor allem durch die Nachfrage der Patienten. »Sorgloser Umgang mit Medikamenten« titelt die *New York Times* 1893 und berichtet über Nebenwirkungen des neuen Antipyrins.[132] Menschen, die sich aus Gewohnheit und ohne den

Arzt zu konsultieren solche Medikamente in der Drogerie kauften, sollten sich noch einmal Gedanken über die machtvollen Wirkungen dieser Medikamente machen, warnt das Blatt. Sogar Coca-Cola, damals noch mit dem Inhaltsstoff Kokain, pries die Wirkung seines Erfrischungsgetränks gegen alle Arten von nervösen Leiden wie zum Beispiel Kopfschmerz und Neuralgie. Das Machtverhältnis zwischen Arzt und Heiler kehrt sich um.

Nicht mehr die Kirche oder die abstrakte Vernunft diktiert die Moral, sondern die individuellen Gefühle, und durch den nach innen gerichteten Blick nimmt die Sensibilität zu. Die Menschen wollen sich nicht mehr von windigen Experten erklären lassen, was gut für sie sei. Hatte nicht der englische Jurist und Sozialreformer Jeremy Bentham schon Anfang des 19. Jahrhunderts geschrieben, dass sich die Menschheit zwischen zwei Herrschern bewege: Schmerz und Wohlgefühl. Wobei er forderte, dass das Ziel sein müsse, den größten Nutzen für die größte Anzahl von Menschen zu erlangen. Und mit Nutzen war alles gemeint, was die Freude und das Wohlgefühl steigert und den Schmerz lindert. In diesem Utilitarismus ist die Schmerzfreiheit als Staatsziel verankert. Das medizinische Establishment kommt bei dieser Emanzipation nicht hinterher. Die Ärzte hängen bisweilen noch uralten Ideen vom Ungleichgewicht nach. In den USA haben Patienten bereits bemerkt, wie gut Antipyrin gegen Kopfschmerzen wirkt, und trotzdem lautet die offizielle Empfehlung, man solle an die See fahren, sich eine Massage geben lassen oder eine längere Zeit im Sanatorium verbringen.[133] Dann holen die Menschen eben einfach selbst Aspirin oder einen der anderen neuen Stoffe wie Phenacetin oder Antipyrin. Es sind die Vorgänger genau der Medikamente, die heute noch massenhaft geschluckt werden. Auf der einen Seite macht die Entwicklung den Schmerzpatienten autonom, es verwandelt ihn von einem Patienten in einen Kunden mit Ansprüchen. Auf der anderen Seite (löst sich in dieser Freiheit die Bindung (über den Schmerz) zum Arzt und der mitfühlenden Umwelt allmählich auf. Noch vor Descartes musste der Mensch den

Schmerz fatalistisch ertragen, wusste aber dafür seine Gruppe hinter sich. Jetzt löst sich der Schmerz aus diesem Bedeutungszusammenhang. Im neuen Zeitalter kann der Mensch mit Medikamenten oder Drogen eigenverantwortlich den Schmerz abstellen, muss aber mit den Konsequenzen leben. Es ist eine Freiheit, die viele überfordert – sie betäuben sich. Schon Anfang des Jahrhunderts steigt der Import von Opiaten in Frankreich innerhalb von vier Jahren um fünfzig Prozent.[134]

Naturforscher wie Charles Bell, Johannes Peter Müller oder Max von Frey brachten ein klein wenig Licht in das Dunkel der körperlichen Vorgänge während des akuten Schmerzes. Immer besser ließ sich jetzt differenzieren, welche Wege die Schmerzsignale nehmen und auf welche körperlichen Defekte die unterschiedlichen Schmerzformen hinweisen. Chemiker und Pharmaindustrie erzeugten neue Substanzen, die den Schmerz in Schach halten konnten. Es waren voneinander unabhängige Entwicklungen. Und es war nicht bekannt, auf welche Weise die Medikamente auf die Nerven einwirkten. Zwar hatten schon Descartes und kurz darauf der Däne Nicolaus Steno das Gehirn bis ins Detail zerlegt, der Arzt Franz Joseph Gall aus Tiefenbronn bei Pforzheim hatte die wichtige Funktion der Hirnrinde erkannt – aber selbst zweihundertfünfzig Jahre später konnte niemand sagen, was mit dem Schmerzsignal im Kopf wirklich geschieht. Die Psyche war für Jahrhunderte aus dem Spiel genommen worden, und doch drängte diese Instanz immer wieder ins Geschehen. Im Grunde ging es um die Frage, die schon Descartes umtrieb: Wie kann etwas Körperliches wie ein Schmerzreiz ein so wenig fassbares, immaterielles Phänomen wie eine Emotion auslösen? Und dahinter verbarg sich die noch größere Frage nach dem Wesen des Bewusstseins. Was ist die Welt, wessen können wir uns sicher sein? Für die praktischen Belange mochte das zunächst wie ein philosophischer Nebenschauplatz erscheinen, schließlich ging es darum, die akuten Schmerzen einer Operation oder einer Zahnbehandlung unter Kontrolle zu bringen. Immer häufiger stolperten die Praktiker über Unstimmigkeiten, die nicht ins Konzept passten. Wenn die Weiterleitung des Schmerzreizes wie eine Klingelleitung funktionierte, dann sollte derselbe Reiz unter verschiedenen Bedingungen unterschiedslos vergleichbare Reaktionen hervorrufen. Doch es gibt keine Eins-zu-eins-Beziehung zwischen Schmerzreiz, Schädigung und Schmerzempfinden. Irgendetwas stimmte nicht mit den Blaupausen. In der Vergangenheit hatten die autoritären Ärzte den subjektiven Faktor im akuten Schmerz geflissentlich übergehen können. Nun aber bestanden die Patienten auf Lösungen, und es gab Situationen, in denen Ärzte schlicht ratlos waren. Ein paar unerschrockene Mediziner nahmen die Herausforderung an und wagten sich auf dieses unbequeme Terrain.

Oft genug saßen und sitzen vor den Ärzten Menschen, die körperlich völlig gesund erscheinen und dennoch über Schmerzen klagen. Verwirrend war für Mediziner und Wissenschaftler zum Beispiel der Schmerz in einer Gliedmaße, die gar nicht mehr vorhanden war. »Was kann vertrauter sein als der Schmerz?«, hatte René Descartes in seinen *Meditationen* darüber geschrieben. »Dennoch habe ich zuweilen von Leuten, denen ein Arm oder ein Bein amputiert worden war, gehört, es sei ihnen zuweilen, als fühlten sie Schmerzen in dem Körperteile, der ihnen fehlte.« Solche verrückten Empfindungen ließen doch an den eigenen Sinnen und dem Verstand zweifeln. Wer die Augen öffnete, stieß überall auf solche Ungereimtheiten. So berichtete der englische Arzt und Psychiater Daniel Hack Tuke Ende des 19. Jahrhunderts über einen Schlachter, der versucht hatte, ein schweres Stück Fleisch an einem Fleischerhaken aufzuhängen. Dabei war der Schlachter ausgerutscht, und der Haken hatte sich vermeintlich in seinen Arm gebohrt. Ein hinzugerufener Apotheker trennte den Arbeitskittel vorsichtig auf, der Schlachter brüllte vor Schmerzen – doch er war völlig unversehrt. Schmerz ohne körperliche Schädigung, das durfte nach Ansicht der Neurologen in dieser Zeit eigentlich nicht vorkommen. Tuke sammelte weitere irritierende Beispiele und stieß auf einen Zeitungsbericht über ein Eisenbahnunglück.[135]

Darin beschrieb ein Mann, wie er in Manchester morgens mit extremen rheumatischen Beschwerden das Hotel verlassen und den Zug um fünfzehn Uhr dreißig nach London genommen hatte. »Vom Zeitpunkt der Abfahrt bis zur Kollision raste mein Herz; mein schwacher Körper war schweißüberströmt; Wellen von Schmerzen kündeten davon, dass die Muskelfasern unter der tyrannischen Herrschaft des Rheumatismus standen, und darüber hinaus stand ich wegen Zahnschmerzen völlig neben mir.« Dann geschah es. »Crash! smash! bump! and bang!« Wie eine Billardkugel flog der Mann durch das Abteil, er schlug hart auf, Blut von anderen Passagieren spritzte umher. Doch der Rheumageplagte fühlte sich vollständig vom Schmerz befreit. »Der Bericht zeigt«, folgerte Tuke, »dass die Angelegenheit des Einflusses des Geistes über den Körper ernsthaftere und systematischere Überlegungen als bisher benötigt.« Der Psychiater Tuke war einer der Ersten, der 1873 die unterschiedlichsten psychischen Einflussfaktoren auf den Körper benannte. Ablenkung und Erwartung konnten nach seinen Erfahrungen ebenso Schmerzen auslösen und verstärken wie Angst: »Angst verursacht eine Unzahl von organischen Empfindungen.«[135] Jeden Tag würden wir beobachten können, wie eine rege Phantasie und vor allem Gefühle körperliche Symptome hervorrufen. Wenn zwanzig gesunde Personen für fünf bis zehn Minuten ihren kleinen Finger aufmerksam beobachteten, dann würden ein paar von ihnen nichts bemerken, einige würden einen pochenden Schmerz spüren und der Großteil eine Art Schwere und Kribbeln. Und jemand, der stark mit einem anderen mitfühlt, der an körperlichen Schmerzen leidet, erlebt diesen Schmerz wahrscheinlich selbst. Damit hatte der Psychiater benannt, was Neurowissenschaftler mehr als einhundert Jahre später mit Hilfe von kernspintomographischen Aufnahmen belegen konnten. Während andere Zeitgenossen unerklärliche Schmerzen einfach der Imagination zuschlugen oder, schlimmer noch, als Betrug bezeichneten, warnte der Psychiater Tuke davor, die psychische Komponente des Schmerzes als Einbildung abzutun.

In Paris und an der Charité in Berlin suchte Mitte des 19. Jahrhunderts Pierre Briquet nach den Ursachen für unerklärliche und wechselhafte Symptome inklusive Schmerz. Der hysterische Schmerz, vor allem in den Muskeln, stand für jene Symptome, für die sich keine körperliche Ursache finden ließ und die deshalb nicht als Fall für die eigentliche Medizin galten. Hysterie war in dieser Zeit ein häufig gesehenes Krankheitsbild, und es stellte die Ärzte auf die Probe, denn die Erscheinungen konnten alles oder nichts sein. Briquet untersuchte über vierhundert Patienten – die meisten von ihnen waren Frauen. Dabei ging es zum Beispiel um den Unterschied zwischen Neuralgien, bei denen die Ursache für die Schmerzen organisch nicht erkennbar war, und dem hysterischen Schmerz. Briquet glaubte, dass Hysterien vor allem auf eine Störung der emotionalen Zentren im Gehirn zurückgingen. Das Wesen der Hysterie sei eine extrem gesteigerte Empfindlichkeit des Nervensystems und Schmerzen. Die typischen Muskelschmerzen bei Hysterikern seien Ausdruck großer Emotionen – vor allem der Traurigkeit. Diese Sicht erinnert stark an die heute noch weitverbreitete Auffassung von Schmerzen bei der Fibromyalgie, für die sich schwer organische Störungen finden lassen. Im Zusammenhang mit der Hysterie stand immer auch der Verdacht der sexuellen Frustration im Raum, der zu seltenen Orgasmen, die sich in einem Säftestau der Genitalien äußerten. Das konnte indes nicht ganz stimmen. Nach Briquets akribischen Statistiken waren Witwen unter den Patientinnen keineswegs überrepräsentiert. Viele der sehr jungen Patientinnen hingegen waren sexuell sehr aktiv. Im Dienst der Wissenschaft kannte der Franzose keine Grenzen, untersuchte weibliche Brustwarzen, vermaß innere und äußere Schamlippen und die Sensibilität der Klitoris im erigierten und nichterigierten Zustand. Sein Fazit: Nicht zu wenig, sondern zu viel Sex ohne Orgasmen müsse der Grund für die Hysterien sein.[136] Sex ohne Höhepunkt als Auslöser für Schmerzen. Am Ende befand Briquet, dass ein präzise lokalisierter Schmerz eine Störung peripherer Nerven anzeige und die meisten Kopf-, Rücken-, Bauch- und Gelenkschmerzen ohne körperliche Befunde auf eine Störung im Gehirn zurückzuführen seien. Damit hatte er formuliert, was später unter dem Begriff »Somatisierung« bekannt wurde.

Briquets Vorstoß in eine fremde Schmerzwelt fand Nachahmer. Jeweils am Sonntagmorgen versammelte sich im Auditorium des Pariser Hôpital de la Salpêtrière zahlendes Publikum aus aller Welt, darunter der aufstrebende österreichische Neurologe Sigmund Freud. Dort führte Jean-Martin Charcot ganz im Stile eines Showmans Patienten mit eindrucksvollen neurologischen Symptomen vor, unter diesen manche mit der mysteriösen und vielgestaltigen Hysterie. Die Betroffenen, meistens Frauen, klagten über Schwindelgefühle, Ohnmachtsanfälle, Sprechstörungen, Schmerzen an wechselnden Körperteilen, völlige Schmerzunempfindlichkeit oder im Gegenteil extreme Empfindlichkeit auf Reize. Einige Patienten nahmen seltsame Haltungen ein, verdrehten und verbogen ihren Körper. Charcot hatte ein Faible für diese bunten, unerklärlichen Erkrankungen. »Individuelle Fälle kommen zu uns wie Sphinxe und bieten unserem Wissen über Anatomie und Pathologie die Stirn und fordern uns heraus«, seufzte Charcot, »keine zwei Schmerzen gleichen sich.«[137] Bei dieser Störung imitierten seiner Ansicht nach die Patienten aufgrund von pathologischem Geltungsdrang die Symptome, die sie bei wirklich organisch Erkrankten beobachtet hatten. Der Neurologe glaubte, dass die Imitation unbewusst geschieht. Berühmt wurde der Fall einer Arztgattin, die über die Auswirkungen von Kleinhirnschäden in einem Buch ihres Mannes gelesen hatte und diese dann bis ins Detail selbst zeigte[138]. Charcot sah wie Tuke keinen Grund, warum hysterischer Schmerz weniger real oder schlimm als körperlicher Schmerz sein sollte. Ja für Charcot war die Hysterie ein Symptom eines körperlichen, neurologischen Schadens. Er verordnete Massagen, kalte Wassergüsse, Gymnastik und Strom. Die Therapie war sehr erfolgreich, manche vermeintlich gelähmten Patienten konnten wieder gehen. Charcot verehrte Briquet, aber dessen schlüpfrige Einlassungen lehnte er rundweg ab. Freud hingegen inspirierten sie.

Duke, Charcot, Briquet oder später Sigmund Freud bewegten sich im Grenzbereich zwischen Körper und Psyche. Durch ihre unvoreingenommenen klinischen Beobachtungen überbrückten sie die Kluft zwischen einer auf den Körper fixierten Medizin und eher philosophischen Spekulationen über den Geist. Doch bar jedes guten neurowissenschaftlichen Wissens über die Schmerzverarbeitung im Gehirn blieben ihre Versuche eine Geisteswissenschaft. Doch solche Grenzgänger waren die Ausnahme. Mit der fortschreitenden Dekonstruktion des menschlichen Körpers trieb das 19. Jahrhundert das materialistische Menschenbild voran. Wer ohne handfesten Grund über Schmerzen klagte, erntete bei vielen Ärzten wenig Sympathie. Für die meisten Zeitgenossen Charcots standen Hysterie und Hypochondrie für übertriebenes, unangemessenes Klagen. Nicht umsonst nannte man die Erscheinungen der Hysterie nicht Symptome, sondern Stigmata. Für die »Stigmatisierten« kam es darauf an, den Arzt davon zu überzeugen, dass wirklich eine körperliche Erkrankung vorlag. Moral sind die vorherrschenden Konventionen und Regeln einer Gruppe. Wer vorgibt, Schmerzen zu haben, für die sich keine gute Erklärung findet, verstößt gegen die Konvention. In der Salpêtrière bestanden die Kollegen von Charcot deshalb zusätzlich auf einer »moralischen« Therapie der hysterischen Patienten: die Isolation von Eltern oder Angehörigen, deren lockere Sitten angeblich die Disziplin der Patienten erschüttert hatte.[65] Der britische Gynäkologe William Smoult Playfair nannte die nervlich Schwächelnden »Neurastheniker«, bettlägerige Opfer des Morphins, ausgebrannt und abgewirtschaftet, »und eine Bürde für sich und ihre Familie«. Und dem fügte der Arzt, der in der bengalischen Armee gedient und dann in Kalkutta als Arzt gearbeitet hatte, noch eine Art Symptomensteckbrief hinzu: Schmerzen, Rückenschmerzen, unregelmäßige Menstruation, Blutarmut, krankhafte Selbstsucht und nach Anerkennung lechzend. Angezeigte Behandlung: aus der eigenen Wohnung entfernen, damit die krank machende Atmosphäre von ungeeigneten Gewohnheiten und das ungerechtfertigte Mitgefühl der Familie und Freunde aufhören. Dann Milch, Bettruhe und Sport sowie Entzug von allen Medikamenten – speziell Opiaten.[139] Der Berliner Psychiater und Internist Wilhelm Griesinger brachte seine Idee vom Schmerz noch etwas drastischer auf den Punkt:»Das Vorstellen, wie das Empfinden, kann von Schmerz oder Lust begleitet sein; diese Vorgänge zeigen auf beiden Gebieten die größte Analogie, die um so beachtenswerther ist, da der psychische Schmerz unter die wichtigsten Fundamentalzustände des Irreseins gehört.«[140] Griesinger hatte eine finstere Begegnung mit der Verrücktheit gehabt. Der geisteskranke Klavierlehrer der Familie hatte seinen Vater getötet. Geisteskrankheiten waren für Griesinger immer organische Erkrankungen des Gehirns, zum Beispiel Entzündungen. Heute zählt Griesinger deshalb zu den Begründern der naturwissenschaftlichen Psychiatrie. Seine abwertende, stigmatisierende Haltung gegenüber unerklärlichen Schmerzen existiert mancherorts selbst heute noch. Erst in der 1960er Jahren bekamen die psychologischen Anteile ihren gleichwertigen Platz in der Betrachtung des Schmerzes.

Die Abkehr von der Religion, die Begeisterung für die rationale Naturwissenschaft und der Verlust der Gemeinschaft beunruhigten die Menschen. Und wie immer in solchen Zeiten spiegelt sich der gesellschaftliche Umbruch im Umgang mit dem Schmerz wider. Die neuen Strömungen blieben nicht ohne Gegenbewegungen. Im Übergang vom 18. ins 19. Jahrhundert stemmte sich die Romantik gegen die naturwissenschaftliche Methode und die Ratio der Aufklärung. Ihren Anhängern ging es ganz um das Gefühl und um das Individuum. Insbesondere Dichter und Schriftsteller fühlten in sich hinein und fanden dort seelischen und reichlich körperlichen Schmerz. Vor allem das Leiden wurde Ende des 18. Jahrhunderts geradezu eine Vorbedingung, um als Künstler zu reüssieren. Das selbstzerstörerische Leben und die Grenzerfahrung des Schmerzes sollten tiefere Wahrheiten ans Licht bringen.

Schmerz, gepaart mit Ästhetik, war für den Romantiker die Essenz des Lebens. Das heißt nicht, dass man es klaglos ertragen musste. In ihrer Pein betäubten Goethe, Schiller, Schlegel, Hölderin und andere ihren nervösen Weltschmerz bisweilen mit Laudanum. Jenseits der Religion versuchten empfindsame Menschen, den Schmerz in einen neuen kosmischen Zusammenhang zu bringen. Heinrich Heine wuchs in einer aufgeklärten jüdischen Familie auf. Seine Mutter Betty und sein Vater Samson waren nüchterne, rationale Menschen. Der spätere Dichter bewegte sich in einem Umfeld sowohl von Geistlichen als auch von Freidenkern. Um besser Karriere machen zu können, ließ er sich christlich taufen, bereute diese Entscheidung aber. Er wandte sich dem Sensualismus zu. Erotik, gutes Essen, Tanzen und alle anderen Sinnenfreuden waren fortan sein Metier: »Warum schleppt sich blutend, elend, unter Kreuzlast der Gerechte, während glücklich als ein Sieger trabt auf hohem Roß der Schlechte?«, fragt er in seinem Gedicht *Laß die heilgen Parabolen* Mitte des 19. Jahrhunderts. Er lebt das Leben mit allen Sinnenfreuden, und so war es fast unvermeidlich, dass er sich als Student wahrscheinlich in Göttingen mit der Geschlechtskrankheit Syphilis infizierte. Unbehandelt dringen die Erreger über symptomfreie Jahrzehnte bis tief in das Rückenmark vor und verursachen dann einen ganzen Strauß an Symptomen. Heines linke Hand war zeitweise gelähmt, dann die ganze Körperseite, das rechte Auge schmerzte, die Gesichtshaut war überempfindlich, und Schmerzen strahlten vom Rücken reißend in die Gliedmaßen aus. Und immer wieder schüttelten »grauenhafteste Contrackzionen« den Dichter. »Ich kann weder kauen noch kacken, werde wie ein Vogel gefüttert, dieses Unleben ist nicht zu ertragen«, schrieb er im September 1848.[141] Heine betete zu seinem privaten, besseren Gott und suchte die Hilfe von romantischen Ärzten, die noch nach den ganz alten Vorstellungen der Säftelehre therapierten: Aderlässe, Brech- und Abführmittel, Badekuren, Diäten und dem neuen »tierischen Magnetismus«. Das Einzige, was ein wenig half, war das Morphium.

Die romantische Medizin wie die Homöopathie des sächsischen Porzellanmachersohns Christian Friedrich Samuel Hahnemann und der Heilmagnetismus des Franz Anton Mesmer empfahlen sich als Alternative zur voranstürmenden Biomedizin. Es gab Grabenkämpfe. Wilhelm Griesinger zum Beispiel verabscheute Samuel Hahnemann. Heute ist die romantische Medizin als vorwissenschaftlich verschrien. Viele der esoterischen Behandlungsformen gehen auf diese Epoche zurück. Beim Publikum kommen solche Techniken gut an, in der Biomedizin werden sie abgelehnt, weil sie für die Patienten angeblich nichts bewirken. Tatsächlich beruhen die ausgedachten Prinzipien nicht auf naturwissenschaftlich abgesicherter Forschung, und trotzdem fühlen sich die Behandelten oft besser. Die romantischen Mediziner suchten die Verbindung zu ihren Patienten, um in irgendeiner Weise die Geschichte der Patienten und ihre körperlichen Befunde in Einklang zu bringen – selbst um den Preis, dass sie naturwissenschaftliche Prinzipien missachteten. Nach vielen Enttäuschungen mit überbordender Diagnostik und medizinischem Aktivismus ist heute wieder die »sprechende Medizin« en vogue. Die Menschen sollen im Sprechzimmer ihre Geschichten erzählen können und auf diese Weise Linderung erfahren. Es ist eine Rückbesinnung. Das Zuhören, die Frage nach der Biographie ist eine Annäherung an das Problem, die Sigmund Freud am Ende des 19. Jahrhunderts aufgebracht hatte.

Nach Descartes ist die Zirbeldrüse tief im Gehirn die Relaisstation zwischen Körper und Seele. In dieser Struktur entsteht der Schmerz als Mischung von körperlichen Empfindungen und mit Gefühlen versetzter Wahrnehmung. Wenn aber Schmerz zumindest ein Teil der psychischen Welt ist, dann ist es sowohl für die Betrachtung von psychischen Krankheiten als auch für den Schmerz entscheidend, wer die Oberhand hat, die Psyche oder der Körper. Diese Frage führte im Übergang vom 18. zum 19. Jahrhundert zu zwei unversöhnlichen Positionen. Auf der einen Seite standen Ärzte wie Johann Christian Heinroth, die wie Aristoteles weiterhin an die Einheit von Leib und Seele glaubten. Der Körper war nach Ansicht dieser »Psychiker« ein Instrument der Seele und psychische Erscheinungen der Ausdruck des ganzen Organismus. Psychische Krankheiten waren in diesem System das Resultat einer umfassenden Störung der ganzen Person. Diese Sicht führte keineswegs zu dem, was man sich heute unter einer ganzheitlichen Behandlung vorstellt. Denn nach wie vor steckten in den Köpfen weitverbreitete religiöse Vorstellungen und daraus abgeleitete moralische Konzepte. Wenn die Einheit von Leib und Seele »verrückt geworden« ist, dann ist der Mensch nicht mehr wie von Gott gegeben frei, sondern vielmehr böse und lasterhaft, auf jeden Fall aber geistig schwach. Dann muss dem Körper/der Seele die heilende Gottesfurcht mit Reizumstimmungen und zur Not unter Zwang beigebracht werden: Aderlass, Abführkur, kräftigende Nahrung und kalte Bäder sollten die Patienten wieder in »sittliche« Bahnen lenken.[142] Es waren die alten, diesmal moralisch aufgeladenen Strategien der galenischen Säftelehre.

Auf der anderen Seite stand die neue Garde der naturwissenschaftlich orientierten »Somatiker« wie Maximilian Jacobi. Nur die Physiologie durfte nach Jacobi den Arzt leiten, auf keinen Fall die Philosophie oder die Metaphysik. Für ihn spiegeln psychische Erscheinungen den Zustand verschiedener Körperteile wider. Geisteskrankheiten würden darauf hinweisen, dass Organe angegriffen seien und der Kontakt zwischen Körper und Seele gestört sei. Über dieses Geschehen wache eine unabhängige Seele, die im Kern immer gesund bleibe und die eigentliche Gesamtpersönlichkeit ausmache. Das bedeute indes nicht, dass die »Somatik« auf das Instrumentarium der »Psychiker« verzichtet habe. Wenn der Körper die Ursache allen geistigen Übels sei, dann müsse man diesen eben auf den Stuhl fesseln oder in eine Zwangsweste stecken. Diese Maßnahmen wurden erst angedroht, dann ausgeführt. Auf diese Weise sollte die vernünftige Seele »lernen«, wieder die Kontrolle über den Körper zu übernehmen. Erst sehr viel später sollte der biologische Forschungsansatz in der Psychiatrie an Bedeutung gewinnen. Bis heute steht die Suche nach genetischen, neuropathologischen, neurophysiologischen und neuro-chemischen Antworten im Vordergrund.

Die neuen Medikamente Aspirin, Phenacetin oder Antipyrin mochten mal besser, mal schlechter wirken. Die Narkose aber veränderte die Situation so eindrücklich, dass sich damit auch das Bild des Arztes radikal änderte. Charles Bell, der schottische Naturforscher und Arzt, hatte sich noch vor jeder Operation bis ins Mark gefürchtet, weil er seinen Patienten extreme Schmerzen zufügen musste. Wer zum Arzt ging, hatte jeden Grund, sich zu fürchten. In den Jahrhunderten zuvor mochten die Naturforscher, Philosophen und Ärzte zwar ein immer realistischeres Bild von den Körperzusammenhängen gewonnen haben, aber ihnen fehlten noch die Kenntnisse, dieses Wissen in eine wirksame Tat umzusetzen. Die große Anerkennung ihrer Leistungen blieb deshalb aus. Jetzt gab es zum Beispiel schonendere Operationsverfahren. Selbst eine Blasensteinentfernung ging ohne atemraubenden Schmerz vonstatten.

Am 13. Januar 1824 lädt der französischen Chirurg und Urologe Jean Civiale einen Patienten für einen experimentellen Eingriff in seine Pariser Privatwohnung in der Rue de Godot de Mauroy Nr. 2. In der Harnblase des zweiunddreißigjährigen Gentil kullert ein schmerzhafter Stein. Civiale will sein neues Instrument ausprobieren, an dem er fünf Jahre lang gearbeitet hat. Mit einem langen hohlen Stab namens Trilabe arbeitet sich der Chirurg durch den Penis in die Blase vor, ergreift den Stein blind mit drei Ärmchen und durchbohrt ihn so lange, bis er zerbröselt. Der Patient ertrug es ohne größere Schmerzäußerungen. Nach einer weiteren Sitzung war er ohne Schmerz und Schnitt und Blutungen geheilt.[143] Durch den neuen, wirksamen Angriff auf die Schmerzen aber erfuhren die Mediziner neue Anerkennung. Als die *New York Times* 1893 auf die Gefahren der neuen Schmerzmedikamente hinwies, beförderte das Blatt noch im selben Jahr die Chirurgen euphorisch vom Schlachter zum Künstler. Und wenn es etwas gab, das diese Wandlung vorangetrieben hatte, dann war es die Narkose und die schmerzlose Entbindung.

Möglich wurde das neue Zeitalter der schmerzlosen Entbindung durch eine Erfindung von William Thomas Green Morton. Ende des 19. Jahrhunderts hatte der Zahnarzt am Massachusetts General Hospital in Boston vor einem begeisterten Publikum die erste Narkose mit Äther durchgeführt. Es gab inzwischen zwar viele gut sitzende Gebisse, aber Frauen fürchteten sich vor den Schmerzen der Zahnextraktion. Eine wirksame Betäubung, so das Kalkül, könnte Kunden anlocken. Also borgte sich Morton einige Chemielehrbücher bei seinem Vermieter und begann zu köcheln. Er tränkte ein Taschentuch mit Äther, betäubte Tiere – und sich gleich mit. Die Ätherdämpfe greifen vor allem die Nervenzellen und speziell das gut durchblutete Gehirn an und schalten das Bewusstsein vorübergehend aus. Der Patient empfindet keine Schmerzen mehr, die Reflexe sind vermindert, und schließlich nimmt die Spannung der Muskulatur ab. Als Morton langsam wieder aus dem Dämmerschlaf erwachte, spürte er eine Taubheit in den Lippen und war sieben bis acht Minuten gegen Schmerz unempfindlich[134]. Nachdem Morton das Verfahren an einem jungen, ängstlichen Mann namens Eben Frost bei einer Zahnextraktion erfolgreich getestet hatte, bat er den Chirurgen John Collins Warren darum, die Narkose im Krankenhaus demonstrieren zu dürfen.

Warren, ein sarkastischer, einschüchternder Mann, war zu dieser Zeit einer der berühmtesten Chirurgen in den USA. Am Freitag, dem 16. Oktober 1846, war es so weit. Morton erschien spät, aber gut gelaunt im Hospital, bis zur letzten Minute hatte er noch an dem Äther-Inhalator gearbeitet. In einer kindskopfgroßen Glaskugel mit zwei Öffnungen lag ein Schwamm, getränkt mit Äther. Der Patient würde das Gas über ein seitlich gelegenes Lederventil einatmen. Im Operationssaal wartete auf einem Stuhl bereits der zwanzigjährige Edward Abbott, in dessen Unterkiefer ein Tumor wucherte. Morton versicherte dem Patienten, dass die neue Erfindung ihm die Schmerzen ersparen würde. »Haben Sie Angst?«, fragte Mortons Kompagnon den Debütanten noch.

»Nein«, antwortete Abbott, »ich bin sicher, alles wird genauso ablaufen, wie Sie es mir gesagt haben.« Tief atmete der Patient das Gas aus der Kugel ein, verlor das Bewusstsein, und dann senkte der Chirurg John Collins Warren sein Skalpell in Abbotts Haut. Zu Warrens Verblüffung blieb der Patient tatsächlich still liegen und gab keinen Mucks von sich. Nachdem die Geschwulst entfernt war und Abbott erwachte, wollte der Chirurg neugierig wissen, wie es gewesen sei. Er habe nur gespürt, dass jemand mit einem stumpfen Instrument durch seinen Nacken gefahren sei, antwortete Abbott. Jetzt brauchte das Verfahren nur noch einen wohlklingenden Namen: *Anaesthesia,* abgeleitet vom griechischen *an,* »ohne«, *aisthesis,* »Wahrnehmung«. Morton mochte den richtigen Riecher für den erwachenden Bedarf nach schmerzfreien Operationen gehabt haben, sein Talent für Geschäfte war begrenzt. »Übertölpelt durch seine skrupellosen Partner, die älter und gewitzter waren als er und sich besser in finanziellen Angelegenheiten auskannten, endete seine Karriere im Desaster«, notierte Mortons Biograph.

Ein Jahr später profitierte nicht nur Fanny Appleton Longfellow von der Betäubung, auch in Edinburgh freuten sich Patienten darüber, dass sie dem Schmerz einer Operation entgehen konnten. Dort führte James Young Simpson anstelle von Äther die segensreiche deutsche Erfindung des Chloroforms bei einer komplizierten Entbindung vor. Die Anästhesie wirkte auch diesmal, nur leider starb das Neugeborene. In Berlin schwärmte der praktische Arzt und Operateur Johann Friedrich Dieffenbach von dem neuen Zeitalter. »Der schöne Traum, dass der Schmerz von uns genommen, ist zur Wirklichkeit geworden. Der Schmerz, dies höchste Bewusstwerden unserer irdischen Existenz, diese deutlichste Empfindung der Unvollkommenheit unseres Körpers, hat sich beugen müssen vor der Macht des menschlichen Geistes, vor der Macht des Aetherdunstes.«[144] Bedenkenlos wurde die Neuerung nicht übernommen. Dieffenbach machte sich Sorgen, weil der Patient während der Operation bewusstlos war: »Er möchte fragen, indem er hierhin und dorthin sein Messer in eines lebenden Menschen Fleisch einsenkt, wie? wo? was? Um danach den Stahl zu richten und zu wenden, einem Nerven auszuweichen, ihn nicht mehr mit der Zange zu fassen – aber keine Antwort als ein dumpfes Stöhnen, ein Zucken, eine dämonische Bewegung der Hand nach dem leidenden Orte.«[145] Schmerz galt unter Chirurgen als Stimulus, der den Körper am Leben erhielt. Andere Ärzte hielten Schmerzen für einen wichtigen Teil der Heilung. Und was sollte eine Narkose während der Geburt? Eduard Caspar Jacobus von Siebold, Professor für Geburtshilfe in Göttingen, war nur begrenzt angetan von der neuen Möglichkeit.»Es kann also bei einer natürlich verlaufenden Geburt nur dann von der Anwendung des Schwefeläthers die Rede sein, wenn jene furchtbaren Schmerzen bevorstehen, die mit ihrer Heftigkeit den ganzen Körper der Gebärenden durchbeben: alle vorhergehenden Schmerzen aber zu beseitigen, hieße nichts anderes, als die Gebärende geradezu tödten, da die Einatmungen der Ätherdämpfe doch auch ihre bestimmten Gränzen haben.« Auch von Siebold experimentierte mit Äther. Eine siebenundzwanzigjährige Hebammen-Schülerin »von sanftem Temperament« lag vor ihm in sanftem Schlummer »mit fast lächelnden Mienen, war fühllos, und hatte einen sehr langsamen Puls ... Erwacht gab sie an, dass sie während des Betäubungszustandes die schönste Musik, die sanftesten Orgeltöne gehört: sie ergoss sich in unaufhörlichen Schilderungen des höchst wonnigen Zustandes, in den sie versetzt gewesen, und zeigte sich bereit, sofort das Experiment an sich wiederholen zu lassen. Aber dennoch gab der Arzt nicht nach, die Narkose müsse schweren Fällen und geburtshilflichen Operationen vorbehalten bleiben. Der Schmerz gehöre nun einmal zur Geburt und sei ohnehin danach wie mit einem »Zauberschlage verschwunden, ohne die geringsten nachtheiligen Folgen zurückzulassen«.[146] Andere Mediziner argumentierten indes, dass die Geburt an sich pathologisch und der Geburtsschmerz eine Folter für die Frauen sei, die unbedingt abgestellt gehöre. Ganz unbegründet war die Skepsis nicht. In den

Anfangstagen der Narkose starben darüber hinaus viele Patienten. Die Risiken und Vorteile wollten also vorsichtig gegeneinander abgewogen werden. Auch dafür mussten erst neue Methoden entwickelt werden: systematische klinische Versuche mit vielen Patienten und einer vergleichenden Statistik. Erst ganz allmählich etablierte sich diese systematische Technik.

In dem Augenblick, in dem der Schmerz beherrschbar wurde und Patienten die schmerzlosen Eingriffe wählen konnten, warf er ganz allgemein moralische Fragen auf. In gläubigeren Zeiten galt noch das autoritäre Kommando der Bibel: »Und zum Weibe sprach er: Ich will dir viel Schmerzen schaffen, wenn du schwanger wirst; du sollst mit Schmerzen Kinder gebären; und dein Verlangen soll nach deinem Manne sein, und er soll dein Herr sein« (1. Mose 3,16). Einer der Gründe für das Entstehen von Religionen ist sicher das manchmal schwer erträgliche Leid des menschlichen Daseins, insbesondere des Schmerzes. Die Religion bietet Trost und Erklärungen und schafft eingeschworene Gruppen, in denen sich manches besser ertragen lässt. Die Kirche als Organisationsform dieser Religion muss diese Karte spielen und daran erinnern. Sie erklärt die Diskrepanz zwischen dem gütigen Gott und dem ganz offensichtlichen Leiden auf Erden. Was aber, wenn der Schmerz plötzlich ohne Religion verstehbar ist? Was, wenn sich der Schmerz durch Menschenhand mit Chloroform oder einer Aspirin abstellen lässt? Dann gerät eine Kirche und mit ihr die gläubige Gemeinschaft, die den Schmerz zu etwas Natürlichem um des Herren willen erklärt, unter Rechtfertigungsdruck. Es geht so weit, dass für manchen der Trostfaktor Kirche überflüssig wird. Dies ist einerseits eine Befreiung für den Einzelnen, auf der anderen Seite kommt diese Freiheit mit einer Nebenwirkung. Denn was geschieht, wenn der Schmerz bleibt und sich nicht mit Mitteln der Medizin beseitigen lässt? Es ist genau die Situation, vor der viele Patienten mit chronischen und unerklärbaren Schmerzen stehen. Wenn nichts mehr hilft und der Glaube kraftlos geworden ist, dann muss der Schmerz ungefiltert und ohnmächtig ertragen werden. Muss man Schmerz also um Gottes willen ertragen, oder darf man ihn abstellen?

Es sind zwei Positionen, die bis heute die ambivalente Haltung gegenüber der Notwendigkeit des Schmerzes charakterisieren. Wobei in diesen Fällen ausdrücklich von akuten und nicht von chronischen Schmerzen die Rede ist. In den ersten Jahren nach dem Durchbruch in Boston entschieden sich Patienten und vor allem ihre Ärzte oft gegen die Narkose.[134] Doch die Methoden wurden sicherer. Ärzte waren erleichtert, dass sie ihre Patienten nicht mehr quälen mussten, und Letztere lernten die schmerzfreien Eingriffe schätzen. Die übliche Praxis vor der Narkose war einfach zu grässlich. Für die Entfernung von Blasensteinen, eine bestialische Übung, empfahlen die damaligen Lehrbücher zwei Helfer zum Fixieren der Beine. Angesichts solcher Aussichten verzichtete in Ulm der Lehrer Übelhör 1845 auf eine eigentlich angeratene Blasensteinoperation. Erst als die Äthernarkose zwei Jahre später auch in Deutschland Patienten in den Schlummer schickte, sagte Übelhör zu. Nach dem Eingriff flachste er, dass er die Operation wohl auch ohne Äther durchgestanden hätte, sie hätte gar nicht weh getan.[147]

Die Narkose war nicht nur willkommen, es machte sich eine gewisse Euphorie breit. Denn manche Patienten durchlebten im Ätherdämmer einen psychedelischen Trip. »Excentrische Aufregung, glühende Phantasien, bemeistern sich seiner«, notiert Johann Friedrich Dieffenbach in Berlin offenbar selbst ganz benebelt, »und im Gefühle der unnennbaren Seeligkeit treten glänzende Traumbilder vor seine Seele, Sphärenmusik und himmlische Melodien streichen sanft an sein Ohr, und in einem unermesslichen Raum von azurblauem und gelblichem Goldschein verliert sich das innere Auge, im grellen Contrast zu dem Messer in seinem Fleische, zu der Säge in seinem Beine, zu der Hand in seinen Gedärmen, zu dem Haken in seinem Auge und zu dem sich ergießenden warmen Blute, – und dabei entströmen Worte des Entzückens seinem Munde.«[148] Wo früher Menschen Schmerz aus religiösen

Gründen ertrugen, machen Menschen jetzt in der künstlichen Schmerzfreiheit spirituelle, religiöse Erfahrungen. Sie wachen aus der Narkose auf und sind sich sicher, dass sie die älteste aller Wahrheiten gesehen haben. Die Erfahrung einer erfolgreichen, schmerzfreien Operation verändert auch die Haltung zu Gewalt und Schmerz ganz allgemein. »Wir denken nicht mehr, dass wir physischen Schmerz mit Gleichmut ertragen müssen«, schrieb um 1900 der britische Psychologe und Philosoph William James. »Es wird von niemandem mehr erwartet, dass er Schmerzen erträgt oder viel davon verursacht, und wenn wir von solchen Fällen hören, dann beschleicht uns ein moralisches Unbehagen.« Auch Charles Darwin zweifelte am Sinn von absichtlich zugefügtem Schmerz. Wie vertrug sich die Idee von ewigen Schmerzen in der Hölle mit einem liebenden Gott? Nachdem sich die Anästhesie verbreitet hat, wird die Kirche von England mit Fragen über anscheinend unnötiges Leiden und Schmerz bestürmt. So brachte die Anästhesie die Kirche in Bedrängnis. Aber wenn Gott das Leiden in die Welt gebracht hat und auch die Gegenmittel dagegen – warum sollte man diese nicht nutzen? Vor allem dann, wenn das Leben des Patienten gerettet werden kann. Im viktorianischen Zeitalter war das Lindern von Schmerzen ein medizinisches und soziales Ziel. Bald galten Operationen ohne Narkose als barbarisch.

Heute ist es für viele Frauen undenkbar, eine Entbindung ohne die Option einer segensreichen Betäubungsspritze überstehen zu müssen. Reste der alten Debatte für oder wider die Betäubung sind indes bis heute bestehen geblieben. Während Ärzte und unter ihnen die Anästhesisten oft eine rückenmarksnahe Betäubung, die sogenannte Periduralanästhesie (PDA), empfehlen, sind die meisten Hebammen gegenüber der schmerzlosen Geburt reserviert. Und viele Frauen stehen dazwischen und wissen nicht, wie sich entscheiden sollen. Heute sind es keine religiösen Gründe mehr, die sie von einer schmerzarmen Geburt abhalten. Die Geburt soll möglichst natürlich sein, die Bindung zum Kind nicht gestört werden, und vielleicht sagen sich viele Frauen, es gehöre einfach dazu, diese Schmerzen als transformierende Erfahrung einmal gemacht zu haben. Wenn aber nach Stunden großer Schmerzen für die Frau der Anästhesist eine erlösende PDA setzt, ist er anstelle der skeptischen Hebamme der Held, bei dem sich besonders die ohnmächtigen Erzeuger des Kindes überschwenglich bedanken. Was also sollte gegen diese Erleichterung sprechen? Erst die rhythmischen, wellenhaften Schmerzattacken lösen die Ausschüttung von Oxytocin im weiblichen Körper aus, und dieses Hormon fördert die Wehen. Es ist ein unangenehmer, aber sehr wirkmächtiger natürlicher Reiz, durch Pressen den notwendigen Druck aufzubauen. Stellt man den Schmerz ab, hat die Frau keinen Pressdrang mehr, und das Hormon muss deshalb künstlich als »Wehentropf« gegeben werden. An der Stärke der Wehen aber können erfahrene Hebammen erkennen, ob die Entbindung noch normal voranschreitet. Liegt das Kind quer, versucht der Uterus unter erheblichen Schmerzen, das Kind in die richtige Richtung zu drehen. Ohne die lautstarke Rückmeldung durch die Gebärende aber sind die Komplikationen nur indirekt über die Reaktionen des Kindes mittels Wehenschreiber erkennbar. Der ganze Geburtsprozess mit einer PDA muss von außen gesteuert werden, und das führt zu eigenen Komplikationen: Frauen haben häufiger Fieber nach der Geburt sowie mehr Dammrissprobleme, und es steht noch immer zur Debatte, ob durch die häufig eingesetzten PDAs nicht die Zahl von Kaiserschnitten zugenommen hat.[149]

Nach und nach gab der Schmerz seine körperlichen Geheimnisse preis. Die Anatomen und Physiologen zeichneten immer genauere Schaltpläne der Schmerzbahnen. Ihr Auge war inzwischen so geschult, dass seltsame Zwischenfälle sofort als Hinweis auf weitere Details interpretiert werden konnten. So war einem Mann 1871 durch einen Messerstich in den Rücken beidseitig das Rückenmark teilweise durchtrennt worden. Johannes Müller hatte beobachtet, dass der Patient auf der gegenüberliegenden Seite keine Schmerzen mehr spüren konnte und auf beiden Seiten keine Berührung. In den folgenden Jahren wurde deutlich, dass im rückwärtigen Teil des Rückenmarks – im spinothalamischen Trakt – die Nervenfasern verlaufen, die das Schmerzsignal vom Rückenmark über das Mittelhirn bis zum Thalamus, dem Tor zum Bewusstsein im Gehirn, transportieren. Neue Medikamente und Narkosen hatten zwar vielen ein etwas schmerzärmeres Leben geschenkt. Doch mit den Erfolgen hatte sich auch die ernüchternde Erkenntnis eingestellt, dass es immer wieder Schmerzzustände gab, die sich gegen die neue Medizin stemmten. Jetzt, wo die elektrische Schmerzleitung in all ihren Details offenlag, drängte sich der nächste Schritt förmlich auf. Man musste den Klingelzug mit Elektrizität manipulieren und, wenn gar nichts mehr half, die Leitung einfach kappen. Ein Jahr vor der Jahrtausendwende führte der New Yorker Chirurg Robert Abbe die erste Rückenmarksoperation gegen Ischiasschmerzen durch, indem er die hinteren Nervenwurzeln partiell zerstörte. Rhizotomie hieß das brutale Verfahren.[150] Abbe operierte drei mittelalte Männer, die alle über erhebliche Schmerzen im Arm klagten. Ein Eismacher, vierundvierzig Jahre alt, hatte den ganzen Tag lang einen großen Kühlschrank für einen Fleischer von innen mit Zink drapiert. In der Nacht darauf hatte ihn punktuell ein pochender Schmerz auf der Vorderseite des rechten Armes überfallen, der ihm den Schlaf raubte. In der folgenden Woche waren mehrfach plötzlich Schmerzstöße in den linken Daumen, Zeige- und Mittelfinger geschossen. Ärzte behandelten ihn mit Stromstößen und mit Medikamenten. Ohne Erfolg. Der Patient bettelte, man möge ihn operieren. Die Ärzte folgten der Bitte, aber es half nichts. Der Schmerz war sogar schlimmer als zuvor. Der Patient hielt es nicht mehr aus und drängte der Ärzte zur Amputation des Armes. Sie folgten auch dieser Bitte. Die Nerven im Operationsgebiet sahen völlig normal aus. Leider war auch dieser Eingriff umsonst. Nach wie vor taten dem Mann die Finger höllisch weh – obwohl sie gar nicht mehr vorhanden waren. In den folgenden Jahren wurden die Eingriffe am Rückenmark immer radikaler. Eine der Leidtragenden war eine berühmte Romanautorin, die das Schicksal von Heinrich Heine teilte.

Der Kinostreifen *Jenseits von Afrika* mit Meryl Streep und Robert Redford machte die tragisch-romantische Liebe zwischen der dänischen Autorin Karen Blixen und dem Großwildjäger Denys Finch Hatton berühmt. Die Geschichte der dänischen Schriftstellerin Karen Christence von Blixen-Finecke, in Deutschland besser bekannt unter ihrem Pseudonym Tania Blixen, ist ein Beispiel dafür, wie extrem die Maßnahmen gegen unerträglichen Schmerz in dieser Zeit werden konnten. »Ich hatte eine Farm in Afrika am Fuße der Ngong-Berge«, so beginnt ihr autobiographischer Roman *Den afrikanske Farm*. Karen Blixen hatte 1914 den schwedischen Adligen Baron Bror von Blixen-Finecke geheiratet und war mit ihm nach Kenia ausgewandert. Der Baron hatte indes weniger den Erfolg seiner Kaffeeplantage im Sinn als die Großwildjagd und ausgiebigen Sex mit Prostituierten. Er infizierte sich mit Syphilis, steckte seine Frau an, und so begann eine unendliche Leidensodyssee. Während Heines Ärzte noch nichts von dem Erreger der Syphilis wusste, war dieser jetzt bekannt. Schon ein Jahr nach der Heirat stellte ein britischer Arzt in Nairobi die Syphilis-Infektion fest. Für die Therapie reiste Blixen von Nairobi nach Paris, erhielt ein Jahr lang Quecksilber und später Salvarsan, eine organische Arsenverbindung. Doch das schraubenförmige Bakterium *Treponema pallidum* breitete sich jahrelang weiter in ihrem Körper aus und drang in die Nervenbahnen ein. In einem Brief an ihre Mutter im Jahr 1922 schrieb sie: »Diese schrecklichen Schmerzen sind wieder aufgetreten. Die Ärzte behaupten, es ist eine Blinddarmentzündung, aber das ist unmöglich.« Tiefe, bohrende, krampfhafte Bauchschmerzen plagten sie, die sie sechs bis acht Stunden am Stück terrorisierten. Währenddessen musste sie erbrechen. Durch die Infektion hatte sich die Isolierschicht der Nerven im Rückenmark aufgelöst. Leichte Berührungen genügten, um die Nerven zu aktivieren und rasende Schmerzen auszulösen. Und nicht nur das, die verabreichten Schwermetallmedikamente hatten offenbar die Nerven zusätzlich geschädigt. Anders als noch bei Heinrich Heine, der Trost bei altvorderen Ärzten und seinem privaten Glauben suchte, kam bei Karen Blixen das volle materialistische Therapieprogramm zum Zug.

Nachdem nichts wirklich half, folgte 1946 der radikalste Schlag: Der Gründer der skandinavischen Neurochirurgischen Gesellschaft, Eduard A. V. Busch, kappte kurzerhand die sogenannten sympathischen Nervenbahnen im Rückenmark.[151] Doch selbst dieser heroische Eingriff brachte nur kurzfristig Linderung, und so wurden neun Jahre später gleich ein ganzes Bündel Nerven im Rücken durchtrennt, eine sogenannte Chordotomie. Diese »Leitungsunterbrechung« war in diesen Jahrzehnten die häufigste Operation gegen Schmerz. Karen Blixen half dieser Eingriff indes nur ungefähr eine Woche. Am 7. September 1962 starb die Dänin, abgemagert auf vierzig Kilogramm in der Nähe von Kopenhagen. Wieder einmal hatte der chronische Schmerz einen Weg gefunden und die Therapie zusätzliche Pein beschert. Noch heute wird die Chordotomie mitunter als letzte Maßnahme bei schwersten Krebsschmerzen eingesetzt. Inzwischen aber bevorzugen viele Neurochirurgen weniger endgültige Manipulationen der Schmerzleitungen: Sie setzen die Schmerzfasern unter Strom – was später noch erörtert werden wird.

Innerhalb eines Jahrhunderts hatte sich das Bild vom Schmerz radikal gewandelt. Es war von einem noch immer religiös aufgeladenen Gefühl zur manipulierbaren Struktur im Körper geworden. Der Schmerz war nicht mehr ein Indiz für eine allgemeine Störung der Ordnung, die über die Person hinausreicht. Es war einzig und allein eine Angelegenheit des betroffenen Individuums und seines Körpers. Damit war endgültig die Medizin für dieses Phänomen zuständig. Mit der wissenschaftlichen Medizin und Pharmazie entstand eine überzeugende professionelle Urteilsmacht, die den Schmerz offensichtlich beherrschbar machte. Und das mechanistische Bild des Schmerzes war angesichts der Erfolge offenbar zutreffend. Damit hatten die Nachfolger von René Descartes auf ganzer Linie gesiegt. Auf dem Feld der Chirurgie waren die Ergebnisse besonders verblüffend. Dass Operationen unter

Narkose angenehmer sind als das frühere viehische Säbeln an verletzten Extremitäten, musste selbst dem gläubigsten Zeitgenossen einleuchten. Die Menschen hatten gelernt, ihre individuellen Bedürfnisse mehr in den Vordergrund zu stellen, und forderten nun schmerzlose Operationen ein. Doch sie zahlten einen Preis dafür. Im 19. und im 20. Jahrhundert forderten die Ärzte selbstbewusst, dass sie darüber entscheiden durften, wann das Symptom notfalls radikal abgestellt gehört und wann man es erdulden muss, weil es als Wegweiser für die Behandlung diente. Es begann die Zeit der paternalistischen Schmerzkontrolle, in der die medizinischen Experten über die (Er-)Lösung vom Schmerz wachten. Damit aber vereinnahmten sie zugleich die Sinngebung des Schmerzes.

In dem großen Bostoner Park, dem Public Garden, nur fünfzehn Minuten Fußweg vom Massachusetts General Hospital entfernt, in dem 1846 die erste Äthernarkose stattfand, steht in der nordwestlichen Ecke ein Springbrunnen samt Monument. Auf der Spitze sitzt eine Gestalt in Robe und Turban, der gute Samariter. Auf dessen linkem Knie liegt ein halb nackter Mann – offenbar hilfsbedürftig. In seiner Linken hält der Samariter ein Tuch, offenbar in visionärer Erwartung der zukünftigen Narkose mit Äther. Auf einer der Sockelseiten ist die programmatische Inschrift gemeißelt: »Es darf keinen Schmerz mehr geben«. Wenigstens teilweise wurde diese Forderung erfüllt. Doch wer chronische oder unerklärbare Schmerzen hatte, musste noch immer darben.

5
Die Wende

In den vorangegangenen Jahrhunderten hatte die Wissenschaft das rätselhafte Räderwerk hinter dem Schmerz etwas besser verstanden. Für ein paar Jahrzehnte vermittelten neue Medikamente, wirksame Narkosen und schmerzstillende Operationen den Eindruck, als hätte die Medizin endgültig den Sieg über dieses lästige Symptom errungen. In den 1960er, 1970er Jahren aber dämmert vor allem praktizierenden Ärzten, dass diese Annahme falsch ist. Sie verordnen reichlich Tabletten, und trotzdem klagen immer mehr Patienten über unablässige Schmerzen. Der Zweifel an den bestehenden Konzepten wächst. In dieser dunklen Zeit betreten zwei ungleiche Retter die Bühne: ein überheblicher Brite und ein französischer Gentleman.

ANFANG der 1950er Jahre. Es ist die Zeit des Kalten Krieges. Die USA und die Sowjetunion tragen ihre Konkurrenz im militärischen und technologischen Wettstreit aus. Vorläufiger Höhepunkt wird gegen Ende des Jahrzehnts der sowjetische Satellit Sputnik sein, mit dem das Raumfahrtzeitalter beginnt. Doch Weltpolitik und Raketentechnik interessieren den aufstrebenden Wissenschaftler Ronald (Ron) Melzack nicht. Gerade hat ihn der experimentelle Psychologe Donald Hebb von der McGill University als Doktoranden akzeptiert. Für Hebb ist Schmerz kein elementarer, für alle gleicher Sinneseindruck, der konkret die Schwere eines Körperschadens abbildet. Er sieht das individuelle Schmerzerleben durch frühe Lernprozesse geprägt. Der Großmeister der Psychologie, Sigmund Freud, hatte zwar den Einfluss früher Erfahrungen auf das Verhalten betont, war aber einen naturwissenschaftlich fundierten Nachweis seiner These schuldig geblieben. Donald Hebb will das nachholen. In seinem Labor zieht er mehrere Scottish Terrier in Käfigen groß, in die nur von oben etwas Sonnenlicht fällt, und testet in Labyrinthen die Lernfähigkeit der Welpen. Nun steht sein angehender Doktorand Ronald Melzack im Labor und beobachtet, wie die Terrier aus den Käfigen gelassen werden, neugierig den engen Raum erkunden und immer wieder mit ihren Köpfen heftig gegen freiliegende Rohrleitungen stoßen. Statt zu winseln, geben sie keinen Mucks von sich. Dies inspiriert den Psychologen ad hoc zu einem gemeinen Test. Er zündet ein Streichholz an, die jungen Hunde schnuppern daran, versengen sich die Schnauzen – und lernen offensichtlich nichts daraus. Immer wieder erkunden die Welpen das flackernde Licht und verbrennen sich dabei. Die Isolation hatte offenbar ihre Sensibilität gegenüber Schmerzen reduziert und ihr Vermeidungsverhalten völlig verändert. Bis zu diesem Tag hat der ausgebildete Psychologe Melzack nie daran gedacht, die Wahrnehmung von Schmerz zu erforschen. Vom seltsamen Verhalten der Hunde indes ist er beeindruckt, und so beschließt er, die subjektive Seite des Schmerzes zu studieren. In dieser Zeit ist das ein ungewöhnlicher Plan, gilt doch der Schmerz als wissenschaftlich weitgehend aufgeklärt. Die Beschäftigung mit anderen Sinnen scheint viel interessanter. »Warum willst du über Schmerzen arbeiten?«, fragt ein Kollege. »Das ist doch so ein begrenztes Feld, arbeite doch lieber über das Sehen!« Doch Ronald Melzack weiß bereits, dass sich hinter den angeblich umfassenden Erkenntnissen über den Schmerz noch viele interessante Rätsel verbergen. Viele neue Ideen über dieses Phänomen liegen bereits in der Luft, Melzack aber wird die Rolle zufallen, ein neues Zeitalter einzuläuten. Dereinst werden ihn Kollegen »Einstein des Schmerzes« nennen.

In den ersten drei Jahrzehnten nach dem Zweiten Weltkrieg glauben in der Tat viele Ärzte in den USA und in Europa, dass Schmerz kein Problem mehr darstelle. Für sie ist es nur ein Symptom wie Husten oder Heiserkeit, und ein leicht behandelbares obendrein. Die Lehrbücher beschreiben die Schmerz-Rezeptoren in der Haut, die schnell und langsam leitenden Schmerzfasern und ein Schmerzzentrum im Gehirn. Im Fall eines Schmerzreizes gibt es für die Medizin jener Zeit nur die Eins-zu-eins-Beziehung zwischen Reiz und Erleben – ganz wie es der französische Philosoph René Descartes skizziert hatte. Entsprechend simpel ist die Vorstellung von der angemessenen Therapie. Man muss nur ein schmerzstillendes Medikament verschreiben oder die zugrundeliegende Entzündung behandeln, dann wird das Symptom verschwinden. Nur leider geht der Plan nicht auf. Viele Ärzte in der westlichen Hemisphäre sind täglich mit unerklärlichen Schmerzbildern konfrontiert. Patienten belagern die Sprechzimmer mit nicht enden wollenden Kopf-, Rücken- und Knieschmerzen. Gerade bei chronischen Schmerzen helfen die üblichen Tabletten nach einer Weile nicht mehr. Oder die Patienten haben Beschwerden, obwohl sich nirgendwo ein reizauslösender Grund findet. Die

Ärzte behandeln sie nach allen Regeln der Kunst, und ihre Patienten klagen trotzdem. Oft treten Beschwerden nach Bandscheibenoperationen erneut auf. Diese Komplikation ist so häufig, dass sie einen eigenen Namen erhält: *Failed Back Surgery*. Nicht nur, dass Operationen und Medikamente oft versagen, sie schaffen neue Probleme. Paradoxerweise können die Tabletten, dauerhaft eingenommen, selbst Schmerzen erzeugen. Rund zehn Prozent aller Kopfschmerzen gehen auf dieses Konto. Oder die Medikamente zeitigen gefährliche Nebenwirkungen wie Magenblutungen oder Leberversagen. Und dann sind da noch die vielen Schmerzzustände, gegen die gar nichts hilft. Manche bösartige Tumoren widerstehen den Medikamenten ebenso wie Nerven, die durch Infektionen oder einen dauerhaft zu hohen Blutzuckerspiegel geschädigt worden sind. Kurzum: In einer Zeit, in der Patienten mehr denn je nach einer wirksamen Schmerztherapie verlangen, bleiben die Ärzte wissenschaftliche Erklärungen schuldig. Oder sie schwadronieren über angebliche mechanische Probleme, eingeklemmte Nerven, Extrarippen oder gezerrte Muskeln. Eine neue Theorie ist dringend gesucht, eine, die viele der unerklärlichen Phänomene erklärt und gleichzeitig neue Therapiewege aufzeigt.

Frisch promoviert, folgte Ronald Melzack 1954 zunächst dem Ruf des Neurochirurgen William K. Livingston von Montreal fast fünftausend Kilometer nach Westen ins amerikanische Portland an die University of Oregon. Livingston war ein äußerst vielseitig interessierter Mann mit zahllosen Hobbys wie Segeln, Bogenschießen, Töpfern, Malen, Fotografieren und Ringen. Im Krieg hatte der umtriebige Chirurg bei der Navy an über zweitausend Soldaten intensiv Nervenverletzungen studiert und war darüber Neurochirurg geworden. Seine immense praktische Erfahrung ließ ihn am verbreiteten simplen Schmerzmodell zweifeln. »Ich war der Ansicht, dass Schmerz eine primäre Empfindung ist, die abhängig ist von der Erregung eines spezifischen Nervenendes durch einen Reiz einer spezifischen Intensität, und dass dieser Reiz entlang eines festgelegten Pfads weitergeleitet wird, um dann im Bewusstsein eine Glocke schlagen zu lassen. So simpel war Schmerz nach meiner Vorstellung ... Aber in der praktischen Arbeit erkannte ich, dass dieses Konzept mit den klinischen Beobachtungen sehr schwer in Einklang zu bringen ist.«[116] Also gründete Livingston, was für einen Chirurgen sehr ungewöhnlich war, nach dem Zweiten Weltkrieg ein Labor und stellte ein paar Physiologen als Mitarbeiter ein. Es war genau der richtige Ort für den umtriebigen Ronald Melzack: Hier konnte der Psychologe lernen, wie man physiologische Schmerzstudien durchführt und unterdessen gleichzeitig Patienten behandelt. Gleich zu Beginn dämpfte Livingston den euphorischen Novizen. Gerade bei chronischen Schmerzen könne man nicht viel ausrichten. Bereits in Hebbs Praxis hatten viele Patienten unablässig und ohne sichtbaren Anlass unter Schmerzen gelitten, und tatsächlich waren auch in Livingstons Einrichtung die Behandlungserfolge so rar, wie der Meister es prophezeit hatte.»In diesem Moment«, erinnert sich Ronald Melzack später,»habe ich begriffen, dass ich keine Ahnung hatte, was Schmerz wirklich ist.«

Allen Wissenschaftlern war schon seit langem bewusst, dass sie entlang der Nervenbahnen weiter oben, im Gehirn, nach neuen Antworten auf das Phänomen Schmerz suchen mussten. Es war keineswegs so, dass es seit den großen Durchbrüchen des 19. Jahrhunderts nicht neue Ideen in Bezug auf den Schmerz gegeben hätte. Gemäß der cartesianischen Trennung von Geist und Körper hatten sich die Wissenschaftler dem Schmerz auf sehr unterschiedliche Weise genähert. Der österreichische Neurologe Sigmund Freud war dem Schmerz in die Psyche gefolgt. Er stand fortan für einen geistigen Ansatz, für die indirekte Erforschung der komplexen Hirnaktivitäten zwischen Lust und Unlust über das intensive Gespräch mit den Patienten. Der Russe Iwan Pawlow hatte sich hingegen aus den Tiefen der Körperfunktionen, entlang des Rückenmarks bis zum Gehirn vorgearbeitet. Der Physiologe hatte sich nie explizit mit dem Phänomen Schmerz beschäftigt, und doch zielte bei ihm alles auf Lernprozesse im Zusammenhang mit Lust und Unlust und im Extremfall eben Schmerz. Für Pawlow war der Schmerz nur die eine Seite eines natürlichen Lehrmeisters, der uns die wichtigsten Lektionen für das Überleben erteilt. Es waren genau die Lernprozesse, die Melzacks Doktorvater Donald Hebb in seinem Labor in Montreal weiterverfolgt hatte und die Melzack für das Schmerzgebiet einnehmen ließen.

Die meisten Menschen verbinden den Namen Pawlow mit dressierten Hunden, denen der Speichel im Maul zusammenläuft, wenn sie ein Glöckchen hören. Doch Reflexe spielen nicht nur eine bedeutende Rolle für die Verdauung, sie regulieren auch blitzschnell und unbewusst unser gesamtes Verhalten und halten uns auf diese Weise zum Beispiel von schädlichen Umwelteinflüssen fern. Im einfachsten Fall zucken wir unwillkürlich von der Flamme zurück. Günstiger indes wäre eine körperliche Reaktion, bevor größere Schäden eintreten. Um 1900 entdeckte Iwan Petrowitsch Pawlow, dass solche vorsorglichen, bedingten Reflexe im Laufe des Lebens durch häufige Wiederholung erlernt werden. Auf diesen erlernten (konditionierten) Reflexen beruht zum Teil die Wirksamkeit von Placebos gegen den Schmerz, die Wirkung der Hypnose oder der heute weitverbreiteten Verhaltenstherapie. Konditionierte Reflexe sind es, die uns zur Schmerztablette greifen lassen, obwohl sie vielleicht längst nicht mehr wirkt. Unser Gehirn hat einfach gelernt, dass die weiße Pille in unserer Hand die starken Schmerzen bisher gelindert hat, und will von dieser Einsicht – selbst wenn die Wirkung nicht mehr eintritt – nicht ablassen. Mit seinen Forschungen drang Pawlow also tief in das Gebiet des menschlichen Verhaltens ein, was naturwissenschaftlich orientierte Forscher bisher eher vermieden hatten. Es war ein Aufbruch, der den russischen Forscher selbst auf die Probe stellte.

Pawlow wuchs als ältestes von zehn Kindern in Rjasan, zweihundert Kilometer südöstlich von Moskau, auf. Sein Vater war ein armer, aber wissbegieriger russisch-orthodoxer Provinzpriester. Der junge Iwan verschlang Bücher und wollte zunächst wie sein

Vater Geistlicher werden. Doch wie viele junge Russen Ende des 19. Jahrhunderts erlag Pawlow den Schriften Dmitri Iwanowitsch Pissarews. Der Literaturkritiker und Philosoph berichtete in seinen fesselnden Artikeln auch über die revolutionären Ideen des Evolutionsforschers Charles Darwin. Inspiriert durch dessen Theorien über natürliche Selektion, gab Pawlow seine beruflichen Pläne auf und schrieb sich für ein naturwissenschaftliches Studium an der Universität St. Petersburg ein. Mit der Hinwendung zur Naturwissenschaft hatte der hochaufgeschossene Mann mit dem lockigen Haar, den blauen Augen und dem herzlichen Lächeln seine Bestimmung gefunden. Schwer beeindruckt durch den Nihilisten Pissarew und den obsessiven Genfer Religionsgegner und Materialisten Carl Vogt, verlor Pawlow vollends seinen christlichen Glauben. Wissenschaftliche Prinzipien standen in Pawlows Leben fortan über allem anderen. Wie viele seiner Zeitgenossen pflegte Iwan Petrowitsch Pawlow eine radikal mechanistische Sicht auf Lebewesen. In seinen Vorträgen verglich der Russe häufig lebende Organismen mit Maschinen, und er war sich sicher, dass sich in Zukunft alle Lebensvorgänge mit mathematischen Formeln beschreiben lassen würden. Nicht nur in dieser Hinsicht glich er Descartes, der ebenfalls auf die Macht der Mathematik schwor. Auch Pawlows Hauptforschungsgebiet war von dem Philosophen inspiriert. »Unser Ausgangspunkt war Descartes' Idee des Reflexes … die wiederholt und fruchtbar in diesen Studien eingesetzt wurde«, schrieb Pawlow.[152] Anders als der berühmte Franzose aber ging Pawlow davon aus, dass der Mensch nicht in einen materiellen Leib und eine immaterielle Seele zerfällt, sondern ein Ganzes ist, nämlich ganz Körper. Diese Haltung des materiellen Monismus hatte schon Julien Offray de La Mettrie im 18. Jahrhundert vertreten, und ihr folgen bis heute fast alle Neurowissenschaftler.

In seinem kleinen, armseligen Labor in St. Petersburg will Pawlow die Geheimnisse der Verdauungsdrüsen enträtseln. Unter hygienischen Bedingungen pflanzt er Hunden Sonden ein, mit denen sich dauerhaft der Speichelfluss und die Ausschüttung von Magensäften unter unterschiedlichen Bedingungen messen lassen. Speichelfluss galt bis dahin vor allem als Reaktion auf mentale Aktivitäten. Im damaligen Verständnis ist es der körperliche Ausdruck des Empfindens, des Auswählens oder der Beurteilung von etwas, das sich in den Mund verirrt hat. Ein Student von Pawlow hatte 1898 beobachtet, dass allein der Anblick von Milch, Fleisch oder zerbröseltem Brot die Speicheldrüsen der Versuchstiere anregte. Schon die Schritte des Mitarbeiters, der das Futter brachte, ließen die Tiere vor Erregung sabbern. Das aber widersprach der einfachen Theorie von Descartes' direkter Verbindung zwischen Reiz und Reaktion. Es sprach eher für einen zwischengeschalteten Einfluss des Gehirns, das durch Lernen das Nervensystem hemmt oder stimuliert. Dabei ist es keine schwammige mentale Aktivität wie »Empfinden« oder »Auswählen«, sondern es folgt einem strikten Schema: Es ist eine erlernte (bedingte, konditionierte) Reaktion auf das zeitlich nahe Zusammentreffen von einem schwachen Reiz (Schritte) mit einem starken Reiz (Futter). Diese Lerneinheit kann vor allem im Zusammenhang mit Schmerz sehr wirkmächtig sein. Konditionierung kann Schmerzreize verstärken oder abschwächen.

Pawlow trainiert die Hunde so, dass sie auf Stromstöße oder bei Verbrennungen der Haut nicht mehr zurückzucken, sondern ihnen der Speichel im Maul zusammenfließt. Die Tiere lernen, Schmerzreize nicht mehr als Warnsignal zu interpretieren, sondern als Ankündigung für den Genuss von Futter. Viele Zeitgenossen werfen Pawlow vor, dass er die Kreaturen quäle. Der Forscher zieht sich verteidigend hinter eine sachliche neutrale Formulierung zurück. Die Hunde zeigten nicht die geringsten objektiven Reaktionen, schreibt Pawlow lediglich, die sie sonst unter solchen Bedingungen zeigen.[153] Ob die Hunde nach dieser »Dressur« wirklich schmerzfrei sind, beantwortet Pawlow nicht. Das Wort »Schmerz« vermeidet er, es ist ihm eine zu menschliche und subjektive Kategorie.

Im Prinzip könnten die Konditionierungsversuche Pawlows Interesse ebenso gut in Richtung Lernen, also die Erforschung psychischer Vorgänge, lenken. Diesen Weg wählt Edward Lee Thorndike an der Harvard University in Boston, der eher das Lernen durch Versuch und Irrtum an Katzen studiert. Der mechanistisch denkende Physiologe Pawlow ist nicht so weit. Er lokalisiert das Lernen durch Belohnung und Bestrafung zwar im Gehirn, will aber von dem Einfluss der individuellen Psyche nichts hören. Es kommt zum Eklat im Labor. Sein wissenschaftlicher Mitarbeiter Anton Snarsky vertritt resolut die Ansicht, dass die Gedanken, Gefühle und Wünsche der Hunde denen eines Menschen beim Anblick eines verlockenden Gerichts entsprächen.»Snarsky klammerte sich an die subjektive Erklärung dieses Phänomens«, lästert Pawlow später,»ich aber sah nur pure Phantasie und die wissenschaftliche Dürftigkeit dieser Lösung und suchte nach einem anderen Ausweg aus dieser schwierigen Situation.« Der russische Physiologe mag seinen Mitarbeiter in die Schranken verwiesen haben, in Wirklichkeit tut er sich schwer mit der Ausgrenzung psychischer Faktoren. In den intelligenten Hunden erkennt er viele seiner eigenen Regungen, und die Beschäftigung mit der Psyche beim Menschen hält er explizit für legitim. Das Problem für ihn ist nur, dass sich die Psyche nicht objektiv vermessen lässt. Für jemanden, dem naturwissenschaftliche Prinzipien heilig sind, ist das völlig inakzeptabel. So klammert Pawlow, obwohl er mit seinen Forschungen der Psyche sehr nahe gekommen ist, wie Descartes diesen schwer zugänglichen Kontinent ebenfalls aus. Ja er weigert sich sogar bis kurz vor seinem Tod, das für ihn schwammige Wort»Bewusstsein« zu verwenden.[154] Grundlegende psychische Phänomene bei Tier und Mensch stehen seiner Ansicht nach auf dem Fundament der bedingten Reflexe. Sie seien das Instrument, mit dem sich höher entwickelte Organismen an die Umwelt anpassen können. Gefühle, Religiosität und das Empfinden eines freien Willens seien nur ineffiziente Begleiteffekte komplexer Reflexe und Neurosen. Diese Aspekte menschlichen Daseins seien gewissermaßen Unwuchten zwischen Nervenerregung und -dämpfung. Geradezu ängstlich hält der sonst als mutig beschriebene russische Physiologe auf diese Weise am Konzept eines einfachen Reiz-Reaktions-Schemas, vermittelt durch Schmerzreize, fest. Pawlow will ein »reiner Physiologe bleiben und damit ein objektiver Beobachter und Experimentator«.[155]

Die Durchbrüche in den Naturwissenschaften und die Erfolge in der materialistisch orientierten Therapie machten Physiologen wie Iwan Petrowitsch Pawlow und materialistisch orientierte Mediziner zu den tonangebenden Experten bei der Behandlung von Patienten. Sie erhielten die öffentlichen Mittel für ihre ausgedehnte Forschung, ihre Erkentnisse und Methoden wurden an Kliniken umgesetzt. Unstimmigkeiten im Konzept fallen unter den Tisch, wie damals am 4. Mai 1932 in der Nervenklinik von Leningrad. Der Psychiater B. N. Birman stellt Pawlow die Patientin B. vor: »Auf der einen Seite ihres Körpers verspürt sie keinerlei Schmerz«, fasst der Arzt zusammen. »Wir haben herausgefunden, dass es sich um einen reinen Fall von Hysterie handelt.« Auf der linken Seite habe man eine erniedrigte Schmerzsensibilität festgestellt, doch diese Schmerzunempfindlichkeit verschwände unter Hypnose. Vor den Augen Pawlows sticht der Psychiater eine Nadel in eine Hand der Patientin, sie zuckt zurück. »Wie kann das aus physiologischer Sicht erklärt werden?«, fragt der Psychiater den inzwischen berühmten Physiologen. Pawlow windet sich, gibt zu, dass in diesem Fall nicht nur der Körper, sondern auch die Psyche eine Rolle spiele. Doch das hindert ihn nicht daran, auch weiterhin die Vorherrschaft des Körpers im Schmerzgeschehen anzunehmen. »Hoffentlich kann bald gezeigt werden, dass einige der komplexeren Aktivitäten des Körpers ..., die in der psychologischen Terminologie als ›Munterkeit‹, ›Furcht‹, ›Zorn‹ und so weiter bezeichnet werden, Reflexaktivitäten tiefer gelegener Gehirnschichten sind.«[156]

Während die Physiologen den Körper wie seit Jahrhunderten weiter in analysierbare Funktionseinheiten zerlegen und Neurologen wie Pierre Briquet oder Jean-Martin Charcot den Schmerz als Störung von Gehirnfunktionen sehen, wagen sich andere nun auf das Terrain der Psyche. An vorderster Front stehen in Fragen des Schmerzes wie immer die Künstler. Seit je ist die Kunst ein Stammplatz für die geistige Auseinandersetzung mit Lust und Unlust. Der Künstler drückt seinen persönlichen Schmerz aus, tritt darüber mit dem Publikum in Dialog und gibt dem Urgefühl außerhalb des Körpers einen Ort. Hans Holbein verarbeitete im 16. Jahrhundert in seinem Gemälde »Toter Christus im Grabe« die Erfahrung des Schmerzes für die christliche Heilsvorstellung, Edvard Munch machte mit dem Gemäldezyklus »Der Schrei«, entstanden zwischen 1893 und 1910, seinen innere Qualen Luft. Aber nicht nur der seelische Schmerz ist Gegenstand der Kunst. Den französischen Komponisten George Onslow traf 1829 auf der Jagd eine verirrte Kugel. Das anschließende lange und schmerzvolle Krankenlager verarbeitete Onslow in seinem Streichquintett Nr. 15 c-Moll op. 38, das unter dem Namen *De la balle (Kugelquintett)* berühmt wurde. Und wo sich vorher die Kunst an den religiösen Aspekten des Schmerzes abgearbeitet hat, ist es in säkularer Zeit das Spiel mit Schmerz. »Es gibt sogar Fälle, wo eine Art Lust bedingt ist durch eine gewisse rhythmische Abfolge kleiner Unlustreize: damit wird ein sehr schnelles Anwachsen des Machtgefühls, des Lustgefühls erreicht«, schrieb Friedrich Nietzsche in einem seiner Fragmente mit dem Titel »Schmerz«. Wenn es stimmt, dass Kunstwerke ein Spiegel gesellschaftlicher Wirkzusammenhänge sind, dann findet spätestens im 19. Jahrhundert die endgültige, die geistige Entfesselung des Schmerzes aus dem religiösen Kontext statt. Marquis de Sade lockte eine Frau in die Falle, peitschte sie aus, traktierte mit dem Messer ihre Haut und ging dafür ins Gefängnis. Dort verfasste er pornographische Romane wie *Justine* oder *Die 120 Tage von Sodom,* in dem er das Thema Lust und Qualen mit einer Prise Philosophie frei nach Julian Offray de la Mettrie vermengte. Ein paar Jahre später fanden die Ideen des Sadisten de Sade in dem Werk des Österreichers Leopold von Sacher-Masoch seinen lustvoll leidenden Gegenpart. Nicht mit künstlerischen Ambitionen, dafür aber wissenschaftlich-methodisch näherte sich am Ende des 19. Jahrhunderts Sigmund Freud dem Verhältnis von Sex, Moral und Schmerz. Er gab der Psyche in den bis dahin rein mechanistischen Schmerzkonzepten das notwendige Gewicht. Vor allem aber schenkte er den Patienten mehr Gehör und gab ihnen eine Stimme.

Der Gründer der Psychoanalyse entwickelte viele seiner Ideen entlang seiner eigenen Leidensgeschichte. Seit seiner Kindheit litt Freud selbst unter häufigen Migräneattacken und nutzte deshalb die Errungenschaften seiner Zeit intensiv. Das neue Aspirin schluckte er ebenso bereitwillig wie das aktuelle Pyramidon, vor allem aber pries der Neurologe die Wirkung des Kokains, nasal konsumiert, gegen die Kopfschmerzen. Am Beginn seiner Karriere stand Freud noch an der Grenzlinie zwischen der tonangebenden Physiologie und der randständigen Psychologie. Als Neurologe will Sigmund Freud nunmehr psychische Prozesse wie den Schmerz erstmals mit Hilfe der Naturwissenschaften enträtseln. Zunächst folgt er den Erklärungsansätzen seiner Vorgänger. Danach ist Schmerz für ihn ein allgemeines Zeichen dafür, dass das Nervensystem einen enormen Energieüberschuss von außen oder innen nicht mehr aus dem Körper heraushalten kann. Für diese Überlast-These sucht Freud nach handfesten Belegen. Dabei konzentriert er sich auf Schmerzen im Inneren des Körpers, für die es bis zu diesem Zeitpunkt keine befriedigende Erklärung gibt. Der Neurologe leidet nicht nur unter Migräne, ihn plagen rheumatische Schmerzen, Rücken-, Brust- und Bauchschmerzen. Nach Freud sind dies Formen der Migräne, die sich nur an anderer Stelle im Körper äußern, sogenannte Migräneäquivalente. Damit formuliert Sigmund Freud wie Pierre Briquet die Idee einer Symptomverschiebung weg von der Psyche und hinein in den Körper.

Überhaupt scheint hier eher der Grund für seine Beschwerden zu liegen. Sein Körper rebelliert vor allem dann, wenn er sich besonders intensiv selbst analysiert und sich mit seinem Freund, dem deutschen Hals-Nasen-Ohren-Arzt Wilhelm Fließ, darüber austauscht. Mit der Zeit muss der naturwissenschaftlich orientierte Neurologe erkennen, dass sich der Schmerz und die Psyche mit den Mitteln der Zeit nur unzureichend ergründen lassen. Wie Iwan Petrowitsch Pawlow stand auch Sigmund Freud an einem Scheideweg. Sollte er sich noch intensiver mit der Physiologie befassen, Experimente durchführen, oder sollte er sich auf das Gebiet der Psyche trauen? Der Neurologe, der einst bei dem französischen Jean-Martin Charcot an der Pariser Salpêtrière alles über körperliche Nervenerkrankungen und viel über Hypnose gelernt hat, tauscht das Labor mit dem Sprechzimmer, das Sezierskalpell mit dem Instrument der Couch. Die Energieüberlast-These verschiebt sich immer mehr in Richtung der geistigen Komponenten des Schmerzes und in Richtung der Lust. Migräne trete demnach immer dann ein, wenn ein ohnehin belasteter Körper, gepaart mit einer persönlichen Veranlagung, einen Reiz zu viel verkraften muss. Und weil Frauen häufiger über Schmerzen klagen, während der Menstruation und unter den Geburtswehen, ziehe er den Schluss, dass Migräne der toxische Effekt einer sexuellen Substanz sein müsse, die sich staut und dann die Hirnhäute angreift. Dies irritiere sowohl den Trigeminusnerv als auch die Nervenversorgung der Blutgefäße (beides Annahmen, die sich als richtig erweisen sollten). Summa summarum sei die Neurose ein »Energiestau«, verursacht durch sexuelle Giftstoffe, der sich in Form von »hysterischen« Kopfschmerzen körperlich Bahn bricht.

Sigmund Freud ist immer weniger interessiert an den möglichen materiellen Grundlagen der Schmerzentstehung und analysiert lieber ausgiebig Fälle, die er mit poetischen Analogien beschreibt. Seine Versuchsobjekte sind nicht mehr Ratten oder Hunde, sondern leidende Menschen, die ihr Innerstes preisgeben. Zunehmend versteht der Psychoanalytiker den Schmerz als eine Ausdrucksform, ein Kommunikationsmittel des Unbewussten. Nachdem er eine »hysterische« Patientin gesprochen hat, ist er sich sicher, dass anstelle ihrer mentalen Schmerzen, die sie vermeiden wollte, körperliche Schmerzen getreten sind. Der Mensch ist für ihn ein Eisberg, dessen wahre Beweggründe, Vorlieben und Fehler unter der Oberfläche stecken. Immer wieder macht der Psychoanalytiker Freud die Erfahrung, dass das Aufdecken unbewusster Konflikte die Schmerzen verstärkt und durch die analytische Verarbeitung der Konflikte das Symptom verschwindet.[157] Während Jean-Martin Charcot seine Patientinnen dem illustren Publikum, wenngleich respektvoll, vorführte, hörte Freud ihnen erstmals richtig zu.

Ursprünglich hatte Freud wie viele seiner Zeitgenossen den Schmerz als ein materielles Problem begriffen. An seiner eigenen Leidensgeschichte entwickelte er ein neues Konzept der Ideen jenseits materieller Erklärungen. Die Umwandlung eines psychischen Konflikts in ein körperliches Symptom, die Konversion, sollte bis heute ein wichtiger Baustein in der psychodynamischen Erklärung des Schmerzes bleiben. Doch das bedeutete noch lange nicht, dass die Mediziner dem Pionier Freud in großer Zahl folgten. Erstens war das Symptom Schmerz für sie nur ein nachgeordneter Hinweisgeber, und zweitens hatte sich der Österreicher zunehmend von der üblichen naturwissenschaftlichen Methode entfernt. Ohne den Werkzeugkasten der modernen Neurowissenschaft wie Kernspintomograph, Positronen-Emissions-Tomograph, Patch-Clamp-Technik, Elektroenzephalograph oder Genanalyse blieb Freud auch gar nichts anderes übrig. So verließ er sich ganz auf die Beobachtung, auf Fallgeschichten und Analogieschlüsse und versuchte auf diese Weise einen Blick in die Vorgänge unter die Oberfläche zu erhaschen. Damit war er im wahrsten Sinne des Wortes ein Geisteswissenschaftler. Doch ohne wiederholbare Experimente im Labor, kontrollierte Studien im Krankenhaus und objektiv nachvollziehbare Stoffwechselvorgänge blieb Freuds Schmerztheorie dem medizinischen Mainstream suspekt.

Jeder Arzt, der mit körperlich Erkrankten arbeitet und mit offenen Augen praktiziert, wird im Laufe seines Berufslebens erkennen müssen, dass selbst ausgeklügelte biochemische, physikalische oder physiologische Theorien Symptome wie Schmerzen nicht vollständig erklären können. Manche Ärzte setzen sich in diesen Fällen einfach über die Aussagen ihrer Patienten hinweg und erklären diese im Extremfall sogar für psychisch krank. Manche nehmen es zum Anlass, wie Sigmund Freud noch genauer hinzuhören. Schon zu Beginn des 20. Jahrhundert realisiert der naturwissenschaftlich geprägte Kardiologe Ludolf von Krehl in seiner Arbeit, wie sehr mentale Vorgänge an Krankheiten beteiligt sind. Die Therapien laufen ins Leere, der Frust bei Arzt und Patient steigt. Auch Krehl duckt sich nicht weg, indem er die Diskrepanzen ignoriert oder versucht, den Patienten die unerklärlichen Symptome auszureden. Er nimmt die Herausforderung mit einem programmatischen Satz an, der selbstverständlich klingt, aber es bis heute nicht ist: »Wir behandeln keine Krankheiten, sondern kranke Menschen.« Nur wie kann das gehen? Der Arzt möchte sich der schwer fassbaren Psyche zuwenden und gleichzeitig nicht die solide Basis der erlernten, naturwissenschaftlich begründeten Medizin verraten. Sigmund Freud hatte einige grundlegende Ideen entwickelt, wie sich solche rätselhafte Symptome deuten lassen, und mit der Psychoanalyse sogar Erfolge gegen unerklärliche chronische Schmerzen gefeiert. Doch Freud hatte sich im Laufe seiner Karriere immer mehr von den naturwissenschaftlichen Wurzeln der Schmerzforschung entfernt und war zum Sozial-, Geistes-, ja Kulturwissenschaftler geworden. In der naturwissenschaftlich geprägten Medizin – vor allem unter Psychiatern – stieß die Psychoanalyse auf Skepsis, ja auf Ablehnung.[158] Wo vorher die Medizin oft mit der Philosophie verbandelt war, schmiedete eine neue Generation von zunächst naturwissenschaftlich orientierten Ärzten eine Koalition mit der medizinischen Psychologie. Die Ärzte grübelten nicht mehr abstrakt darüber, was der Mensch ist, sie fragten ihre Patienten: »Wer bist *du*?« Ludolf von Krehl begründete an der Universität Heidelberg eine entsprechende Denkschule. Es ist die Geburtsstunde der Psychosomatik. Einer seiner beiden Mitstreiter ist Viktor von Weizsäcker.

Als Lazarettarzt 1917 in Montmedy war Weizsäcker noch ganz Physiologe und zählte unter dem Mikroskop Nervenfasern in menschlichen Hirnnerven. Ein paar Jahre später wandelt sich von Weizsäcker zu einem glühenden Anhänger Sigmund Freuds. Einmal besucht er sein Vorbild in der Berggasse 19 in Wien, um dafür zu danken, dass ihm der Österreicher die Freude am Beruf wiedergeschenkt habe.[158, 159] Der Arzt versucht seinen internistischen Ärzten die Neurosenlehre schmackhaft zu machen. In einem Essay illustriert er 1926 das neue Denken, in dem Empfindung, Körper und Psyche aufeinanderprallen. Titel:»Die Schmerzen«. Dem Pionier der Psychosomatik geht es nicht um Schmerzleitungen und Rezeptoren, sondern um eine neue Suche nach dem Sinn des Schmerzes für den Patienten. Dafür nähert sich der Autor dem Phänomen ebenfalls nicht mit Molekülformeln, sondern mit einem Stück schwerverdaulicher Prosa:»Nichts ist bezeichnender für die Entwindung des Ichseins von einem Nichtich-Seienden als der Schmerz; ja wir möchten sagen, er sei recht eigentlich der Ursprung und Vater dieser Entwindung, der Anfanger aller Entdeckung der Umwelt, der Wecker aus dem Traum unserer ungestörten Identität mit der Welt.« Dem Mediziner Weizsäcker geht es um den Schmerz als Ausdrucksform einer Störung zwischen dem Ich, dem Selbstbewusstsein, und dem Es, also den Trieben. Der Schmerz sei eine »schwebende Entscheidung zwischen Ich und Es«.[160] Der an Metaphern reiche Text ist schwer verständlich, macht indes eines sehr klar: Mit der Psychosomatik nehmen Ärzte, Psychologen, Philosophen und Anthropologen den denkenden, fühlenden, lust- und schmerzbehafteten Menschen und Patienten in seiner Umgebung wahr. Bei ihnen ist er nicht ein mechanischer, hydraulischer oder später biochemisch-elektrischer Apparat, der repariert werden muss.

So rückt in den ersten Jahrzehnten des 20. Jahrhunderts die Psyche ein klein wenig mehr ins Zentrum des Interesses von Ärzten und Patienten. Nach der Jahrhundertwende ist die Psychoanalyse vor allem in der psychisch angeschlagenen Mittel- und Oberschicht en vogue und wird gern an deutschen Sanatorien praktiziert. In den 1920er Jahren entsteht für ärmere Patienten ein Behandlungs- und Ausbildungszentrum, das Berliner Psychoanalytische Institut. Die Psychologie gewinnt als wissenschaftliche Disziplin an Reputation. An der Universität Heidelberg entsteht der erste Lehrstuhl für Psychologie, erster Lehrstuhlinhaber ist Karl Jaspers, der sich noch an der philosophischen Fakultät für das Fach Psychologie habilitieren musste. Sigmund Freud, vor der Jahrhundertwende noch ganz naturwissenschaftlich orientierter Neurologe, verfolgt mit Sorge die Vereinnahmung der Psychoanalyse durch Ärzte.[161] Im Gegensatz dazu entscheidet sich Iwan Petrowitsch Pawlow für die handfeste Welt der Reflexe und gegen psychologische Erklärungen von Verhaltensweisen. Die zwei Fachgebiete umkreisen und belauern sich und halten die Jahrhunderte während künstliche Trennung von Leib und Seele auf diese Weise aufrecht, ja vertiefen sie noch. Für einen Moment scheint es, als könne die von Ärzten praktizierte Psychosomatik beide Disziplinen einander vielleicht ein wenig näher rücken. Aber mit dem Zweiten Weltkrieg gerät die Psychoanalyse, die mit dem Namen des Juden Sigmund Freud verknüpft ist, unter Druck. Und Viktor von Weizsäcker gerät ins Abseits, als er in der Nazizeit Sympathien für die Vernichtung lebensunwerten Lebens formuliert. Nach dem Zweiten Weltkrieg ist die Uhr auf null gestellt. Die Ärzte behelfen sich mit den vorhandenen Schmerzmedikamenten und reden sich ein, dass das Problem gelöst sei. Patienten mit chronischen Schmerzen leiden still.

Ronald Melzack macht Mitte der 1950er Jahre in Portland, Oregon, seine ersten praktischen Erfahrungen. »Sie können von jetzt an, bis Sie schwarz werden, mit Katzen arbeiten«, sagt sein Lehrer William Livingston, »aber sie müssen außerdem Menschen mit Schmerzen sehen.« Die erste praktische Annäherung an das Mysterium Schmerz ist Frau Hull. Die ältere Dame leidet schon sehr lange Zeit unter Diabetes, ihre Blutgefäße sind schwer geschädigt und so müssen ihr beide Beine abgenommen werden.

Nach dem Eingriff hat sie Schmerzen in ihren nicht mehr vorhandenen Gliedmaßen. Solche Phantomschmerzen sind eine oft beobachtete Komplikation, die nicht zu dem einfachen Modell einer Klingelleitung vom Schmerzort bis zum Gehirn passt. In der schelmischen Patientin Hull findet Melzack eine wortgewandte Sparringspartnerin. Fleißig macht er bei ihrer ersten Begegnung Notizen. »Ich spürte«, sagte er später, »dass in diesen Worten etwas Wichtiges steckte.«[162] Bis zu diesem Zeitpunkt wird Schmerz allenfalls als Leitsymptom wahrgenommen. In der Praxis wird nur zwischen dem dumpfen, klopfenden Entzündungsschmerz und dem scharfen Schmerz bei Verletzungen unterschieden. Aber inwieweit unterscheiden sich Zahnschmerzen von der Empfindung nach einem Tritt gegen das Schienbein, und was war mit der starken emotionalen Komponente des Schmerzes? Um die Sensibilität gegenüber dem Schmerz zu messen, benutzen die Wissenschaftler einen Hitzestrahler, das Dolorimeter (das Wort war abgeleitet aus dem lateinischen Wort für Schmerz *dolor*). Die Einheit heißt *dol*. Gemessen wird die Zeitspanne, bis jemand unter dem Hitzereiz »Autsch!« sagt und zurückzuckt. Dieser krude Test bildet weder das Leiden der Menschen ab, noch ist er besonders aufschlussreich für die riesige Bandbreite unterschiedlicher Schmerzzustände. An dieser Stelle kommt das sprachliche Talent der Frau Hull ins Spiel. Ronald Melzack freundet sich mit ihr und ihrem Mann an, und sie grübeln zusammen über Wörter im Zusammenhang mit Schmerzen: brennend, einschießend, elektrisch oder schlicht fürchterlich. Aus dem Wochenendplausch macht Melzack bald ein großes akademisches Forschungsprojekt. Von allen Patienten, deren er habhaft werden konnte, sammelt er Umschreibungen ihrer speziellen Leiden. Rasch schwillt der Wörterkatalog des Schmerzes an. Was auf den ersten Blick wie eine seltsame Marotte anmutet, entpuppt sich bald als wichtiges Werkzeug der Schmerzforschung und -behandlung. Melzack systematisiert die Adjektive und entwickelt einen Fragebogen, das McGill Pain Questionnaire (MPQ), mit dem sich zum ersten Mal annäherungsweise die subjektive Komponente des Schmerzes erfassen lässt.

Im September 1959 wechselt Ronald Melzack an das Massachusetts Institute of Technology (MIT) nahe Boston.[163] Das MIT steht von jeher im Ruf, ein Refugium für Ingenieure und Nerds zu sein, nicht für medizinisch interessierte Psychologen. Als Erstes muss der Kanadier feststellen, dass es in seinem Gebäude keine Räume für seine Tierversuche gibt, doch von Patrick (Pat) David Wall aus Notingham erhält er einen wertvollen Tipp. Der hilfsbereite Engländer rät Melzack, er solle mal bei den Technikern in der Nahrungsmittelabteilung fragen, die katapultierten für zukünftige Mondlandungen testweise Dosen an die Wand und hätte sicher noch eine Ecke frei. Melzack ist erfolgreich, installiert bei den Dosentestern sein Labor und freundet sich mit Wall an. Es sollte eine außerordentlich fruchtbare, wenn auch ungewöhnliche Zusammenarbeit werden. Wall ist in vieler Hinsicht das Gegenteil von Melzack. Hier der kanadische Gentleman, der für seine Kinder Lucy, Laurie und Joey das Eskimobuch *Der Tag, an dem Tuk ein Jäger wurde* schrieb[164]. Dort der englische Kommunist, der nebenbei den Thriller *Trio – The Revolting Intellectuals Organization* veröffentlicht, in dem ein Trupp Intellektueller mit ungesetzlichen Mitteln die Gesellschaft transformiert.[165] Hier ein Psychologe auf physiologischen Abwegen, dort ein grundsätzlich an allem zweifelnder Biologe mit einem Faible für Strom und Elektrophysiologie. Melzack ist ein sanfter Gentleman. Wall hingegen so scharfzüngig, dass Kollegen wie der deutsche Physiologe Manfred Zimmermann auf Konferenzen in Deckung gehen. »Von meinen Schultagen bis in die Gegenwart habe ich die Gesellschaft von Menschen bevorzugt, die geistreich, weise, meinungs- und argumentationsstark, bilderstürmerisch, intolerant gegenüber Dummköpfen und originell bis an die Grenze zur Exzentrik sind. Kurzum für Klugscheißer.« Diese Selbstcharakterisierung passt so gar nicht zu seinem neuen Partner am MIT. Melzack sei im Gegensatz zu ihm »warm, freundlich, hasst Konfrontationen und präsentiert

Ideen auf eine unschuldige Art, die mir nicht passt. Wie dem auch sei, ich vermute, dass tief unter diesem sozialen Äußeren eines Gutmenschen doch irgendwo ein Klugscheißer steckt.«[166] Anfang der 1950er Jahre hatte Patrick Wall mit einem Kollegen epileptische Anfälle an Affen untersucht. Dafür nähte er den Primaten Spulen auf die Gehirnoberfläche und sendete elektromagnetische Felder in die Affengehirne. Es war die Zeit des technologischen Rüstungswettlaufs zwischen den USA und der Sowjetunion. Wall begann seine Arbeit an einem von Industrie und Militär finanzierten Speziallabor namens Research Laboratory of Electronics.[167] Das Militär war schon immer besonders interessiert an Schmerzen. Im 16. Jahrhundert hatte der Chirurg Ambroise Paré auf den Schlachtfeldern das nutzlose Auskochen von Schusswunden mit heißem Öl abgeschafft und die Wundversorgung revolutioniert. Und das Militär hatte stets gern auch das Mittel der Folter genutzt – für die Aufklärung und um Furcht zu säen. In der vom MIT ausgegliederten Einrichtung grübelten Elektroingenieure, Informationstheoretiker und Linguisten über Mustererkennung. Die Fähigkeit zur Entschlüsselung von komplexen Signalen sollte sich für die Schmerzforschung noch als sehr günstig erweisen. Patrick Wall untersuchte, wie Nervenzellen auf verschiedene Reize reagierten. Zu diesem Zweck testete er Nervenzellen mit Mikrosonden unter allen möglichen Umständen: unter Narkose, ohne Narkose, er analysierte das Rückenmark durchtrennt oder völlig freiliegend. Immer ging es darum, welche elektrischen Aktivitäten die Nervenzellen entwickelten, wenn man sie reizte. Den größten Effekt beobachtete Wall unter zwei Bedingungen: Wenn die Nerven gleichzeitig zwei unterschiedlichen Reizen ausgesetzt waren, zum Beispiel Berührung und Hitze, und wenn Bahnen aus dem Gehirn weiter unten liegende Nerven im Rückenmark beeinflussten.[168] Walls Untersuchungen legten nahe, dass bereits am Hinterhorn eine Vorauswahl aus dem Trommelfeuer der Signale stattfindet, genau an der Stelle also, die der schottische Arzt Charles Bell im 19. Jahrhundert schon als Eintrittspforte für den Schmerz ins Rückenmark identifiziert hatte.

Ronald Melzack wiederum hatte schon bei den Scottish Terriern im Labor von Donald Hebb die Vorstellung entwickelt, dass Prozesse im Gehirn die Weiterleitung von Schmerzsignalen beeinflussen. Wenn die Isolation die Schmerzempfindlichkeit der Hunde veränderte, mussten auf irgendeine Weise Gehirnprozesse die Schmerzwahrnehmung prägen. Melzack hatte die Idee, dass das Gehirn auswählt, welche Signale in das zentrale Nervensystem hineingelangen dürfen und welche draußen bleiben müssen, weil sie zu unwichtig sind. Es ist wie ein Tor, durch das gelegentlich ein interessanter Reisender zieht. Wenn dies geschieht, dann fokussiert sich das Nervensystem ausschließlich darauf, alles andere tritt in den Hintergrund. Auf diese Weise zeichnen sich interessante Muster kontrastreicher vor dem Hintergrundrauschen Myriaden bedeutungsloser Informationen ab. Die Beobachtung von Wall, dass zeitgleiche unterschiedliche Reize die Reizweiterleitung beeinflussen, und Melzacks Modell von einem wählerischen Tor, das aus dem Gehirn gesteuert wird, ergänzten sich perfekt. Beides zusammengedacht wäre Schmerz nicht das Klingeln am Ende eines Seilzugs, sondern das Ergebnis einer komplexen und flexiblen Signalverarbeitung, die sich den äußeren Umständen anpassen kann.

Das Forscherduo kann zwar noch nicht alles bis ins Detail belegen, aber die Faktenlage durch eigene und fremde Untersuchungen scheint dicht genug für einen gewagten Schritt nach vorn. Ronald Melzack ist inzwischen an die McGill University nach Montreal zurückgekehrt und besucht seinen Kompagnon regelmäßig in Boston. Bei beträchtlichen Mengen Whiskey hecken sie eine neue Schmerztheorie aus. Am 19. November 1965 stellen sie das Ergebnis ihrer fröhlichen Abende unter dem Titel »Schmerz-Mechanismen: Eine neue Theorie« im renommierten Fachblatt *Science* vor. [169] Auf acht Seiten referieren die Forscher bestehende Erkenntnisse, fügen eigene Spekulationen auf der Basis ihrer klinischen Beobachtungen hinzu und weisen den Leser auf Widersprüche in den gängigen Schmerzkonzepten hin. Wie könne es sein, dass sich bei zwei Drittel aller Amputationen trotz perfekter Heilung ein Brennen, Stechen und das Gefühl von Stromschlägen einstelle; warum fingen Neurone von selbst an zu schmerzen; und warum quälten selbst therapeutisch durchtrennte Nerven die Patienten bald wieder? Das alles widerspreche dem Konzept einer festen Schmerzleitung vom Reiz bis zum Gehirn. Rätselhaft sei außerdem, dass die Schmerzempfindlichkeit bei wiederholten Reizen häufig zu- statt abnehme. Unerklärlich, dass nach einer Reihe von Stimulationen Areale fern der Wunde empfindlich würden. Einfachste anatomische Funde seien wackelig: Je weiter die Anatomen die Nervenfaserbündel auftrennten, desto klarer würde, dass die meisten Fasern darin überhaupt nichts mit Schmerz zu tun hätten. Manche Nerven leiten nach Berührungsreizen Signale weiter, andere bei Vibration oder Wärme, und nur wenige reagieren auf sogenannte schädliche Reize. Vieles spräche dafür, dass allein die Stärke des Reizes darüber entscheide, ob ein Nerv und sein Rezeptor Schmerzsignale absetzt oder nur ein angenehmes Kitzeln. Ihre Litanei garnierte das Autorenduo mit dem bekannten Bild des nackten Jungen aus René Descartes' *L'homme,* dessen linker Fuß den züngelnden Flammen gefährlich nahe ist. Ihre deutliche Botschaft: Das gängige Bild der spezifischen Schmerzleitung ist mehr als dreihundertfünfzig Jahre alt und dringend renovierungsbedürftig. Descartes war eindeutig Melzacks Feindbild.

Zentral für die neue *Gate-Control*-Theorie ist die Idee eines kontrollierenden Tors (englisch *gate*) mit zwei Signaleingängen. Nach den Studien von Patrick Wall soll dieses Tor im Rückenmark stecken, wo, wie einst Charles Bell es beschrieben hatte, die Nervenfasern eintreten. Tritt man zum Beispiel auf eine Heftzwecke, gelangen über schnell leitende Nervenbahnen elektrische Impulse durch den ersten Eingang in diese Schaltstelle und rasen von dort aus weiter bis in das Gehirn. Gleichzeitig aktiviert die Berührung des Bodens Tastsensoren, die ihrerseits langsamere Nervenimpulse durch den zweiten Eingang in das Rückenmark feuern. Je nachdem, wie die Impulsfolgen ausfallen und wie das Verhältnis zwischen schnellen und langsamen Impulsen ist, öffnet oder schließt sich die Pforte zum Gehirn. Das zweite Signal kann die Weiterleitung des ersten Signals hemmen. Das Hinterhorn ist gleichsam ein Torwächter, der wichtige von weniger wichtigen Informationen trennt. Die Schmerzleitung vom Reizort bis in das Gehirn sei also kein simpler Seilzug, sondern eine komplexe Signalanalyse-Einheit. Für diese Verarbeitung sind weder hochspezialisierte Schmerzsensoren in der Haut noch eigenständige Nerven notwendig. Der Schmerz ergibt sich vielmehr aus der Summe bestimmter aktivierender und hemmender Signale. Fast triumphierend setzen die Autoren in dem *Science*-Artikel unter den Stich aus Descartes' Werk ihr abstraktes Schema von der neuen *Gate-Control*-Theorie. Auf den ersten Blick sieht die Skizze aus wie ein Schaltplan für ein Transistorradio. Man ist schließlich am MIT, an dem die Radartechnik ebenso vorangetrieben wird wie die Entwicklung von Computerspeichern oder die Steuerung der Raumsonden des Apolloprogramms.

Die Existenz eines Tors im Rückenmark ergibt sich vor allem aus den Untersuchungen des Physiologen Patrick Wall. Der Psychologe Ronald Melzack bringt nun zusätzlich die Kontrolle durch das Gehirn ins Spiel. Die Hundeexperimente in Donald Hebbs Labor hatten nahegelegt, dass das Gehirn sowohl die Reaktion auf Schmerzreize verändern als auch die empfundene Schmerzintensität beeinflussen kann. Einen weiteren Hinweis, dass das Gehirn eine maßgebliche Rolle in der Schmerzweiterleitung spielt, gaben die Erlebnisse eines Freundes von Ronald Melzack. Der Anästhesist Henry Knowles Beecher hatte im Zweiten Weltkrieg im italienischen Anzio beobachtet, wie abhängig die Schmerzwahrnehmung von den äußeren Umständen und der inneren Verfassung eines Menschen ist. »Haben Sie Schmerzen? Brauchen Sie etwas dagegen?«, hatte Beecher jeden eingelieferten Soldaten gefragt. Siebzig Prozent der Soldaten antworteten auf beide Fragen mit »Nein«, während im zivilen Leben siebzig Prozent aller Patienten nach Operationen lindernde Medikamente verlangten. Direkt nach der Verletzung waren die Wunden der Soldaten schmerzfrei. Sie reagierten aber empfindlich auf die Nadeln bei der Blutabnahme. Und noch etwas erstaunte den Anästhesisten: Wenn ihm im Lazarett das Morphin ausging, injizierte er aus lauter Hilflosigkeit eine einfache Kochsalzlösung. Zu seiner Verblüffung linderte selbst dieses Scheinmedikament, also ein Placebo, die Qualen. Offenbar ist das Gehirn in der Lage, sogar starken Schmerz komplett umzudeuten oder ihn zu unterdrücken. Beecher schloss daraus, dass Schmerzen die Summe aus der Wahrnehmung einer physischen Verletzung und der darauf folgenden emotionalen und kognitiven Reaktion ist.

Nach dem Zweiten Weltkrieg sollte Beecher in diesem Zusammenhang noch eine zwielichtige Rolle spielen. Seit je ist das Militär an allen Fragen der Schmerzbekämpfung interessiert, ja manch schonende Operationstechnik geht auf findige Militärärzte wie den französischen Chirurgen Ambroise Paré zurück. Posttraumatische Belastungsstörungen machen eine psychologische Betreuung von Veteranen nach dem Fronteinsatz notwendig. Doch Militärs und Geheimdienste verfolgen mit ihrem Interesse auch finstere Ziele. Es geht ihnen um Einschüchterung, Information und völlige Kontrolle über den gefangenen Gegner. Die Methoden dieser modernen Inquisition stammen vor allem von Psychologen und Schmerzforschern. Das Labor von Patrick Wall war vom Pentagon finanziert, Donald Hebb, bei dem Ronald Melzack seine grundlegende Idee hatte, tolerierte zumindest Forschung der Central Intelligence Agency (CIA) in seinem Labor an der McGill University in Montreal, und auch Henry Beecher kungelte mit der CIA. In den 1950er Jahren besuchte der Harvard-Mediziner die CIA in ihrer deutschen Niederlassung in Ober-Ursel.[170] Im »Haus Waldhof Villa Schuster« in Kronberg im Taunus kamen während der »Operation Artischocke« an Kriegsgefangenen und gegnerischen Agenten nach Beechers Anweisungen unter anderem Wahrheitsseren, LSD, Meskalin und Elektroschocks zum Einsatz. Inspiriert haben Beecher unter anderem Experimente von SS-Ärzten aus dem Konzentrationslager Dachau. Seine Erkenntnisse flossen 1963 mit denen zahlloser anderer Studien in ein CIA-Folter-Handbuch namens *Kubark* ein. Das Kapitel *H. Schmerzen* erläutert die individuell sehr unterschiedliche Reaktion auf Schmerzen und stellt die Vermutung an, dass dies vielleicht mit Konditionierung zusammenhänge. Und es gibt Tipps für den Folterer: Personen von zweifelhaftem moralischem oder intellektuellem Format fänden durch den von anderen zugefügten Schmerz häufig eine Bestätigung für ihre Überzeugung, dass sie sich in den Händen ihnen unterlegener Menschen befänden. Dies stärke ihren Entschluss standzuhalten. »Es besteht die plausible Annahme, dass der Widerstand einer Person eher durch Schmerzen geschwächt wird, die sie sich selbst zufügt, während Schmerzen, die ihr von außen zugefügt werden, ihren Widerstandswillen eher fokussieren oder intensivieren.«[171] Das *Kubark*-Manual ist praktisch die Vorlage für die Folterungen im irakischen Gefängnis Abu-Ghuraib, wo Gefangene der US Army stundenlang in schmerzhaften Haltungen verharren mussten. Doch in einer paradoxen Wendung profilierte sich der Placebo-Forscher und Folterarzt Henry Knowles Beecher in den 1960er Jahren als moralische Instanz, prangerte unethische Versuche am Menschen an und sorgte für die Aufklärung vor und die Einwilligung zu medizinischen Eingriffen. Noch heute sprechen Regierungsstellen entsprechende Spezialisten an. Im Jahr 2012 arbeitete die Internationale Gesellschaft zur Erforschung des Schmerzes auf ihrem Weltkongress an einem Kodex, der die Beteiligung ihrer Mitglieder an solcher Folterforschung unterbindet.

Für Ronald Melzack waren die Placebo-Funde seines Freundes Beecher entscheidend, und er entwickelte diese Erkenntnisse weiter. Wenn das Gehirn Kontrolle über das Schmerzgeschehen ausüben kann, dann müssen Nervenfasern mit dem Rückenmark kommunizieren können. Es wäre die Rückbindung vom Gehirn an den Körper, die nach Descartes so lange Zeit nicht vorgesehen gewesen war. Das Gehirn sollte nach Melzacks Denkmodell Impulse an das Tor zurückfunken und auf diese Weise die Weiterleitung von Schmerzimpulsen fördern oder unterdrücken können. Das hätte weitreichende, unübersehbare Folgen. »Auf diese Weise«, schrieb Melzack, »ist es für das zentrale Nervensystem möglich, durch Aufmerksamkeit, Emotionen und Erinnerungen an frühere Erfahrungen Kontrolle über die sensorischen Signale auszuüben.« Die Erwartung eines schmerzhaften Reizes oder Angst kann das Tor im Hinterhorn weit öffnen, während Ablenkung es vorübergehend schließt. Das System reagiert nicht statisch und immer gleich auf Schmerzreize, sondern interpretiert unentwegt innere und äußere Signale, zieht daraus Schlüsse und präsentiert dem Bewusstsein das Ergebnis als mehr oder minder starken Schmerz. Jetzt ließ sich physiologisch erklären, warum Menschen individuell unterschiedlich reagieren. Die Beteiligung von Emotionen, Erinnerungen, bewusster und unbewusster Verarbeitung von Schmerzen bedeutet, dass im Verletzungsfall offenbar viele Hirnareale Aspekte zum Schmerzerleben beisteuern. Eine verzweigte aufsteigende Bahn in Richtung Gehirn war bereits detailliert beschrieben. Nervenbahnen, die aus dem Körper aufsteigen, teilen sich zumindest in einen Ast, der dem Gehirn die genaue Stelle einer Verletzung meldet, und einen Ast, der in das limbische System läuft, das die entsprechenden Gefühle erzeugt: Die Amygdala (»Mandelkern«) kramt nach dem Hammerschlag in Millisekunden Erinnerungen an den letzten Unfall hervor, und die Großhirnrinde strickt aus beidem eine neue Erfahrung. Alles dient dazu, den Reiz richtig einzuordnen, eine adäquate Reaktion einzuleiten und für die Zukunft aus dem Ereignis zu lernen. Nach dem neuen Verständnis ist der Schmerz nicht nur ein einmaliges Klingeln, sondern ein andauernder, dynamischer Prozess. Sogar Reflexe durchlaufen diesen Filter. »Wenn wir eine teure Tasse mit zu heißem Tee anfassen, dann lassen wir sie nicht einfach fallen, sondern stellen sie ruckartig zurück auf den Tisch und kümmern uns dann um unsere Hand.« Ein separates Schmerzzentrum im Gehirn, vergleichbar mit der

Hör- und der Sehrinde, ist in diesem Szenario unwahrscheinlich und nicht notwendig. Der Preis für diese Flexibilität ist indes, dass das System durch Infektionen, Verletzungen oder eben psychische Einflüsse aus dem Ruder laufen kann und dann die falschen Reize als Schmerz interpretiert.

Die neue *Gate-Control*-Theorie schlägt hohe Wellen. Vor allem die ratlosen Schmerztherapeuten sind von der neuen Idee begeistert, manche Mediziner aber lehnen sie geradezu feindselig ab. Viele Details sind noch nicht überprüft, manches sollte sich als falsch herausstellen. In Heidelberg arbeitet sich der Physiologe Manfred Zimmermann an dem Vorstoß des Forscherduos ab. Schon wenige Jahre nach der *Science*-Publikation weist er nach, dass die langsamen Nervenfasern das Tor im Rückenmark nicht enthemmen, sondern hemmen. Auf Konferenzen konfrontiert der deutsche Physiologe seinen englischen Kollegen Wall wiederholt mit seinem Fund und blitzt jedes Mal ab, ja wird sogar verhöhnt. Es sollte der Beginn einer Jahrzehnte andauernden Fehde sein. Doch selbst der Skeptiker Zimmermann zweifelt nicht an der grundsätzlichen Richtigkeit der neuen Theorie. Der spätere langjährige Präsident der Deutschen Gesellschaft zum Studium des Schmerzes wird einer der ersten Verfechter der *Gate-Control*-Theorie in Deutschland.

Wall und Melzack hatten ihre Veröffentlichung als Diskussionsbeitrag angelegt, nicht als abgesichertes Wissen. Es war eine Aufforderung an die Wissenschaft, in diese Richtungen weiterzuforschen. Man konnte zum Beispiel das Tor im Hinterhorn studieren und diese Struktur mit Medikamenten oder mit Strom manipulieren. Die Industrie ließ sich nicht zweimal bitten. Schon bald gab es Stimulatoren, die Stromimpulse über die Haut ins Rückenmark schossen und den Schmerz künstlich von außen modulierten. Doch diese Transkutane Nervenstimulation (TENS) war ein sehr technischer Ansatz und berücksichtigte nicht die Implikationen, die Melzacks Beitrag nahegelegt hatte – die allerdings erst ein paar Jahre später ausformuliert wurden.

Die *Gate-Control*-Theorie zielte ebenso auf das höher gelegene Steuerorgan. »Nach 1965 konnte niemand mehr Schmerzen als ein Phänomen in der Körperperipherie beschreiben. Die Theorie zwang die medizinische und biologischen Wissenschaften, das Gehirn als einen aktiven Part zu sehen, der einlaufende Impulse filtert, auswählt und moduliert.«[163] Kurz gesagt beeinflusst das Gehirn durch absteigende Nervenfasern die Signalweiterleitung im Hinterhorn des Rückenmarks. An dieser Stelle treffen die Gedanken, die soziale Umwelt, ja die Kultur auf die physische Komponente des Schmerzreizes. Es ist die Brücke zwischen Physiologie und Psychologie. Während Patrick Wall lange Zeit brauchte, um den Einfluss der Psyche auf das Schmerzgeschehen zu akzeptieren, interessierte den Psychologen Ronald Melzack dieser Einfluss naturgemäß brennend. Sigmund Freud hatte zwar die Psyche für den Schmerz entdeckt, aber seine Lehre hatte im Verlauf der Zeit unter Ärzten die Form eines Vorwurfs gegen ihre Patienten angenommen. Ärzte unterstellten, dass bestimmte Patienten ihre chronischen Schmerzen aus neurotischen Gründen »wollen« oder »brauchen«. Vom »psychogenen Schmerz« war die Rede. Melzack fand diese Idee völlig unangebracht. »Die Patienten mit den dicken Krankenakten sind zu oft Opfer ärztlicher Bezichtigungen, dass sie neurotisch sind und dass ihre Neurosen die Ursache für ihre Schmerzen sind.«[172] »Viel zu oft verstecken wir unser Unwissen über viele Schmerzmechanismen hinter der Diagnose der Neurose.« Psychologische Prozesse würden zum Schmerz beitragen, sie seien aber nur ein Teil der Aktivitäten im komplexen Nervensystem. Der Schmerz ist für Melzack nicht psychisch oder physisch, sondern immer durch beides bedingt. Die Biologie sorgt für die Infrastruktur der Reizverarbeitung, die Psyche beeinflusst die Schmerzweiterleitung und Wahrnehmung, und die soziale Umwelt wirkt wiederum auf die Psyche. Alles zusammen reguliert die Empfindlichkeit der Nerven. Schon in den 1950er Jahren war der sperrige Begriff »biopsychosozial« für diese komplexe Regulation des Schmerzes gefallen, aber erst zwölf Jahre nach Veröffentlichung der *Gate-Control*-Theorie machte ihn der Amerikaner George Engel mit einem Artikel in der Fachzeitschrift *Science* hoffähig.

Zuvor hatten die naturwissenschaftlich orientierten Ärzte die Psychiatrie ganz allgemein hart kritisiert: Ihre Annahmen seien eine Mixtur aus unwissenschaftlichen Meinungen, zusammengewürfelten Philosophien und Denkschulen, wilden Metaphern, Propaganda und Esoterik. Demgegenüber sei die klinische Medizin sauber und aufgeräumt und fest in den biologischen Wissenschaften verankert. Aus der biopsychosozialen Einheit des Menschen folge, so entgegnete ihnen Engel, dass der Arzt zukünftig sowohl die Vorstellungen des Patienten und seine Lebensumstände als auch das naturwissenschaftliche Wissen zu berücksichtigen habe. Mit seinem Beitrag brachte der Psychiater Engel vor allem die Biologie in die Psychiatrie und näherte sie damit der Biomedizin an.[173] Das biopsychosoziale Konzept passte perfekt zur *Gate-Control*-Theorie und wurde zur Grundlage für weitere Forschungen und vor allem für die umfassende Behandlung von Schmerzen.[174] Schon die antiken Griechen hatten den körperlichen Schmerz als Leidenschaft der Seele bezeichnet und auf diese Weise gleich mehrere Aspekte des Symptoms angesprochen. Im Mittelalter verband die Kirche Moral, Sünde und gottgefälliges Leben mit Schmerz und auf diese Weise mit der Psyche, dem Leben in der Gemeinschaft und dem Körper. Im Grunde bezeichnet das Wort »biopsychosozial« also nur eine seit Jahrtausenden bekannte und beschworene Einheit von Geist, Körper und Gemeinschaft. Doch während für lange Zeit die Kirche über diese Einheit wachte, ist diese Sichtweise heute nicht mehr esoterisch oder religiös besetzt, sondern ein säkulares Konzept. Die *Gate-Control*-Theorie war der Schlussstein in diesem Bogen. Bereits zehn Jahre nach ihrer Veröffentlichung stand die Idee in fast allen Lehrbüchern.

Was aber bedeutet das neue Schmerzmodell für einen Menschen, den ein Skiunfall mit einem gebrochenen Bein in die Notaufnahme einer Klinik bringt? Vor allem die Erkenntnis, dass der

Schmerz nicht zwingend mit der Schwere der Verletzung zusammenhängt. Zahllose Details der Umstände einer Schädigung wirken auf das Gehirn und stellen die Grundspannung des Nervensystems ein. Möglicherweise ist der Schmerz schlimmer als erwartet, oder es tut überraschenderweise gar nicht weh. Vielleicht ist das Nervensystem bereit, den Schmerz erträglich sein zu lassen, oder es steigert die Intensität ins Unerträgliche. Dann gesellt sich zu dem nagenden, bohrenden Gefühl womöglich noch die Verzweiflung darüber, dass man sich durch die Schmerzen in ein hilfloses Häufchen Elend verwandelt.[175] Tausend vergangene und gegenwärtige Faktoren kommen in diesem Augenblick zum Tragen. Frühkindliche Schmerzerfahrungen prägen die Empfindung, die persönliche Veranlagung, die Tageslaune, die Umstände des Unfalls, der Umgang der eigenen Kultur mit Schmerzen und die Art und Weise, wie die Ärzte oder begleitende Partner auf die Situation reagieren. Es ist wie in der Traumastation des Soroka-Hospitals von Be'er Scheva, in dem Patienten aus unterschiedlichsten Kulturen sehr unterschiedlich auf ihre schweren Verletzungen reagieren. Die ganze Person mit ihrer ganzen Geschichte begegnet dem Schmerz nicht passiv, sondern sie verarbeitet ihn aktiv. Schon im akuten Schmerz gibt die persönliche Stressverarbeitung den Ton an. Es ist entscheidend, wie das medizinische Personal oder die begleitenden Angehörigen reagieren, und schließlich kann etwas scheinbar Nebensächliches wie die Aufmerksamkeit die Schmerzintensität beeinflussen.

Melzack und Wall spekulierten über einen Rückkanal vom Gehirn in den Körper, und die nachfolgenden Untersuchungen bestätigten im Wesentlichen ihre Annahmen. Bis zu vierzig Prozent aller Nervenfasern im Zusammenhang mit Schmerz steigen vom Gehirn in den Körper hinab und modulieren dort die Weiterleitung von Reizen. Am Hamburger Universitätskrankenhaus Eppendorf beobachteten Neurowissenschaftler 2009 mit Hilfe eines Kernspintomographen, wie der psychologische Placebo-Effekt über absteigende Bahnen das Hinterhorn im Rückenmark anspricht. Inzwischen ist gut belegt, dass das Schmerzempfinden und die Weiterleitung des Schmerzsignals tatsächlich abhängig sind von der psychischen Verfassung und den aktuellen Umständen. Die emotionalen und die sensorischen Anteile des Schmerzes finden in vier Stufen zusammen: das direkte Registrieren des Reizes am Ort der Verletzung, die Weiterleitung der elektrischen Reizsignale bis in das Gehirn, die Modulation der Signale am Hinterhorn im Rückenmark und schließlich die bewusste Wahrnehmung des Schmerzes. Das unangenehme Gefühl ist in diesem Sinne nicht nur ein Schutzsignal vor Verletzungen in der physischen Welt. Unser Gehirn setzt alles daran, den Menschen in einem überlebensfähigen Gleichgewicht mit der Umwelt zu halten. Dafür zieht es alle notwendigen Informationen zu Rate. Wie steht es um die Unversehrtheit des Körpers? Ist die aktuelle Situation angenehm oder bedrohlich? Was bedeutet Schmerz für mich und mein Leben? Sind andere Menschen in der Nähe, und wie reagieren diese auf meinen Schmerz? Das alles spielt sich im Kontext des sozialen Umfelds und der Kultur eines Landes ab. Diese Einflüsse prägen den Ausdruck des Schmerzes, aber wahrscheinlich auch die Empfindung des Schmerzes selbst. Sie entscheiden darüber, ob wir das Gefühl lediglich als lästig empfinden, vielleicht sogar einen Lustgewinn daraus ziehen, oder ob wir darunter leiden. In den vergangenen Jahrzehnten haben Neurowissenschaftler die unterschiedlichsten Einflussfaktoren auf den Schmerz untersucht: Ablenkung, Erwartung, Kognition, Empathie und soziale Zurückweisung.

Normalerweise unterbricht ein Schmerz jede andere Aktivität, er beansprucht unsere ganze Aufmerksamkeit. Doch es gibt Ausnahmen. Immer wenn es gleichsam um Leben und Tod geht, kann das Gehirn, vermittelt über die Aktivierung von Stresshormonen, für eine Weile die Schmerzweiterleitung dämpfen oder ganz ausschalten. Der Soldat spürt die frische Verletzung im Kampf nicht, der Fußballspieler blendet nach der Blutgrätsche beim Konter den Schmerz aus, und der Boxer »vergisst« ihn im Eifer des Schlagabtauschs. Nach dem Skiunfall mag der Patient noch schmerzfrei den Hang hinuntergekommen sein. Ist der Rausch der Abfahrt vorüber, folgt die Pein. Offenbar kann das Gehirn nur ein starkes Gefühl auf einmal verarbeiten. Deshalb können viele Formen der Ablenkung für einen Augenblick den Schmerz vergessen lassen. Mit modernen Kernspintomographen lassen sich die aktiven Hirnzentren während der Ablenkung sogar identifizieren: Der Thalamus, der im Zwischenhirn den Informationsfluss zum Großhirn kontrolliert, ist aktiviert; beteiligt ist auch der Anteriore cinguläre Cortex (ACC), der hinter der Stirn Entscheidungen fällt, Erwartungen schürt und Emotionen vermittelt, und das periaquäduktale Grau (PAG), auch Höhlengrau genannt, übernimmt ebenfalls einen Part. Das Höhlengrau ist am tiefsten im Gehirn verborgen, es ist die zentrale Vermittlungsstelle für Nervenfasern, die aus dem Gehirn in das Rückenmark hinabsteigen und im Hinterhorn, wie in der Gate-Control-Theorie beschrieben, die Weiterleitung der Schmerzsignale bremsen. Die chemischen Vermittler dieser Bremse sind sogenannte Endorphine und Enkephaline. Diese körpereigenen Opioide wurden in den 1970er Jahren entdeckt, nachdem ein junger kanadischer Psychologe bei wachen Ratten ganz ohne chemische Betäubungsmittel, allein mit elektrischer Stimulation im Höhlengrau Operationen ohne Schmerzreaktion ausführen konnte.[176] Das Höhlengrau schien also zentral für die Schmerzen zu sein. Etwas später spritzten Forscher Morphin in dieses Areal und erreichten denselben Effekt.

Doch warum sollte das Gehirn so viele Andockstellen für künstliche Opioide vorhalten? Weil der Körper selbst unter vielen Bedingungen Opioide, eben die Enkephaline, produziert. Genau das kann auch Ablenkung bewirken. Wenn also im Krankenhaus die Krankenschwester, während sie eine Nadel in die Armbeuge des Patienten versenkt, auf einen landenden Hubschrauber deutet, spürt der faszinierte Patient nichts. Nicht umsonst lenken viele Zahnärzte Patienten während des Bohrens mit Musik ab. Selbst die Vorstellung von einer schönen Landschaft kann auf diese Weise für eine Zeit den Schmerz in Schach halten. Folteropfer schaffen es auf diese Weise, sich von dem Schmerz, der ihnen zugefügt wird, lange Zeit zu distanzieren. Für eine Weile kann der Mensch also bewusst die Ausschüttung körpereigener Opioide anregen und steuern. Der österreichische Psychiater, Psychotherapeut und Neurologe Viktor Frankl erlebte unter anderem im Konzentrationslager Auschwitz einerseits die heftigen Schläge der Aufseher und andererseits die Macht des Lachens über den Schmerz. Gleichzeitig hält es die Kognition in Schach. »Auch der Humor ist eine Waffe der Seele im Kampf um ihre Selbsterhaltung. Ist es doch bekannt, dass der Humor wie kaum sonst etwas im menschlichen Dasein geeignet ist, Distanz zu schaffen und sich über die Situation zu stellen, wenn auch nur, wie gesagt, für Sekunden.« Komik bringt in dieser Situation Ablenkung und Kontrolle zugleich. »Der körperliche Schmerz, den Schläge verursachen, ist ... nicht das Wesentliche; der seelische Schmerz, will heißen: die Empörung über die Ungerechtigkeit bzw. die Grundlosigkeit ist dasjenige, was einem in diesem Moment eigentlich weh tut.«[177]

Ablenkung kann den Schmerz lindern, gespannte Erwartung steigert hingegen die Schmerzintensität. Kündigt der Pfleger im Krankenhaus die Blutentnahme mit den Worten an »Das tut gleich weh«, dann wird es mehr als erwartet zwiebeln. Der Einfluss der Erwartung geht so weit, dass der Schmerzreiz bereits empfunden werden kann, wenn er noch gar nicht stattgefunden hat. Es sind die seltsamen Geschichten, die seit jeher Ärzte verwirren, hatte doch der englische Mediziner Daniel Hack Tuke Ende des 19. Jahrhunderts über den Schlachter berichtet, der nach einem vermeintlichen Unfall vor Schmerzen brüllte – dabei hatte ein Fleischerhaken nur seinen Arbeitskittel durchbohrt. Erwartungen sind persönliche Annahmen über zukünftige Ereignisse *und* das Ergebnis von Lernprozessen aufgrund zurückliegender Erfahrungen. So wie sich negative Erwartungen im schmerzverstärkenden sogenannten Nocebo-Effekt niederschlagen, können im Placebo-Effekt positive Erwartungen Schmerzen lindern. Hatte doch Henry Knowles Beecher im Lazarett von Anzio an verletzten Soldaten beobachtet, dass ein Gutteil der Wirkung einer Betäubungsspritze auf die positive Erwartung ihrer Wirkung zurückging. Die Erwartung, dass der Stoff wirkt, ist das Resultat des Lernens durch wiederholte Reize und deren Folgen im Sinne einer Pawlowschen Konditionierung. Schließlich reagiert der Mensch nach entsprechenden mehr oder weniger bewussten Erfahrungen ähnlich konditioniert wie Hunde, denen bei Iwan Petrowitsch Pawlow aufgrund von Schmerzreizen der Speichel im Maul zusammenfloss. Kündigen beispielsweise verschieden hohe Töne unterschiedliche Hitzestufen an, dann wird ein Mensch mit dem passenden Ton einen Hitzereiz als harmlos empfinden, der ihn vorher zurückzucken ließ. Nach einigen Arztbesuchen lernen Körper und Gehirn, dass eine Spritze oder Pille, verabreicht von einem Arzt im weißen Kittel, den Schmerz lindert. Irgendwann tritt die Wirkung selbst dann ein, wenn wie in Anzio in der Spritze nur Kochsalzlösung steckt. Offenbar ist der Placebo-Effekt ausgeprägter bei Menschen, deren Belohnungssystem – und damit ein Teil des Lernsystems – im Gehirn leichter anspringt. So reagieren Menschen, deren Gehirne auf Geld als Belohnung positiv reagieren, leichter auf Placebos, ebenso wie Optimisten und furchtlose Menschen. Ungerechterweise sind diejenigen begünstigt, die ohnehin weniger schmerzempfindlich sind.

Erwartungen aktivieren im Gehirn zahlreiche Areale, die mit Lernprozessen in Zusammenhang stehen. Der Belohnungsbotenstoff Dopamin ist ebenso beteiligt wie die körpereigenen Opioide im Höhlengrau. Über das Höhlengrau steigen wiederum Nervenfasern über das Rückenmark bis hinunter zu dem Tor, das die Weiterleitung der Schmerzreize kontrolliert. Weil die Wirkung im Höhlengrau über körpereigene Opioide vermittelt wird, lässt sich die Schmerzlinderung durch Naloxon, einem Gegenspieler der künstlichen und körpereigenen Opioide, wieder aufheben. Nachgewiesen wurde außerdem, dass Gehirnareale, die normalerweise durch Schmerzreize aktiviert werden (Insel, Thalamus und ACC) nach einer Placebo-Einnahme weniger aktiv sind. Die Wirkung des Placebos ist also keineswegs eingebildet, sondern höchst real. Die Reaktion hilft nicht nur leichtgläubigen Menschen, sie läuft sogar ab, wenn jemandem vorher erklärt wurde, dass er eine Pille ohne Wirkstoff erhält. Inwieweit diese Prozesse bewusst oder unbewusst ablaufen, ist noch immer Gegenstand wissenschaftlicher Debatten. Wobei es Hinweise darauf gibt, dass sich die konditionierte Reaktion durch Worte von außen beeinflussen lässt. Zumindest scheint es als Arzt oder Pfleger ratsamer zu sagen: »Die Spritze tut gar nicht weh!« Was wir für ein möglicherweise schädliches Ereignis halten, hängt sehr von den zuvor gemachten individuellen Erfahrungen ab. Diesen subjektiven Aspekt spiegelt die offizielle Definition der International Association for the Study of Pain wider: Schmerz sei »ein unangenehmes Sinnes- und Gefühlserlebnis, das mit aktueller oder potenzieller Gewebeschädigung verknüpft ist oder mit Begriffen einer solchen Schädigung beschrieben wird.«

Doch was, wenn die Gedanken immer wieder um den gebrochenen Knochen kreisen, Ablenkung nicht mehr hilft und der Schmerz ins Bewusstsein drängt. Dann werden Möglichkeiten durchgespielt, und über die Auswirkungen auf die Zukunft wird gegrübelt. Derlei Gedankenspiele können in zwei sehr unterschiedliche Richtungen driften. »Knochen heilen schnell, in kürzester Zeit stehe ich wieder auf der Piste«, denkt der Optimist. »Es war ja klar, das musste ausgerechnet mir passieren«, sinniert der Pessimist. »Jetzt werde ich nie wieder Ski fahren können.« In Abhängigkeit von der subjektiven Interpretation der Schmerzen durch den Verletzten verändern sich über absteigende Nervenfasern die Schmerzweiterleitung und das akute Schmerzempfinden. Wer zum Schwarzsehen neigt, sich schnell hilflos fühlt oder glaubt, dass dieser Schmerz nie wieder verschwinden werde, leidet eher unter dem Schmerz. Katastrophisieren nennen Mediziner diese persönliche Eigenschaft passenderweise. Wo andere noch gar nichts spüren, schreit der Katastrophisierer laut »Au!«.

Umgekehrt empfindet jemand weniger Schmerzen, dem in jeder Situation ein tröstender, stärkender Gedanken einfällt und der glaubt, er habe die Situation unter Kontrolle. Was uns im Augenblick der Verletzung in den Kopf schießt, kann Teil unserer Persönlichkeit sein, aber auch von der Tagesform abhängen. Jeder hat schon erlebt, dass man glücklich vertieft in eine Tätigkeit gar nicht merkt, dass man sich gestoßen hat. Auch der Erregungszustand des Körpers entscheidet darüber, wie leicht das Schmerzsystem anspringt. Ein als stressvoll empfundener Tag setzt den Grundton. Unangenehme Gerüche, das traurige Gesicht des Angehörigen an der Bettkante oder unangenehme Musik im Radio können das Gefühl des Schmerzes verstärken.

Liegt das Unfallopfer mit den gebrochenen Knochen auf seiner Trage und wartet auf weitere Behandlungen, verändert die Anwesenheit einer nahestehenden Person die Situation grundlegend. Es ist ein weiterer Faktor, der über die Psyche bewusst und unbewusst auf mehreren Ebenen die empfundene Schmerzintensität steuert. In zahllosen Versuchen haben Wissenschaftler gesunde Probanden in Anwesenheit oder Abwesenheit von nahestehenden und weniger nahestehenden Personen Schmerzreizen ausgesetzt. Die Kandidaten mussten einen Unterarm in eiskaltes Wasser tauchen oder sich die Haut erhitzen lassen, während gleichzeitig bildgebende Verfahren oder Elektroenzephalographen verrieten, was sich in ihren Gehirnen abspielte. Grundsätzlich beruhigt soziale Unterstützung die Aktivität des Stresssystems, was sich nachgewiesenermaßen bei zahlreichen Erkrankungen positiv auswirkt. Evolutionär betrachtet ist die Verbindung zu anderen Menschen ein Überlebensvorteil, die neutrale Anwesenheit eines Partners kann deshalb die Schmerzempfindlichkeit des Unfallopfers senken. Hat der Verletzte die Gruppe gefunden, wird dies unter anderem mit der Ausschüttung von Endorphinen belohnt – der Schmerz lässt nach. So benötigten Patienten, die nach einer Bypass-Operation im Krankenhaus häufiger von ihren Angehörigen besucht wurden, weniger Schmerzmittel.[178] Werdende Mütter verlangen weniger schmerzlindernde Medikamente, wenn bei der Geburt der Partner anwesend ist. Hält man die Hand eines Nahestehenden, dämpft das Gehirn Zentren, die für die gespannte Aufmerksamkeit zuständig sind und den Schmerz verstärken. Die Bindung zu geliebten Menschen verändert das Stressniveau im Körper, erlernte Reflexe setzen ein, die Ängstlichkeit nimmt ab, und der Schmerz lässt nach. Ein beliebter sozialer Kitt ist das Lachen. Probanden, denen ein auf minus sechzehn Grad Celsius abgekühlter Weinkühler oder eine aufblasbare Blutdruckmanschette über den Arm gezogen wurde, sahen sich während der Torturen lustige Filme oder reale Comedyshows an. Lachten die Probanden dabei zusammen herzhaft, hielten sie stärkere Schmerzreize aus.[179] Auch in diesem Fall aktivierten Endorphine über das Höhlengrau die absteigenden Nervenbahnen und bremsten den Schmerzimpuls.

Die Anwesenheit des Partners kann unter Umständen aber auch das Gegenteil bewirken. Jeder Hinweis darauf, dass jemand aus der Gruppe verletzt ist, löst im Gehirn des Betrachters mehr oder minder starken Alarm aus. Schon der Anblick eines Fotos, auf dem jemandem eine Injektionsnadel in die Hand gestochen wird, aktiviert im Gehirn Hirnzentren, die sonst nur bei einem selbst erfahrenen Schmerz aktiv sind.[180] Reagiert die beistehende Freundin beim Anblick der offenen Wunde mit einer Miene, als leide sie selbst unter Qualen, wird das Unfallopfer seinen eigenen Schmerz noch intensiver spüren. Nur ein professionell gelassenes oder sogar unwirsches Auftreten hält den akuten Schmerz in Schach.[181] Zur Not hilft offenbar ein freundliches oder neutrales Foto des geliebten Partners. Für entsprechende Tests legten sich Frauen in den Kernspintomographen. An einem Arm war eine Thermode angeschlossen, mit der sich mittlere bis starke Hitzereize verabreichen ließen. Die Frauen sollten jeweils angeben, wie unangenehm der Reiz für sie war. Dann betrachteten sie während des Versuchs das Foto eines Fremden und ein Foto ihres Partners. Die Fotografien des Geliebten senkten die Aktivität in den Gehir-

narealen, von denen gesagt wird, dass sie dem neutralen Schmerzreiz das unangenehme Gefühl beifügen (ACC und vordere Insel).
Gleichzeitig steigerten die Bilder des Nahestehenden die Aktivität
in einem Gehirnareal, das einerseits ein Gefühl von Sicherheit
vermittelt (VMPFC) und andererseits für Belohnungsmechanismen beim Lernen und für geringere Schmerzintensität steht.[178]
Fazit: Gerade bei starken Hitzereizen senkte das Foto des Partners
die Schmerzintensität erheblich. In der Notaufnahme wirken also
Händchenhalten und ein guter Witz Wunder.

Der Schmerz ist ein Alarmsignal eines aus der Balance gerate-
nen Körpers. Was aber, wenn der Auslöser nicht die verletzte
Haut, das verschlissene Knie oder ein Bandscheibenvorfall ist,
sondern die Psyche in ein bedrohliches Ungleichgewicht geraten
ist. Zu den stärksten Reizen in diesem Zusammenhang zählen der
Verlust eines nahestehenden Menschen, soziale Zurückweisung
und Liebeskummer. Eine Frau wirft sich schreiend zu Boden,
wenn ihr geliebter Mann stirbt. Ein Vater brüllt wie ein verletztes
Tier nach dem Tod seines Kindes, oder der Verlassene bricht heu-
lend zusammen, als hätte man ihm ohne Betäubung einen Zahn
gezogen. »Du hast mich verletzt«, lautet der Vorwurf des Zurück-
gestoßenen. Von seelischem Schmerz, ja gebrochenem Herzen ist
die Rede. Das Leiden ist in diesen Momenten groß, doch wie viel
echter Schmerz steckt in diesem Empfinden? Seelischer Schmerz
ist nicht dasselbe wie körperlicher Schmerz. Aber die Verarbeitung der beiden Empfindungen überlappt zu einem großen Teil
im Gehirn. Die negativen Emotionen bei sozialem Schmerz entstehen in denselben Netzwerken, die auch den körperlichen
Schmerz dunkel färben.[182] Umgekehrt nutzen beide Schmerzformen auch das körpereigene Opioid-System. Endorphine stellen
soziale wie körperliche Schmerzen ab. Sozialer Stress lässt sich
mit Naloxon, einem künstlichen Gegenspieler der Endorphine,
erzeugen.[183] Offenbar nutzen die Netzwerke im Gehirn, die soziale
Verluste verarbeiten und mit unguten Gefühlen versehen sind,
Teile des Schmerznetzwerkes. Es ist eine Weiterentwicklung des

evolutionären Navigationssystems, das uns vor körperlichen Schaden bewahrt. Nur geht es im sozialen Schmerz nicht darum, den Fuß vor dem Feuer zu schützen, sondern darum, das eigene Verhalten zu justieren. Seelischer Schmerz lehrt uns, wie wir soziale Zurückweisung vermeiden. Es ist ein evolutionäres Erbe, das uns schon in die Wiege gelegt ist, weil wir als unreife Wesen auf die Welt kommen und dringend auf die Hilfe anderer angewiesen sind. Die Überlappung mit dem körperlichen Schmerznetzwerk ist so groß, dass der soziale Schmerz sogar körperliche Empfindungen wie Herz- oder Bauchschmerzen auslösen kann. Umgekehrt lässt sich seelischer Schmerz offenbar mit sehr körperlichen Medikamenten bekämpfen. Drei Wochen lang schluckten gesunde Probanden täglich ein Placebo oder eine Tablette Paracetamol. Die Konsumenten der Schmerztablette konnten besser mit sozialen Zurückweisungen umgehen. Auf diese Weise verschwimmen die Grenzen zwischen seelischem Schmerz und körperlichem Schmerz.

Schmerz besteht aus der Wahrnehmung und Lokalisation eines Reizes, der individuellen Bewertung des Reizes und der darauf folgenden Reaktion. Mögen sich Reiz und Bewertung eines Schmerzreizes bei unterschiedlichen Individuen noch ähneln, so ist die Schmerzäußerung eine extrem kulturspezifische Angelegenheit. In Chile oder Indien waren und sind Ärzte, Pflegepersonal, Apotheker und Patienten selbst oft der Ansicht, dass Schmerz zum Leben gehöre und mitunter ertragen werden müsse. Das nimmt bisweilen extreme Formen an. Für die Volksgruppe der Bariba im Nordosten Benins zum Beispiel ist das klaglose Aushalten von Pein eine der höchsten Tugenden.[184] »Zwischen Tod und Schande ist der Tod schöner«, lautet ein Sprichwort unter den Bariba. Wer wegen Schmerzen das Gesicht verzieht, gilt nach der Tradition als Feigling und bringt Schande über die Familie. Ob Autounfall oder Verwundung, die Männer nutzen jede Gelegenheit, stoisches Verhalten zu zeigen. Sollte die Ehefrau ihren Mann verlassen, dann ist der Gehörnte idealerweise aufgefordert, sich einen Finger abzuschneiden und ihn dem neuen Paar zuzusenden. Mit dem Präsent dokumentiert der Verlassene, dass er wenigstens seine Ehre wahrt. Kehrt seine Frau zurück, ist die Sache erledigt. Bleibt sie fort, soll der Verlassene das Paar mit vergifteten Pfeilen töten und sich selbst einen solchen Pfeil in den Oberschenkel stechen. Für Frauen gibt es andere Arten der Ehrerhaltung. Noch während der Wehen verrichtet eine Frau möglichst lange Arbeiten um das Haus herum, zieht sich dann ins Haus zurück und gebärt stumm. Das Erste, was der Mann von der Ankunft des neuen Kindes mitbekommt, ist dessen Schrei. Für europäische Frauen, die vor Sorge und Angst schmerzlos gebären wollen, haben traditionelle Hebammen nur Verachtung übrig. Junge Bariba indes wollen von solchen archaischen Bräuchen nichts mehr hören.»Welche Frau«, sagen sie,»ist heute noch einen Finger wert.«

Was genau ein Bauer im Mittelalter spürte, werden wir nie erfahren, weil niemand damals dieses subjektive Gefühl vermessen hat. Zumindest lässt sich sagen, dass es in früheren Zeiten sehr viel mehr Gelegenheiten für Verletzungen, blutige Kämpfe und schmerzhafte Infektionen gab. Schmerz war eine gewöhnliche Begleiterscheinung des Lebens – die im Überlebenskampf vielleicht nebensächlich war. Auch wenn unbekannt ist, wie ein gewöhnlicher Bauer im 13. Jahrhundert fühlte, so lässt sich doch heute der Einfluss der Kulturen auf das Schmerzerleben messen. Skandinavier halten viel aus; die Briten sind sensibler, zeigen es aber wegen ihrer beherrschten Art nicht; mediterrane Völker reagieren sehr emotional und übertrieben auf Schmerzen. Juden reagieren ebenfalls übertrieben und sind außerdem auf ihre körperliche Unversehrtheit fixiert. Das sind einige der durch Studien scheinbar bestätigten Stereotype. Doch die meisten dieser Studien waren nicht umfangreich genug, um wirklich aussagekräftig zu sein. Und wer kann auch sagen, was bei der Betrachtung verschiedener Volksgruppen den größeren Einfluss hat: die Religionszugehörigkeit, der kulturelle, der familiäre, der genetische Hintergrund? Der moderne Mensch ist zumindest seltener vom Schmerz bedroht. Gleichzeitig hat er mehr Zeit, in sich hineinzuhorchen. Wenn aber die Psyche direkten Einfluss auf die Schmerzweiterleitung hat, dann besteht die Möglichkeit, dass der Umgang mit dem Schmerz das Schmerzempfinden selbst verändert. Dann ist vorstellbar, dass ein Schmerz abhängig von der Kultur oder der Zeit wirklich anders empfunden wird. Es ist wahrscheinlich, dass ein heftiger Schmerz uns heute mehr überrascht und beunruhigt, als das in früheren Zeiten der Fall gewesen wäre. Und da dieses Überraschungsmoment bei gleichzeitiger Sorge den Schmerz verstärkt, dürfte die Schmerzempfindung heute stärker ausfallen als damals. Der zunehmende und ungehemmte Schmerzmittelkonsum wäre nach der *Gate-Control*-Theorie eine Folge der veränderten Schmerzauffassung.

Mit der *Gate-Control*-Theorie sind Geist und Körper nach Jahrhunderten der Trennung durch die Naturwissenschaft wieder vereint. Ein neues Zeitalter der Schmerzforschung und Therapie bricht an. Viele Unterschiede in der Wahrnehmung akuter Schmerzen lassen sich mit diesem neuen Ansatz erklären. Wenigstens bei akuten Schmerzen helfen seit Mitte der 1960er Jahre die vorhandenen Medikamente. Das eigentliche Problem sind die chronischen Schmerzen und solche, für die jegliche körperliche Erklärung fehlt. Der akute Schmerz ist ein nützliches Warnsignal. Aber warum bleibt der Schmerz, selbst wenn spätestens nach einem halben Jahr eine Wunde gut verheilt ist? Und warum mutiert der akute Schmerz in manchen Fällen in ein andauerndes Leiden? Und was hilft das Wissen um die psychosozialen Anteile am Schmerz den Patienten mit chronischen Schmerzen? Im Prinzip haben Patrick Wall und Ronald Melzack zwei neue Antworten auf diese Fragen gegeben. Auf der einen Seite lässt sich über eine elektrische oder chemische Manipulation des zentralen Nervensystems bis hinauf in das Gehirn der Schmerz materiell besser abstellen, indem man die absteigenden Nervenbahnen aktiviert und dadurch die Schmerzreize unterdrückt. Auf der anderen Seite macht alles, was das Gehirn günstig beeinflusst, den Schmerz nicht nur erträglicher, sondern bremst die schmerzhaften Signale bereits auf ihrem Weg in das Zentralorgan aus. Das kann eine Psychotherapie sein, etwas, was eine positive Erwartung erzeugt, der Partner oder die bedeutsam überreichte Pille: allesamt Vorboten einer Art allumfassender, nichtreligiösen Schmerztherapie.

6
Lehrmeister Schmerz

Zum ersten Mal gibt es ein naturwissenschaftliches Modell, in dem körperliche und geistige Anteile des Schmerzempfindens friedlich vereint sind. Chronischer Schmerz gilt nicht mehr allein als körperliches Symptom, sondern als fehlgeleiteter Lernvorgang. Mit diesem Konzept lässt sich die Therapie deutlich verbessern. Überall entstehen Spezialkliniken, in denen verschiedene Fachdisziplinen zusammenarbeiten und geplagten Menschen helfen. Es sieht so aus, als ginge der Traum von einer umfassenden Lösung des Schmerzproblems ohne gravierende Nebenwirkungen in Erfüllung.

TÄGLICH verletzen sich Menschen, sie stoßen sich, schneiden sich in den Finger oder verstauchen sich den Knöchel. Der Schmerz lässt bald nach, die Wunde verheilt, und der Zwischenfall ist vergessen. Manchmal aber bleibt das unangenehme Symptom, es nimmt zu, ufert aus und beherrscht nach einer Weile das Leben. Es begann an einem Wochenende im Oktober 2013. Die Mainzerin Jutta Weiß war mit ihrem Freund übers Wochenende zum Wandern ins Allgäu gefahren. Bei gutem Wetter bewältigte das Paar schon am ersten Tag viele Höhenmeter. Es war ein strammer Marsch, aber die sportliche Dreißigjährige war gut trainiert, normalerweise joggte sie drei Mal in der Woche. Nach einer Weile tat ihr die linke Ferse weh. »Ich bin das Wandern im Gebirge einfach nicht mehr gewohnt«, dachte sich Jutta Weiß. »Vielleicht habe ich mir die Sehne gereizt.« Doch am folgenden Tag strahlte der Schmerz bereits bis in die Kniekehle aus. Die Beamtin ritt seit ihrer Kindheit. Sie war oft genug vom Pferd gefallen, hatte häufig Brüche und Prellungen erlitten und kannte den Schmerz als unvermeidlichen Preis für besondere Anstrengungen in der Freizeit sehr gut. So nahm sie keine Tabletten und ignorierte die Beschwerden. Auf dem langen Weg zurück in die rheinische Heimat saß sie selbst am Steuer – hielt aber nur eine Stunde durch. Es fühlte sich an, als würde das linke Bein gleich platzen. Zu sehen war indes nichts. Das Paar tauschte die Plätze. Die Fahrt auf dem Beifahrersitz war eine Qual. Jutta Weiß vermutete eine tiefe Beinvenenthrombose, etwas, was viele Frauen in ihrem Alter erleiden. Nachdem die Schmerzen am Abend im Liegen verschwanden, verwarf sie die Idee. Am nächsten Tag schien der Vorfall überwunden. Jutta Weiß besitzt ein eigenes Pferd, und nach kurzer Zeit ritt sie wieder. Doch sobald sie aufstand, waren die Schmerzen jedes Mal wieder da. Es fühlt sich an, als könnte in dem Bein jederzeit etwas zerreißen.

Wir haben uns daran gewöhnt, dass ein Zwicken im Knie oder gelegentliche Kopf- oder Muskelschmerzen wieder verschwinden. Sollten die Beschwerden einmal etwas heftiger ausfallen, locken frei verfügbare Medikamente. Auf allen TV-Kanälen preist die Pharmaindustrie die schnellen Problemlöser an. »Mein Restaurant ist mein ganzer Stolz«, erklärt dort beispielsweise ein freundlicher Herr mit ergrautem Bart, »aber mittags wird es hier schnell hektisch. Da muss man auf Zack sein.« Ein Stuhl kippt um, während der Darsteller mit einem Tablett über dem Kopf durch die Tische zirkelt. Er greift sich in die Flanke. »Aber Rückenschmerzen halten mich nicht auf. Denn ich habe was Neues.« Und während eine Schublade mit einer Schmerzmittelpackung aufgleitet, sagt eine sonore Stimme aus dem Off: »Speziell bei Bewegungsschmerzen: Voltaren Dolo Liquid, sein speziell gelöster Wirkstoff beginnt meist schon nach fünfzehn Minuten zu wirken.« Gegen akute Schmerzen helfen die Tabletten tatsächlich oft, aber manchmal stellen Menschen wie Jutta Weiß bestürzt fest, dass entgegen zahlreicher Werbeversprechen und trotz der Bemühungen einer leistungsfähigen Hightechmedizin das Problem hartnäckig andauert. Es ist eine beunruhigende Erfahrung, die Menschen an sich selbst und an ihrer Auffassung vom Schmerz zweifeln lässt.

Jutta Weiß war beunruhigt, Kollegen hatten mit ähnlichen Symptomen schon einen Achillessehnenriss gehabt. Sie ging zum Orthopäden, der entdeckte nichts Ungewöhnliches. Als er aber hörte, dass die Schmerzen beim Autofahren schlimmer wurden, vermutete der Arzt ein Problem in der Lendenwirbelsäule. Tatsächlich fanden sich in der Kernspintomographie zwei kleine Bandscheibenvorfälle. Befund und Symptome passten zusammen, der Orthopäde riet zur Schonung und verschrieb Physiotherapie. »Rücken und Bandscheiben machen wir hier eigentlich nicht«, sagte der Orthopäde noch. Falls seine Patientin etwas Genaueres wissen wolle, solle sie beim neurologischen Kollegen vorbeischauen. Sie wurde sehr schnell abgefertigt nach dem Motto: Das haben viele, da brauchen Sie sich keine Sorgen zu machen. Doch es tat weiterhin weh. Im Internet warnten viele vor dem Reiten nach einer Verletzung, während andere das Gegenteil empfahlen. Freunde rieten zur Schonung, der Orthopäde hatte gemeint, sie dürfe alles tun, solange die Schmerzen nicht zunähmen. Die passionierte Joggerin und Reiterin wollte sich nicht einschränken und entschied sich für das Reiten – Durchhalten hatte bisher immer geholfen. Diesen Entschluss bezahlte Jutta Weiß mit heftigen Schmerzattacken. Hatte der Orthopäde nicht empfohlen, bei Bedarf den Neurologen aufzusuchen? Dieser betrachtete die junge Patientin kurz und verordnete eine kräftige Dosis Medikamente: dreimal täglich Diclofenac, Ibuprofen, dazu ein Mittel, das die Magenschleimhaut schützt, und etwas zur Muskelentspannung. Eine Woche lang schluckte Weiß die gewaltige Pillenration. Es brachte nichts. Im Gegenteil, das Diclofenac löste bei ihr einen schrecklichen Ausschlag aus. Jutta Weiß versuchte wieder zu arbeiten, aber jedes Mal wurde es schlimmer. Nun fühlte es sich an, als würden die Knochen in ihrem linken Bein zerfressen. Rückblickend stuft Weiß die Schmerzen auf einer Skala von null bis zehn mit einer Neunkommafünf ein. Die Beamtin wollte auf keinen Fall, dass die Kollegen mitbekamen, wie schlecht es ihr ging, und flüchtete, so schnell es ging, nach dem Dienst aus dem Büro. Meistens aber schleppte sie sich recht und schlecht neun Stunden lang durch den Arbeitstag, versorgte danach das Pferd und fiel dann zu Hause ins Bett – in der verzweifelten Hoffnung, dass die Pein irgendwann aufhöre. Zu diesem Zeitpunkt hatte sie das Vertrauen in die Medikamente bereits verloren.

Wenn der Schmerz länger als sechs Monate besteht, spricht man von chronischem Schmerz, und der gehorcht anderen Gesetzen als der akute Schmerz. Im chronischen Schmerz ist keine Funktion als Warnsignal mehr erkennbar, oder es besteht kein Zusammenhang zwischen der Schwere der Gewebeschädigung und der Intensität des Schmerzes. Inzwischen sprechen viele Experten von einer eigenständigen Schmerzkrankheit. Für akute Schmerzen hatte die *Gate-Control*-Theorie 1965 beschrieben, wie das zentrale Nervensystem die Weiterleitung der elektrischen Signale beeinflusst und dass die Psyche einen gewichtigen Part dabei spielt. Der Publikation folgte eine Flut von Studien. Neurowissenschaftler und Anatomen machten sich ebenso eifrig über den neuen Ansatz her wie Psychologen und Schmerztherapeuten. Einst galt das Rückenmark als Einbahnstraße für Schmerzreize von der Peripherie bis in das Gehirn, mit der *Gate-Control*-Theorie war eine Gegenspur eröffnet worden. Der kalifornische Anatom Allan I. Basbaum[185] entdeckte, dass viele Nervenfasern aus dem Kopf bis hinab zum Hinterhorn führen und dass dieser Rückkanal über eine Reihe von Schaltzentralen im Gehirn gesteuert wird. Mitte der 1970er Jahre hatte Basbaum herausgefunden, dass Endorphine das Höhlengrau im Mittelhirn aktivieren können. Alle möglichen Aktivitäten können dieses Wonnezentrum im Gehirn kitzeln: ein intensiver Lauf, Sex, wunderbare Schokolade oder auch Schmerzen. Vom Höhlengrau laufen Nervenfasern über die rostrale ventromediale Medulla oblongata (RVM) im Hirnstamm und bis hinab in das Rückenmark und steuern dort das Tor für Nervenimpulse. Diese Impulse gelangen von Sensoren aus der Haut in das Hinterhorn und treffen dort auf das Tor. Basbaums Rückkanal war nur der Anfang, in den Folgejahren entdeckten Anatomen und Molekularbiologen immer mehr absteigende Verbindungen. Inzwischen ist bekannt, dass rund die Hälfte aller Nervenfasern aus dem Gehirn über das Rückenmark in den Körper hinabsteigt. Im Hinterhorn des Rückenmarks verknüpft das zentrale Nervensystem Signale aus der physischen und der psychischen Welt zu einer nützlichen Information. Diese lernende, modulierende Eigenschaft ist ein Merkmal des gesamten Nervensystems. Es stellt sicher, dass sich das Individuum zu jedem Zeitpunkt möglichst gut auf veränderte Umweltbedingungen einstellen kann. Wenn alles glatt läuft, bringt uns diese Plastizität weitgehend unversehrt durchs Leben. Das aufwendige, komplexe System ist indes für Fehler anfällig und lernt manchmal die falsche Lektion.

Jutta Weiß war zunehmend gereizt, verzweifelt, wütend und frustriert. So kannte sie sich nicht. Bei früheren Unfällen war es anders gewesen. Sie hatte drei Wochen gelitten, die Heilung mit etwas Krankengymnastik unterstützt, und alles war wieder in Ordnung gewesen. Doch diesmal ging diese bewährte Strategie nicht auf. Ihre Physiotherapeutin hatte alles ausprobiert, inklusive Feldenkrais und Fangopackungen. Das Repertoire war erschöpft. Noch immer hieß es, dass ein Bandscheibenvorfall schuld an den Malaisen sei, aber nach nunmehr drei Monaten Beschwerden zweifelte Weiß an diesem Zusammenhang. »Wenn es nur die Bandscheibe wäre«, dachte sie, »dann gäbe es nicht ständig dieses Auf und Ab.« Irgendwann konnte sie noch nicht einmal mehr zehn Minuten gehen, weil ihr das Kreuz weh tat und sie das Becken nicht mehr richtig bewegen konnte. Und noch etwas anderes beunruhigte sie. Weiß hatte inzwischen begriffen, wie starr und profitorientiert das deutsche Gesundheitssystem mit Patienten umgeht, besonders mit solchen, die nicht in das Raster passen. Sie war dummerweise eine von denjenigen, die einen leichten Bandscheibenvorfall mit dauerhaften Schmerzen haben, der nicht zu operieren ist. Eine wenig lukrative Kombination. Meistens komplementierte man sie in weniger als zehn Minuten aus dem Sprechzimmer. Der Neurologe war noch etwas schneller. Er gönnte ihr nur fünf Minuten, sah sich die kernspintomographischen Aufnahmen an, und dann war für ihn klar, dass es für ihn nichts zu tun gab.

Eine Freundin riet ihr zu einem Osteopathen. In diesem umstrittenen alternativmedizinischen Therapiekonzept, das in Deutschland immer weiter Fuß fasst, geht es im weitesten Sinne darum, die Selbstheilungskräfte des Körpers zu aktivieren. Sogenannte blockierte Gelenke und verspannte Muskeln werden mit bestimmten Handgriffen beweglich gemacht. Die Beratung verlief diesmal anders, als es Jutta Weiß bisher erlebt hatte. Der Osteopath griff nicht zur Karteikarte, sondern legte einen riesigen Block vor sich auf den Tisch und sagte:»Wie geht es ihnen?«Es war das erste Mal, dass jemand dies wissen wollte. Völlig überrascht von dieser Frage fing sie an zu weinen. Zwei Stunden dauerte das Gespräch, und dann folgte noch eine gründliche körperliche Untersuchung. Der Osteopath entdeckte verschiedene Gelenkblockaden am Rücken und meinte, sie müsse eigentlich Einlagen tragen. Im Nachhinein wurde ihr klar, warum sie Muskelkrämpfe in den Fußsohlen hatte, die ihr den Schlaf raubten. Ihr Körper war schief, die Statik aus dem Lot.

Nach dem ersten Besuch war Jutta Weiß drei Tage lang fast beschwerdefrei. Weitere Sitzungen beim Osteopathen brachten Linderung für einige Tage. Aber immer wieder taten der Rücken und das linke Bein weh. Sie konnte nicht mehr sitzen und stehen. Alle üblichen und etwas unüblichen Verfahren, Therapien und Strategien hatten versagt. Dann kreuzten sich die Wege von Ronald Melzacks revolutionärer Theorie und der verzweifelten Mainzerin.

Mit der *Gate-Control*-Theorie war die Psyche ab 1965 wieder ins Spiel gekommen.»Psychologische Faktoren, die bis zu diesem Zeitpunkt als ›Reaktionen auf den Schmerz‹ abgetan worden waren«, schrieb Ronald Melzack,[163]»wurden nun als integraler Bestandteil der Schmerzverarbeitung gesehen, und dadurch eröffneten sich neue Wege für Schmerzkontrolle.« Die Schmerzrevolution habe von der Vorstellung einer direkten Schmerzleitung zu einem offenen biologischen Modell geführt, das persönliche und soziale Erwartungen ebenso einbezieht wie genetische Faktoren, das Geschlecht, das Altern und Stressreaktionen, die das hormonelle, das autonome und das Immunsystem beeinflussen.[186] Im Klartext: Die Therapie solle sich nicht nur auf den Körper des Patienten konzentrieren, sondern auf sein soziales Umfeld, wie er lebt, was er denkt und was der Schmerz für ihn bedeutet. Reihenweise waren nach 1965 psychologische Arbeiten über den Schmerz erschienen, oft ging es darin um Konditionierung und das Erlernen von psychologischen Kniffen. Melzacks Plan indes war umfassender: Er wollte gegen chronische Schmerzen psychische *und* körperliche Ressourcen mobilisieren.[187] Mit Hilfe von Psychotherapie, Bewegung und Medikamenten sollten möglichst viele Kanäle der Schmerzdämpfung im Körper angesprochen werden. Solch ein umfassendes Therapiekonzept war nicht ganz neu, es hatte bereits vor der *Gate-Control*-Theorie Schmerzkliniken gegeben, in denen verschiedene medizinische Disziplinen zusammen mit dem Patienten arbeiteten. Der Pionier der interdisziplinären Schmerzkliniken war John J. Bonica. Der Sohn italienischer Einwanderer hatte sich sein Medizinstudium als Catcher auf Jahrmärkten verdient. Nachdem er im Zweiten Weltkrieg Schmerzen von verletzten Soldaten behandeln musste und seine Frau bei einer Geburt Narkosekomplikationen erlitten hatte, wurde Bonica Anästhesist. Aus seinen bitteren Erfahrungen formte der junge Mediziner ein Lebensziel. Bonica wollte den vom medizinischen Establishment vernachlässigten Menschen helfen: Gebärenden, Alten und Menschen, die dauerhaft unter Schmerzen leiden. Nur wie? Während des Krieges hatte Bonica beobachtet, dass die Soldaten besser dran waren, wenn sich Ärzte mehrerer Disziplinen um sie kümmerten. Nach dem Krieg schickte er deshalb Zivilisten mit unstillbaren Schmerzen vom Orthopäden zum Neurologen und dann zum Psychiater. »Die wussten weniger als ich«, sagte Bonica. Also traf sich der Anästhesist zweimal in der Woche über die Mittagszeit mit den Kollegen anderer Fachdisziplinen. Gemeinsam tauschten sie sich über komplizierte Fälle aus.

Aus diesen informellen Treffen entstand im Jahr 1947 am Tacoma General Hospital die erste Schmerzklinik, in der Anästhesisten, Neurochirurgen, Orthopäden, Radiologen, Psychotherapeuten und Physiotherapeuten kooperierten. Es sollte noch fast zwei Jahrzehnte dauern, bis diese neuen Einrichtungen durch die *Gate-Control*-Theorie die wissenschaftliche Grundlage und Anerkennung erhielten. Schließlich war es John J. Bonica, der fast ein weiteres Jahrzehnt später, am 21. Mai 1973 die erste große wissenschaftliche Konferenz zum Thema Schmerz in der Kleinstadt Issaquah im Bundesstaat Washington einberief und dort die International Association for the Study of Pain (IASP) gründete. Mit den Worten »Schmerz ist ein wichtiges menschliches Anliegen, das jeden Aspekt des Leben betrifft« eröffnete der »Gründungsvater der Schmerzlinderung« das Treffen von ungefähr dreihundert Wissenschaftlern und Therapeuten. Weder sei Schmerz eine Domäne ausschließlich für Neurologen noch das Privileg der Psychiater. Im Mittelpunkt stünden nicht medizinische Fächer, sondern der Mensch: »Wir müssen dafür sorgen, dass die Leute sprechen können«, sagte Bonica. In den Randgebieten der Medizin wurde und wird genau diese schlichte Botschaft schon lange beherzigt. Besser hätte es Sigmund Freud nicht formulieren können. Und auch der Osteopath, der Jutta Weiß behandelte, hatte wie viele Alternativmediziner diese Lektion verinnerlicht.

John Bonica hatte erste, tastende Schritte zu einer neuen Form der Versorgung gemacht; Ronald Melzack und Patrick Wall lieferten das theoretische Fundament; die Datenlage sah überzeugend aus. Die Therapeuten behandelten jetzt nicht mehr nur Entzündungsfaktoren, eingeklemmte Nerven oder verschlissene Gelenke, sondern nahmen die Psyche, die Arbeitsverhältnisse und das soziale Umfeld in den Blick. Nachdem überdeutlich geworden war, dass die rein biologische Behandlung des Schmerzes eine Sackgasse gewesen war, öffneten in den 1970er und 1980er Jahren überall in den USA und in Kanada interdisziplinäre Kliniken und Praxen ihre Pforten. Nach den Regeln der IASP sollten mindestens zwei Ärzte, ein klinischer Psychologe, ein Physiotherapeut sowie zusätzliche Einrichtungen nach den Bedürfnissen der lokalen Bevölkerung vorhanden sein. Die Spezialisten untersuchten die Patienten körperlich genau, ergründeten ihre psychischen Stärken und Schwachpunkte. Die Betroffenen erfuhren alles über die physischen Grundlagen des Schmerzes. In den Kliniken lernten sie, mit dem Schmerz umzugehen, gegebenenfalls forschten die Mitarbeiter nach, wie es um die Arbeitsbedingungen stand, und nahmen Kontakt zum Arbeitgeber auf. Das Team fahndete nach passenden Medikamenten, bot darüber hinaus alles an, was das Gehirn als flexible Kontroll- und Bewertungsinstanz für Nervenimpulse gnädig stimmen könnte: Physiotherapie, Psychotherapie, Sport oder schlicht das Schleppen von Kisten als Alltagstraining. Bei allem, was sie taten, setzten die Spezialisten klare Ziele, protokollierten die Fortschritte und besprachen diese mit den Kollegen.

Wo einst Patienten mit chronischen Schmerzen von einem zum nächsten Doktor irrten, boten 1998 in den USA zweihundertzehn interdisziplinäre Schmerzprogramme ihre Dienste an.[188] In diesen Kliniken geht es nicht um Wunderheilungen und vollständige Schmerzfreiheit, sondern darum, mit Hilfe von Psychotherapie, Physiotherapie und Medikamenten die Einschränkungen durch den Schmerz zu reduzieren. Die Patienten gewinnen die Kontrolle über ihr Leben zurück. Wichtig ist, dass die Experten, wie es oft geschieht, nicht nacheinander an verschiedenen Orten aufgesucht werden. Die gemeinsame Anstrengung mehrerer Fachdisziplinen unter einem Dach hat sich als effektiver erwiesen als Psychotherapie oder Meditation allein.[188] Wirkmächtig ist dieses Vorgehen zum Beispiel bei chronischen Rückenschmerzen: Die Intensität der Schmerzen nimmt ab, die körperlichen Einschränkungen gehen zurück, und das Ergebnis hält meistens über ein Jahr an. Und obwohl die Programme aufwendig sind, rechnen sie sich. »Es gibt gute Belege dafür, dass interdisziplinäre Schmerzprogramme nicht nur die beste Versorgung für Schmerzpatienten darstellen, sondern auch eine besonders kosteneffiziente Langzeitbehandlung sind«, fasste Robert Gatchel, einer der Pioniere der interdisziplinären Therapie, die Daten aus dreißig Jahren zusammen.[188] Zwar seien die Behandlungskosten beim Hausarzt, verglichen mit denen in der Schmerzklinik, ähnlich hoch, aber die Patienten aus der Schmerzklinik müssten sehr viel seltener in die Notaufnahme oder zum Hausarzt und benötigten viel weniger Schmerzmittel.

Patienten, die auf diese Weise behandelt wurden, fehlten seltener bei der Arbeit und erfreuten sich nicht zuletzt deshalb einer wesentlich höheren Lebensqualität als Patienten, die auf übliche Weise behandelt wurden. Zehntausende Dollar würden allein für die medizinische Versorgung eingespart und Hunderttausende, weil die Patienten arbeiten können und nicht auf Dauer behindert sind. Eine möglichst frühe Überweisung in ein entsprechendes Schmerzzentrum sei besonders günstig, weil das erste Jahr meist das teuerste bei chronischen Schmerzerkrankungen ist.

In den USA setzte bereits in den 1970er Jahren der Boom der interdisziplinären Kliniken ein, Deutschland befand sich in dieser Zeit noch im schmerztherapeutischen Tiefschlaf. Dabei hatte es nach dem Krieg hoffnungsvoll begonnen. 1950 war an der Universität Heidelberg die erste psychosomatische Klinik Deutschlands entstanden. Dort sollten Körper, Seele und soziale Umwelt gemeinsam und gleichberechtigt betrachtet werden. Gesucht waren pragmatische Lösungen zwischen medikamentöser Therapie, Psychotherapie und Bewegung. Im Kern war es die Strategie, die die interdisziplinären Kliniken in Nordamerika verfolgten. Doch weil viele Vertreter der Psychosomatik Anhänger Sigmund Freuds waren, konzentrierten sie sich vor allem auf die Psyche der Patienten. Der Körper, die Arbeitsbedingungen oder die soziale Umwelt waren Nebensache. Psychosomatik-Kliniken behandeln sogenannte funktionelle Beschwerden, die immer im Verdacht stehen, vor allem psychisch bedingt zu sein. Auf diese Weise zementierte die Psychosomatik die Trennung in »ordentliche« körperliche Störungen und weniger respektierte psychische Probleme. Während Hausärzte und Internisten weiterhin ihre Schmerzmedikamente verschrieben, die Orthopäden unverdrossen Spritzen setzten, wurde die Psychosomatik zu einer Nische für schwierige Fälle.

Anfang der 1980er Jahre gelangte die Saat der interdisziplinären Schmerztherapie nach Deutschland. In dieser Zeit freundete sich der junge Münchner Psychiater und Neurowissenschaftler Walter Zieglgänsberger mit Patrick Wall an. Das allein machte Zieglgänsberger in den Augen vieler deutscher Kollegen verdächtig. Der klassische Neurowissenschaftler dieser Zeit verfeinerte lieber die Baupläne fest verdrahteter Schmerzleitungen und zählte dicke und dünne Nervenfasern. »Faserzähler« wurden die Verfechter dieses Ansatzes von manchen despektierlich genannt. Die *Gate-Control*-Theorie war Häresie. Doch Zieglgänsberger belegte mit seinen Versuchen, dass das menschliche Nervensystem keineswegs von Geburt an so fest verdrahtet ist, wie seine Zeitgenossen dachten. Es lernt und wächst ein Leben lang. Unter dem Einfluss des Nervenbotenstoffs (und Würzmittels) Glutamat zum Beispiel sprießen an den Nerven neue Auswüchse, sie knüpfen neue Verbindungen. Für solche Experimente hatten die Kollegen nur Häme übrig. Da spritze ein Psychiater Suppenwürze ins Gehirn, die Neurone machten »Quiek«, und dann meine der Herr, das hätte etwas mit einem plastischen Nervensystem zu tun – um unerklärliche, hartnäckige Schmerzen sollten sich bitte schön die Psychiater und die Psychosomatiker kümmern. Das Beharrungsvermögen alter Denkschulen ist in der Medizin mitunter beträchtlich. Die Initialzündung gab dann ein Buch.

Der Münchner Ernst Pöppel, Physiologe und Psychologe wie Ronald Melzack, hatte in den 1970er Jahren an demselben Institut gearbeitet wie Patrick Wall, am Massachusetts Institute of Technology. Unter den MIT-Neurowissenschaftlern war die *Gate-Control*-Theorie bereits Allgemeinwissen. Einige Jahre nach seiner Rückkehr veröffentlichte Pöppel in Deutschland 1982 in der »Reihe Fortschritte der Klinischen Psychologie« die erste umfangreiche deutschsprachige Sammlung zentraler Publikationen zu diesem Thema. »Dieses Buch dient dem Zweck, die Aufmerksamkeit der Psychologen auf die Schmerzproblematik zu lenken und die Mediziner auf die psychologischen Aspekte des Schmerzes hinzuweisen«, schrieben die Herausgeber im Vorwort.[189] In dieser Sammlung fanden sich alle klangvollen Namen der internationalen Schmerzforschung und eine Übersetzung von Patrick Walls und Ronald Melzacks epochaler Arbeit aus dem Jahr 1965. Für viele deutsche Schmerztherapeuten öffnete diese »blaue Bibel« das Tor zu einer völlig neuen Welt jenseits der Therapie von Schmerzen mit Injektionen und Tabletten. Neben Pöppel machte sich in Heidelberg Manfred Zimmermann, der langjährige Präsident der Deutschen Gesellschaft zum Studium des Schmerzes, für interdisziplinäre Schmerzkliniken stark. Trotz harter persönlicher Auseinandersetzungen mit Patrick Wall zweifelte der Physiologe nicht an der Idee, dass die Psyche eine wichtige modulierende Rolle im Schmerzgeschehen spiele. Bis zu diesem Zeitpunkt existierte in Deutschland keine eigentliche Schmerzmedizin. Es gab Manualtherapeuten, Anästhesisten und viele andere Einzelkämpfer, die den Schmerz jeweils aus dem Blickwinkel ihrer Disziplin sahen und behandelten. Im Jahr 1971 endlich war es so weit: An der Mainzer Universitätsklinik entstand die erste halbwegs interdisziplinäre Schmerzklinik Deutschlands. Der Gründer Hans-Ulrich Gerbershagen war ein tiefreligiöser und unglaublich belesener Mensch, der seinen Kollegen einerseits das Gefühl vermitteln konnte, dass er bereits alles wusste, und dennoch die Vertreter aller Fachdisziplinen inklusive der Pflege und der Physiotherapie respektierte. Sein Leitspruch war: »Traue niemals irgend jemandem in der Medizin.« Gerbershagen legte sich mit den ärztlichen Standesorganisationen an, ging keinem Streit aus dem Weg und konnte sehr verletzend sein. Über sich selbst sagte der Querdenker einmal: »Ich bin ein sturer Westfale.« Mainz wurde zur Urzelle, Experimentierstation und Anlaufstelle für eine neue Schmerzmedizin in Deutschland. Am 21. Januar 1984 um zehn Uhr vormittags trafen sich am Rande des Teutoburger Waldes in Horn-Bad Meinberg zwölf Schmerztherapeuten zur konstituierenden Sitzung des Arbeitskreises »Psychotherapie in der Schmerzbehandlung«. Praktische Ärzte waren darunter, Psychotherapeuten und ein Orthopäde aus Münster. 1989 begann mit einem Rückenintensivprogramm an der Universität Göttingen die erste echte interdisziplinäre Schmerzambulanz. Mit an Bord eine Psychologin, ein Physiotherapeut, eine Krankenschwester und Jan

Hildebrandt. Der Anästhesist hatte sich ebenfalls in den USA inspirieren lassen und war danach mehr denn je überzeugt davon, dass die bisherigen Konzepte zu kurz greifen und die Psyche eine große Rolle in dem Krankheitsgeschehen spielt – aber nicht so, wie es die Psychosomatik behauptete. In Göttingen entstand ein festes Therapiekonzept, das vor allem viel Bewegung vorsah, aber auch Psychotherapie und Medikamente, und wegen dieser unterschiedlichen Behandlungsmodi »multimodal« hieß. Das Konzept fand rasch Anhänger, und wie in den USA öffneten überall in Deutschland weitere Zentren, in denen Patienten mit chronischen Schmerzen eine multimodale Therapie erhalten konnten.

Doch das deutsche Gesundheitssystem war noch nicht auf eine flächendeckende interdisziplinäre Behandlung von Patienten mit chronischen Schmerzen eingestellt. Eifersüchtig wachten Fachärzte verschiedener Disziplinen darüber, nur keine Patienten an die Konkurrenz zu verlieren. Und wieder setzten die Orthopäden Injektionen, die Internisten gaben Pillen, die Psychosomatiker verordneten Psychotherapie, und der Physiotherapeut unterstützte alle anderen mit Bewegungsangeboten. Krankenhausbehandlung und ambulante Versorgung waren strikt getrennt, eine Kooperation zum größeren Wohl der Patienten wurde nicht honoriert. Manche Ärzte mochten interessiert sein an der Umsetzung der umfassenden Schmerztherapie, allein die Gesundheitsbürokratie war nicht darauf eingerichtet. Die Paragraphen sind ein Spiegel sowohl der vorherrschenden Krankheitsmodelle als auch der Interessen vieler medizinischer Disziplinen. Der chronische, unerklärliche Schmerz hatte seine Nische darin zugeordnet bekommen, und nur eine Reform der entsprechenden Ziffern konnte etwas daran ändern. Ein Megaprojekt.

Lange Zeit standen unerklärliche chronische Schmerzen im ICD-10 als »somatoforme Schmerzstörung« unter der Ziffer F45.4. Es war die verräterische Diagnose, die frei nach der Konversionstheorie von Sigmund Freud nahelegte, dass bei einem Patienten vor allem psychische Faktoren die chronischen Schmerzen unterhielten. Ganz klar Fälle für die Psychosomatik. Letztlich basieren die Konzepte hinter diesen Begriffen auf den nicht mit Daten belegten Ideen Sigmund Freuds, dass der körperliche Schmerz an die Stelle eines seelischen Konflikts trete,»woraus seelischer Schmerz hätte werden können«. Schon seit Jahrzehnten diskutieren Ärzte und Psychiater mit Leidenschaft darüber, ob dieses Konzept akzeptabel sei oder nur eine fadenscheinige Ersatzdiagnose in Fällen, in denen den Ärzten das Latein ausgegangen ist. Noch heute finden sich solche Begründungen mit moralisierendem Unterton in manchen ärztlichen Befunden. In der Korrespondenz von Ärzten, die in Mainz gesammelt wird, finden sich entsprechende Andeutungen zuhauf: Mit der Bemerkung man solle»der leidgeprüften Patientin aber sicher nicht Unrecht tun und von vornherein eine psychische Ursache postulieren« macht der behandelnde Arzt klar, was er von dem Einfluss der Psyche auf Schmerzen hält. Solche Patienten sind für manche Ärzte eigentlich nur noch ein Ärgernis.»Ich wäre Ihnen sehr verbunden, wenn Sie in nächster Zeit Herrn L. einbestellen könnten«, schreibt zum Beispiel ein Oberarzt der Neurochirurgie,»der Mann hat große Probleme und ich als behandelnder Arzt auch.« Nach einigen Grabenkriegen ist die Angelegenheiten zumindest unter Schmerztherapeuten entschieden: Der Ausdruck»psychogener Schmerz« gilt bei ihnen als überholt. Psyche und Körper sind im Schmerz so innig ineinander verwoben, dass eine Unterscheidung zwischen Schmerz in der Psyche und im Körper sinnlos erscheint. Deshalb gehören Begriffe wie»psychogen« und»somatoform« in die Mottenkiste.

Aber wenn etwas noch langsamer ist als die Umsetzung wissenschaftlicher Erkenntnisse in die Praxis, dann ist es die Bürokratie. Ohne eindeutige Kennzeichnung im Register der abrechenbaren Fallpauschalen (DRG, Diagnosis Related Groups: diagnosebezogene Fallgruppen) und im internationalen Katalog der Krankheiten (ICD, International Statistical Classification of Diseases and Related Health Problems) existieren bestimmte Erkrankungen weder in den Köpfen der Mediziner noch bei den Abrechnungsstellen. Und eine Erkrankung, die nicht einer, sondern mehreren Fachgruppen zugeordnet wird, ist in dieser Hinsicht eine besondere Herausforderung. Zuerst tauchte um das Jahr 2006 auf Drängen der Deutschen Schmerzgesellschaft in den Abrechnungspauschalen der Krankenhäuser die Ziffer 8918 für die fachübergreifende Behandlung von Patienten mit langandauernden Schmerzen auf. Erst eine weitere Code-Änderung bewirkte den endgültigen Durchbruch.

Es gab die Möglichkeit, durch eine untergeordnete Ziffer den Krankheitskatalog auf die nationalen Gegebenheiten anzupassen. Die beiden Psychologen Paul Nilges aus Mainz und Winfried Rief aus Marburg hatten von der Deutschen Gesellschaft zum Studium des Schmerzes den Auftrag erhalten, eine neue Ziffer auf den Weg zu bringen, die den psychischen *und* den physischen Charakter von Schmerz gleichermaßen abbildet. Dafür mussten die beiden Psychologen dreizehn neurologische und psychologische Fachgesellschaften befragen, ob sie die Veränderung im Krankheitenkatalog unterstützen. Das rief die Opposition auf den Plan. Für viele Psychiater und Psychosomatiker waren chronische Schmerzen vor allem der Ausdruck einer Depression. Eine Handvoll Kritiker übernahm eine Sitzung des Deutschen Kollegiums für Psychosomatische Medizin (DKPM) und verbot der Fachgesellschaft, sich für die Ziffer auszusprechen. Einerseits passte es nicht zu dem freudianischen Grundkonzept klassischer Psychosomatik, und auf der anderen Seite verdiente diese Fachdisziplin in ihren psychosomatischen Fachkliniken viel Geld mit der alten Diagnoseziffer F45.4.

Nach viel Streit und politischer Intervention gelangte im Jahr 2009 die Ziffer F45.41 als »Chronische Schmerzstörung mit somatischen und psychischen Faktoren« weltweit exklusiv in die deutsche Version des ICD-10. Damit waren in einem offiziellen Dokument die kulturellen, psychischen und sozialen Faktoren des Schmerzes mit den körperlichen Ursachen verbunden. Seitdem machen die Therapeuten regen Gebrauch von der neuen Diagnoseziffer F45.41und überweisen ihre Patienten in die multimodale Schmerztherapie. Zusehends verschwanden auch die diskriminierenden Begriffe »somatoform« und »psychogen« aus dem Vokabular vieler psychosomatisch orientierter Schmerztherapeuten. Auch international drehte der Wind. In der fünften Auflage des von der American Psychiatric Association herausgegebenen Klassifikationssystems mentaler Erkrankungen, dem Diagnostic and Statistical Manual of Mental Disorders (DSM-5) ist das Kapitel »Somatoforme Schmerzstörung« gleich ganz gestrichen. »Zu unwissenschaftlich«, befanden die Experten. Im Jahr 2013 tauchte die Ziffer F45.41 dann zum ersten Mal im Risikostrukturausgleich der deutschen Krankenkassen auf.[190]

Die Spezialisten aus Mainz hatten maßgeblich daran mitgewirkt, dass das neue Schmerzmodell für ganz Deutschland die notwendigen Ziffern für die Abrechnung bekam: Fast fünfzig Jahre nach der *Science*-Publikation von Ronald Melzack und Patrick Wall war das neue Schmerzkonzept in der deutschen Gesundheitsbürokratie angekommen.

Im Jahr 2013 konnte Jutta Weiß von der neuen amtlichen Offenheit gegenüber der interdisziplinären Schmerzbehandlung profitieren. Vier Monate nachdem sie erstmals Fersenschmerzen nach einer Bergwanderung hatte, suchte sie im Netz nach einer Schmerzklinik im Rhein-Main-Gebiet und entdeckte die Schmerzklinik in Mainz. Die Beamtin rief an, bekam einen vielseitigen Fragebogen zugeschickt und nach monatelanger Wartezeit den Termin für ein Erstgespräch. In dem Gespräch achteten die Ärzte besonders auf persönliche Faktoren und Lebensumstände, die das Risiko für chronische Schmerzen erhöhen können. Zu diesen sogenannten Yellow Flags gehören psychische Faktoren wie Überforderungen, Depressionen, Ängste, eine passive Haltung und das Gefühl, die Lage nicht mehr im Griff zu haben; berufliche Aspekte wie Schwerarbeit, niedrige Qualifikation oder Unzufriedenheit am Arbeitsplatz; der Lebensstil wie deutliches Übergewicht; mangelnde Kondition; wiederholte medizinische Therapien ohne Erfolg sowie die offenbar fruchtlose Einnahme von Opioiden. Patienten mit sehr esoterischen oder irrigen Vorstellungen über die Ursachen ihres Schmerzes seien ebenso gefährdet, dauerhaft unter Schmerzen zu leiden, sagt der Psychotherapeut Paul Nilges von der Schmerzklinik in Mainz, wie Menschen, die extrem an die materialistische Lösung ihres Problems glaubten. »Intermittierende Verstärkung« und »passive Therapieerwartung« nennt der Psychologe die Auswirkungen, die ständige Therapieversuche haben können, die mit hohen Erwartungen beginnen und fehlschlagen und bei denen der Patient meint, er müsse nichts dazu tun, die Ärzte würden es schon richten. Nach dem Gespräch erhielt Jutta Weiß die Zusage für einen Therapieplatz in der Tagesklinik.

Nach der Gründung war die Mainzer Schmerzklinik 1981 aus der Universitätsklinik in das ehemalige Alice-Hospital am Rande des Stadtparks gezogen. In diesem alten Hospital behandeln Therapeuten vieler Fachrichtungen in achtzig Betten Patienten mit chronischen Schmerzen aller Art, und etwas weiter unterhalb gehen Patienten jeweils über mehrere Wochen in eine Tagesklinik. Dort empfängt Bernd Nagel, der vor über zwanzig Jahren die Schmerzen als lohnendes Gebiet für sich entdeckt hatte, die neuen Patienten in seinem schlichten Sprechzimmer mit einer Liege und dem obligatorischen Wirbelsäulenmodell. Der Anästhesist mit der schmalen randlosen Brille lässt sich in eineinhalb Stunden von seinen Patienten detailliert die Schmerzgeschichte erzählen, fragt nach den Lebensumständen, studiert alle mitgebrachten Befunde genau und untersucht die Patienten gründlich nach körperlichen Aspekten ihres Problems. Was bedeutet der Schmerz für das Leben der Patienten? Wie bewältigt er ihn normalerweise? Es folgen lange Gespräche mit Psychotherapeuten, und auch der Physiotherapeut übernimmt einen Teil der umfassenden Eingangsuntersuchung. Anschließend stellt der Arzt seine Sicht und Einschätzung der Lage dar. »Es geht darum, den Patienten zu erklären, was vorliegt, welche Einflussfaktoren chronische Schmerzen unterhalten und was sie selbst dagegen tun können«, erklärt Nagel.

Was sich simpel anhört, ist bereits ein riesiger Schritt. In die Köpfe vieler Patienten hat sich die Erinnerung an die eindrucksvollen kernspintomographischen Aufnahmen eingebrannt. Selbst in winzigen erkennbaren Veränderungen der Wirbelsäule, des Knies oder des Kiefergelenks sehen sie den wahren und einzigen Grund für ihr Leiden. Diese Reduktion des Schmerzes auf eine beschädigte Struktur ist erstens nach der *Gate-Control*-Theorie zu einseitig, und zweitens macht sie den Patienten zum hilflosen Opfer einer körperlichen Veränderung. Indem die Patienten möglichst früh begreifen, dass ihre Haltung zum Schmerz und ihre Lebensumstände ihre Pein auslösen und unterhalten, haben sie die wichtigste Lektion begriffen. »Dann«, sagt Nagel, »besteht die gute Möglichkeit, die Sache wieder in den Griff zu bekommen.«

Vier Stunden dauert die Aufnahmeprozedur. Im Grunde, sagt Nagel, könne zumindest die transparente Aufklärung sehr früh und knapp bei den niedergelassenen Ärzten stattfinden. Dort aber besteht Zeitdruck, mangelndes Interesse oder schlicht Unkenntnis. Stattdessen lässt der Hausarzt seinem Patienten alle technischen Hilfsmittel angedeihen und verstärkt mit jeder vergeblichen Aktion dessen Neigung zum Schwarzsehen. »Auf der Suche nach den Ursachen für einen resistenten … Schmerz geht oft die psychosoziale Perspektive verloren und damit der Patient selbst«, schreibt treffend ein Lehrbuch.[191] Gutgemeinte Nebenbemerkungen wie »sie müssen sich nicht beunruhigen, Metastasen haben wir auch keine gefunden« machen die Sache nicht besser. Bedrohliche Informationen, ohne eine Handlungsanweisung zu geben, setzen Grübeleien erst recht in Gang. Es nützt nichts, den Schmerz auf seine körperliche Qualität zu reduzieren. Am Ende geht es vor allem um die Folgen, die ein Schmerz für das Leben eines Menschen hat. Der chronische Schmerz ist vor allem durch die Beeinträchtigungen definiert, die er verursacht. Der Mensch hat immer weniger Handlungsmöglichkeiten. Je länger die Schmerzen andauerten, desto mehr zog sich die einst lebenslustige, energiegeladene Jutta Weiß mit ihrem Freund zurück. Sie ging nicht mehr aus

274

zum Essen, nicht mehr ins Kino, nicht auf den Weihnachtsmarkt und sah keine Freunde mehr. Sie realisierte, dass sie eine Weile ihre Arbeit hintanstellen musste, weil sie sich nur noch an ihren Schreibtisch quälte und sich immer wieder krankschreiben ließ.

In der Mainzer Tagesklinik ginge es darum, sagt Nagel, den Patienten in die Lage zu versetzen, das tun zu können, was er tun muss und was er tun kann.

Gruppen mit acht Teilnehmern durchlaufen innerhalb von vier Wochen dreizehn Mal Therapiesitzungen, Krafttraining, Alltags- und Entspannungsübungen. Dort erfahren die Leidensgenossen, dass sie nicht die Einzigen mit unerklärlichen Beschwerden sind und welche Strategien andere dagegen entwickelt haben.

Im Untergeschoss der Schmerzambulanz, einem großen abgedunkelten Raum, sitzen ein Dutzend Menschen. Jüngere und ältere sind darunter, der Frauenanteil ist etwas größer. Am Rande des Halbdunkels geht eine Frau mittleren Alters unruhig auf und ab – sie kann vor Schmerzen schlecht sitzen. Hier lernte auch Jutta Weiß, dass Schmerz viele Dimensionen hat. Der leitende Psychotherapeut Paul Nilges vermittelt einer Schar von Neuankömmlingen, dass der Schmerz sich aus biologischen, psychischen und sozialen Elementen zusammensetzt. »Wie gehen wir mit den Gefühlen um, wenn die Schmerzen keine Funktion mehr haben?«, fragt Paul Nilges seine Zuhörer. Was zum Beispiel habe man am 20. Juni 2009 gemacht. Niemand antwortet. »Was haben sie am 11. September 2001 getan?« Natürlich kann sich jeder lebhaft an den Tag des New Yorker Attentats auf das World Trade Center erinnern. Fällt ein Schmerzereignis mit starken Emotionen zusammen, wird dieses dauerhaft gespeichert. Im Gehirn gebe es noch weitere »Sachbearbeiter«, die Einfluss auf die Qualität des Schmerzes hätten. Spüre jemand zum Beispiel einen Druck über dem Herzen und Schmerzen, die in den linken Arm ausstrahlen, dann denke der Betroffene sofort an einen Herzinfarkt. Die bewusste Verarbeitung der Informationen verwandelt das körperliche Phänomen in ein umfassendes Alarmsignal, auf das wir je nach Persönlichkeit entsprechend beunruhigt reagieren. Auf die negativen emotionalen oder kognitiven Reaktionen auf einen schmerzhaften Reiz reagiert der Körper unwillkürlich: Der Puls galoppiert, die Atmung beschleunigt sich, und wir fangen an zu schwitzen. Diese Stressreaktion, die Gedanken, die Emotionen formen das individuelle Schmerzempfinden, und dabei sind Fehler unvermeidbar. Bei einhundert Milliarden Nervenzellen und mehreren Millionen Kilometern Nervenfasern, sagt Nilges, gehe manchmal etwas schief. Dann ist die Alarmanlage Schmerz fortan besonders empfindlich eingestellt und löst den Alarm früher als notwendig aus.

Für viele ist es schwer zu verstehen und zu akzeptieren, dass das Schmerzempfinden bei jedem Menschen stark durch die Psyche beeinflusst ist. Schmerz ist für sie Körper. Werden sie gefragt, wo es weh tut, zeigen sie auf ihre verletzte Hand, das verschlissene Knie oder greifen sich an die Wirbelsäule. Dabei müssten sie sich an den Kopf fassen – denn dort entsteht aus der Wahrnehmung eines potenziell schädlichen Reizes, der Nozizeption, der Schmerz. Ohne Kopf kein Schmerz. Ja, es ist selbst fraglich, ob es ohne Bewusstsein Schmerz geben kann – aber dazu später. Selbst Ärzte haben Schwierigkeiten mit diesem Konzept. Sie sehen die Psychotherapie als verzweifelten letzten Ausweg, ein Eingeständnis des Versagens und nicht als wirkmächtigen Modulator der Schmerzweiterleitung. Veraltete, stereotype Vorstellungen von Psychotherapie, die Phantasie vom Psychiater, der wie Sigmund Freud mit einem Notizblock in der Hand auf seinem Sessel hinter der Chaiselongue etwas murmelt, erschweren den Zugang. Dabei werden in der modernen Psychotherapie des Schmerzes keineswegs endlose Gespräche über die Kindheit und die Details des Sexuallebens eines Menschen geführt. Viel wichtiger als die Aufarbeitung der Vergangenheit ist das Lernen in der Gegenwart. Schmerz ist ein Warnsignal. Damit uns diese Empfindung erfolgreich durch das Leben manövrieren kann, müssen wir aus ihr lernen. Und manchmal haben wir unbeabsichtigt und unbewusst die falsche Lektion gelernt. Schlüssel für die Korrektur dieses Prozesses sind wie in jedem Klassenzimmer Wörter, Übungen und Belohnungen. Dies alles drängt die Nervenzellen in die gewünschte Richtung. Speziell die Verhaltenstherapie, letztlich eine Form der Neu-Konditionierung, macht sich die Plastizität und Lernfähigkeit des Gehirns gleich doppelt zunutze.

Wir sind nicht nur in der Lage, ein kompliziertes Gedicht von Gotthold Ephraim Lessing im fünffüßigen Jambus zu memorieren, unser Nervensystem passt ständig lernend seine Soft- und Hardware den veränderten Umständen an. Ein neues Verhaltensmuster (alias Software) ergibt sich aus der Wirkung, die ein Verhalten erzielt hat. Die heiße Herdplatte lässt die Hand zurückzucken, das bringt Erleichterung, und wenn der Schmerz nachlässt, fühlen wir uns wohler. Ein klein wenig biochemische Belohnung durch Endorphine festigt die Lektion im Gehirn. Die glühende Herdplatte wird kein zweites Mal angefasst. In anderen Fällen sind die Schlussfolgerungen nicht so eindeutig. Ein Hexenschuss zwingt uns gnadenlos in die Waagerechte, doch nach wenigen Tagen stellt sich die Frage, ob wir trotz Restschmerz wieder aufstehen sollen. Als Bauer im Mittelalter hätte sich diese Frage nicht gestellt, weil das Feld bestellt oder die Kühe gemolken werden mussten. Auf den Beinen bleiben war eine Frage des Überlebens. Nur im Notfall wären Schmerzen ein Grund für Inaktivität gewesen. Heute aber gibt es Lohnfortzahlung im Krankheitsfall, Analgetika im Überfluss und einen willigen Arzt. Bei so viel Wahlmöglichkeiten ist es nicht mehr einfach, eine Lehre aus den Rückenschmerzen zu ziehen. Wir müssen eine schwierige Entscheidung treffen, die einerseits von den individuellen Erwartungen und Ängsten abhängt, andererseits von der sozialen Umwelt. Möglicherweise fürchten wir uns vor einem Rückfall, und die Kollegen und die initiale Reaktion des Körpers bestärken uns in dieser Annahme und raten zur Ruhe. Vielleicht folgen wir diesem Rat, und der Körper reagiert positiv. »Bleib bloß liegen!«, signalisiert das Schmerzsystem und belohnt den Rückzug auf das Sofa mit Schmerzfreiheit. Damit ist das Schmerzverhalten ein Teil des körpereigenen Systems von Belohnung und Strafe geworden. Aufstehen bringt Schmerz, liegen bleiben erleichtert. Es entsteht ein Vermeidungs- und Schonverhalten, das den Körper schwächt und auf lange Sicht chronische Rückenschmerzen beschert. Das zieht seinerseits massive Veränderungen an der Hardware nach sich: Weiße und graue Substanz im Gehirn schwinden, hemmende Nervenverbindungen im Rückenmark sterben ab, neue sensible Nervenfasern sprossen aus, und in der Haut formieren sich unter dem Trommelfeuer der Reize sogar neue Rezeptoren. Um zu begreifen, warum und wie sich diese doppelte Umformung des Nervensystems unter anderem durch eine Verhaltenstherapie rückgängig machen lässt, muss man zunächst verstehen, wie extrem sich Reiz und Empfindung im Schmerz unterscheiden können, besonders wenn Umbauvorgänge am Nervensystem im Spiel sind. Denn einerseits sorgt diese Plastizität für eine wunderbare Anpassungsfähigkeit des Organismus, andererseits führt sie auf aberwitzige Abwege, an denen sich Philosophen, Naturfoscher und Ärzte seit Jahrhunderten abarbeiten.

Der Militärarzt Ambroise Paré, der im 16. Jahrhundert nach dem Getümmel vieler Schlachten schwerverletzte Soldaten versorgte, warnte seine Kollegen vor irreführenden Angaben seiner Patienten. Manche brandige Wunde, die noch lebendig und schmerzend geschildert würde, sei in Wirklichkeit schon totes Fleisch, das entfernt gehöre. Wie sehr die Berichte in die Irre führen könnten, zeigten die Berichte mancher Soldaten, die nach Amputationen noch lange unter Schmerzen in dem Körperteil litten, der ihnen weggeschnitten worden sei.[192] »Wahrlich«, schrieb Paré, »es ist eine wundersame und erstaunliche Sache ...« René Descartes nahm dieses Phänomen noch als philosophischen Fingerzeig für die Anfälligkeit der eigenen Sinne für Täuschungen. Konkret beschäftigte ihn ein bedauernswertes Mädchen, dessen Hand infiziert war. Immer wenn der Chirurg kam, verband man ihm die Augen, damit es die furchteinflößenden Instrumente nicht sehen konnte. Ein Wundbrand entwickelte sich. Nach ein paar Tagen musste der Chirurg den Unterarm am Ellenbogen amputieren, das Mädchen trug wieder eine Augenbinde. Der Stumpf wurde dick verbunden, so dass das Mädchen für ein paar Wochen nicht erkennen konnte, dass ihm ein Körperteil fehlte. Doch sie spürte Schmerzen in den nicht mehr vorhandenen Fingern, ihrem Handgelenk und dem Unterarm.

Der Nerv, der vorher vom Gehirn in die Hand gezogen war, endete jetzt am Ellbogen und würde auf dieselbe Weise erregt, wie vorher die entzündete Hand, erklärte Descartes, und diese Erregung würde in der Seele, die im Gehirn sitzt, als Empfindung aus den Fingern interpretiert.[193] Im Grunde sei es also gleichgültig, wo die Nerven gereizt würden, ob in der Hand, im Rückenmark oder gleich im Gehirn. Die Seele würde den Schmerz immer so wahrnehmen, als sei er in der Hand oder im Fuß – eine ziemlich moderne Sicht.[194] Für den Philosophen war es ein weiterer Beleg dafür, dass uns die Sinne – trotz der Güte Gottes – täuschen können und wir uns einzig auf unseren Verstand verlassen dürften. »So schien es mir denn sogar nicht ganz gewiss, ob ein Glied mich wirklich schmerzt, mag ich auch den Schmerz darin fühlen.«[80]

Für Descartes' materialistische Nachfolger waren solche Vorkommnisse indes nur noch eine Provokation. Sie widersprachen ihrer Auffassung einer einfachen Eins-zu-eins-Beziehung von Reiz und Reaktion. Für den amerikanischen Arzt Silas Weir Mitchell aus Philadelphia waren solche irrlichternden Empfindungen der Effekt von Aktivitäten im Nervenstumpf. Er hatte Mitte des 19. Jahrhunderts nach den Schlachten des amerikanischen Bürgerkriegs die Kriegsversehrten befragt und akribisch die seltsame Empfindung von amputierten Gliedmaßen vermerkt. Sein Wissen kondensierte er in dem erfundenen tragischen Fall des Soldaten George Dedlow, der nach und nach alle vier Gliedmaßen verloren hatte und nun einen Krankenpfleger bat, ihm bitte den juckenden linken Unterschenkel zu kratzen. »Unterschenkel?«, antwortete dieser, »Kumpel, du hast keinen. Er ist abgenommen worden.« Mitchell war es, der 1871 zum ersten Mal in *Lippinscott's*

Magazine den Ausdruck »Phantomgliedmaße« für dieses Symptom einsetzte.

Bedingt durch das eindimensionale Bild vom Schmerz, erklärten Ärzte die Phantomschmerzen zum Leidwesen der Patienten lange Zeit zur Kuriosität. Nach dem Zweiten Weltkrieg litten in Deutschland extrem viele Kriegsversehrte unter Phantomschmerzen und fanden keinen Ansprechpartner. Im Stil der Nazizeit, in der hohe Schmerztoleranz für geforderte Selbstbeherrschung stand, hieß es lediglich, die Deutschen würden zunehmend verweichlichen oder die Patienten kämen nur nicht hinweg über den Verlust der Gliedmaße und seien mithin ein Fall für den Psychiater.[133] Immer wieder mussten sich die Kriegsversehrten vorwerfen lassen, sie täuschten die Schmerzen nur vor. Ihre Qualen blieben, und je weiter der Krieg entfernt war, desto lauter wurden die Klagen. Ende der 1960er Jahre setzte der christlich-demokratische Bundesminister für Arbeit und Sozialordnung Hans Katzer eine medizinische Arbeitsgruppe auf das undurchsichtige Krankheitsbild an.[133] Damals waren die Ärzte noch Halbgötter, die aus akademischer Höhe über ihre Patienten herrschten. So verwundert es auch nicht, dass die Experten – fast alles Professoren – keine Betroffenen zu den Anhörungen einluden. Weder die Lebensumstände der Patienten interessierten die Experten noch deren psychische Verfassung. Die Fachleute konnte sich nicht einigen, befanden aber ebenfalls, dass es sich wohl um eine psychische, wenn nicht gar psychotische Störung handeln müsse. Angeraten seien autogenes Training, Psychopharmaka und zur Not eine Hirnoperation. Doch alle diese Maßnahmen fruchteten wenig oder verschlechterten die Situation. Die Arbeitsgruppe war immerhin zu dem Ratschluss gekommen, dass Ärzte unterschiedlicher Disziplinen bei der Behandlung kooperieren sollten und auch die Angaben der Patienten ernster genommen werden müssten. Die psychiatrische Abteilung des Universitätskrankenhauses in Würzburg sollte die Untersuchungen an Patienten fortführen und tat dies bis ins Jahr 1979.

Früher traf es vor allem schwerverletzte Soldaten, heute ist es die alternde Gesellschaft. Je älter Menschen werden, desto häufiger treten durch Diabetes oder starkes Rauchen Durchblutungsstörungen in den Beinen auf, die manchmal bis zur Amputation führen. Bis zu achtzig Prozent aller Menschen empfinden eine Woche nach einer Amputation diese Art von Qualen, und oft dauern sie an. Immer mehr Menschen leiden in Deutschland unter solchen schmerzhaften Folgen einer Amputation. Für Ronald Melzack waren Phantomschmerzen ein grundsätzlicher Testfall für eine neue Sicht auf den Menschen.»Das Phänomen der Phantomgliedmaßen konfrontiert uns mit den größten Herausforderungen der Psychologie: Bewusstsein; das Selbst; die Qualitäten der Wahrnehmung; die Natur des Wissens und der Realität.« Über diese uralten Probleme sei schon ewig gegrübelt worden, und »sie verfolgen uns weiter«. In den vergangenen Jahren aber tendierte die Wissenschaft dazu, diese Fragen einfach zu ignorieren, ihre Existenz zu verleugnen. »Wir können ihnen nicht länger aus dem Weg gehen, wenn wir eine Antwort auf die Phantomgliedmaßen finden.«[195] Melzack hätte ebenso gut »Schmerzen« schreiben können. Der Psychologe entwickelte die Idee einer Neuromatrix im Gehirn, die in Abwesenheit von Signalen aus der Peripherie ein Muster erzeuge, dass eine brennende Qualität hat. Die Versuche, diesen Schmerz aus dem Gehirn zu schneiden, mussten scheitern, weil nicht ein Areal für den Schmerz zuständig sei, sondern viele. »Die Wiederkehr der Schmerzen tritt wahrscheinlich auf, weil durch die Abtragung die Plastizität des Hirngewebes angeregt wird und andere Areale die Funktion des abgetragenen Areals übernehmen.« Wer diesen aufregenden Ansatz berücksichtige, finde wahrscheinlich auch Lösungen für andere Formen chronischer Schmerzen.

Genau in diese Richtung entwickelte sich das Konzept weiter. Für die modernen Neurowissenschaften ist der Phantomschmerz vor allem ein Beispiel für die fehlgeleitete Plastizität des Nervensystems. Nachdem die amputierten Gliedmaßen keine Signale mehr an die entsprechenden Hirnareale funken, lösen angrenzende Hirngebiete entsprechende Empfindungen aus. Plötzlich kann die Berührung der Lippen Schmerzen in einer Phantomhand auslösen. Mit einem Gegenmanöver lässt sich die Plastizität aber auch austricksen. Mitte der 1990er Jahre entdeckte der aus Indien stammende Neurologe Vilayanur S. Ramachandran ein Behandlungsinstrument. Dem Patienten D. S. war der linke Arm amputiert worden, und der Phantomarm fühlte sich seit zehn Jahren an, als sei er in einem Zementblock eingegossen.[196] D. S. steckte die rechte, gesunde Hand in eine Holzbox, in der auf der linken Wandseite ein Spiegel montiert war. D. S. blickte nur auf die sich bewegende gesunde Hand und auf ihr Spiegelbild. Schon bald hatte er das Gefühl, seine amputierte, »einzementierte« Hand lasse sich frei bewegen. Es war der Beginn der Spiegeltherapie, die das Körperschema durch visuelles Lernen im Kopf wieder zurechtrückt. Der Spiegel kann die unsäglichen Schmerzen für Jahre beseitigen. Aber manche Patienten klagen darüber, dass diese mentale Korrektur enorm anstrengend ist. Für einige ist die Konfrontation mit einem gespiegelten, gesunden Arm kaum auszuhalten. Forscher aus Oxford zweifeln inzwischen das Konzept der übergriffigen Hirnareale an. Sie konnten nicht bestätigen, dass ein Schlag auf die Lippen bei jemandem mit einer Handamputation erweiterte Hirngebiete aktivierte. Nicht die plastische Übernahme angrenzender Hirnareale sei verantwortlich für die Phantomschmerzen, sondern eine Mischung aus dem irritierenden Verlust von Eingangssignalen aus der amputierten Gliedmaße und der subjektiven Erfahrung der Schmerzen.[197]

Nach den Erfahrungen mit Amputierten und den Entdeckungen der Umbauvorgänge im Nervensystem bei chronischen Schmerzen ergibt sich ein neues Bild von diesem Symptom. Chronischer Schmerz ist in diesem Sinne die anhaltende Erinnerung an eine besonders heftige Verletzung und belastende Begleitumstände in Verbindung mit der Unfähigkeit des Nervensystems, diese zu vergessen.[196] Der erste Schritt dieser zentralen Sensitivierung beginnt schon im Rückenmark im Hinterhorn, wo schädliche Reize bereits nach wenigen Minuten als ein Zeichen für Umbauvorgänge das c-fos-Gen aktivieren.[198] Schon ein akuter Schmerz aktiviert im Gehirn den vorderen cingulären Cortex (ACC) und die Insel. Der ACC überwacht emotionale, sensorische, motorische und kognitive Informationen, wertet sie zusammen aus und formt daraus Handlungsimpulse. Normalerweise verblasst diese unangenehme Erfahrung nach einer Weile. Fällt der Reiz intensiver aus, dann ist vor allem das limbische System stark involviert, das sowohl für die emotionale Färbung der Wahrnehmung als auch für das Lernen und das Gedächtnis zuständig ist. Der Fokus verschiebt sich von der Wahrnehmung eines kurzfristig unangenehmen Reizes in Richtung Leiden, und abhängig von individuellen Faktoren verändern sich die Gehirnstrukturen.[196] Chronischer Schmerz ist demnach nicht einfach ein Schmerz, der auch nach der Ausheilung bestehen bleibt. Es ist eine Gedächtnisspur, die nicht verschwindet. Aber zumindest lässt sich die negative Emotion abmildern.

Die Eckpfeiler dieses lernenden Systems sind das unangenehme Gefühl und – zumindest im akuten Schmerz – die Belohnung. Haben wir angemessen auf das Signal reagiert, gibt es einen kleinen Schuss des Nervenbotenstoffs Dopamin, das festigt die Lerneinheit; und eine Portion körpereigene Endorphine, das schafft wohltuende Erleichterung. Im chronischen Schmerz gerät diese sinnvolle Lehrinstanz auf vielen Ebenen aus dem Gleichgewicht. Das Leiden verursacht auf Dauer Depressionen, und die sind ein Risikofaktor für die Entwicklung von chronischen Schmerzen. Das Belohnungssystem des Gehirns ist ausgebremst, der Schlaf schlecht, die Konzentrationsfähigkeit lässt nach, und das Lernen fällt schwer. Immer tiefer rutscht der Mensch in dieses Loch. Wie bei der Starthilfe für ein liegen gebliebenes Auto geht es darum, das normale Lern- und Belohnungssystem wieder in Schwung zu bringen. Gleich an mehreren Stellen bewirkt die multimodale Therapie genau dies. Reichlich Bewegung setzt Belohnungsmechanismen wie die Endorphin-Ausschüttung im Kopf in Gang und gilt als eines der besten Antidepressiva, zusätzlich erlebt der Patient, dass ihn nicht irgendein Gefühl unter Kontrolle hat und seine Gedanken besetzt, sondern dass er in der Lage ist, etwas zu leisten. Dieser Moment der Selbstwirksamkeit baut den Menschen weiter auf, setzt ihn gleichsam wieder in die Fahrerkabine des eigenen Körpers. Entspannungsübungen besänftigen das außer Rand und Band geratene Stresssystem des Körpers. Und dann gilt es noch, beispielsweise mit Verhaltenstherapie, die schwarz malenden Gedanken und die destruktive Selbstbeobachtung einzufangen.

Die Verhaltenstherapie ist die am weitesten verbreitete Psychotherapieform gegen chronische Kopfschmerzen, Rückenschmerzen, Arthritis und Fibromyalgie und seltener bei Krebsschmerzen. Patienten erlernen günstige Verhaltensweisen und Einstellungen gegenüber den Schmerzen. Wer in eine klassische Verhaltenstherapie geht, muss nicht ausführlich seine frühe Kindheit oder die Familienverhältnisse darlegen. Im Vordergrund steht die gemeinsame Arbeit an fehlerhaften Annahmen und Haltungen, die den Status quo aufrechterhalten. Die Grundannahme ist, dass wir bestimmte schmerzbedingte ungünstige Verhaltensmuster erlernen, aber auch wieder verlernen können. Möglicherweise ist die Furcht vor dem Rückfall aufgrund schlechter Erfahrungen so groß, dass sich ein Vermeidungsverhalten verfestigt und die Muskelverspannungen zunehmen. Schon die kleinste Bewegung löst eine Schmerzattacke aus und bestätigt die schlimmsten Erwartungen. Doch warum fürchten wir uns vor dem Schmerz? Bewerten wir die Situation richtig? Sind wir vielleicht ganz allgemein ängstliche Naturen? Und selbst wenn es mal wieder zwickt, wäre das wirklich eine Katastrophe? Passen Emotionen, Gedanken und äußere Umstände nicht mehr zueinander, kann die Selbstbefragung die Perspektive wieder zurechtrücken. Durch eine realistischere Einschätzung der Lage lässt der Patient von der Schonhaltung und den Schmerzmitteln ab, übernimmt mehr Eigenverantwortung und wird aktiver. Dass die Verhaltenstherapie keine simple Beschwichtigungstech-

nik ist, sondern die »Hardware« verändert, konnten kernspintomographische Untersuchungen zeigen. Im chronischen Schmerz
schwindet nach einer Weile die graue Substanz im Gehirn, in der
massenhaft Nervenzellkörper liegen. Elf Wochen Verhaltenstherapie hatten im Frontallappen des Großhirns, zuständig für die
Zusammenführung von Gedächtnis und emotionaler Bewertung
dieser Inhalte, und im somatosensorischen Cortex die graue Sub-
stanz deutlich wachsen lassen.[199] Der Patient lernt, den Schmerz neu zu bewerten und ein wenig
davon zu tolerieren. Sollte jemand aufgrund von Schmerzen in der
Brust meinen, er habe einen Herzinfarkt, ist natürlich der Anruf
beim Notarzt angeraten. Im Fall von Rücken- oder Knieschmerzen
lautet die erste Devise aber: Bewegung, Bewegung, Bewegung. Im
Großen und Ganzen führt körperliche Aktivität nicht zu mehr
Schmerzen, sondern mindert die Beschwerden, das gilt auch für
ältere Menschen. Schon bei gesunden Menschen senken isometri-
sche und dynamische Übungen wie beim Krafttraining die
Schmerzempfindlichkeit. Bei chronischen Schmerzen hängt der
Effekt sehr von der Art der Schmerzen ab.[200] Regelmäßige aerobe
Übungen konnten die Überempfindlichkeit von Schmerzen bei
Neuropathien senken,[201] und erklärt wurde das mit der Ausschüttung von Endorphinen und dem Hitzeschockprotein HSP72 – zumindest bei Ratten verhielt es sich so.[202] Rückenschmerzpatienten
sollten an die frische Luft und dort wandern, Ski fahren, nach der
Pilates-Methode trainieren oder ihr Stresssystem an einem
Sandsack ins Lot bringen. Wer dem gutgemeinten Rat folgt und
mit Rückenschmerzen im Bett liegen bleibt, hat ein höheres Risiko, bald unter mehr Schmerz zu leiden, als derjenige, der aktiv
bleibt.[203] Zuzana de Jong von der Universität Leiden konnte zeigen,
dass selbst für viele Menschen mit Rheuma das Stemmen großer
Gewichte hilfreich ist. Dreihundertneun zufällig verschiedenen
Gruppen zugeordnete Teilnehmer mit rheumatoider Arthritis ab-
solvierten zwei Mal die Woche fünfundsiebzig Minuten lang
Kraft- und Ausdauertraining, und das über zwei Jahre hinweg. Die

Schäden an den Gelenken hatten in diesem Zeitraum unwesentlich zugenommen, dafür waren die Patienten erheblich fitter als die Kollegen, die sich geschont hatten. Und das Verblüffendste: Über achtzig Prozent der Patienten wollten nach Abschluss der Studie unbedingt weitermachen[204]. Viele weitere Untersuchungen haben inzwischen bestätigt, dass Sport selbst bei Arthritis Schmerzen reduziert, die Fitness steigert und die Knochen festigt. Manche Studien behaupten, Sport könne die Schmerzintensität um bis zu sechzig Prozent reduzieren.[204] Selbst René Descartes, der doch angeblich die Grundlage für die zu simple Auffassung vom Schmerz gelegt hatte, war dem Medizinsystem seiner Zeit verhaftet und empfahl: wenig belastendes Essen, auch wenn das bedeutete, dass das Essen zusammengemanscht wurde, damit der Magen es leichter hatte, und dazu moderate körperliche Betätigung. »Gegenüber körperlichen Übungen war er nicht abgeneigt«, notiert sein Biograph Adrien Baillet, »und bestieg lieber ein Pferd als eine bequeme Gondel auf den Amsterdamer Kanälen.«

Es geht darum, ungünstige Verhaltensweisen schon im Ansatz zu vermeiden. Das heißt, nach dem Ischiasanfall nicht so lange herumlaufen, bis der Schmerz wiederkommt, sondern sich nach einer festen Zeitspanne schmerzfrei ausruhen. Auf diese Weise ist das Reiz-Reaktions-Schema durchbrochen, und das körpereigene Belohnungssystem »lernt« nicht die falsche Lektion. Nach dem gleichen Prinzip sollten Medikamente nicht erst dann eingenommen werden, wenn es gar nicht mehr anders geht. Die Einnahme stur nach Zeitplan vermeidet eine verführerische, aber fatale Botschaft an Körper und Gehirn: Wenn es schmerzt, dann gibt es das wunderbar entspannende Schmerzmittel. Der Effekt der Verhaltenstherapie mag moderat sein. Sie hat indes nicht die gravierenden Nebenwirkungen vieler Medikamente und kann auch bei Patienten eingesetzt werden, die wegen anderer Erkrankungen viele Medikamente schlucken müssen und deshalb nur sehr eingeschränkt Schmerzmittel bekommen können. Je nach Schmerzform wirkt die Verhaltenstherapie unterschiedlich gut. Bei chronischen Rückenschmerzen ist sie etwas besser als übliche Therapieformen. Nachhaltig hebt sie vor allem die Stimmung.[205] Doch nicht jeder Mensch entwickelt nach einer einfachen Verletzung ein ungesundes Verhaltensmuster. Manche Körper und manche Köpfe reagieren offenbar empfindlicher als andere und geraten deshalb auf die schiefe Bahn.

Im Halbdunkel der Mainzer Schmerzambulanz klärt der Psychotherapeut Paul Nilges über die individuelle Anfälligkeit für chronische Schmerzen auf. Unser Schmerzsystem ist gleichsam als übergeordnetes System mit vielen anderen Verteidigungsmechanismen im Körper und im Gehirn verschaltet. Mit dem Immunsystem steht es ebenso in Kontakt wie mit dem Hormonsystem oder der allgemeinen Kontrolle für bedrohliche Umstände aller Art. Kontinuierlich scannen diese Systeme den Körper und die Umgebung und stellen nach Bedrohungslage den Schmerzregler auf mehr oder weniger empfindlich. Es gilt einen Zustand zu finden, in dem der Körper einerseits rasch genug auf unangenehme Überraschungen reagieren kann und andererseits nicht unnütz Energie durch Anspannung verschwendet. Für diese Homöostase sorgt normalerweise der Hypothalamus im Zwischenhirn, der über einen Stiel mit der Hirnanhangdrüse (englisch *pituitary*) verbunden ist. Die Hirnanhangdrüse kann ihrerseits im Notfall in der Nebennierenrinde (englisch *adrenal*) Stresshormone wie Adrenalin anfordern. Dieses grundlegende Warn- und Stresssystem heißt kurz HPA-Achse. Es reguliert unter anderem, wie schnell das Herz schlägt, wie oft wir atmen, wie hoch die Körpertemperatur ist und welcher Druck in den Adern herrscht. Besteht Lebensgefahr, mobilisiert die HPA-Achse die notwendigen Kräfte und Empfindungen oder aktiviert oder dämpft das Schmerzempfinden. Ist beispielsweise eine Flucht nicht möglich, fährt die HPA-Achse über das Höhlengrau die Schmerzempfindlichkeit herunter. Niemand darf schließlich mitten im Kampfgetümmel von einem verwundeten Zeh abgelenkt werden. So spürt der eingeklemmte Autofahrer kurz nach dem Aufprall meist nichts. Ist indes ein Ausweg möglich, steigt die Schmerzempfindlichkeit, und wir können unsere Verletzungen frühzeitig erkennen und behandeln. Nach einer Weile beruhigt sich die HPA-Achse, und das Schmerzempfinden normalisiert sich.

Doch wenn der Stress nicht weichen will, bleibt die Alarmbereitschaft. Das Wort »Stress« leitet sich aus dem lateinischen *stringere* für »verengen« ab. Jemand gerät körperlich oder psychisch unter Druck und muss reagieren. Auslöser können Hitze oder Kälte sein, Drogen, aber auch Zeitdruck, Gruppendruck oder Isolation. Hierbei kommt es nicht nur auf den realen Druck an, sondern vor allem darauf, wie dieser Druck wahrgenommen wird, ob er eher als Herausforderung oder als Überforderung bei einem Menschen ankommt. So wie es euphorisierenden Stress gibt und solchen, der einem das Leben sauer macht, ist es auch beim Schmerz. Eine scharfe Suppe ist etwas ganz anderes als die unberechenbaren Qualen, verursacht durch einen Tumor. Schmerz kann der ultimative Stressfaktor sein, und umgekehrt kann Stress den Schmerz am Lodern halten. Manche Menschen können aufgrund von bestimmten Erfahrungen wie frühkindlichen Traumata oder besonders heftigen Verletzungen oder genetisch bedingt ihren Stress nicht so leicht verarbeiten. Auch Ängste, Depressionen, Schwarzmalerei, das Gefühl von Fremdbestimmung, Ohnmachtsgefühle oder Kontrollverlust können die HPA-Achse sensibilisieren. Das hat gravierende Folgen. Die permanente Anspannung bei Patienten mit chronischen Rückenschmerzen geht einher mit einem erhöhten Cortisol-Spiegel im Blut und einer Verminderung der grauen Hirnsubstanz. Menschen mit einem derart sensibilisierten Nervensystem empfinden an allen möglichen Stellen im Körper Schmerzen, und diese Schmerzen werden emotional stark negativ bewertet. Nicht neurotische Konflikte oder die Aussicht auf Vergünstigungen durch Krankheit sind die Ursache für ihre unerklärlichen Schmerzen, diese sind vielmehr Ausdruck einer ganz allgemeinen Überlastung und Irritation der Warnsysteme. Bei der körperlichen Untersuchung spüren die Patienten entweder gar nichts, oder jeder Griff tut ihnen sofort weh. Mit solch einem vorgespannten Warnsystem ist die Gefahr groß, dass aus akutem Schmerz irgendwann chronische Schmerzen entstehen. Dauerhafte Kopfschmerzen, Migräne oder Fibromyalgie sind demnach aus dem Ruder gelaufene Reaktionen unseres plastischen, lernenden Schmerzsystems auf eine echte oder angenommene Bedrohungssituation.[206] Entweder man stellt das Stressmoment ab, weicht ihm aus oder aber findet einen Weg, eine andere, weniger stressauslösende Haltung zu den schwierigen Umständen. Manches, was bedrohlich wirkt, ist bei näherer Betrachtung doch nicht so problematisch.

Jutta Weiß hatte kurz daran gedacht, dass ihr Leben vor dem Schmerzereignis aus dem Ruder gelaufen war, hatte aber diesen Gedanken beiseitegeschoben. Ein Jahr vor dem Wanderzwischenfall hatte sich das Paar eine Eigentumswohnung gekauft. Erst im Nachhinein stellte sich heraus, dass die Holzdecken und Fußböden herausgerissen und erneuert werden mussten. Der Lebensgefährte von Jutta Weiß verletzte sich dabei am Knie, und sie musste wochenlang schwere Gegenstände anreichen oder seinen Part ganz übernehmen. Zunächst fühlte sich die junge Frau belastbar und ging zusätzlich zu den Renovierungsarbeiten noch drei Mal in der Woche joggen, dann erfuhr sie vom Tod eines nahen Verwandten, und plötzlich ging nichts mehr. Sie hatte die Signale ihres Körpers nicht richtig interpretieren können.

Nach Mainz kommen Menschen mit ausgeprägten und langandauernden Beschwerden. Nur selten ist jemand darunter, der wie Jutta Weiß schon sehr früh erkennt, dass ein Schmerz eine differenzierte Antwort braucht. Was aber fangen Menschen mit den neueren Erkenntnissen der Schmerzmedizin an, die nur gelegentlich ein Zwicken im Gelenk verspüren? Nehmen wir einen fünfzigjährigen Historiker, nennen wir ihn Hans Hansen. Er hat häufig unerklärliche Beschwerden. Mal sind es Schwindelgefühle, dann schmerzen ihm die Augen, und es sucht ihn eine Grippe heim. Wenn er joggt, hat er regelmäßig Knieschmerzen. Alle diese

Erscheinungen beobachtet er sehr genau und erklärt sie mit seiner allgemeinen Anfälligkeit für Stress. Der Historiker meint, er müsse sich schonen, dürfe auf gar keinen Fall laufen oder sich in irgendeiner Weise überlasten. Menschen haben die Tendenz, Muster in vielen Ereignissen erkennen zu wollen, und manche sehen je nach Lebensumständen und Veranlagung nur die dunkler gefärbten Muster. »Maligne Causalitis« nennen Psychologen diese Suche nach negativen Gründen etwas spöttisch. Ohne gute Erklärung beschleicht uns das Gefühl, die Kontrolle über die Situation zu verlieren. Doch die Natur spielt Lotto, nicht selten ist eine Häufung von Krankheiten nur Zufall. Und selbst schwer am Knie verletzte Fußballspieler sind trotz lädierter Bänder in der Lage, nach einigen Monaten wieder zu spielen. Der Stürmer Ádám Szalai vom FSV Mainz 05 erlitt im Januar 2011 nach Kollision mit dem Kaiserslauterer Torwart Tobias Sippel einen Kreuz- und Außenbandriss im rechten Knie. Doch trotz dieses Totalschadens und angeschlagenen Gelenks spielt Szalai heute bei TSG 1899 Hoffenheim wieder erfolgreich. Der Historiker geht zum Orthopäden, der ihm zu einer Gelenksspiegelung (Arthroskopie) rät und eine Operation in Aussicht stellt. Nun passen ebenso wie bei Rückenbeschwerden auch bei Knieschmerzen Befund und Symptome oft nicht gut zusammen. Deswegen ist die schnelle ärztliche Empfehlung für aufwendige Untersuchungen wie Kernspintomographie, Kniegelenksspiegelung oder eine Metastasensuche meistens fehl am Platz. »Der Nutzen der therapeutischen Arthroskopie zur Behandlung einer Kniegelenksarthrose ist nicht belegt«, lautet das vorläufige Fazit einer umfassenden Studienauswertung des Instituts für Qualität und Wirtschaftlichkeit im Gesundheitswesen zur Kniespiegelung. Soll Historiker Hansen jetzt einfach alle Bedenken ignorieren und trotz seiner Schmerzen joggen? »Ich würde es probieren und erst einmal beobachten, ob das Knie dick und heiß wird«, sagt Paul Nilges. Der Mainzer Psychotherapeut hat nicht nur fast dreißig Jahre lang Schmerzpatienten betreut, er ist Marathonläufer und kämpft oft selbst mit Kniemalaisen. Wenn das Gelenk ruhig bleibt, empfiehlt Nilges, wäre ein sehr langsam aufbauender Trainingsplan mit vielen Pausen angemessen. Sollte es dann immer noch anschwellen, könne man immer noch zu einem guten Physiotherapeuten gehen, der sich mit Leistungssport auskennt. Kontraproduktiv sei hingegen, alle Malaisen mit einer Ursache in Verbindung zu bringen und in selbstverordnete Passivität zu verfallen. Ein angstbesetztes Vermeidungsverhalten löst Lernprozesse aus, die möglicherweise erst recht im chronischen Schmerz münden – schon weil eine gesunde Bewegungskoordination verlorengeht.

Von diesen komplexen Vorgängen im chronischen Schmerz wussten die meisten Laien in der Informationsveranstaltung der Mainzer Schmerzambulanz nichts. Bei ihren Ärzten hieß es eher, dass die Beschwerden wohl psychisch bedingt seien. »Der hat es net im Rügge, der hat's an der Erbs«, umschreibt Paul Nilges das verbreitete Vorurteil in weichem Rheinhessisch. In Wirklichkeit seien die Patienten nicht verrückt, sondern übernormal. Trotz Einschränkungen und negativer Gefühle setzten sie alles daran, normal zu funktionieren. Und dieser selbstgesetzte Druck verschärfe den Stress noch, und die Schmerzen nähmen zu. In Wirklichkeit seien die Simulanten und eingebildeten Kranken in Mainz selten. »Wir lassen uns lieber von einem von tausend reinlegen«, erklärt der Psychotherapeut der Gruppe, »als neunhundertneunundneunzig zu misstrauen.« Nach dem Vortrag verrät manche interessierte Frage aus dem Publikum, dass der Psychotherapeut ein völlig neues Konzept über die hartnäckigen Beschwerden in die Köpfe gepflanzt hat. Sie begreifen, wie eng Psyche und Körper im Schmerz miteinander verbunden sind. Und das Faszinierende ist, dass schon diese erhellende Erkenntnis das Schmerzempfinden selbst verändert. Nilges dämpft allzu hohe Erwartungen. Man würde nicht die eine Therapie oder die eine Ursache finden, und wahrscheinlich wären die Patienten nach vierzehn Tagen nicht schmerzfrei. »Was wir nicht finden werden, ist ein Knopf, mit dem sich der Schmerz ausschalten lässt«, sagt er, »sondern eher einen Dimmer.« In einer Art Schule des Schmerzes sollen die Patienten an der Mainzer Schmerzklinik die stressauslösenden Momente erkennen und in hundert Stunden günstige körperliche und geistige Reaktionen auf den Schmerz üben.

Schon nach dieser ersten Informationsstunde wusste Jutta Weiß, dass ihr Problem weniger mit den Veränderungen an ihrer Wirbelsäule zu tun hatte als mit ihren schwierigen aktuellen Lebensumständen. Sie hatte sich überfordert und die Zeichen dieser Forderung nicht erkennen können. Ihr Stresssystem verharrte im Daueralarm, und jeder weitere Reiz ließ das zunehmend empfindliche Schmerzsystem Alarm schlagen. In der Schmerzklinik würde es nicht um eine intensivierte Suche nach körperlichen Ursachen für die Schmerzen gehen. Weiß musste lernen, welche Dinge sie besonders unter Druck setzen, wie sie ihre Kräfte richtig einteilt, angemessen entspannen konnte und vor allem welche wichtigen Entscheidungen in ihrem Leben anstehen.

Bernd Nagel, der fast von Anfang an in der Klinik dabei war, führt durch die zahlreichen Räume in der Tagesklinik. Dort arbeiten drei Gruppen mit jeweils acht Teilnehmern an einer neuen Lebensbalance. Über drei Wochen ist das Haus von neun bis sechzehn Uhr das Trainingscamp der Kandidaten. Die drei Ärzte, drei Psychotherapeuten und drei Physiotherapeuten des Tagesklinikteams sind nur eine Art Entwicklungshelfer. Das Ziel sei nicht unbedingt Schmerzfreiheit, erklärt Nagel, sondern ein Zustand, in dem sie wieder so leben können, wie sie es sich vorstellten. Wer zur multimodalen Therapie antritt, ist aktiv gefordert. Viele Menschen mit chronischen Schmerzen vermeiden jede möglicherweise gefährliche Bewegung. Sie haben verlernt, dass sie etwas leisten können. Mit den Langhanteln auf einem Stufengerüst und den hölzernen Stellwänden, an denen matte Metallketten und Ösen hängen, mutet die erste Station eher wie ein Sado-Maso-Keller an denn wie ein Therapieraum. Zum Aufwärmen fädeln die Patienten in Schulterhöhe ein rotes Seil durch Dutzende Metallösen. Mit der richtigen Dosierung ihrer Kräfte sind sie dazu in der Lage.

Danach stopfen sie in die Stellwand daneben reihenweise Metall-
bolzen, das heißt, jedes Mal mit gestreckten Beinen den Oberkörper in der Hüfte nach vorne beugen, in den Eimer greifen, sich
aufrichten und einen Bolzen in eines der Löcher drücken. Manche
Teilnehmer verkrampfen die Schultern, hören sofort auf, tasten
sich dann vorsichtig wieder an die Übung heran. Und wieder
mahnen die Therapeuten zur passenden Dosis und Dosierung. Zu
Hause hatte die leistungsorientierte, sportliche Jutta Weiß an Tagen mit etwas weniger Schmerzen sofort den hauseigenen Cross-
trainer ausgereizt. In der ersten Woche in der Klinik dauerte eine
Sporteinheit gerade einmal sieben Minuten. Für solch eine Lappa-
lie hätte sie früher noch nicht einmal Sportkleidung angezogen.
»Mir ist klar«, sagt sie, »dass ich im Moment noch nicht joggen
gehen sollte, sondern am besten nur Nordic Walking mache.«
Doch allein zu begreifen, dass man dreißig Minuten unbeschwert
gehen könne und sich hinterher nicht schlecht fühle, sei ein Rie-
sengewinn. »Da geht schon nichts kaputt«, beruhigt der Physiotherapeut mitunter. »Man bekommt hier viele Dinge gezeigt«, sagt
Weiß, »die man tun kann, wenn es einem schon relativ schlechtgeht.« Neben der richtigen Dosierung ist dies das zweite Credo
der Therapeuten: Das verlorengegangene Gefühl, etwas bewegen
zu können, das Erlebnis der sogenannten Selbstwirksamkeit be-
flügelt den Geist, setzt Endorphine frei und hält den Schmerz im
Zaum.

Auf der anderen Seite des Raums steht in einem Regal eine halb
volle Kiste mit Mineralwasserflaschen, die aus dem Regal auf den
Boden und wieder in das Regal zurückgehoben werden muss.
Eine alltagsnahe Übung, die fast alle Patienten meistern. »Und
dann machen wir es unter Zeitdruck auf Ausdauer«, sagt Nagel.
Functional Restoration, Wiederherstellung der Funktion, heißt
dieses Konzept, das der Gründer der Mainzer Schmerzklinik einst
aus Dallas nach Deutschland importiert hat. Wichtig ist, dass die
Patienten lernen, wie sie sich nach solchen Stressmomenten wieder aktiv entspannen können. Das Biofeedback macht sonst die

unbewusste Anspannung der Muskeln elektronisch sicht- oder hörbar. Schmerz lässt unbewusst die Muskeln verkrampfen, was seinerseits Schmerzen auslöst. Aktive Dehn- oder Lockerungsübungen, Entspannungsübungen sind viel geeigneter im Kampf gegen den Schmerz als passive Schonung auf dem Sofa. Manche Form der Meditation sowie sogenannte Achtsamkeitsübungen beruhigen das Gehirn und beugen vor. Gesunde Menschen, die sehr lange Zeit japanische Zen-Meditation praktizierten, hatten mehr graue Substanz im Gehirn und waren weniger empfindlich gegenüber mittelstarken Hitzereizen.[207] Jetzt rettet sich Jutta Weiß nach der Belastung in der Tagesklinik nicht mehr einfach aufs Bett. Sie macht anschließend Dehnübungen für den Rücken und für die Beinmuskulatur und findet wieder ein Gefühl für sich und den eigenen Körper. In der »Rückenstraße« im Erdgeschoss der Tagesklinik gewinnen die Patienten nicht nur Kraft, sondern fest eingespannt in Fitnessgeräten ein Gefühl für ihre Muskeln. Ob auf dem Stepper oder auf den Wackelbrettern, mit denen die Tiefensensibilität gesteigert wird, dürfen, ja sollen die Patienten bis an ihre Schmerzschwelle herangehen. Dann reduzieren sie die Dosis und praktizieren wieder die belohnenden Dehnungs- und Lockerungsübungen. So bewegen Aufklärung, körperliche Übungen, bewusste Muskelarbeit und systematische Ruhe das Nervensystem schrittweise in eine neue, gesündere Richtung – Medikamente sind in diesem Kontext nicht verboten, aber auch nicht zentral. Je nach Schmerzform bieten sich unterschiedliche Schwerpunkte der Behandlung an. Die Kombination von Verhaltenstherapie mit Biofeedback ist besonders wirksam gegen chronische Migräne oder Spannungskopfschmerzen.[205] Eine wichtige Eigenschaft kommt in diesen eher geistigen Ansätzen zum Tragen: Worte, positive Erwartungen, angenehme Erfahrungen treffen auf das höchst plastische Nervengewebe. Werden die richtigen Register gezogen, knüpfen sich andere Nervenverbindungen, sprießen neue Synapsen, und die Hirnchemie passt sich an. Nicht nur der Verstand lernt, sondern das ganze System.

Jutta Weiß hat zwei Wochen Training hinter sich. Jetzt sitzt die Beamtin völlig entspannt seit einer Stunde auf einem Stuhl, das war vorher undenkbar. »Mir geht es gut«, sagt sie und lächelt, »ich habe so gut wie keine Beschwerden mehr.« Als Bernd Nagel beim Erstgespräch von der Renovierung, dem Todesfall und dem zusätzlichen Sport- und Reitprogramm hörte, sagte er: »Sie haben Ihrem Rücken als Schwachstelle im vergangenen Jahr einfach zu viel zugemutet.« Inzwischen hat Weiß begriffen, dass sie sich permanent überlastet hat, und im Laufe der Behandlung wurde ihr noch eines klar. Die besonderen familiären Herausforderungen waren nicht das Einzige, was Jutta Weiß belastete. Viele Therapien konzentrieren sich entweder auf technische Lösungen, oder die Ärzte schieben die Verantwortung auf die Patienten ab. Nicht selten aber haben äußere Umstände einen maßgeblichen Anteil an der Misere. In den vergangenen Jahren war es bei Jutta Weiß in der Arbeit immer schwieriger geworden. Seit Jahren wurde im Hintergrund an der Zerschlagung ihrer Abteilung gearbeitet. Das einst hervorragende Arbeitsklima hatte sich rapide verschlechtert, reihenweise waren Mitarbeiter gegangen, andere waren krank geworden, hatten Depressionen bekommen. Weiß aber hatte lange Zeit noch gedacht: »Du hast ein breites Kreuz und hältst das aus.« Die Perspektive, in die Klinik gehen zu können und nicht an den inzwischen verhassten Schreibtisch zu müssen, erschien ihr wie ein Urlaub. Viele Menschen halten in solchen Situationen einfach durch. Die Beamtin weiß, dass sie in der nächsten Zeit eine berufliche Entscheidung treffen muss.

»Selbst nach über zwanzig Jahren ist es immer wieder spannend, das Puzzle zusammenzusetzen und sich zu fragen, was wie zusammenhängen könnte«, sagt Bernd Nagel. »Warum kommt es gerade jetzt zum Schmerz? Was umfasst dieses Phänomen alles?« Für den leitenden Arzt der Tagesklinik hat das Fach nichts an Faszination eingebüßt. Anfangs hatte er Psychologie studiert und war dann doch in die Medizin gerutscht. Als Anästhesist hatte er im Operationssaal hauptsächlich mit narkotisierten, also stummen

Patienten zu tun. Das befriedigte den ausgebildeten Psychologen nicht. So war er in die Schmerztherapie gerutscht und hatte sich von dem charismatischen Leiter der neuen Schmerzklinik in Mainz faszinieren lassen. Seine jahrzehntelange Erfahrung hat Nagel Gelassenheit gelehrt. Natürlich sollten körperliche Beschwerden auch mit technischen Hilfsmitteln abgeklärt werden, aber Nagel muss nicht mehr wegen jeder Malaise den ganzen medizinischen Apparat in Bewegung setzen. Die Erfolge der Klinik sprechen für sich. Objektiv wirkt sich die Behandlung in der Tagesklinik auf das Leben der Patienten positiv aus. In einem Zeitraum von fünf Jahren behandelten die Mainzer in ihrer Tagesklinik über tausendzweihundert Patienten mit Kopf-, Rücken- und Schulter-Nacken-Schmerzen. Bei über siebenhundert Teilnehmern des Programms verbesserte sich das »psychische Befinden«, »die Zufriedenheit« und verringerte sich der Grad der »schmerzbedingten Beeinträchtigungen« bis zu einem Jahr nach der Behandlung. Bei den Teilnehmern mit Rückenschmerzen hatte sich die Schmerzstärke halbiert, sie konnten im Stand ihre Finger doppelt so nah an den Boden bringen wie zuvor und reduzierten die Fehltage an der Arbeitsstelle auf ein Drittel. Selbst zwölf Monate nach der Teilnahme waren die Patienten weniger depressiv und in ihrem täglichen Leben eingeschränkt. Die Patienten klagten seltener über Schmerz und gingen nur noch halb so oft zu ihrem Hausarzt. Das alles klingt nach einem umfassenden Erfolg. Fehlen Nagel für die erfolgreiche Behandlung seiner Patienten Durchbrüche in der Neurowissenschaft oder in der Pharmaforschung? »Es ist wichtig, dass an so etwas gearbeitet wird«, sagt der Arzt, »aber es ist nicht das, was mir helfen würde oder für mich in meiner Arbeit wichtig ist.«

In der Tagesklinik funktioniert die interdisziplinäre Arbeit gut. Es fällt indes auf, dass hier vor allem Patienten mit Schmerzen behandelt werden, bei denen sich wenig körperliche Befunde entdecken lassen. Etwas weiter oben am Hang im Bettenhaus liegen in achtzig Betten Patienten mit angegriffenen Knien, Hüften und marodierenden Nerven stationär. Es wirkt, als sei in der Geist-Körper-Klinik eine leichte dualistische Trennung von Geist und Körper erhalten geblieben. Auch wenn der Schmerz immer erst im Gehirn entsteht, sind die Übergänge zwischen sehr körperlichen und zentralnervösen Anteilen fließend. Bei einem Schnitt in den Finger existiert meistens eine klare Zuordnung von Reiz und Effekt. Wenn aber das Knie oder der Kopf hin und wieder weh tut oder Veränderungen an der Wirbelsäule nicht recht zur Stärke der Schmerzen passen, beginnt die Grauzone der Behandlung. In den meisten Fällen von akutem Schmerz ist nach wie vor eine einfache Behandlung mit Schmerzmitteln oder einer betäubenden Injektion richtig und ausreichend. Gegen drei Tage Ibuprofen ist nichts einzuwenden, genauso wenig wie gegen das schlichte Aushalten des Schmerzes über eine gewisse Zeit (auch wenn dies von manchen Experten bestritten wird), schließlich kann unter ungünstigen Bedingungen das Aushalten und der passive Rückzug auf das Sofa der Einstieg in den chronischen Schmerz sein. Selbst wenn sich die Ursache eines Schmerzes nicht aufspüren lässt, bedeutet dies nicht automatisch, dass psychologische Hilfe die einzige Lösung ist. Vielleicht wirkt selbst dann ein Medikament besser, allerdings müssen immer die möglichen Nebenwirkungen einkalkuliert werden. Umgekehrt kann ein Rückenschmerz, verursacht durch einen verengten Wirbelkanal, sehr gut auf Psycho- oder Physiotherapie reagieren. In dieser komplizierten Gemengelage ist nachvollziehbar, dass die Entscheidung, wie interdisziplinär, wie psychologisch oder körperlich die Behandlung ausfallen sollte, nicht immer einfach ist. Der eingeschlagene Weg hängt von den Präferenzen der Patienten ab, von den Gesundheitsstrukturen und von der Sozialisation der behandelnden Ärzte. Und noch herrscht in diesem Dreigestirn ein materialistisch-reduktionistisches Menschenbild vor.

Um Punkt acht formiert sich im vierten Stock des Bettenhauses hinter Hans-Raimund Casser die klassische »weiße Wolke« zur Visite: Der Chef im langen weißen Kittel, der Oberarzt und die

Assistenzärzte ebenso im weißen Dress wie die Stationsschwester. Nur die Physiotherapeuten tragen schwarze Sweatshirts mit dem Aufdruck »Sport & Physiotherapie« und erinnern dadurch an Trainer aus dem Fitnessstudio. In schwarzem Pullover und schwarzer Hose folgt fast mahnend der Psychologe Paul Nilges dem weißen Schwarm, der in das Zimmer der fünfzigjährigen ehemaligen Grundschullehrerin Klara Berggrün einschwebt. Ihre Schmerzkarriere hatte mit einem orthopädischen Standardeingriff begonnen. Mit sechzehn hatte sie sich ihre schiefen Zehen operativ korrigieren lassen. Jahrzehntelang war danach alles ruhig geblieben. Doch ihre Körperstatik hatte sich insgesamt verschoben, zog nach und nach Knie, Hüfte und Schulter in Mitleidenschaft. Jahrzehnte später quälte Berggrün eine vorgewölbte Bandscheibe, doch sie fuhr trotzdem auf Klassenfahrt in ein hügeliges Gebiet – in Vertretung. »Leider«, wie sie an diesem Tag im Bettenhaus des Schmerzzentrums knapp feststellt. Kurze Zeit darauf entfernten Neurochirurgen hervorgetretene Bandscheibenanteile aus dem Rückenmarkskanal. Die Ärzte hatten Klara Berggrün in Aussicht gestellt, dass nach der Operation alles in Ordnung sein würde. Doch die Lehrerin war weiterhin krankgeschrieben, hatte Schmerzen und konnte sich nicht recht bewegen. Es folgte die zweite Bandscheibenoperation. Der Erfolg war ebenfalls nur mäßig. Ein Jahr lang war sie schon arbeitsunfähig, schluckte alle Schmerzmittel, die der Markt hergab: Voltaren, Aspirin, Ibuprofen – nur keine Opioide. Der einzige Effekt: Magenbeschwerden. Berggrün war offenbar ein hoffnungsloser Fall.

In einer Rheumaklinik hatte sie ein Gespräch mit einem Psychologen. In Analogie zu dem Satz »Etwas schlägt einem auf den Magen« erklärte dieser, ihre Schwachstelle sei eben ihr Rücken, und ihre schwierige berufliche Situation mache sich dort bemerkbar. Die Gespräche waren nur kurz gewesen, und Klara Berggrün konnte mit den Erklärungen nichts anfangen. Von den Ärzten hörte sie jetzt nur noch: »Die Schmerzen dürften eigentlich gar nicht sein.« Die Unterstellung, sie sei eine Simulantin, schwebte ständig im Raum. Mit vierzig Jahren ging sie in den Vorruhestand. Eigentlich hätte es nur ein vorübergehendes Aussetzen sein sollen – aber durch einen Formfehler war der Beschluss endgültig. Die sonst sehr pflichtbewusste und kämpferische Klara Berggrün legte mehr Pausen ein und hielt sich mit Physiotherapie über Wasser. »Ich fühlte mich nutzlos, und wenn man dann noch überall gesagt kriegt: ›Du hast ja nichts‹, dann bringt einen das an den Rand der Kräfte.« Berggrün weinte oft ohne ersichtlichen Grund, hatte die Nase voll von Kliniken und begann eine ambulante Verhaltenstherapie. Sie fand heraus, dass es in ihrer Kindheit eine schwierige Phase gegeben hatte, daher rührte ihre extreme Empfindlichkeit gegen unerwartete Geräusche. »Die Therapie hat mir geholfen, aus dem Loch wieder rauszukommen«, sagt sie. Arbeiten durfte sie wegen des Formfehlers weiterhin nicht. Sie engagierte sich ehrenamtlich. Die Schmerzen im Rücken kamen wieder, und bald taten zusätzlich die Knie weh. Eine Operation war anberaumt. Dann fiel sie zu allem Überfluss auch noch auf die linke Schulter, Sehnen rissen. Der behandelnde Orthopäde war wortkarg und barsch. Er sagte nur: »Da ist nichts mehr zu machen«, und setzte Klara Berggrün mit Rücken-, Knie- und Schulterschmerzen vor die Tür. Für die bevorstehende Knieoperation fand sie einen gesprächigeren Operateur. »Der hat mal zugehört und mich richtig untersucht«, erinnert sich Klara Berggrün. Nach dem Eingriff waren sich die Experten darüber einig, dass das Knie »gut geworden« sei. »Dann habe ich mich reingehängt und viel trainiert«, sagt die Patientin. »Das Knie sollte ja nicht steif werden.« Eines Tages saß sie auf einem Trainingsgerät und bekam die Beine nicht mehr unter Kontrolle. »Es ging nichts mehr«, sagt sie.

Am nächsten Tag tat ihr ganzer Körper weh. Sie hatte keine Kraft mehr, keinen Lebenswillen und wollte eigentlich nicht mehr aufstehen. »Letzter Versuch: Schmerzklinik Mainz«, riet ihr Mann. Erst wollte sie nicht, dann raffte sie sich auf und füllte mit Widerwillen den umfangreichen Fragebogen aus. Als sie in das Mainzer Schmerzzentrum zum Chefarzt in die Sprechstunde kam, konnte sie ihre Arme kaum heben und sich nur unter Mühen selbst anziehen. Auf der Visite ist davon nichts mehr erkennbar. Die Frau, der beim ersten Besuch in der Klinik in die Jacke geholfen werden musste, lacht und reißt die Arme nach oben, obwohl ihr Schultergelenk nach wie vor irreparabel geschädigt ist. Die Physiotherapeutin hatte Klara Berggrün einen Ball in die Hand gedrückt und ihr gesagt, sie solle sich ans Bett stellen und den Arm mit dem Ball pendeln lassen. »Es war so, als hätte ich meinen eigenen Körper übertölpelt«, sagt Klara Berggrün, »das ging so im Schwingen nach oben.« Nach diesem Ereignis habe sie sich mehr und mehr zugetraut. Physiotherapie, Psychotherapie und das schmerztherapeutische Gruppengespräch taten ein Übriges. »Seitdem bin ich fast schmerzfrei.« Eine Spritze aber erhielt sie doch noch, es war wie der Rückfall in eine Gewohnheit. Das Schmerzsystem vergisst nur schwer.

Der Chefarzt des DRK Schmerz-Zentrums Mainz, Hans-Raimund Casser, ist Orthopäde. Es ist ein Fach, dem nachgesagt wird, dass die Ärzte dort schnell zum Skalpell greifen und die Psyche wenig bei ihnen zählt. Diese Tendenz hat sich nach der Jahrtausendwende noch verschärft. Nach der Einführung von Fallpauschalen in das deutsche Gesundheitssystem lohnte sich eine konservative Therapie von angegriffenen Gelenken finanziell immer weniger. Massenhaft setzten selbst kleine Hospitäler auf die vermeintlich schnelle Problemlösung durch das Messer. Das ökonomische Steuerungsinstrument hatte damit die Therapie von schmerzhaften Erkrankungen erheblich in Richtung Chirurgie verschoben. Casser hatte bei Bamberg eine große Rehabilitationsklinik mit aufgebaut. »Es kamen auch viele chronische Rückenschmerzpatienten«, erinnert er sich. »Und ich musste feststellen, dass unser konservatives und orthopädisches Angebot dafür nicht ausreicht.« Auf einem Workshop im Mainzer Schmerzzentrum traf Casser deshalb mit einigen orthopädischen Kollegen auf die Pioniere der interdisziplinären Schmerztherapie in Deutschland: den Gründer der Mainzer Schmerzklinik, Hans Ulrich Gerbershagen, den Anästhesisten Bernd Nagel und den Psychotherapeuten Paul Nilges. Der Orthopäde lernte das biopsychoziale Schmerzmodell kennen, sah aber nicht, wie er es finanziell in seiner Rehaklinik umsetzen sollte. Casser übernahm die frei gewordene Stelle als Chef in der Mainzer Schmerzklinik. Im Grund sprechen alle Daten für eine interdisziplinäre Therapie vieler chronischer Schmerzzustände, weil sie auf lange Sicht kostengünstig und effektiv sind. Aber die gemeinsame Betrachtung von Psyche, Körper und sozialem Umfeld passt nicht in das Schema von körperorientierten Krankenkassen.»Machen Sie das mal den Kostenträgern klar«, sagt Casser.»Wenn uns der Medizinische Dienst der Krankenkassen prüft, dann geschieht dies bis aufs Hemd.« In seiner alten Funktion als Chef einer klassischen orthopädischen Klinik kannte er solche Probleme nicht.»Wenn ich eine Hüftendoprothese eingesetzt habe, ist niemals jemand gekommen und hat gefragt, ob das wirklich notwendig gewesen sei. Wenn ich aber eine multimodale Schmerztherapie empfehle, dann wird ein Riesenwirbel gemacht.« Viele Mitarbeiter im DRK-Haus hätten unzählige Stunden damit verbracht, den Krankenkassen das interdisziplinäre Behandlungskonzept plausibel zu machen. Der Plan ging auf, weil der Träger des Krankenhauses nicht auf die Rendite sah.»Sonst könnte ich die Schmerzmedizin nicht so betreiben«, sagt Casser.

Im nächsten Zimmer tritt ein untersetzter Herr mit weißem Bart gerade auf eine von vier bunten Platten mit Noppen, Riefen und Borsten darauf. Die Oberflächenstrukturen sollen die Tiefensensibilität seiner Fußsohlen trainieren. Der Lkw-Fahrer Hermann Pfister leidet unter einer Neuropathie. Die körperliche Störung kann nach einer Chemotherapie auftreten, durch zu viel Alkohol, nach Infektionen oder bedingt durch einen dauerhaft erhöhten Zuckerspiegel. Dann spielen die Nerven verrückt. Mal senden sie schmerzhafte Botschaften in das Gehirn, dann wieder schweigen sie beharrlich selbst auf mechanische Reize. Die Betroffenen können nur noch sehr unsicher gehen, weil ihre Fußsohlen keine Informationen mehr über die Beschaffenheit des Bodens an das Gehirn senden. Ursprünglich waren Pfisters Problem ein Hohlkreuz und Rückenschmerzen mit stechenden, einschießenden Schmerzen in den Beinen. Der Hausarzt verschrieb Tabletten wie Ibuprofen und Opioide; der Orthopäde spritzte etwas, und der Neurologe setzte alles ab und verschrieb Opioid-Pflaster. Das Pflaster hatte Pfister nach den ernüchternden Erfahrungen mit den Medikamenten nicht recht gewollt. »Aber ich konnte das schlecht abweisen.« Er ist ein quirliger Typ. Mit psychotherapeutischen Sitzungen kann sich Pfister nicht anfreunden. »Das geht ja keinen was an«, sagt er gut gelaunt und: »Ich komme von der Alm, da haben wir keinen Stress.« Ein weiterer Arzt sah sich Pfister an und sagte: »Da gibt es nur eines: Operation oder Rollstuhl.« Siegessicher versprach der Chirurg, dass nach dem Eingriff alle Beschwerden verschwunden sein würden. Doch hinterher erlebte der Privatpatient Pfister zwei Überraschungen. Erstens kamen die Beschwerden wieder, und zweitens folgte eine horrende Rechnung. Der Chefarzt der Klinik hatte mit dem neunfachen Satz abgerechnet, der Anästhesist mit dem fünffachen Satz. Auf der Rechnung standen seltsame Posten wie »Miete des Operationssaals«. Schmerz ist ein einträgliches Geschäft.

Diese obskuren Kosten wollte die Krankenkasse nicht begleichen und empfahl Pfister, nur die üblichen Sätze zu zahlen. Prompt folgte eine Inkasso-Rechnung vom behandelnden Chirurgen. Nach heftigem juristischem Schlagabtausch schmolz der eingeforderte Eigenanteil von 30 000 auf 1000 Euro. Irgendwann gelangte Pfister nach Mainz und brachte wie viele Patienten dort zunächst einen Opioid-Entzug hinter sich. Mittlerweile hat er sich in seiner Mansarde eingerichtet und eine Art Therapiestudio um sich herum aufgebaut. Auf dem Bett liegt ein schlaffer Ball, auf den er den Kopf legen kann, das stimuliert die Nacken- und Schultermuskulatur. Pfister schiebt einen Tennisball unter ein Gumminetz am Boden, stellt zuerst die Hacke darauf und rollt dann den Fuß mit Druck bis zum Spann ab. Als Pfister mit dieser Übung begann, spürte er nichts. Jetzt schmerzt es – ein gutes Zeichen. So beschäftigt sich der Patient den ganzen Tag mit seinen einfachen, aber effektiven Spielzeugen. »Was soll ich denn sonst machen, hier gibt es ja nichts anderes.« Und dann schwärmt er von seiner Lieblingsbehandlung. Eis, das eine Schwester über seinen Rücken, Nacken und über die Stirn reibt. »Darauf freue ich mich jeden Morgen«, sagt Pfister, »das regt an und ärgert den Schmerz.« Nachdem er das gesagt hat, schiebt er den Unterkiefer vor und strahlt. Auch ohne psychologische Betreuung hat die Therapie angeschlagen. Am Anfang plagten ihn Schmerzen der Stufe sieben bis acht. Inzwischen ist es nur noch eine Drei oder eine Vier. Nach dem Rechtsstreit und vielen erfolglosen Therapieversuchen sieht der Lkw-Fahrer nach zwei Wochen Behandlung endlich Fortschritte.

Während in der Tagesklinik ohne interdisziplinäre Zusammenarbeit nichts geht und der Patient vor allem selbst an sich arbeitet, wird im Bettenhaus häufiger die Frage diskutiert, wie weit die psychotherapeutische Hilfestellung gehen muss und gehen sollte. In den Diskussionen geht es nicht nur um fachliche Notwendigkeiten, sondern um die Sozialisation der Mitarbeiter. An der Mainzer Klinik arbeiten Orthopäden, Neurologen, Allgemeinmediziner, Anästhesisten, Psychotherapeuten, Physiotherapeuten und Pflegepersonal. Alle haben die unterschiedlichen Prinzipien, Konzepte und Arbeitsweisen ihrer Fachrichtung verinnerlicht. In »freier Wildbahn« ist der Orthopäde im Operationssaal der König, der Anästhesist sein Zuarbeiter. In einer Schmerzklinik wie in Mainz müssen alle zum Wohle des Patienten enger aneinanderrücken, als sie es gewohnt sind – und doch bleibt die spezielle Sicht auf den Schmerz. Grob gesagt löst der Orthopäde das Problem mit Hammer und Säge, der Anästhesist mit Betäubungsmitteln. Und die Psychotherapeuten mit Worten und durch die Einsicht der Patienten. Eine Weile lang, sagt Casser, habe es geheißen, allein die Psycho- und die Physiotherapeuten seien wichtig, und der Arzt solle allenfalls koordinieren. »Ich stehe in der Schmerzmedizin für diejenigen, die sagen, wir brauchen auch auf der medizinischen Seite ein hohes Maß an Kompetenz.« Der Orthopäde zieht eine feine, aber bedeutsame Linie zwischen den Erkrankungen. »Bei einem Knieschmerz wegen einer Kniegelenksarthrose oder Hüftschmerzen wegen einer Hüftgelenksarthrose hängt der Röntgenbefund stärker mit den Symptomen zusammen als beim Rücken – der ist viel komplizierter. In der Rehaklinik hat es Kollegen gegeben, die ein Krankenzimmer mit einem Rückenschmerz nicht betreten wollten.« Meint: Bei Rückenproblemen sieht der Orthopäde mehr psychische Komponenten im Spiel, und die sind suspekt. Wie viel befriedigender sei die Behandlung mit künstlichen Gelenken. »Man baut Patienten, die jahrelang Schmerzen hatten, eine Totalendoprothese ein, und danach laufen die wie ein Dilldöppchen«, sagt Casser. »Es gibt nie ein schöneres Erlebnis, als wenn ich ein Knie operiert habe, und der Patient läuft dann die Treppe wieder hoch«, seufzt der Orthopäde. »Für alle Seiten ist das beglückend. So etwas habe ich hier nie mehr erlebt, das ist klar.« Es scheint fast unmöglich für einen Experten, Körper und Geist wirklich als eine gleichwertige Einheit zu denken. Es fordert die Logik ebenso heraus wie die verwirrende Erkenntnis der Relativitätstheorie, dass Masse und Energie gleich sind oder Licht je nach Experiment Welle und/oder Teilchen.

So verläuft irgendwo zwischen dem Bettenhaus oben am Hügel und der Schmerzambulanz weiter unten die alte Grenzlinie zwischen Körper und Geist. Casser mag Handfestes wie Medikamente, Injektionen und kleine Eingriffe. Die Leute müssten in Bewegung bleiben, und deshalb sei für ihn die Prothetik immer noch eine ganz tolle Erfindung. Und es gibt für ihn einen weiteren, nicht unerheblichen Grund für diese Präferenz. Viele Patienten seien sehr auf die körperlichen Ursachen und die Behandlung ihrer Schmerzen fixiert. »Denen können sie nicht nur etwas über den Schmerz erzählen, es muss etwas passieren.« Die schnellen Erfolge der materialistischen Medizin hätten sich nun einmal in den Köpfen des Publikums festgesetzt. Im nächsten Zimmer bittet, ja bettelt eine Frau mittleren Alters, man möge ihr doch wieder eine Spritze geben. Casser verhandelt, taktiert und redet es der Patientin schließlich aus.

»Viele Leute sagen hier: ›Die Medikamente sind gefährlich, mein Nachbar läuft gut, ich möchte jetzt auch eine Totalendoprothese haben.‹ Da stehen Sie als Arzt dann am Rande, wenn sie nein sagen und der Nächste sagt ja.« Und es sei doch großartig, wenn der Patient erleben könne, dass ein Medikament den Schmerz grundsätzlich beseitigen kann. »Wir haben hier gelegentlich einen Patienten mit einer schweren Hüftgelenksarthrose«, sagt Casser, »den entlasse ich immer nach drei Tagen, denn er wird nicht mehr laufen können. Das ist genauso, als wenn der Psychologe zu mir sagt, das ist ein Fall für die Psychiatrie.« Manchmal komme man einfach an die Grenzen des multimodalen Ansatzes. »Man muss leider sagen, dass viele Patienten dazu kognitiv nicht in der Lage sind.« Viele ältere Damen und Herren sagen zwar: »Ja, Herr Doktor«, und bleiben doch bei ihren alten Vorstellungen vom Schmerz, der entweder körperlich bedingt sei oder ein Hinweis auf eine psychische Erkrankung. »Da muss man die Therapie ein wenig nach dem Menschen ausrichten.« Wenn jemand ein kaputtes Knie habe, dann könne man so viel multimodal therapieren, wie man wolle, das bringe wenig. »Ich bin froh, dass wir einen operativen Kollegen haben – auch wenn der sich nicht ganz so in das Biopsychosoziale hineinbewegen kann. Ich kann dem Patienten sagen, Sie sind ein Fall für den Operateur und nicht für den Psychologen.« Wichtig sei doch, dass die Patienten die richtige Vorstellung vom Schmerz mit nach Hause nähmen. Es komme auf die Nuancen der verbalen und non-verbalen Botschaften an. Hätte der Orthopäde der verzweifelten Grundschullehrerin alle drei Tage eine betäubende Injektion gesetzt, dann würde die glauben, dass ein Medikament alles bewirkt habe und die Krankengymnastik nur als Beschäftigungstherapie und der Profitmaximierung diene. Deshalb korrigiert Casser falsche Schlussfolgerungen: »Ich muss sagen: Ich habe die Sehne nicht rekonstruiert; ich habe die Arthrose nicht weggenommen, aber die

Entzündung beseitigt, und jetzt können Sie mit der Krankengymnastin arbeiten.« Der Patient solle begreifen, dass der Schmerz modulierbar ist und er selbst daran arbeiten müsse.

Mit diesem Ausweichen in die medikamentöse Therapie sind nicht alle Psychotherapeuten im Haus einverstanden. Hans-Raimund Casser gibt unumwunden zu, dass Spannungen zwischen den verschiedenen Disziplinen an der Klinik existieren. Ärzte seien nun einmal empfindliche Wesen und als selbstbewusste Einzelkämpfer ausgebildet, das passe nicht zu einer modernen Schmerztherapie, in der alle kooperieren müssten. Schnell fühle sich jemand bevormundet und angegriffen. »Das passiert hier auch«, sagt Casser, »man hat eine dünne Haut, und dann knallt es.« Er selbst habe die Lektion, offen gegenüber allen Optionen zu sein, erst lernen müssen. Die Operationszahlen sind explodiert, und nicht immer ist nachvollziehbar, ob die Eingriffe gerechtfertigt sind und ob sie etwas für den Patienten bringen. Casser glaubt an ein Umdenken unter seinen früheren Kollegen. »Ich denke, es hat sich was getan, die fühlen sich doch herausgefordert.« Die Visite geht ihrem Ende entgegen.

Für viele Patienten, die in dieses Haus kommen, ist es die letzte Hoffnung. Bis zu siebzig Prozent der Patienten geht es nach dem Aufenthalt deutlich besser. Ob dafür das richtige Medikament, die intensive Zuwendung oder die Psychotherapie ursächlich war, lässt sich schwer sagen. Auch wenn die Kosten am Anfang hoch sind, gilt die multimodale Therapie inzwischen auch hierzulande als effektiv. Der Aufwand ist beträchtlich. Mindestens hundert Stunden Therapiearbeit müssen Patienten bei chronischen Rückenschmerzen investieren.[208] Aber der Einsatz lohnt sich. Eine teilstationäre Behandlung über zwei Jahre kostet bis zu zwölftausend Euro, dafür kehren sechzig bis achtzig Prozent der vorher arbeitsunfähigen Patienten an ihren Arbeitsplatz zurück. In Dachau zum Beispiel unterzogen sich hundertneunzig Patienten um die fünfzig Jahre mit Rücken- und anderen Schmerzen einer fünfwöchigen multimodalen Therapie in einer Schmerztagesklinik. Die Stärke des Schmerzes, Einschränkungen im täglichen Leben und die depressive Stimmung verbesserten sich deutlich, und die Wirkungen hielten über sechs Monate an. Zwei Drittel der Patienten konnten wieder an ihren Arbeitsplatz zurückkehren.[209] In den vergangenen dreißig Jahren haben sich auch in Deutschland inzwischen so viele vielversprechende Daten angesammelt, dass Fachgesellschaften die interdisziplinäre und multimodale Therapie in ihre Leitlinien zur Behandlung von chronischen Schmerzen aufgenommen haben. Es muss sehr gut begründet werden, wenn bestimmte Therapieformen zum Einsatz kommen sollen. Die Bilanz der »materialistischen« Therapie chronischer Schmerzen ist durchwachsen. Eine operative Versteifung der Wirbelsäule schlägt ebenfalls mit zwölftausend Euro zu Buche, hat höhere Risiken, und es ist nicht belegt, dass der Eingriff überhaupt dauerhaft hilft. Die Injektion betäubender Substanzen löst bei Rückenschmerzen ohne eindeutige körperliche Ursache oft ebenso wenig das Problem. Wer heute von seinem Orthopäden eine Injektion, die sogenannte Periradikuläre Therapie, für die Rückenbeschwerden haben möchte, muss sich erst einmal bei einem speziellen Schmerztherapeuten vorstellen. Dieser prüft, ob es vielleicht bessere, weniger invasive Alternativen wie die multimodale Therapie gibt.

So scheint nach einer Jahrhunderte währenden Trennung von Körper und Geist und der daraus folgenden eindimensionalen Sicht die Schmerzwelt versöhnt. Deutschland war eine treibende Kraft in dieser Entwicklung. Im 19. Jahrhundert hatten deutsche Forscher wie Johannes P. Müller die naturwissenschaftlichen Grundlagen für ein mechanistisches Bild vom Schmerz erarbeitet. In Deutschland feierte die erste industrielle Produktion von Schmerzmedikamenten Triumphe. In den USA griffen die Konsumenten beherzt zu diesen einfachen Problemlösern, denn im Land des Utilitarismus war hochwillkommen, was das größte Glück für die größte Zahl von Menschen verspricht. Doch in den USA wurden auch die Grenzen dieses Ansatzes deutlich. Nebenwirkungen häuften sich, und viele Patienten litten trotz der Medikamente.

Lange Zeit hatte die Medizin den Anteil des Gehirns am Schmerzempfinden marginalisiert. Mit der 1965 naturwissenschaftlich geerdeten Schmerztheorie von Ronald Melzack und Patrick Wall wuchs unter Wissenschaftlern und Ärzten die Bereitschaft, die Psyche als einen wesentlichen Teil des Problems anzuerkennen. Durch die naturwissenschaftliche Unterstützung war die Einheit von Körper und Geist im Schmerz wieder denkbar. Das unpassende Wort vom »psychogenen Schmerz« verschwand aus dem Vokabular vieler Spezialisten. Der Schmerz galt nun endgültig nicht mehr als einfache Endstrecke eines Seilzugs, der im Gehirn die Glocken klingeln lässt. Er ist ein komplexes Warnsignal, und zwar eines, das auf vielen Ebenen gelernt wird. Die Idee von der festen Schmerzleitung löste sich auf. Chronischer Schmerz war nun ein fehlgeleiteter Lernprozess als Reaktion auf eine echte oder vermeintliche Bedrohung. An ihre Stelle treten Muster- und Bedrohungsanalysen im zentralen Nervensystem. Selbst vermeintlich hochspezialisierte Nervenzellen, die angeblich allein auf schädliche Reize regieren sollten, entpuppten sich im Laufe der Jahre als Alleskönner. Vor dreißig Jahren galten flexible Wide Dynamic Range Neurons noch als seltene Zellen, jetzt sieht man in ihnen die Hauptpopulation der Neuronen. Je nachdem, welchen Input diese Zellen bekommen, verändern sie sich – sie »lernen«. Allmählich änderte sich das politische Klima um den Schmerz. Nach und nach lässt der bevormundende Ton in der Medizin nach. Menschen mit Phantomschmerzen nach Amputationen werden ernst genommen. Die Scheu gegenüber den Opioiden ist fast völlig verschwunden, ja selbst die Kirche lenkt ein. Papst Benedikt XVI. tat kund, dass unerträgliche Schmerzen angesichts des Todes bekämpft werden sollten. Die Instanz, die einst dem Menschen die Bürde des Schmerzes plausibel gemacht hat, sei es, weil sie wegen Verfehlungen wohl zu Recht durchlitten wurden, oder sei es, weil man dadurch dem Schmerzensmann Jesus näher kam, hatte ein Einsehen.

Zur Jahrtausendwende sieht es so aus, als habe sich die Medizin vom streng materialistischen Ansatz gelöst. Sie nimmt wieder mehr den ganzen Menschen in Blick. Reihenweise öffnen interdisziplinäre Schmerzkliniken erst in den USA und sehr viel verhaltener dann in Deutschland, und immer mehr Daten belegen die Effektivität des eingeschlagenen neuen Weges. Für einen Moment scheint es, als sei eine neue, schmerzärmere Welt Wirklichkeit geworden. Fern von Dogmen können die Patienten sich zunächst als Menschen begreifen, die aus dem Schmerz etwas lernen können.

Und wenn es notwendig sein sollte, steht ein im positiven Sinne ganzheitlicher Instrumentenkasten der Medizin bereit.

Ein neues Zeitalter ist angebrochen, und das hätte das Ende der Geschichte sein können.

7

In der Sackgasse

Für eine kurzen Moment sah es aus, als hätten Körper und Geist in der wissenschaftlichen Theorie, vor allem aber in der Therapie zusammengefunden. Schmerzkliniken beziehen Körper, Geist und soziale Umwelt in die Behandlung ein, die Patienten profitieren davon. Doch diese umfassende Behandlung ist langwierig und versagt in manchen Fällen. Die Menschen aber sind anspruchsvoll und pochen auf ihr Recht auf ein Leben ohne Schmerz, und zwar sofort. Warum sollten nur Sterbenskranke Opioide erhalten, gibt es doch so viel mehr Patienten, die unter schwersten Schmerzen leiden. Das Gesundheitssystem und die Pharmaindustrie kommen ihnen sehr gern entgegen.

DIE BEGEGNUNG mit vor Schmerzen wimmernden Soldaten ging ihr nach. Die Engländerin Cicely Saunders hat Philosophie und Wirtschaftswissenschaften in Oxford studiert und im Zweiten Weltkrieg als Krankenschwester in Lazaretten gearbeitet. Nach dem Krieg lässt sich Saunders zur Sozialfürsorgerin ausbilden und begleitet in Londonern Krankenhäusern Sterbende. Noch ist sie auf der Suche nach einem Ziel in ihrem Leben. Dann lernt sie den polnisch-jüdischen Emigranten David Tasma kennen. Tasma ist ein Gestrandeter aus dem Warschauer Ghetto, ein wenig gebildeter Vierzigjähriger, der sich als Kellner durchschlug und keine Freunde in seiner neuen Heimat England hat. Als hätte ihn sein Schicksal nicht schon genug gestraft, wächst in seinem Darm ein inoperabler Tumor, der ihn ins Krankenhaus und dort zu Cicely Saunders bringt.[210] Saunders klärt ihn über sein Schicksal auf, und was als Freundschaft beginnt, entwickelt sich zu einer Liebesgeschichte. Sie sprechen über sein unerfülltes Leben, getrennt von seiner Familie und fern der Heimat, über Einsamkeit und unerträgliche Schmerzen. Und sie denken darüber nach, was für Menschen in einer solch trostlosen Situation getan werden müsste. In der Krankenschwester reift eine Idee. Tasmas nahender Tod sollte nicht sinnlos sein. Mit den Worten »Ich möchte ein Fenster in deinem Haus sein« hinterlässt er Cicley Saunders fünfhundert Pfund als Startkapital für einen Ort, an dem Menschen würdevoll sterben können. Saunders und Tasma haben sich nur fünfundzwanzig Mal gesehen, bevor er am 25. Februar 1947 stirbt. Doch nun weiß sie, was ihr Lebensplan sein würde.

In ihrer Arbeit mit den Kranken begriff Saunders, dass heftige, dauerhafte Schmerzen keine rein körperliche Angelegenheit waren. »Schmerz ist das Ergebnis eines Konflikts zwischen einem Reiz und dem ganzen Individuum«, hatte der französische Chir-

313

urg René Leriche einmal gesagt. Die Menschen litten körperlich, emotional, sozial und spirituell. Spiritualität ist ein wolkiger Begriff. Er kann ganz allgemein eine geistige Welt meinen oder im religiösen Sinne die Verbindung zu einer höheren Macht oder dem Jenseits. Ursprünglich war Saunders eine scharfzüngige Oxford-Intellektuelle aus einem atheistischen Elternhaus gewesen. Doch die Trennung ihrer Eltern, ein quälendes Schuldbewusstsein und Orientierungslosigkeit hatten sie empfänglich für christliche Botschaften gemacht. Als Studentin war sie einer Gruppe evangelikaler Christen nach Cornwall gefolgt, hatte dort ihr Erweckungserlebnis gehabt und war zur engagierten Christin geworden. Später, als Cicely Saunders Ärztin ist, bietet sie eine allgemeinere Definition von Spiritualität an, die auch Atheisten akzeptieren können: Spiritualität sei die umfassende Gedankenwelt, welche die moralischen Werte im Leben umkreise.[211] Auf der Basis dieser Werte würden viele Menschen sich an ihrem Lebensende noch einmal auf die für sie wirklich wahren und wichtigen Dinge in ihrem Leben besinnen. Wenn jemanden in dieser Situation ein Gefühl der Leere und Sinnlosigkeit überfalle, dann sei dies ein »spiritueller Schmerz«. Unter dieser Prämisse sei das Gefühl der Isolation und Ohnmacht übermächtig und der Schmerz unerträglich. Und Saunders empfiehlt auch Gegenmittel: Liebe und die Erinnerung an das Erreichte. Ja, das Leiden selbst könne Sinn stiften. Hatte nicht die tragische biblische Figur Hiob als Gottesprüfung extreme Schmerzen erleiden müssen? Erst als er entkräftet, aber weiterhin glaubend am Boden lag, kam für ihn die Erlösung, und er erhielt mehr zurück, als er verloren hatte. Immer gehe es darum, dem Schmerz eine Bedeutung abzuringen. Für Cicely Saunders weist diese Maxime einen Weg zur Leidensprophylaxe. Schon in guten Zeiten sollte man sich die entscheidenden Lebensfragen stellen und möglichst beantworten. Was will ich? Welche Werte sind für mich wichtig?

Die Geschichte der Cicely Saunders ist der Anfang zweier konkurrierender Therapiekonzepte. Die Pionierin der Palliativmedizin will aus christlich-humanistischen Motiven unerträgliche Schmerzen am Lebensende mit allen Mitteln bekämpfen, auch mit starken Opioiden. Die beiden Schmerzforscher Ronald Melzack und Patrick Wall entwickeln in derselben Zeit die Grundlage für eine neue Therapieform, die dazu führen sollte, dass weniger Opioide geschluckt werden müssen. Beide Strategien könnten sich ergänzen. Doch wie sich im Laufe der folgenden Jahrzehnte herausstellen sollte, ist der Ansatz von Cicely Saunders besser vereinbar mit den starken gesellschaftliche Strömungen und ausgeprägten finanziellen Interessen der Pharmaindustrie. Der emanzipierte Bürger wartet auf die Befreiung vom Schmerz, und Saunders schafft die Voraussetzungen dafür – mit ungeahnten Konsequenzen.

In den 1960er Jahren beschreibt eine todkranke Patientin Saunders in wenigen, treffenden Worten die ganze Misere des Menschen mit chronischen Schmerzen. Nicht nur, dass ihr der ganze Körper weh tue, sie fühle sich wie von der Welt verstoßen, weil niemand ihre Lage verstehe. Wenn ihr Mann und ihr Sohn sie besuchten, verlören sie jedes Mal viel Geld, weil sie dann nicht arbeiten könnten. »Totalen Schmerz« nennt die Ärztin diesen Zustand, und sie bekämpft ihn mit intensiver Zuwendung. Ohne theoretische Entschlüsselung des Schmerzsystems, ohne moralische Vorwürfe oder Machtansprüche gegenüber dem Patienten tut die christliche Ärztin, was sie für notwendig hält. Sie hört hin, geht auf die Sorgen und Schuldgefühle der Patienten ein und bezieht deren Familien mit ein. Schon das verändert ganz im Sinne der *Gate-Control*-Theorie das Schmerzempfinden. »Es war so seltsam. Niemand wollte mich mehr ansehen«, sagt ihr einer der Sterbenden, »dann kam ich hierher, und Sie haben mir zugehört. Ich fühlte mich verstanden. Und es schien mir, als seien die Schmerzen in dem Moment verschwunden, in dem ich zu ihnen sprach.« In Bezug auf den spirituellen Schmerz warnt Saunders indes vor überzogenen Erwartungen: Manchmal können unrealistische Ängste erklärt und dadurch gelindert werden, aber ein Gutteil Leiden muss durchlebt werden. Eine schmerzfreie Welt ist nicht das, was die Palliativmedizinerin anstrebt. »Der Schmerz selbst kann einen neuen Blickwinkel eröffnen, so wie bei Hiob«, schreibt sie in einer ihrer zahllosen Veröffentlichungen.

Die Voraussetzung für die fruchtbaren Begegnungen zwischen Patient und Arzt ist für Saunders ein Körper, der nicht unerträglich schmerzt. In den 1950er Jahren kommen die ersten Beruhigungsmittel auf, es gibt neue Substanzen gegen Depressionen und entzündungshemmende künstliche Steroide. Vor allem aber kämpft Saunders um den großzügigen Einsatz des noch medizinisch verfemten Morphins und der Opioide. »Wir wissen, dass nichts so vollständig mentalen und physischen Stress mindert oder dem Patienten hilft«, sagt Saunders, »der sich in der Sinnlosigkeit seiner schweren chronischen Schmerzen isoliert fühlt.« 1962 belegt die Ärztin mit Daten, dass Patienten bei richtiger Verwendung dieses Stoffs oft ein ganz normales Leben führen können. Von Suchtproblemen keine Spur. Medikamentöse Behandlung, intensive Zuwendung und Betreuung auch der Angehörigen, all das klingt wie das Konzept einer interdisziplinären Schmerzklinik – mit dem einen Unterschied, dass angesichts des Tods der Patient vielleicht noch etwas mehr im Zentrum steht. Es wird weniger von ihm gefordert, und zur Not werden auch höchste Dosen Opioide gegeben. Die Basis für ein würdevolleres Sterben ist gelegt, und neunzehn Jahre nachdem der sterbende David Tasma ihr das magere Startkapital von fünfhundert Pfund überreicht hat, eröffnet 1967 in Südlondon das erste Hospiz. Im St Christopher's Hospice soll das Leben trotz schwerer Krankheiten in den letzten Wochen und Monaten so angenehm, sinnvoll und vor allem schmerzfrei wie möglich sein. Von diesem Tag an entstehen überall auf der Welt Hospize. Die Palliativmedizin ist nun fester Bestandteil der Medizin. In Deutschland gelten die Häuser noch lange Zeit als »Sterbekliniken«, und öffentliche Gelder bleiben den Initiatoren verwehrt. Erst in den 1990er Jahren erlebt die Idee auch hierzulande ihren Durchbruch.

Nur wenige Jahre nachdem die Grundlagen für eine umfassende Therapie jenseits von Tabletten geschaffen worden waren, hatte sich durch die Palliativmedizin das Tor für eine intensivierte medikamentöse Behandlung geöffnet. In der Anfangszeit beschränkte sich der Einsatz von Opioiden nur auf Sterbende, oft krebskranke Menschen, doch der Keim für mehr war gelegt. Medizinische Entwicklungen finden nicht in abgeschiedenen Krankensälen, in Laboren oder Sprechzimmern statt. Die Medizin ist Teil der Gesellschaft, und ihre Praxis spiegelt die aktuellen Werte einer Gesellschaft wider. In der Antike galt zum Beispiel das Aushalten und Ertragen als Tugend. »Wer alles flieht und fürchtet und nichts erträgt, wird feig«, grantelt der griechische Philosoph Aristoteles in seiner Nikomachischen Ethik.[212] »Per aspera ad astra«, über rauhe Pfade zu den Sternen, ist auch die Parole des Römers Seneca. Später hält die katholische Kirche das klaglose Ertragen von Leid für angebracht – schließlich ist man auf diesem Weg dem Schmerzensmann Jesus und damit Gott näher. Wer die Zähne zusammenbeißt, nimmt sich zurück, ordnet das Selbst dem größeren Zusammenhang und der Gemeinschaft unter. Der Schmerz stärkt im religiösen Kontext den Zusammenhalt, er wird in Ritualen wie der Selbstgeißelung gefeiert – und von Sittenwächtern mitunter als Herrschaftsinstrument missbraucht. Doch dann übernimmt die Naturwissenschaft die Deutungshoheit, Ärzte feiern Erfolge gegen den Schmerz und gewinnen an Reputation und Einfluss. In vordemokratischen Zeiten diktieren sie mit rationalen Argumenten, wie viel Schmerz auszuhalten sei. Dann prägt die Nazidiktatur das Bild von gestählten nordischen Körpern: »hart wie Kruppstahl, zäh wie Leder, flink wie ein Windhund«. Leiden müsse durch pure Willenskraft, Selbsterziehung und Durchhaltevermögen überwunden werden. Alles andere gilt als hysterische Schmerzempfindlichkeit. In dieser autoritären Zeit ist in der Medizin außerdem die Masse alles und das Individuum nichts. Nach Jahrhunderten der von oben verordneten Durchhalteparolen gibt es erheblichen individuellen Nachholbedarf.

In den 1960er Jahren setzt das Aufbegehren gegen die alten Autoritäten in Europa, in den USA der Jugendprotest gegen den Vietnamkrieg ein, und die Bürgerrechtsbewegung Martin Luther Kings stellt sich gegen alte Machtverhältnisse. Die Jungen rebellieren und feiern ein freies, lustvolles Leben inklusive LSD-, Marihuana- und Heroinrausch. Allgemein nimmt die Bereitschaft, sich von Ärzten vorschreiben zu lassen, wie viel Schmerz zu ertragen sei, rapide ab. Ein antikes Gegenideal ist nun gefragt: das Wohlbefinden als Lebensprinzip. Für eine Weile ist im hellenistischen Griechenland diese lustvolle Geisteshaltung das vornehmste Ziel, denn nach dem griechischen Philosophen Epikur ist das höchste Streben das nach einem Leben ohne Schmerz und Sorgen. Mit dieser Geisteshaltung begründet der Unlustgegner Epikur gleichzeitig einen ausgeprägten Individualismus, denn ein Leben ohne Schmerz, die Hinwendung zur Lust ist ein sehr persönliches Verlangen. Mit dem Niedergang der Feudalherrn, der Abschwächung des kirchlich-moralischen Einflusses und dem aufkommenden Liberalismus ist heute die Verwirklichung vieler unterschiedlicher Lebensmaximen möglich. Oft entscheidet nur noch der Geburtsort und das Einkommen darüber, welche Haltung gegenüber dem Selbst und dem Leiden akzeptiert wird. Anfang des 20. Jahrhunderts hatten wenigstens die höheren Kreise Zeit und Muße, sich in Sanatorien dem eigenen Seelenleben und der Hypnose zuzuwenden, und Sigmund Freud lieferte die Vorlagen für diese Selbstbetrachtungen. In den öffentlichen Krankenhäusern oder medizinischen Praxen, wo die Bevölkerungsmehrheit notgedrungen verkehrte, ging es lange noch autoritär zu. Die Besuchszeiten waren streng geregelt. und der zu neuer Reputation gekommene Arzt war hier wirklich noch der Halbgott in Weiß.

Doch nach dem Zweiten Weltkrieg fordern alle eine epikureische Schmerzfreiheit und individuelle Bürgerrechte. »In den 1970er Jahren beginnt sich die heute selbstverständliche Vorstellung durchzusetzen, dass jedem sein Leben selbst gehört«, schreibt Alain Ehrenberg.[213] In diesem modernen, selbstbestimmten Leben geht es nicht mehr um harte körperliche Arbeit und das Aushalten körperlicher Anstrengungen. Stattdessen findet sich das Individuum ohnmächtig in einer komplizierten Welt wieder und grübelt über die eigene Befindlichkeit. Physischer Schmerz ist darin ein Tabu – außer natürlich, er ist selbst gewählt. Auf der einen Seite muss der moderne Mensch sich nicht mehr um eine religiös motivierte Moral kümmern. Mit den verfügbaren Medikamenten kann er zumindest vorübergehend den Schmerz abschalten. Auf der anderen Seite ist er seltener verbindlich in eine Gemeinschaft eingebunden, wird dort im Schmerzfall nicht mehr aufgefangen und delegiert den Umgang mit seinen Schmerzen an den Arzt. Der moderne Mensch hat die Macht über sich zurückgewonnen und gibt doch freiwillig die mentale Kontrolle über den Schmerz auf. Es ist eine abhängige, angreifbare und ohnmächtige Position, die viele überfordert.

Cicely Saunders erkennt bald schon, dass ihr Kampf nicht bei den schmerzgeplagten Sterbenskranken enden darf. Sie fordert mehr und bekommt dabei prominente Rückendeckung: Ronald Melzack. Im Februar 1990 veröffentlicht der »Einstein des Schmerzes« im *Scientific American* mit dem Artikel »Die Tragödie des unnötigen Schmerzes« ein vehementes Plädoyer für den großzügigen Einsatz von Opioiden auch bei Patienten ohne tödliche Krebserkrankung. Er bezieht sich direkt auf die Erfahrung und die Publikationen von Cicely Saunders. Es sei schlicht unverständlich, warum viele Menschen leiden müssen, nicht weil ihr Leiden unbehandelbar sei, sondern weil Ärzte sich weigerten, Morphin zu verschreiben. Die verbreitete Angst vor Abhängigkeit sei unbegründet, anders als Drogenabhängige würden Patienten nicht unentwegt die Dosis steigern. Man solle nicht so lange warten, bis es dem Patienten schlechtgehe, sondern in regelmäßigen Abständen eine bestimmte Dosis verabreichen (darin spiegelten sich die Erkenntnisse der Behavioristen wie Wilbert Fordyce wider). Erstens halte dies Nebenwirkungen wie Übelkeit oder Benommenheit in Schach, zweitens minimiere es das Risiko für Abhängigkeit, weil die Patienten nicht durch Angst vor der nächsten Schmerzattacke falsch konditioniert würden. Und schließlich sei Morphin ein Bestandteil des Opiums und dieses Gewächs seit mehr als zweitausend Jahren im medizinischen Repertoire.

Seit Jahrtausenden nutzt die Menschheit die vielfältigen Wirkungen des Milchsafts unreifer Samenkapseln von *Papaver somniferum*, dem Schlafmohn. »Pflanze der Freude« nannten die Sumerer den Schlafmohn vor fünftausend Jahren. Das Opium aus dem Gewächs eignete sich gut für religiöse Rituale, die alten Ägypter lullten vor dreitausendfünfhundert Jahren übermäßig oft weinende Kinder damit ein, und arabische Händler beflügelten im 8. Jahrhundert über die Seidenstraße Indien und China mit dem Stoff – wenn auch nicht nur als Schmerzmittel, sondern vor allem als Aphrodisiakum. Neben der schmerzstillenden Wirkung suchten die Konsumenten des Opiums immer die Glücksgefühle und Entspannung. Ein paar hundert Jahre nach dem asiatischen Export fand der Schlafmohn seinen Weg zurück nach Europa, und ohne den religiösen Überbau folgte die Sucht. Einige Menschen konnten und können nicht genug von ihrem Therapeutikum bekommen. »Ich habe das Opium zunächst nicht täglich mit der Absicht eingenommen, um mir eine Wohltat zu verschaffen«, schrieb im 19. Jahrhundert der magenkranke britische Schriftsteller Thomas de Quincey in seinen *Bekenntnissen eines englischen Opiumessers*.[214] Bald war der Stoff für den Schriftsteller der »wahre und einzige Freund«.

Fernab von religiösen Ritualen und gruppenbildenden Motiven begann die säkulare Ära der synthetischen Abkömmlinge des Opiums. Erst isolierte Anfang des 19. Jahrhunderts der junge Pharmazeut Friedrich Sertürner das betäubende Morphin aus dem Opium. Morphin ist die stärkste schmerzstillende Verbindung in natürlichem Opium mit der bekannten Nebenwirkung, dass sie abhängig machen kann. Es war bekannt, dass eine chemische Reaktion namens Acetylierung chemische Substanzen für den Menschen verträglicher macht. So wurde aus der ungenießbaren Salicylsäure die brauchbare Acetylsalicylsäure, das Aspirin. Ende des 19. Jahrhunderts acetylierte der junge Chemieprofessor Heinrich Dreser für die strauchelnde rheinländische Pharmafirma Bayer das Morphin und verwandelt es auf diese Weise in Diacetylmorphin. Im September 1898 verfütterte Dreser die Substanz an Kaninchen. Den Tieren behagte das offensichtlich sehr. Daraufhin bat Dreser vier skeptisch dreinblickende Bayer-Arbeiter in sein Labor und überreichte den Stoff. Der Effekt war verblüffend.[215] Alle vier Probanden fühlten sich wie neugeboren und wollten den Versuch sofort wiederholen. Ein Arbeiter nannte die Substanz völlig euphorisiert über die Wirkung »heroisch«. Damit war der Name für das neue Medikament gefunden: Heroin. Im Blut wird Heroin zu Morphin umgewandelt. Die neue Substanz, so zeigte sich bald, ist fünf Mal so stark wie das Morphin, erzeugt Glücksgefühle, unterdrückt Schmerzen und scheint nicht die geringste Abhängigkeit zu erzeugen. Zwei Hausärzte in Berlin führten erste praktische Versuche im Feld durch. Normalerweise hätten sie vier Wochen für die Tests Zeit gehabt, doch sie brauchten für ihr Urteil nur ein paar Tage. Der Husten ihrer Patienten verschwand, Tuberkulosekranke spuckten kein Blut mehr, und selbst Todkranke fanden neuen Lebensmut. So etwas hatte die Welt noch nicht gesehen. Mediziner und Patienten waren begeistert. Ein Patient konnte mit dem neuen Mittel seine Morphinsucht sogar überwinden – was auf dem britischen Markt später eine der Hauptanwendungen für Heroin sein sollte. Heroin als Entwöhnungskur für Morphinabhängige.

Um die Jahrhundertwende häuften sich in Deutschland bedenkliche Zwischenfälle. Mehrere Kinder starben, in Bielefeld brachte sich die Frau eines Pastors um, weil man ihr den segensreichen Stoff gegen ihre Kopfschmerzen versagt hatte. Es wurde immer deutlicher, dass Heroin genauso wie Morphin oder Opium doch Abhängigkeit erzeugte.[215] Bis 1913 verkaufte Bayer das Produkt noch als völlig sicher, doch dann reagierte in den USA der Gesetzgeber. Am Valentinstag 1914 unterschrieb der amerikanische Präsident Woodrow Wilson den Narcotics Tax Act. Es handelte sich um eine Sondersteuer für Opioide und Coca-Produkte. Ärzte durften die Substanz zwar weiterhin verschreiben, aber nicht mehr zur Behandlung von Morphinsucht. Und der Wind drehte sich weiter gegen das Heroin. Zwischen 1920 und 1925 wurden in den USA einhundertvierundzwanzig Ärzte verhaftet »wegen illegaler Verbreitung und Verschreibung von Opium-Derivaten«.[215] Nur acht Doktoren gingen ins Gefängnis – aber der Ruf der Droge war grundsätzlich beschädigt. Was als Allheilmittel galt, wurde staatlich verfolgt. Am 17. Juni 1971 erklärte der amerikanische Präsident Richard M. Nixon Substanzen wie Heroin den Krieg. Das Therapeutikum stand jetzt im Zusammenhang mit Drogensucht, und das lockte die Unterwelt an und ließ die mächtigsten kriminellen Organisationen der Welt entstehen. Der Stoff war unhaltbar geworden. Die Verschreibung von Opioiden war unter Laien und Ärzten für lange Zeit anrüchig. Moralisch erlaubt waren diese Medikamente nur noch bei Operationen und schwersten Schmerzzuständen wie zum Beispiel dem Endstadium einer Krebserkrankung. Doch selbst unter diesen Umständen verabreichten auch deutsche Ärzte Opioide nur sehr zögerlich. »Ich würde lieber Schmerzen ertragen, als mich einen Süchtigen nennen zu lassen«, sagten Patienten, und diese Haltung ist unter älteren Menschen noch heute verbreitet.

Cicely Saunders hatte die Vorarbeit geleistet und wenigstens Sterbende mit Opioiden versorgt. Für Menschen mit chronischen Rücken- oder Kniebeschwerden oder mit neuropathischen Schmerzen war diese Substanzklasse in der Anfangszeit fast unerreichbar. Bis in den 1980er Jahren zwei junge Forscher in New York das Blatt wendeten. In einem Krankenhaus in der Bronx lernte der Schmerzspezialist Russell Portenoy die segensreiche Wirkung der Opioide bei Patienten kennen und schätzen, die nicht im Sterben lagen und keinen Krebs hatten. Was er tagtäglich erlebte, wollte Portenoy wissenschaftlich untermauern. Mitte der 1980er Jahre trug der Einunddreißigjährige gemeinsam mit der Neurologin Kathleen M. Foley Behandlungsdaten von achtunddreißig Patienten zusammen, die über lange Zeit Opioide erhalten hatten, obwohl sie nicht krebskrank waren. Die meisten plagten chronische Rückenschmerzen, manche hatten unerklärliche Gesichtsschmerzen, Phantomschmerzen, oder ihnen taten nach einer Viruserkrankung, einer sogenannten Gürtelrose, die Nerven rasend weh. Da war zum Beispiel der fünfundzwanzigjährige Mann, der im Juni 1975 wegen heftiger Schmerzen im linken Unterschenkel ins Krankenhaus eingeliefert worden war. Die Ärzte untersuchten ihn gründlich, entnahmen Gewebeproben aus dem schmerzenden Muskel. Aber es kam nichts dabei heraus, und die Schmerzen blieben. In ihrer Ratlosigkeit verschrieben die Mediziner ein Opioid. Es half. Aber weil dieser Stoff eigentlich den Krebskranken vorbehalten war, suchten die Ärzte nach einer Alternative. Einen Monat später durchtrennten Chirurgen einen Nerv. Eine hilflose Radikalmaßnahme, die noch zur Jahrhundertwende häufig praktiziert worden war und bei dem jungen Mann nur kurze Zeit anschlug. Die Schmerzen kamen zurück und mit ihnen – was sollten die Ärzte sonst tun – die Opioide. Eine weitere Operation folgte, diesmal blieb die Besserung ganz aus, und so erhielt der rätselhafte Patient jahrelang die starken Medikamente. Sie tilgten zwar nicht die Schmerzen, aber sie blieben erträglich. Der junge Mann lebte ein zufriedenes Leben mit seiner Familie – arbeiten konnte er indes nicht mehr.

Im Schnitt waren die Patienten, von denen Portenoy und Foley in ihrer Arbeit berichteten, zweiundfünfzig Jahre alt gewesen und hatten mehr als vier Jahre lang die potenten Schmerzmedikamente ohne größere Nebenwirkungen oder gar Abhängigkeit erhalten. Nach Analyse aller Fälle kamen die jungen Forscher wie Cicely Saunders zu dem Schluss, dass »eine langandauernde Opioid-Therapie für Patienten ohne Drogenvorgeschichte eine sichere, nützliche und humane Alternative zu Operationen oder den Verzicht auf Therapie sein kann, die unter unerträglichen Schmerzen leiden, die nicht durch Krebs verursacht sind«. Gemessen an anderen Forschungsarbeiten war die Studie, die 1986 in der Fachzeitschrift *Pain* erschien, winzig gewesen, und doch begann nach der Publikation eine neue Zeitrechnung. Es war, als hätte die Welt auf diese frohe Botschaft gewartet. Überall trauten sich jetzt Ärzte, ihren Patienten diese Medikamente zu verschreiben, selbst wenn die Patienten nicht krebskrank waren. 1990 folgte dann Ronald Melzacks Plädoyer für den Gebrauch von Opioiden. Zahlreiche Untersuchungsergebnisse bestätigten, dass Opioide auch bei nichtkrebskranken Patienten nützlich sein konnten. Und dann erklärte die Initiative »War on Pain« dem Schmerz den Krieg, als sei er ein besiegbares Land.[43]

Einige Jahrzehnte zuvor hatten die Ärzte noch strikt über das Arsenal potenter Medikamente gewacht. Früher waren Opioide geächtet, Patienten mussten sehr krank sein und eine kurze Lebenserwartung haben, um diese Medikamente zu bekommen. Die Machtverhältnisse haben sich Ende des 20. Jahrhundert verschoben. In Zeiten gestärkter Bürger- und Konsumentenrechte müssen sich restriktive Ärzte den Vorwurf des Paternalismus gefallen lassen. Um die Jahrtausendwende hatte sogar die amerikanische Behörde für Drogendelikte DEA ein Einsehen und unterzeichnete ein Weißbuch, das den Ärzten den notwendigen Freiraum für ihre Therapien schuf. Niemand sollte mehr Schmerz aushalten müssen, und diese Botschaft verfing. Schmerzfreiheit aber assoziierte inzwischen niemand mit interdisziplinären Kliniken, mit der Arbeit an Geist und Körper. Der erfolgreiche Kampf konnte in den Köpfen von Laien und Ärzten in letzter Instanz nur mit Opioiden geführt werden. Bald mochte niemand mehr auf diese Hilfe verzichten. Obwohl ganzheitlich und humanistisch gedacht, war es doch ein Rückfall in die einseitig materialistische Schmerzbekämpfung. Und wie viele einseitige Strategien sollte sie schon bald aus dem Ruder laufen. Vorher aber freuten sich einige über den neuen Kurs und profitierten von ihm.

Auf dieses günstige Klima hatten die Pharmafirmen Mitte der

1990er Jahre nur gewartet – ja, sie hatten kräftig an diesem Klimawechsel mitgearbeitet. Der amerikanische Hersteller des Präparats OxyContin, Purdue Pharma, überzog das Land mit einer aggressiven Werbekampagne (für die sie später verklagt wurde).[43] Die Firma unterrichtete Ärzte über die haltlose Unterversorgung von Schmerzpatienten und zeichnete das Bild einer leidenden Gesellschaft, die vor allem eines braucht: starke Schmerzmedikamente. Letzte Bedenken zerstreute Purdue, indem es auf eine besondere Eigenschaft ihres Produkts hinwies: OxyContin sollte durch seine besondere Zubereitung nicht abhängig machen. Es war das Argument, mit dem einst Bayer das Heroin auf den Markt gebracht und die Ächtung der Opioide in Bewegung gesetzt hatte. Jeder Arzt, der sich im Auftrag von Purdue oder einer anderen Firma über lang wirksame Opioide äußerte, steigerte wissentlich oder unwissentlich den Absatz. Auch Russell Portenoy, der Pionier im Dienste der unterversorgten Patienten, überbrachte die Kunde vom neuen Zeitalter, hielt Vorträge über Schmerztherapie und ließ sich von verschiedenen Pharmafirmen dafür bezahlen.

Doch dann beobachtete der Arbeitsmediziner Gary Franklin in Washington eine ungewöhnliche Häufung von Todesfällen in Verbindung mit der zügellosen Verschreibung von Opioiden durch Ärzte. In den USA hatte sich die Zahl der Verschreibungen seit 1990 verzehnfacht und die Zahl der Todesfälle mehr als verdreifacht.[216] Im Jahr 2010 gingen 16 651 Todesfälle auf das Konto verschreibungspflichtiger Opioide.[217] Heute beträgt der Umsatz für Opioide in den USA jedes Jahr neun Milliarden Dollar.[218] Wieder einmal macht sich bemerkbar, dass im Schmerz nicht nur das Leid manifestiert ist, sondern auch die Belohnung für adäquate Reaktionen. Opioide passen ideal in dieses Schema und ersetzen das Endorphin, das der Körper normalerweise bei Schmerzen ausschüttet. Manche Menschen sind besonders gefährdet. Menschen mit Depressionen zum Beispiel und solche, die schon vor der Schmerzbehandlung eine Neigung zur Sucht hatten. Im Grunde sollten Ärzte nach Risiken fahnden, sie tun es aber nicht, sondern greifen gedankenlos zum Rezeptblock. Nicht selten sind in den USA Opioide der Anfang einer Drogenkarriere, die in den Missbrauch von Heroin mündet.[216] Mit der Öffnung der Pillenschränke ist in den USA ein verruchter Medizinzweig entstanden. In sogenannten Pill Mills verschreiben Ärzte jedem, der vorgibt, Schmerzen zu haben, die begehrte Substanz gleich als Monatsvorrat. Auf dem Land, wie in West-Virginia, haben Varianten von Oxycodon inzwischen andere Drogen verdrängt. Arme, mittelalte, weiße Männer und amerikanische Ureinwohner konsumieren das Medikament, das inzwischen den unrühmlichen Namen »Hillbilly-Heroin« trägt. In der Stadt sieht es nicht viel anders aus. Der Washingtoner Psychiater Mark Sullivan, der mit dem Fahrrad zur Arbeit fährt, joggt und schwimmt und seit Mitte der 2000er Jahre eine der lautesten Stimmen gegen einen unkritischen Opioid-Einsatz ist, beobachtet die Veränderungen in seiner Nachbarschaft genau. »Dort, wo ich lebe«, sagt Sullivan, »ist es jetzt üblich, dass die armen Kinder Marihuana rauchen, und die reichen Kinder nehmen Oxycodon.« In Seattle gäben inzwischen vierzig Prozent der Heroinkonsumenten an, erst durch Oxycodon in die Drogenszene gekommen zu sein, in New York seien es bis zu achtzig Prozent. »Ich habe Purdue nie geglaubt, dass OxyContin weniger abhängig macht als andere Opioide«, sagt Sullivan heute. Aber wer in den USA heute als Arzt keine Opioide verschreibt, riskiert viel. Wenn die ersten schlechten Bewertungen im Internet auftauchen, bleiben die Patienten aus. Und es kann noch schlimmer kommen. »Ich weiß, dass ich von Opioiden abhängig bin und dass mein Arzt daran schuld ist, weil er sie mir verschrieben hat«, sagte ein amerikanischer Patient. »Aber wenn ich Schmerzen erleiden muss, dann verklage ich ihn.«[27] Das führt zu der paradoxen Situation, dass Patienten in normalen Krankenhäusern noch immer um eine angemessene Schmerztherapie betteln müssen und bei den niedergelassenen Ärzten häufig unkritisch zu viel verschrieben bekommen. Und es führt zu dem traurigen Umstand, dass Patienten in Mexiko und Kolumbien gar kein Morphin mehr bekommen, weil die amerikanischen Drogenverfolgungsbehörden die Regierungen unter Druck setzen, jegliche Drogen unter scharfer Kontrolle zu halten. Derweil rast die Opioid-Welle durch Nordamerika und schwappt nach Europa. In Deutschland beobachten Schmerztherapeuten und Behörden mit Sorge, wie unbekümmert auch hiesige Ärzte mit Opioiden umgehen. Besonders perfide sind Opioide, die aus Pflastern durch die Haut in den Kreislauf von Patienten diffundieren. Pflaster, das klingt so harmlos nach Wehwehchen und mütterlichem Pusten nach einem Sturz auf das Knie. Und dann bügeln Menschen mit Kopfschmerzen das Pflaster vorher auf, damit der Wirkstoff schneller in das Gehirn gelangt.

Was aber wurde aus Russell Portenoy und Kathleen Foley, den Streitern für eine bessere Behandlung der Schmerzkranken? Foley gründete eine der ersten Schmerzkliniken für Krebspatienten, engagiert sich weltweit in der Palliativmedizin und streitet für ein schmerzfreies Sterben und einen würdigen Tod. Sie beobachtet mit Sorge, wie die Diskussionen um den Opioid-Missbrauch bei Patienten ohne lebensbedrohliche Erkrankung sogar die Versorgung der Krebspatienten in Frage stellt.[219] Als Experten über die Höchstdosen von Opioiden diskutierten, meldete sie sich ein Vierteljahrhundert nach ihrer epochalen Veröffentlichung noch einmal zu Wort. Maximaldosis? Die richtige Opioid-Dosis sei diejenige, die den Schmerz beseitigt! Russell Portenoy wurde in den vergangenen dreißig Jahren zu einem der geachtetsten Schmerztherapeuten in den USA. Der redegewandte Mediziner mit dem weißen Bart ist in Talkshows ebenso gern gesehen wie auf wissenschaftlichen Kongressen. Eine Zeitlang war Portenoy Präsident der Amerikanischen Schmerzgesellschaft und kämpfte auf seine Weise für eine humanere Therapie von Patienten mit Opioiden, was ihm den Vorwurf einbrachte, er sei ein Opioid-Missionar. Seine Nähe zur Pharmaindustrie hat viele Gegner aufgebracht. Durch die Missbrauchsdebatte ist er inzwischen unter Rechtfertigungsdruck geraten. Während der demokratische Präsident Barack

Obama Anfang 2013 in Washington gegen radikal-konservative Republikaner um die Anhebung der Schuldenobergrenze kämpft, muss Russell K. Portenoy dreihundertsechzig Kilometer nordöstlich von Washington in New York seine Position verteidigen. An dem Krisentag, an dem vierhunderttausend Staatsbedienstete in den unbezahlten Zwangsurlaub gehen und Besuchermagnete wie das Monument Valley oder die Freiheitsstatue geschlossen sind, steht Portenoy wieder einmal vor skeptischen Ärzten und begründet seine lange Zeit sehr liberale Haltung. Den Vorwurf, dass er vor allem auf Medikamente gesetzt und die Psyche vernachlässigt habe, weist er kategorisch zurück. »Ich habe nicht missionarisch den Einsatz von Medikamenten gepredigt!« Im Gegenteil, seine Liste von Publikationen beweise doch, wie sehr er alle anderen Therapiemöglichkeiten bis zur Psychotherapie in Betracht ziehe. Aber wenn ein Patient psychologisch unauffällig sei und gut auf ein Medikament anspreche, warum sollte dieser dann mit zeitaufwendiger Krankengymnastik und Verhaltenstherapie therapiert werden? Es gebe nun einmal widerstandsfähige Individuen mit guter sozialer Unterstützung. »Die brauchen keine Behinderungsbehandlung, weil sie nicht behindert sind.« Und doch attackieren Portenoy immer mehr Kollegen und einige Politiker für seine grundsätzlich positive Einstellung zu Opioiden. »So sind wir Amerikaner wohl«, sagt Portenoy resigniert. »Wir picken uns in einer Diskussion einen Teilaspekt heraus, nehmen eine extreme Position auf diesem Gebiet ein und dämonisieren die Gegenseite oder hören ihr einfach nicht zu.« Der Verdacht, die Partnerschaft mit der Pharmaindustrie habe seine Integrität beeinflusst, weist er weit von sich. »Wer transparent damit umgeht, kann immer noch ein unabhängiger Kliniker sein.« Mit der Zeit wuchs der öffentliche Druck, die Verbindungen zur Industrie offenzulegen, die Zuwendungen nahmen ab. Portenoy begrüßt das.

Inzwischen hilft er am Beth Israel Medical Center schwerkranken Patienten. Eines der wichtigsten Instrumente gegen starke Schmerzen sind für ihn nach wie vor die Opioide. Er habe sich nichts vorzuwerfen. »In den ersten Jahren gab es keinen Hinweis auf Missbrauch oder andere negative Folgen«, sagt Portenoy, »es gab nur Hinweise auf einen gestiegenen Opioid-Verbrauch – was wir als positiv ansahen, weil endlich der Bedarf bei den Hausärzten gedeckt wurde.« Erst verspätet sei der Missbrauch überhaupt erkennbar gewesen. »Im Laufe der Jahre wurde immer klarer, dass wir in den Vereinigten Staaten ein neues beträchtliches Gesundheitsproblem haben.« Von einer Epidemie des Opioid-Missbrauchs will der Arzt dennoch nicht sprechen. »Epidemie? Ich weiß nicht, was das in diesem Zusammenhang bedeuten soll.« Wie seine frühere Kollegin Kathleen Foley beobachtet Portenoy die aktuelle Debatte mit Sorge. Er halte nichts davon, dass das Pendel jetzt wieder in die Gegenrichtung ausschlage und neue Regeln und härtere Gesetze den Gebrauch dieser Medikamente fast unmöglich machten. Er schlägt leisere, vorsichtigere Töne an, spricht davon, dass das Verschreibungsverhalten der Ärzte »rekalibriert« werden müsse. Man bräuchte eine neue Balance zwischen Restriktion und freizügiger Opioid-Verschreibungen. Dies sei durch eine bessere Ausbildung der Ärzte zu erreichen. »Dann wird man sehen, dass die Verschreibungen sinken, ohne dass den Leuten die notwendigen Medikamente vorenthalten werden.«

Es ist im Winter 2013, achtundvierzig Jahre nachdem die Gate-Control-Theorie ein neues umfassenderes Verständnis vom Schmerz begründet hat und dreihunderteinundachtzig Jahre nachdem René Descartes sein Werk mit dem einfachen Schmerzmodell fast verbrannt hätte. In Montreal sitzt Fernando Cervero nach dem Schneesturm lässig in seinem Bürostuhl und vergegenwärtigt sich noch einmal die rasanten Fortschritte der vergangenen einhundert Jahre. Als noch amtierender Präsident der Internationalen Gesellschaft zur Erforschung des Schmerzes (IASP) hat der gebürtige Spanier nicht nur den Stand der Forschung, sondern der gesellschaftlichen, ja der internationalen Schmerzbedingungen im Blick. Bis in die 1920er Jahre seien viele Operationen ohne Narkose durchgeführt worden. »Sie haben einen einfach auf den Tisch geschnallt und aufgeschnitten.« Damals sei eine maximale Operationsgeschwindigkeit das A und O der Schmerzminimierung in der Chirurgie gewesen. Cervero selbst hatte in seiner Ausbildung noch Chirurgen, die diesem Credo folgten. »Unsere Großeltern und Urgroßeltern mussten noch unvorstellbare Schmerzen erleiden, und sie haben es akzeptiert. Heute würde niemandem im Traum einfallen, sich einen Zahn ohne Betäubung extrahieren zu lassen. Je mehr wir aber den Schmerz aus der Gesellschaft beseitigen, desto weniger sind die Menschen bereit, ihn zu ertragen, und bald würden sie ihn noch etwas weniger ertragen wollen. »Es ist ein unerreichbares Ziel«, sagt Cevero. Früher habe die Bevölkerung unter Schmerzen durch Infektionskrankheiten wie Typhus oder Tuberkulose gelitten, oder als napoleonischer Soldat sei einem ein Bein weggeschossen worden. Die Chirurgen hätten den Soldaten wieder zusammengeflickt, und das war es. Seine Chancen standen fünfzig zu fünfzig, verletzt oder tot in der Schlacht zu enden. Innerhalb von zwei Generationen hat sich das Bild völlig gewandelt. »Ein moderner amerikanischer oder britischer Soldat erwartet wegen der Schutzausrüstung keine Verletzung mehr.« Umso bedeutender sei heute jeder Stich – und das erschwere die Behandlung erheblich. Neue Erkrankungen wie die Fibromyalgie oder den Reizdarm habe es früher nicht gegeben. »Ich behaupte nicht, sie seien nicht real«, sagt Cervero, »aber es sind moderne Erkrankungen.« Sie seien real in dem Sinne, dass sie einen behinderten. Es seien eher kognitive Erkrankungen, schließlich zielten die Therapien auf die zentralnervösen Strukturen und nicht auf die Gelenke oder die Muskeln. »Das heißt nicht, dass es weniger real ist, sondern nur, dass es mehr mit der Funktion des Gehirns zu tun hat als mit der Funktion der Muskeln.« Wenn man den Patienten aber solche Überlegungen darlege, dann glaubten diese, man erkläre sie für verrückt. Auf der anderen Seite seien die Erwartungen an die medizinische Therapie immens und unerfüllbar. Fernando Cevero zitiert die spöttische Bemerkung eines Kollegen: »Ein Arzt liest die diagnostischen Kriterien für die

Fibromyalgie: wenn man morgens aus dem Bett steigt und sich müde fühlt, die Muskeln weh tun und es dauert, bis man in Schwung komme, und man sich überhaupt nicht danach fühle, zur Arbeit zu gehen. Alle diese Kriterien stimmen mit der Diagnose überein, dass man im mittleren Alter ist.»So habe ich mich schon oft gefühlt«, sagt Cervero und lacht,»aber wenn man sich auf die Symptome konzentriert und sie sehr wichtig nimmt, dann verwandelt sich das in eine Krankheit.« Cevero hat größtes Verständnis für die einzelnen Patienten. Aber man spürt, dass der Repräsentant der größten internationalen Vereinigung von Schmerztherapeuten die Probleme der westlichen Welt in dieser Hinsicht für etwas überspannt hält. Das Problem sei nicht die Überversorgung mit Opioiden in den westlichen Industrieländern, sondern die groteske Unterversorgung in Entwicklungsländern. In diesen Ländern wiederholt sich erst langsam die Emanzipation der Gesellschaft, der Bürger, der Schmerzbekämpfung, die in den westlichen Industrieländern über dreihundertfünfzig Jahre gebraucht hat. Und paradoxerweise sind die entwickelten Länder häufig genug ein Hindernis auf ihrem Weg in eine schmerzärmere Gegenwart.

Weltweit konzentriert sich der Verbrauch der Opioide auf einige, wenige westliche, industrialisierte Staaten: USA, Australien, Kanada, Neuseeland und die Mitgliedstaaten der Europäischen Union verbrauchen über neunzig Prozent der medizinischen Opioide. Allein zwischen 2002 und 2011 wuchs der Verbrauch des Opioids Fentanyl um zweihundertachtzig Prozent – aber nur in den reichen Staaten der Welt. In vielen Staaten der USA stiegen die Absatzzahlen von Hydrocodon innerhalb von zehn Jahren um mehr als fünfhundert Prozent.

Arthur hat Prostatakrebs im Endstadium. Bis in die Knochen sind die Metastasen vorgedrungen, und sie bringen ihn fast um vor Schmerzen. In den USA oder in Westeuropa mag es Medikamentenmissbrauch geben. Zumindest kann sich ein Krebskranker wie Arthur, ein frisch Operierter oder jemand mit heftigen Kopfschmerzen darauf verlassen, dass im Notfall genügend Medikamente zur Verfügung stehen. Doch Arthur lebt nicht im Westen, er lebt in der Ukraine. Wobei »leben« ein beschönigendes Wort ist, »verrecken« trifft es besser. Noch nicht einmal der Umstand, dass er ein ehemaliger KGB-Agent ist, verschafft ihm genug lindernde Opioide. So extrem ist Arthurs Agonie, dass er sich weit weg von den Angehörigen in ein kleines Haus zurückgezogen hat, damit sie ihn nicht weinen sehen müssen. Auf seinem Nachtschrank steht eine Flasche Schnaps, unter das Kopfkissen hat Arthur als allerletzten Ausweg eine Waffe gesteckt.[220] Es liegt nicht an den Kosten. Opioide sind billig. In Indien kostet eine Morphintablette rund zwei US-Cent oder rund zwölf Cent für den Tagesbedarf.[221] Doch in den meisten Regionen der Welt ist diese medikamentöse Hilfe unerreichbar. Wer in einem Entwicklungsland lebt, muss irgendwie durchhalten. Mehr als achtzig Prozent der Weltbevölkerung haben unzureichenden oder gar keinen Zugang zu Schmerzmitteln.[222] Viele Millionen Menschen erleiden jedes Jahr weltweit moderate oder schwere Schmerzen ohne Behandlung. Mehr als dreieinhalb Millionen Menschen sterben unter Schmerzen allein durch das Immunschwächevirus HIV oder wegen einer Krebserkrankung. Die Folgen dieser globalen Schmerzkrise sind gewaltig. Menschen mit chronischen Schmerzen leiden häufiger unter Ängsten und Depressionen, sie ziehen sich zurück und nehmen nicht mehr am Gesellschaftsleben teil. Dieses Drama spielt sich vor allem in den ärmsten Staaten ab. Im letzten Bericht der Menschenrechtsorganisation Human Rights Watch 2011 hatten vierzehn Staaten überhaupt keinen Verbrauch von medizinischen Opiaten oder Opioiden angegeben.

In den entwickelten Ländern herrscht eine liberale Haltung gegenüber Drogen, wenn es um den Kampf gegen Schmerzen geht. Im Sommer 2014 entschied das Verwaltungsgericht Köln, dass Patienten mit chronischen Schmerzen unter Umständen zu Hause Cannabis für den Eigengebrauch anbauen dürfen. In den Entwicklungsländern verhindert eine Mischung aus alter Durchhaltelogik und paradoxerweise Restriktionen aus den entwickelten Ländern eine halbwegs angemessene Versorgung der Kranken.

Viele Ärzte sind dort nicht für eine Schmerztherapie ausgebildet, und die Behörden beharren auf extrem strengen Regeln für die Verschreibung von medizinischen Opioiden. In mehr als einhundertfünfzig Ländern der Welt müssen so viele Formulare ausgefüllt werden, dass die Mediziner lieber gleich ganz auf die Verschreibung verzichten.[223] Wer sich nicht an diese Regeln hält, dem droht mitunter sogar Gefängnis. Das führt zu einer widersinnigen Situation. In Indien unterhalten zwei staatliche Opium- und Alkaloidfabriken in Ghazipur im Bundesstaat Uttar Pradesh und in Neemuch in Madhya Pradesh gewaltige Mohnfelder. Das gewonnene Rohopium wird in zwei bis zwanzig Pfund schweren »Kuchen« durch die indische Regierung ins Ausland, zum Beispiel in die USA oder nach Europa, exportiert und dient dort als Grundstoff für die Produktion zum Beispiel des medizinischen Opioids Oxycodon. In Indien selbst aber dürfen Morphin oder andere Opioide aus diesen beiden Fabriken meist nur unter extremen Auflagen verschrieben werden. Meist verzichten die Ärzte darauf, der inländische Verbrauch stagniert auf extrem niedrigem Niveau. In Kerala, Südindien, mussten Ärzte bis vor kurzem allein fünf Lizenzen beantragen, um ein Milligramm Morphin verschreiben zu dürfen – in den USA oder in Deutschland erhalten Patienten problemlos Hunderte Milligramm dieses Stoffs. Das führt zu der paradoxen Situation, dass in Indien zwar der Grundstoff für Opiate angebaut wird, der in die westlichen Industrieländer geht, aber im Land selbst die wenigsten Krebskranken je eine ausreichende Dosis des Medikaments gesehen haben. Sie sehnen unter unerträglichen Umständen mitunter jahrelang ihr Ende herbei.

Es ist noch nicht sehr lange her, dass in den westlichen Ländern die Haltung gegenüber Schmerzen der Auffassung in der Dritten Welt vergleichbar war. Nachdem aber mit dem Kampf für die Versorgung Todkranker die Schmerzbekämpfung im Westen gleichsam zum Menschenrecht wurde, wollen die Menschen dort Schmerzen immer weniger erdulden. Diese Bewegung strahlt in traditionalistische und konservative Länder aus. Internationale Organisationen wie das International Narcotics Control Board und die Union for International Cancer Control machen sich im Hinblick auf den medizinischen Einsatz von Opioiden für eine weltweit liberalere Gesetzgebung stark. Allmählich dämmert auch den internationalen Geldgebern für die globale Gesundheit und der Weltgesundheitsorganisation, dass sie sich umorientieren müssen. Bislang haben sich diese Organisation vor allem dem Kampf gegen tödliche Infektionskrankheiten wie zum Beispiel HIV, Malaria und Tuberkulose verschrieben. Es waren die Krankheiten, an denen die meisten Menschen weltweit starben, obwohl Medikamente existierten, die dies hätten verhindern können. Nachdem sich diese Probleme durch Impfungen, Aufklärungsprogramme und billigere Medikamente gebessert haben, stellen sich neue Fragen. Aidskranke können nicht geheilt werden. Ihre Erkrankung ist jetzt eine chronische Krankheit, die zudem noch vermehrt mit Krebserkrankungen einhergeht. Und je mehr Menschen auch in Entwicklungsländern älter, ja sogar alt werden, desto häufiger leiden sie unter Schmerzen durch verschlissene Knie und Hüften und andere Altersgebrechen. Jetzt beginnt der Kampf gegen ein Krankheitssymptom und nicht gegen eine Krankheit. Die Definition von Krankheiten ist Sache der Experten, das Symptom aber ist das, was die Patienten umtreibt. Dieser Perspektivenwechsel verändert die Prioritäten. Rückt das Symptom in das Zentrum der Betrachtung, steigt der Stellenwert der Patientenwünsche. Was die Kranken plagt, ist nicht die Infektion mit einem Erreger, sondern die körperlichen Auswirkungen dieser Infektion. Geht es nicht mehr um das Überleben, ist die Lebensqualität das entscheidende Kriterium. Im Süden Indiens, in Kerala, ist die Gesundheitsversorgung schon lange sehr gut. Durchschnittlich zweiundsiebzig Jahre werden Keraliten alt. Während früher Malaria und andere Tropenkrankheiten die Menschen erkranken ließen, beklagen sie heute die Zuckerkrankheit, Herzinfarkte und Krebs. Während im Rest des Subkontinents Menschen noch immer wegen strikter Regularien qualvoll an Krebs sterben, ist in Kerala inzwischen mit dem Trivandrum Institute of Palliative Sciences das würdevolle schmerzfreie Sterben angekommen.

Sobald sich die Aufmerksamkeit auf den Schmerz richtet, verändert das die Gesundheitssysteme. Denn die müssen sich ändern, um den Schmerz auszuschalten. Ganz allmählich ändert sich auch das Bewusstsein in der Weltgesundheitsorganisation. Die Versammlung aller Staaten in der Weltgesundheitsversammlung hat bisher zum Problem Schmerz geschwiegen. Im Mai 2014 hat sie erstmals ein Papier verabschiedet, das den universellen Zugang zu Schmerzmedikamenten fordert.

Während in und für Entwicklungsländer gerade ein Bewusstsein für die notwendige Behandlung unerträglicher Schmerzen erwacht, schwingt vor allem in den USA, aber auch in Deutschland, bedingt durch die Opioid-Krise, das Pendel schon wieder in die andere Richtung aus. Seit ein paar Jahren raten Ärzte wie Yoram Shir in amerikanischen, deutschen und kanadischen Schmerzkliniken ihren Patienten von Opioiden ab. »Opiate sind ein Fluch für die Schmerzforschung«, sagte Fernando Cervero und lachte dabei. »Sie sind sehr gut, und es ist schwer, sie zu schlagen.« Shir ist Direktor der Alan Edwards Pain Management Unit im Montreal General Hospital. Seine Karriere als Arzt begann auf einem Hügel in Ostjerusalem. Dort auf dem berühmten und bisweilen umkämpften Mount-Scopus-Campus des Hadassah-Hospitals leistete er 1987 seine Fortbildung zum Anästhesisten ab. Narkoseärzte schicken Patienten während der Operationen nicht nur in den Schlaf, sie wachen auch darüber, dass sie unter dem Skalpell keinen Schmerz spüren. Aus dieser Berufsgruppe stammen deshalb traditionell viele Schmerztherapeuten. Das ist insofern problematisch, als Anästhesisten nach dem Aufklärungsgespräch für gewöhnlich ihre Patienten nur noch in tiefer Bewusstlosigkeit auf dem Operationstisch erleben. Vom Umgang mit den seelischen Nöten bei chronischen Schmerzen erfahren sie deshalb normalerweise wenig. Es verwundert kaum, dass viele Anästhesisten den Schmerz lieber mit Injektionen betäuben, sogenannten Blockaden, die die Weiterleitung von Nervenimpulsen ausschalten. Diese Blockaden befreien den Patienten tatsächlich vorübergehend von den Qualen, helfen aber nicht dauerhaft. Yoram Shir war interessiert an der Schmerztherapie, musste aber feststellen, dass sich nur ein Professor in dem großen Jerusalemer Universitätskrankenhaus dem wichtigen Problem widmete. Er wechselte in diese Abteilung und war nach ein paar Monaten tief enttäuscht. »Ich war zu Tode gelangweilt«, sagt er. »Ich war der einzige Arzt und gab lediglich Injektionen.« Als der Anästhesist gehen wollte, bat ihn zu seiner Überraschung der Kollege, noch ein wenig zu bleiben. Danach ging Shir nach Montreal an die McGill University. Dort lernte er Ronald Melzack kennen, der das neue Zeitalter der Schmerzforschung eingeläutet hatte, und wurde Leiter der interdisziplinären Schmerzklinik im neunzehnten Stock des Lehrkrankenhauses an den Hängen des Mount Royal. Es war der Beginn einer Karriere, die ihn zu einem international renommierten Schmerzforscher und Kliniker machen sollte.

Nach sechsundzwanzig Jahren idealistischer Arbeit mit Schmerzpatienten ist der hochgeschossene Arzt aus Israel ernüchtert. Der Versuch, Patienten mit chronischen Schmerzen mit Medikamenten zu helfen, sei gescheitert. Die Situation erinnere ihn an den Kampf gegen den Krebs. 1979 hatte Präsident Nixon den Krieg gegen die bösartigen Zellen ausgerufen. Bis zum Jahr 2000 sollte die Sterblichkeit an Krebs um fünfzig Prozent gefallen sein. »Heute sind es vielleicht fünf Prozent«, sagt Shir. Ähnlich düster sei die Bilanz in der Behandlung von Schmerzen – trotz Investitionen in Milliardenhöhe. Die westliche Welt schwöre auf Medikamente, die in Wirklichkeit wenig gegen chronischen Schmerz ausrichten. »Wir helfen ein wenig, aber wir heilen diese Menschen nicht«, sagt Yoram Shir. »Und manchmal versagen wir völlig.« Die Patienten schluckten sechs, sieben, acht unterschiedliche Tabletten, die das Gehirn durcheinanderbrächten. Sie fühlen sich benommen, haben Gedächtnisstörungen und sind nicht mehr sie selbst. Inzwischen hat Shir die Taktik geändert. »Unsere allererste Maßnahme, wenn wir einen neuen Patienten sehen, ist, dass wir die Anzahl der Medikamente reduzieren«, erklärt Shir. »Ich sage den Patienten immer: ›Ich möchte sehen, wer sie wirklich sind.‹« Der Effekt sei verblüffend. »Die Patienten küssen dich und sagen: ›Sie haben mein Leben gerettet.‹« Das heiße nicht, dass manche nicht sehr von Opioiden profitieren könnten, nur lasse sich nicht mit Sicherheit vorhersagen, bei wem dies der Fall ist. Shirs dringende Bitte an die Schmerztherapeuten lautet deshalb: »Hört euren Patienten zu! Lasst euch nicht nur erzählen, wo es weh tut und wie stark der Schmerz ist! Versucht zu verstehen, was er auslöst, was ihn dämpft, was sie über die Schmerzen denken …!«

Nicht nur die Ärzte sehen, wie die Patienten sich in einem Meer von Schmerzmedikamenten verlieren. Yoram Shirs Kollegin im Montreal General Hospital, Ann Gamsa, beobachtete in den vergangenen Jahren ebenfalls eine explosionsartige Zunahme der Verschreibung von starken Opioiden mit fragwürdigem Ergebnis. Die kleine, freundliche Psychologin ist eine gute Bekannte von Ronald Melzack und beschäftigt sich wie er seit Jahrzehnten mit dem Thema Schmerz, hat über die Effekte der Erwartung in der Schmerztherapie, über Hypnose und den Einsatz von Cannabis gearbeitet. Wenn Gamsa in einer Therapiegruppe fragt, wer alles diese starken Medikamente einnehme, recken sich viele Hände in die Luft. Und wenn sie dann fragt, wem diese Medikamente hülfen, dann sind es schon sehr viel weniger. »Wenn ich aber nach den Nebenwirkungen frage«, sagt Gamsa, »dann sind es wieder viele Hände.« Sie habe nichts gegen die Medikamente, aber spätestens nach sechs Monaten erfolgloser medikamentöser Behandlung sollte man eine psychologische Betreuung einschalten. Mit Pillen könne man zwar manchen Patienten die Schmerzen nehmen und dennoch jede Lebensqualität ruinieren. Viele nähmen die Opioide nicht unbedingt wegen ihres Effekts auf die Schmerzen, sondern weil ihre deprimierte Stimmung sich ein wenig bessere. »Man kann sich damit ins Koma therapieren«, sagt Gamsa und lacht dabei müde.

In Deutschland ist die Verschreibung von Betäubungsmitteln streng reglementiert, und doch hat sich die Zahl der Verschreibungen schleichend erhöht. Die Zahl der Versicherten mit mindestens einer Opioid-Verordnung stieg von 2000 bis 2010 um rund vierzig Prozent. Ganz oben auf der Präparateliste steht jenseits und diesseits des Atlantiks das 1916 in Frankfurt am Main erstmals synthetisierte Oxycodon.[224] Hierzulande sind bisher zwar nur sehr wenige Todesfälle durch rezeptpflichtige Opioide bekannt geworden, dafür steigt die Zahl der gemeldeten Nebenwirkungen beim Bundesinstitut für Arzneimittel und Medizinprodukte in Bonn kontinuierlich an. Früher bekamen auch hierzulande fast ausschließlich Patienten mit schwersten, lebensbedrohlichen Erkrankungen Opioide. Heute sind es vor allem Menschen mit schweren Rückenschmerzen. In Deutschland ist die Enttäuschung über die durchwachsene Bilanz der Opioid-Therapie bei Patienten ohne Tumorschmerz zumindest unter Spezialisten inzwischen ähnlich groß wie auf der anderen Seite des Atlantiks. »Chronische Schmerzen: Meta-Analyse sieht kaum Vorteile von Opioiden«, titelte das *Deutsche Ärzteblatt* im April 2014 über eine großangelegte Studie der Berliner Charité. »Auf der Skala von null bis hundert linderten selbst die starken Opioide die Schmerzintensität nur um zwölf Punkte stärker als Placebo«, hieß es darin. Irgendwann landen die Patienten mit den Worten »Sie sind meine letzte Hoffnung« zum Beispiel in der Schmerzklinik in Mainz.

»Wir hatten eine Phase, in der es hieß, dass in Deutschland mehr Opioide verschrieben werden müssten«, sagt der Leiter der Tagesklinik Bernd Nagel. »Dann gab es eine Zeit, in der jede Oma ein Fentanylpflaster gekriegt hat.« Inzwischen würde zwar etwas kritischer mit den Opioiden umgegangen, aber eine problematische Berufsgruppe sieht Nagel indes doch: die niedergelassenen Schmerztherapeuten. »Dort wird die Therapie mit Opioiden noch zu unkritisch gesehen.« Zu selten hätten die Kollegen im Blick, was mit der Therapie überhaupt erreicht werden solle. Häufig würde der am meisten Opioide bekommen, der am heftigsten über die Schmerzen klagt. Es seien Patienten, bei denen die Gefühlskomponente im Schmerz besonders ausgeprägt ist und die deshalb auch am ehesten suchtgefährdet seien und nicht von den Opioiden profitierten. Wenn man bei allgemeinen Beschwerden mit Muskelbeteiligung, mit Inaktivität und Passivität, sozialem Rückzug und depressiver Verarbeitung der Schmerzen noch Opioide verschreibt, dann verbessert sich nichts. »Ist hingegen der Reiz an den Nerven besonders ausgeprägt, wie bei Krebserkrankungen«, sagt Nagel, »dann greifen die Opioide viel besser.« Man solle mit dem Patienten ein Ziel vereinbaren, empfiehlt Nagel, geschehe dies nicht, solle der Patient dem Arzt lieber den Rücken kehren. Ein wenig Verständnis hat Bernd Nagel für seine niedergelassenen Kollegen. Sie könnten sich einfach nicht so viel Zeit nehmen wie notwendig. »Dafür ist die Vergütung für die spezielle Schmerztherapie zu gering, die haben kaum Möglichkeiten, die entsprechenden Strukturen aufzubauen, und arbeiten deshalb als Einzelkämpfer, was ein Unding ist.« Außerhalb von Krankenhäusern und Schmerzkliniken sind interdisziplinäre Strukturen in der normalen Versorgung nach wie vor nicht vorgesehen. So wird in Mainz oft zunächst korrigiert, was außerhalb der Klinikmauern schiefgelaufen ist. Der erste Schritt gleicht dem, was auch Ann Gamsa und Yoram Shir jenseits des Atlantiks praktizieren. »Bei uns ist ein Drittel der Patienten mittlerweile auf Opioid-Entzug«, raunt der Mainzer Psychotherapeut Paul Nilges, der ebenfalls mehr als fünfundzwanzig Jahre Schmerztherapie miterlebt hat. Kurz zuvor hat der Psychologe vor Schmerztherapeuten in Hamburg einen Vortrag mit dem ironischen Titel »Opioid-Entzug als Therapieverfahren« gehalten. »Wenn Sie richtig tolle Erfolgserlebnisse haben wollen, machen sie eine Opioid-Entzugsklinik für Schmerzpatienten auf. Dann müssen sie gar nicht viel machen, denen geht es automatisch viel besser.«

Für viele Patienten war und ist die liberalere Haltung gegenüber den Opioiden auch ein Segen, sie profitieren von der neuen Offenheit gegenüber dem ältesten aller Schmerzmittel. Bei manchen schweren Erkrankungen wirken sie gut, die Mehrzahl der Krebspatienten kommt mit ihnen zurecht. Doch das Abhängigkeitspotenzial von Opioiden ist größer als bisher angenommen, und sie bringen häufig nicht nur keine Erleichterung, sondern sie erhöhen sogar die Schmerzempfindlichkeit. Letzteres führt dazu, dass die verängstigten Patienten immer mehr davon schlucken. Entgegen ihren Intentionen haben Ronald Melzack und Cicely Saunders auf diese Weise zumindest einen Teil der Patienten in eine neue Misere gestürzt. Die gute Absicht hatte, wie so häufig in der Schmerztherapie, unbeabsichtigte Nebenwirkungen. Wie viele Analgetika, die im Gehirn wirken, sind Opioide komplexe Medikamente, die auf die ganze Persönlichkeit wirken. Sie können die Wahrnehmung, die Motivation und die Kontaktaufnahme mit der Umgebung verändern. Die Menschen können oft nicht mehr klar denken, sind vergesslicher.[225] »Ich kann keine Zeitung mehr lesen«, sagen die Patienten. »Ein Buch habe ich schon lange nicht mehr gelesen, ich kann mich nicht konzentrieren«, oder »Ich will ›Buch‹ sagen, und es kommt ›Schrank‹ raus.« Manche Patienten sind leicht erregbar, haben Stimmungsschwankungen, werden impulsiver, und gleichzeitig lässt ihr Interesse am sozialen Umfeld nach. Sie fühlen sich kraftlos und schlafen schlecht. »Ich bin schnell mit den Gedanken woanders oder schlafe ein«, sagen sie. Ihr Urteilsvernögen lässt nach, sie verflachen emotional und lösen Befremden in ihrer Umgebung aus. Verblüffung macht sich nach einem Opioid-Entzug breit. Nicht selten sagen Patienten dann, dass die Schmerzen wenigstens nicht stärker geworden, sie dafür aber endlich wieder sie selbst seien. Wenn dann Freunde vorbeikommen und sagen »Man kann sich ja wieder mit dir unterhalten«, wird mehr als deutlich, wie tief Opioide in das Wesen von Menschen eingreifen können.

Das alles bedeutet indes noch nicht, dass ein Patient mit chronischen Schmerzen von diesen Medikamenten zwangsläufig abhängig wird. Doch je nach Veranlagung kann sich die innere Unruhe so weit steigern, dass das ganze Denken sich auf die nächste Dosis verengt, und zwar ohne dass sich wirklich noch ein schmerzlindernder Effekt einstellt – was wiederum die Unruhe steigert. Eine echte Sucht entwickelt sich selten bei Menschen mit starken Schmerzen, die vorher noch nie mit Drogen zu tun hatten. Unter fünfzehntausend amerikanischen verletzten Veteranen, die mit diesen Stoffen zum ersten Mal in Berührung gekommen sind und sie drei Monate erhielten, blieben gerade einmal zwei Prozent an den Opioiden hängen – in anderen Untersuchungen entwickelten bis zu sechs Prozent der Patienten eine Abhängigkeit.[226]

Ob und wie stark sich Persönlichkeitsveränderungen unter einer Opioid-Therapie bei chronischen Schmerzen einstellen, ist noch immer Gegenstand von wissenschaftlichen Debatten. Da aber Opioid-Rezeptoren überall im Gehirn und sogar in der Peripherie des Körpers angelegt sind, wäre es seltsam, wenn der Stoff nicht vielfältige Wirkungen entfalten würde. Weil aber gleichzeitig der Dauerterror von Schmerzen wesensverändernd wirkt, sind Auslöser und Effekt nicht immer klar gegeneinander abgrenzbar. So liegt bei vielen Menschen, die besonders häufig Opioide brauchen, gleichzeitig eine Depression vor. Doch was war zuerst da? In der watteweichen Abschirmung vom Leiden liegt die Versuchung, denn sie ist nicht nur für Menschen mit Schmerzen attraktiv. Heute wird seelischer Schmerz gern mit Alkohol und anderen Drogen wenigstens vorübergehend ausgeblendet. Und Medikamente sind eine legale Zwischenstufe. In den USA missbrauchen Heranwachsende verschreibungspflichtige Medikamente wie Opioide, aber auch Beruhigungsmittel erheblich häufiger als vorhergehende Generationen.[227] Der Gebrauch verschreibungspflichtiger Schmerzmedikamente unter Jugendlichen zwischen zwölf und siebzehn Jahren hat sich in den USA seit 1960 verzehnfacht. Die Menschen kreisen um sich selbst und sind nicht mehr bereit, Leid zu ertragen. Selbst die Popkultur spiegelt die neue Rauschkultur wider. In der TV-Serie *Dr. House* schluckt der geniale Doktor Gregory House, verkörpert vom amerikanischen Schauspieler Hugh Laurie, gegen seine chronischen Knieschmerzen in einem fort Vicodin, eine Kombination aus dem Opioid Hydrocodon und Paracetamol.

Hedonismus und Individualismus aber verändern nicht nur das Freizeitverhalten, sie prägen die Ansprüche an die Arbeit. Sie soll, ja muss Spaß machen und soll der Selbstverwirklichung dienen. Menschen mit Beschwerden im Nacken und Schultergürtel seien oft sehr leistungsorientiert und perfektionistisch. Ist ein Mensch mit seinem Arbeitsplatz unzufrieden, verzehnfacht sich das Risiko für eine Chronifizierung der Schmerzen. Normalerweise helfe es, wenn diese Patienten ihre Leistungsansprüche etwas senken könnten, wenn sie lernten, ihre inneren Antreiber zu zügeln. Aber nicht immer ist das leistbar. Längst vertrauen Unternehmen darauf, dass ihre Mitarbeiter das Letzte geben. Versagen ist keine Option. Immer häufiger kommen in die Mainzer Tagesklinik Patienten, die vom gestiegenen Druck im Beruf berichten, von der ständigen und begründeten Angst vor Entlassung, und dann fällt selbst den Schmerztherapeuten guter Rat schwer. Vor Nagel sitzen Bankangestellte und Versicherungskaufleute, denen klar ist, dass sie wegrationalisiert werden sollen. »Es wird ganz systematisch Druck auf diese Menschen ausgeübt«, sagt der Arzt, »sie werden permanent versetzt oder gefragt, warum sie gerade auf die Toilette gegangen sind.« In diesem Augenblick fällt es dem Arzt und seinen Mitarbeitern schwer, nach den »inneren Antreibern« zu fragen. »Ungefähr die Hälfte unserer Patienten wären nicht hier, wenn sie andere Arbeitsbedingungen hätten«, sagt Nagel. »Und das ist in den vergangenen zehn Jahren eklatant mehr geworden.« In diesen Augenblicken beschleicht sie das Gefühl, Ausputzer und Reparaturstation zu sein. »Ist es noch sinnvoll, was wir hier tun«, fragt sich Nagel. Im Grunde behandeln sie ein Symptom einer überforderten Gesellschaft, und vor den Toren der Stadt machen die psychosomatischen Rehakliniken die Menschen fit, so dass sie in dem System wieder funktionieren. In seltenen Fällen stellten Patienten ihre Beschwerden schlimmer dar, als sie eigentlich sind, um auf diese Weise in die Frührente zu gelangen. Was Nagel indes häufiger beobachtet, sind Zielkonflikte. Jemand hat das Gefühl, dass er seine Arbeit nicht mehr ausüben könne, er will nur noch raus und stellt deshalb einen Rentenantrag. Im Grunde ist dieser Mensch nicht motiviert, erfolgreich gegen die Schmerzen anzugehen. An diesem Punkt stoßen die Therapeuten in der Mainzer Tagesklinik an die Grenzen der Medizin, weil sie die Verwerfungen der Arbeitswelt nicht verändern können. Ein Problem sei, wie unflexibel mit dem Zeitkontingent und den Möglichkeiten der Arbeitnehmer umgegangen werde. Jemand bekommt den guten Rat, sich zu Hause gründlich auszuruhen, und soll danach einhundertprozentig fit wieder ranklotzen. Erst wird der Mensch zur Passivität verdammt, dann wird er sofort wieder überfordert und erleidet natürlich einen Rückfall. Damit beginnt der Absturz in den chronischen Schmerz. Es wäre viel besser, wenn sich jemand bei der Arbeit vorübergehend ein wenig zurücknehmen dürfte.

Der hoffnungsfrohe Aufbruch der 1980er Jahre ist ins Stocken geraten. Trotz der Opioide für alle möglichen Schmerzformen, trotz *Gate-Control*-Theorie und Bedenken in Hinblick auf die ausufernden Operationszahlen ist nach wie vor alles auf eine materialistische Lösung des Schmerzproblems ausgerichtet. Wie vor einhundert Jahren geht der Patient zu seinem Arzt, dieser stellt eine Diagnose, verschreibt ein Analgetikum oder injiziert ein Betäubungsmittel, und dann lässt der Schmerz bald nach. Der Therapeut verbucht einen Erfolg, der Patient atmet erleichtert auf, und beide Seiten sehen darin eine Bestätigung für das einfache Modell von Ursache und Wirkung. Metaphysische Erklärungen sind nicht nötig, und der Profit für die Pharmaindustrie ist garantiert. So haben sich alle Beteiligten mit dem Status quo arrangiert und verteidigen ihn notfalls. Der Arzt als Einzelkämpfer in seiner Praxis, der Patient als selbstbestimmter Konsument, die Pharmaindustrie als Anbieter schneller, profitabler Lösungen und die Krankenkassen, die sich an übersichtlichen Abrechnungen erfreuen. Aufwendige, zeitraubende Lösungen passen nicht in dieses Konzept. Im Jahr 2011 erhielten in Deutschland vierhundertfünfzigtausend Patienten mit Rückenschmerzen stationär eine betäubende Injektion, und nur fünfzigtausend Menschen unterzogen sich einer multimodalen Therapie.

Wenn gar nichts mehr geht, folgt in den meisten Fällen der chirurgische Eingriff. In Deutschland schnellten die Operationen von schmerzenden Hüften, Knien und Wirbelsäulen in die Höhe. Die Eingriffe an der Wirbelsäule stiegen von 2005 bis 2011 um einhundertsechsunddreißig Prozent auf zweihundertneunundzwanzigtausend Eingriffe, die Zahl der Operationen zur Versteifung von zwei oder mehr Wirbelkörpern stiegen sogar um zweihundertachtunddreißig Prozent. Doch diese Maßnahmen sind nur von begrenztem Nutzen. Die Injektionen sind zwar beliebt, bleiben aber den Beweis ihrer nachhaltigen Wirksamkeit schuldig. Aus diesem Grund müssen sich Patienten inzwischen vorher von einem Schmerztherapeuten begutachten und über Alternativen beraten lassen.[208] Die operative Versteifung von drei Wirbelkörpern bei unerklärlichen Rückenschmerzen kostet ungefähr zwölftausend Euro, doch auch hier ist der Nutzen nicht belegt. Rund zwanzig Prozent aller Rückenoperationen führen nicht zum gewünschten Ergebnis.[228] Die Zahl der Kniegelenksoperationen ist zunächst erheblich angestiegen und hat sich jetzt auf hohem Niveau stabilisiert. Aber die Zahl der Zweitoperationen stieg um über vierzig Prozent, weil das Ergebnis der ersten Operation unbefriedigend war.[229] Ängstliche Menschen oder solche mit Depressionen haben häufig ungünstigere Ergebnisse. Deshalb sollen zum Beispiel in den USA alle Patienten vor einer Rückenoperation zumindest ansatzweise psychologisch untersucht werden. Doch die wenigsten Chirurgen nehmen sich die Zeit dafür.[230] Hierzulande sind die Neurochirurgen zwar angehalten, auf entsprechende Hinweise (sogenannte Yellow Flags) zu achten, aber nicht jeder Neurochirurg ist willens oder in der Lage dazu. Schließlich bleiben nach vielen erfolglosen Therapieversuchen doch wieder nur Medikamente als Ausweg. »Wir haben seit Jahren eine deutliche Zunahme der Abgabe von Schmerzmitteln – auch verschreibungspflichtiger«, sagt Walter Schwerdtfeger, bis Juli 2014 Präsident des Bundesinstituts für Arzneimittel und Medizinprodukte, »und es gibt eine Tendenz, dass die damit verbundenen Risiken von den interessierten Vertretern der Industrie in der öffentlichen Diskussion heruntergespielt werden.« Schwerdtfeger fordert seit langem, rezeptfreie Großpackungen von Schmerzmitteln zu verbieten.

Doch eine intensive Kooperation zwischen Psychotherapeuten, Ärzten, Physiotherapeuten und anderen Fachdisziplinen, ambulant und stationär, stört den Betrieb. Vielen Patienten geht diese Form der Behandlung zu langsam. In Nordamerika, wo der interdisziplinäre Ansatz ein paar Jahre für so viel Furore sorgte und jetzt das Opioid-Fieber grassiert, werden entsprechende Programme eingestellt. Gab es in den USA 1998 noch zweihundertzehn interdisziplinäre Schmerzprogramme, waren es im Jahr 2005 nur noch vierundachtzig.[188] Der Abbau geschieht, obwohl belegt ist, dass diese Programme helfen und klar ist, dass mit dem Ergrauen der Baby-Boomer-Generation der Bedarf an Alternativen zu herkömmlichen Schmerztherapie in den kommenden fünfzehn Jahren noch gewaltig steigen wird. In Deutschland geht der Ausbau interdisziplinärer Versorgung nur schleppend voran. In Mainz müssen die Patienten Monate auf einen Therapieplatz warten. »Die Versorgungslage mit schmerztherapeutisch ausgebildeten Psychotherapeuten ist insgesamt als schlecht zu bewerten«, protokollieren die Autoren eines im Regierungsauftrag 2011 angefertigten Reports.[209] Auch sonst sieht es trostlos aus: »Aktuell stehen in Deutschland nur etwa fünfhundert bis sechshundert schmerztherapeutische Einrichtungen zur Verfügung, die pro Quartal etwa vierhundertvierzigtausend Patienten versorgen. Es wird deshalb von einer Unterversorgung in der Größenordnung von rund zweitausendfünfhundert Einrichtungen ausgegangen. Dieser Schätzung liegt die Überlegung zugrunde, dass von elf Millionen Betroffenen etwa neunhunderttausend Patienten mit chronischen Schmerzen einer speziellen Behandlung in einer schmerztherapeutischen Einrichtung bedürfen und ein Arzt im Quartal die Behandlung von dreihundert Patienten mit chronischen Schmerzen laut Gebührenordnung EBM 2008 erstattet bekommt.«[209] Wird ein Patient in einer Schmerzkonferenz vorgestellt, bringt das rund sechs Euro. Das lohnt nicht. So finden sich siebzig Prozent der Patienten mit chronischen Schmerzen beim Hausarzt wieder, rund ein Drittel ist in der Behandlung eines Orthopäden und nur zwei Prozent dürfen sich über eine professionelle Behandlung beim Schmerztherapeuten freuen (wobei Schmerztherapeut nicht gleichbedeutend mit einer interdisziplinären Behandlung ist)[231]. Da läuft etwas gründlich schief.

Operationen helfen nur sehr begrenzt; Medikamente haben bei langem Gebrauch bisweilen erhebliche Nebenwirkung und sind ins Gerede gekommen; die Therapie mit Opioiden stößt an ihre Grenzen; mehr als hundert Stunden Therapie in einer interdisziplinären Einrichtung für zwanzig Prozent der deutschen Bevölkerung, die angeblich unter chronischen Schmerzen leiden, scheinen kaum realisierbar. Die Forderung nach einem schmerzfreien Leben ist indes heute vehementer denn je. Früher mussten die Menschen mangels Alternativen das Leid klaglos ertragen, heute erscheint diese Option ausgeschlossen. »Es gibt Menschen, die ein Menschenrecht auf Schmerzfreiheit fordern«, sagt Herta Flor vom Zentralinstitut für seelischen Gesundheit in Mannheim. »Ich würde mich dieser Position anschließen.« Die Psychologin ebnete als eine der Ersten den Weg für die Gate-Control-Theorie in Deutschland. »Wenn wir die Möglichkeit haben, den Schmerz zu behandeln«, sagt Flor, »sollten wir das meines Erachtens auch tun.« Niemand müsse Schmerzen aushalten, meint auch Thomas Tölle, der Sprecher des Deutschen Forschungsverbundes Neuropathischer Schmerz. »Ich neige dazu, dass man möglichst früh eine wirksame

Dosis geben sollte, dann baut sich keine Angst auf«, findet Walter Zieglgänsberger vom Max-Planck-Institut für Psychiatrie, der vor allem die Lernvorgänge rund um den Schmerz intensiv erforschte. Wer darauf hinweist, dass ein wenig Schmerz zum Leben gehöre, macht sich verdächtig, einer reaktionären Ideologie anzuhängen. Aber hatten nicht die Konditionierung und die Forschung über Placebo-Effekte gezeigt, wie schnell ein bestimmter Umgang mit Schmerzen erlernt wird? Könnte nicht der frühe Griff zur Tablette ein Verhaltensmuster erzeugen, das weiteren Schmerz erst begünstigt? Was geschieht, wenn jemand Schmerz doch gelegentlich aushält?

Schmerz ist ein mächtiger Gestalter des Nervensystems. Schon ein Schnitt in den Finger kann weitreichende Veränderungen im zentralen Nervensystem auslösen. Neue Verbindungen entstehen, an Nervenenden vergehen und entstehen Rezeptoren, und im Gehirn wachsen sogar völlig neue Nervenfasern. Wie sehr Traumata das spätere Schmerzempfinden prägen, lässt sich am besten bei Kindern nachvollziehen, die schon früh in ihrem Leben wiederholten oder extremen Reizen ausgesetzt waren. An der Justus-Liebig-Universität Gießen ging es zum Beispiel um kranke Kinder, an denen viele Blutuntersuchungen durchgeführt wurden. Frühgeborene mussten zum Beispiel im Schnitt hundertsechzig Mal in einer Woche einen Stich in die Armbeuge oder Ferse für eine Blutabnahme ertragen. Diese Verletzungen wirkten sich noch Jahre später aus. Die Veränderungen durch frühe Schmerzreize reichen bis hinab in die Gene. Auffällige epigenetische Muster, das sind kleine reversible Veränderungen am Erbgut, ließen sich noch Jahre nach Injektionen im Kindesalter nachweisen. Je häufiger Kinder auf Intensivstationen schmerzhaften Prozeduren ausgesetzt waren, desto ausgeprägter war der Schwund grauer und weißer Hirnmasse bei ihnen.[232] In Gießen waren die Kinder von der Intensivstation im Schulalter unempfindlicher gegen Hitzereize. Ihr Nervensystem hatte eine Art Schutzmauer gegen den Terror der Schmerzen aufgetürmt. Dafür war bei ihnen die Spanne bis zu dem Moment, wo ihnen ein Reiz wirklich unerträglich wurde, sehr viel kleiner als bei normal aufgewachsenen Kindern. Als Säuglinge reagierten Frühgeborene unempfindlicher auf Stürze, als Erwachsene waren sie indes schmerzempfindlicher.[233] Jungen, die bei einer Beschneidung keine betäubende Salbe erhalten hatten, zeigten ein paar Monate später, als sich die Impfnadel in ihren Arm senkte, alle Anzeichen größerer Schmerzen.[234] Doch war dies das Resultat unterschiedlicher Behandlung, oder spiegelte sich in der stärkeren Schmerzreaktion der unbetäubt Beschnittenen nur die Aufregung der Eltern zum Zeitpunkt der Beschneidung wider? Ob ein frühes Trauma sich negativ auf das spätere Leben auswirkt, können die widersprüchlichen Ergebnisse nicht eindeutig belegen. Manchmal erhöht sich die Schmerzempfindlichkeit, manchmal sinkt sie. »Wir haben auch untersucht, ob die Kinder von den Intensivstationen später mehr an chronischen Schmerzen leiden«, sagt die Psychologin Christiane Hermann von der Universität Gießen, »und da hat sich bis jetzt kein Effekt gezeigt.«

Bei Erwachsenen kann ein wenig freiwillig ertragener Schmerz die Toleranz gegenüber solchen Reizen indes erhöhen. In Hamburg traten vierzehn vollständig gesunde Medizinstudenten zum Schmerztest an. Acht Tage lange mussten sie insgesamt zwanzig Minuten lang Hitze um achtundvierzig Grad Celsius auf der Vorderseite ihres Unterarms ertragen und jeweils die Schmerzintensität angeben. Direkt danach und dann mehrmals im Laufe eines Jahres dokumentierten die Forscher mit Hilfe von Kernspintomographien Veränderungen in den Gehirnen der Probanden. Hatten die Studenten am ersten Tag des Experiments den Hitzeschmerz im Mittel schon bei sechsundvierzigkommavier Grad gespürt, waren es am achten Tag siebenundvierzigkommaacht Grad gewesen. Gleichzeitig hatte der wiederholte Schmerzreiz in den Gehirnen mehr graue Substanz erzeugt. Wie ein Krafttraining die Muskeln anschwellen lässt, hatte der Schmerzparcours die Verarbeitungskapazität von Schmerzreizen offenbar gesteigert.[235] Irgendwann zwischen dem zweiundzwanzigsten Tag bis zu einem Jahr nach dem Versuch reagierten die Probanden dann wieder so empfindlich wie am ersten Tag. Die Frage, wie viel jemand ertragen können sollte, lässt sich anhand der körperlichen Veränderungen, die der Schmerz auslöst, nicht beantworten. Zumal oft nicht klar ist, was die Ursache und was die Wirkung ist. Verändert der Schmerz das Reaktionssystem für Stress, oder schmerzt es, weil das Stresssystem verändert ist?

Eines ist zumindest gewiss: Intensive schädliche Reize verändern das zentrale Nervensystem auch bei Erwachsenen – ein Umstand, der als »Schmerzgedächtnis« populär geworden ist. Ein Bandscheibenvorfall baut die Gehirnarchitektur grundlegend und in manchen Fällen dauerhaft um[236]. Dies alles sind normale Prozesse, die für die Anpassungsfähigkeit des Nervensystems stehen und die sich meist nach kurzer Zeit wieder zurückbilden. Bei manchen bleibt sie. Vierunddreißig Prozent aller Patienten mit Diabetes entwickeln eine schmerzhafte Neuropathie. Zwischen fünf und vierzig Prozent aller Patienten leidet nach Operationen unter andauernden Schmerzen: zwanzig bis dreißig Prozent der Frauen nach der Amputation einer Brust, dreißig bis fünfzig Prozent der Menschen nach einer Bypass-Operation, aber nur zehn Prozent der Frauen nach einem Kaiserschnitt. Fünf Jahre nachdem sich vierhundertfünfzig Patienten zum ersten Mal bei ihrem Arzt wegen Rückenschmerzen vorgestellt haben, klagt noch ein Drittel über Beschwerden. In der Flexibilität des Nervensystems lauert offenbar die Gefahr, dass die Umbauvorgänge in die falsche Richtung laufen und der Schmerz sich im zentralen Nervensystem festsetzt. Schon allein aus diesen Gründen könnte die Devise lauten »Nur kein Schmerz ist ein guter Schmerz«, und deshalb sollte jeder unangenehme Reiz sofort abgestellt werden.

Jede Handlung im Zusammenhang mit Schmerz wirkt sich auf den Umgang mit dem nächsten traumatischen Ereignis aus. Normalerweise lehrt uns der akute Schmerz das Fürchten. Wir hauen uns mit dem Hammer auf den Finger, dann tut es weh. Ursache und Wirkung stehen eindeutig miteinander in Beziehung, und die meisten Menschen werden die Begegnung von niedersausendem Metall mit einer Fingerkuppe ähnlich intensiv empfinden. Die Lektion ist im Gehirn vermerkt, ein frei verkäufliches Medikament hat geholfen, und damit ist der Fall erfolgreich erledigt. Ein Kind muss sich ein paar Mal die Knie aufschlagen, damit es dann nicht mehr schon allein aus Furcht vor dem Schmerz hinfällt. Aber muss ein Erwachsener noch den Schmerz eines über die Jahre gealterten Knies nach dem Fußballturnier ertragen? Stellen wir unser Gehirn und unseren Körper mit einer Tablette darauf ein, dass der Schmerz sofort nachlassen wird, oder geben wir uns die Gelegenheit, die Erfahrung zu machen, dass der Schmerz wieder verschwindet.

Bei einer Kopfschmerzattacke ist vieles anders. Von außen ist ein Auslöser, dem man aus dem Weg gehen könnte, nicht erkennbar. Eine Lehre lässt sich aus diesem Schmerz schwer ziehen. Immerhin hilft eine Tablette. Doch bei manchem löst die Unwägbarkeit Sorgen aus. Steckt vielleicht ein Tumor dahinter? Womöglich erleidet der Mensch plötzlich alle vier Wochen eine Kopfschmerzattacke und hat in der Zwischenzeit schon Angst vor dem nächsten Anfall. In dem Augenblick, in dem Furcht in Angst umschlägt, bekommt der Schmerz einen anderen Charakter. Er entkoppelt sich von seiner natürlichen Warnfunktion und setzt sich im zentralen Nervensystem fest. So rutschen wir unter ungünstigen Bedingungen von einer harmlosen, akuten Episode in die chronische Schmerzerkrankung. Sobald Schmerz sich physisch im zentralen Nervensystem festsetzt, beginnt die sogenannte zentrale Sensitivierung. Wie formulierte es die IASP treffend: »Die Erinnerung an den Schmerz kann mehr schädigen als das auslösende Erlebnis.«[198] Vielleicht wäre es jetzt besser, keine weitere Tablette zu schlucken, aber die Erfahrung, dass die weiße Pille hilft, ist bereits fest im Gehirn verankert. Es entsteht ein Handlungsmuster, bei dem es gleichgültig ist, ob der Wirkstoff den Schmerz stillt oder das beruhigende Ritual. Im Endeffekt gibt der Mensch die Selbsteffizienz zugunsten eines Medikaments auf. Die Macht, die jemand noch über den Schmerz hat, ist indes entscheidend für das Schmerzempfinden. Ohnmächtig schmerzhaften Reizen ausgesetzt zu sein verstärkt das Leiden daran. Ein hilfloses Baby weiß nicht, wie ihm geschieht, wenn jemand eine Lanzette in seine Ferse sticht, um einen Tropfen Blut zu gewinnen, und ist dem unangenehmen Gefühl vollständig ausgeliefert. Ein Erwachsener kann in einem sado-masochistischen Spiel jederzeit das Codewort rufen, und die Quälerei hört auf. Auf diese Weise ist der Masochist in der Lage, den negativ emotionalen Anteil des Schmerzes abzuspalten und nur die Endorphin-Ausschüttung in seinem Gehirn zu genießen. In der Behandlung von Menschen mit chronischen Schmerzen geht es zunächst darum, wenigstens gedanklich die Kontrolle über das Geschehen zurückzugewinnen. Kontrolle entscheidet über das Ertragen von oder das Verzweifeln am Schmerz. Der schnelle Griff zum Medikament untergräbt diese gelebte Selbstwirksamkeit, das Schmerzgeschehen wird der Pille oder dem Arzt überantwortet. Es könnte der Anfang einer unproduktiven Konzentration auf Arzneimittel als Erlöser sein.

Niemand kann belegen, dass die unbekümmerte Einnahme von einfachen Analgetika die Schmerzempfindlichkeit erhöht. Ebenfalls unbewiesen ist, dass Ibuprofen, Diclofenac oder Aspirin die Einstiegsdrogen in eine Opioid-Abhängigkeit sind. Aber die Menschen in den Industrieländern nehmen Analgetika sehr viel häufiger ein als früher und das, obwohl weniger Menschen körperlich arbeiten, die Medikamente allenfalls mittelmäßig wirken und sich die Berichte über Nebenwirkungen häufen. Es kommt nicht darauf an, ob jemand wegen einer Bagatelle eine Tablette einnimmt oder es sein lässt. Wichtiger ist die psychische Verfassung, in der das geschieht, denn ängstliche oder depressive Menschen sind eher gefährdet, chronische Schmerzen zu entwickeln. Selbst wenn wir psychisch ausgeglichen sind, können wir uns ins in chronische Schmerzen samt häufiger Tabletteneinnahme hineinkonditionieren. Im ungünstigsten Fall verändert dies das zentrale Nervensystem, so dass es den Schmerz von sich aus unterhält. Es sollte also darum gehen, nicht die falschen Lektionen zu lernen. Deshalb ist es wichtig, ein Analgetikum für eine bestimmte Zeit unabhängig von Schmerz ausreichend und konsequent einzunehmen. Dann ist die weiße Pille im Gehirn nicht mehr gleichgesetzt mit vorübergehender Schmerzfreiheit. Ärzte sollten das lernbegierige Schmerzsystem nicht mit beunruhigenden Botschaften anstacheln. Der massive Einsatz von bildgebendem Gerät bei einem einfachen Kopfschmerz mit dem sicher gutgemeinten Satz »Einen Tumor haben wir auch nicht gefunden« schürt die Angst erst recht. Auch sollten sich die Mediziner vor großartigen Versprechen über die tolle Wirksamkeit einer neuen Therapie hüten. Keine Lerneinheit ist abträglicher als die eines gebrochenen Versprechens. Und sollte nach zwei Wochen weder die Beweglichkeit zurückkommen noch der Schmerz schwinden, wäre es Zeit, sich um den Lebensstil Gedanken zu machen. Vielleicht ist es besser, Schmerzauslöser zu vermeiden, als den Schmerztabletten hinterherzulaufen für das »Noch schneller«, »Noch höher«, »Noch weiter«.

Die freie Verfügbarkeit der Schmerzmittel, der Leistungsdruck, die höheren Ansprüche an das Leben und das Vorbild der anderen haben den Stellenwert des Schmerzes verändert und damit wahrscheinlich das Schmerzempfinden selbst. Es entsteht ein seltsames Paradoxon. Wir setzen alles daran, den Schmerz so schnell wie möglich abzustellen, und fordern ihn zu andern Zeiten heraus mit Tätowierungen, Marathonläufen und einem überlangen Sonnenbad. In der modernden Welt hat der Schmerz kein natürliches Habitat mehr. Bricht manchmal, wie bei einer Geburt, seine wilde Natur durch, dann sind wir verwirrt, zweifeln an der Medizin, an uns, an unserer Umwelt. Und was im akuten Schmerz noch einem Spiel glich, ist im chronische Schmerz plötzlich bitterer existenzieller Ernst. Die Mittel helfen nicht mehr, die Nebenwirkungen nehmen zu, die Pharmaindustrie tut sich schwer damit, gute Alternativen anzubieten, und profitiert wie ein Drogendealer an den unvollkommenen Lösungen. Ist es unter diesen Bedingungen nicht besser, dem Schmerz wieder einen Platz unter den Menschen zu geben? Nicht alle Kulturen gehen mit Schmerzen so um wie die Deutschen. Im Schmerzempfinden einer Nation spiegeln sich die kulturellen Eigenarten. So ließ der Düsseldorfer Ethnomediziner Norbert Kohnen philippinische Fischer eine Liste von vierundfünfzig Krankheiten nach dem Grad der Schmerzen sortieren, die diese damit verbanden. An die erste Stelle setzten sie Lepra, erst an die neununddreißigste Stelle Verbrennungen. Die Aussicht, als Aussätziger von der Familie verstoßen zu werden, erschien ihnen übler als eine Brandwunde. Kohnens ethnologischer Kollege Thomas Ots sah sich in chinesischen Ambulatorien um. Dort klagten die Patienten im Durchschnitt über fünfkommavier verschiedene Beschwerden, vierundvierzig Prozent waren schmerzhafter Natur. Deutsche Patienten trugen hingegen im Schnitt einskommadrei unterschiedliche Beschwerden vor – in vierundachtzig Prozent der Fälle waren Schmerzen das Hauptproblem. Sind wir ein Volk von Jammerern geworden?

Sicher ist in der industrialisierten Welt, in der es inzwischen mehr Angestellte als Arbeiter gibt, der tägliche Schmerz seltener geworden. Wenn er aber auftritt, wird er erstens intensiver beachtet, und zweitens lässt er sich für alle möglichen Interessen einspannen. Die Pharmaindustrie kann diese Situation ausnutzen, weil der Kampf gegen den Schmerz am Ende immer bedeutet, dass wir glücksspendende Botenstoffe in unseren Hirnen erzeugen. Mit jeder Tablette bewegen wir uns am Rande der Abhängigkeit. Die Mächtigen können ausnutzen, dass Schmerz unseren Willen bricht und gefügig macht, uns isoliert. Beide Pole profitieren von der besten und schlimmsten Eigenschaft des Schmerzsystems: Es lernt, denn es ist darauf ausgerichtet, uns möglichst unbeschadet durchs Leben zu bringen. Schmerz ist wie ein böser Schlüssel zu unserem Innersten. Dieses flexible System kann durch äußere Kräfte vom richtigen Kurs abkommen. Im Grund wirken die Opioide schon lange nicht mehr recht gegen die Rückenschmerzen, aber wir können nicht anders, als sie weiter zu schlucken. Und schon wieder hat die Hoffnung auf das ultimative Medikament Konjunktur. Wenn wir nicht abhängig sein oder uns unterwerfen, sondern frei und selbstbestimmt sein wollen, bleibt uns im Schmerz nur, einen Weg zwischen den Polen zu suchen. Es ist Ende März 2013 in Montreal. Ronald Melzack, der sanfte Revolutionär von 1965, ist inzwischen vierundachtzig Jahre alt und lebt mit seiner Frau in der Nähe von Montreal in einem Altenheim. Patrick Wall ist schon vor langer Zeit gestorben. Vor dem Stewart Biology Building der McGill University in der 1205 Avenue du Docteur Penfield glitzert der Schnee. Im achten Stock des grauen Gebäudes, in der Abteilung für Psychologie, sitzt der Grandseigneur seiner Zunft in seinem Büro und resümiert mehr als fünfzig Jahre Schmerzforschung. Jahrzehntelang hatte Melzack für ein differenziertes Bild des Schmerzes gekämpft. Mit einer neuen Schmerztheorie hatte er die cartesianische Trennung von Geist und Körper nach Jahrhunderten elegant aufgehoben. Nach dem Artikel in der Fachzeitschrift *Science* im Jahr 1965 sei es für einen Moment anders gewesen, weil alle dringend auf eine neue Idee gewartet hätten. Das biopsychosoziale Modell wurde als Gegenmittel gegen eine zu reduktionistische Sicht auf den Menschen betrachtet. Es war eine Methode, den ganzen Menschen in den Blick zu nehmen, ohne spirituell oder esoterisch werden zu müssen. Aber es ist offenbar extrem schwer, die Einheit von Körper und Geist im Schmerz zu denken, geschweige denn entsprechend zu handeln. Jetzt, achtundvierzig Jahre später, seien die praktizierenden Ärzte einer simplen mechanistischen Idee vom Schmerz verhaftet. Der Montrealer sieht sich um die Früchte seines Lebenswerks gebracht. Melzack ist enttäuscht. »Die Leute bleiben einfach bei dem, was sie an der medizinischen Hochschule gelernt haben«, sagt er und nippt vorsichtig an einem frisch gebrühten Kaffee. »Verschreibe deinem Patienten die richtige Pille, setze eine Spritze an die richtige Stelle, und alles ist in Ordnung.« Bei den wissenschaftlichen Kollegen sei es ähnlich: »Das sind die intelligentesten Menschen der Welt, aber auch die meisten von ihnen

arbeiten mit einem Konzept, das cartesianisch ist.« Über siebentausend Teilnehmer pilgerten 2012 zum großen Welt-Schmerz-
kongress in Mailand. Dort lernten sie viel über Rezeptoren, Medikamente, Moleküle, Gene und funktionelle Magnetresonanzto-
mographie und sehr viel weniger über Soziales, Bewegung,
multimodale Therapie und Psychotherapie. Die Biomedizin
schlägt zurück.

8
Ein Rückfall

Für einen Moment sah es so aus, als könnte die Vision einer neuen, ganzheitlichen Schmerztherapie wahr werden. Doch was ist mit Patienten, denen selbst dieser Ansatz nicht hilft, und die große Frage lautet, wie den Massen mit derart aufwendiger Therapie geholfen werden kann. Die Zeit für materialistische Lösungen des größten medizinischen Problems ist nicht vorüber. Die Molekularbiologie bringt neue Einsichten in die Schmerzprozesse, und die Entschlüsselung des menschlichen Genoms nährt die Hoffnung auf maßgeschneiderte Medikamente und individuell angepasste Therapien. Doch kommen diese Erkenntnisse beim Patienten an?

ACHT Kilometer westlich des Zentrums von Montreal, in der Nähe eines Industriegebiets, liegt in einer schlichten Einkaufsstraße die Pâtisserie de la Gare. Vor der Tür türmt sich Schnee. Eine junge Frau mit rundem Gesicht betritt etwas wackelig auf den Beinen den Raum. Die Frau bestellt an der Kasse einen heißen Kakao, tritt an meinen Tisch, hängt ihre Jacke über den Stuhl und setzt sich. Es ist kühl im Raum, doch Sandy Pale trägt ein kurzärmeliges Hemd. »Mir ist oft heiß«, sagt sie verschämt, »ich trage immer etwas Dünnes.« Dann kommt die Achtunddreißigjährige ohne Umschweife auf das Problem, das seit elf Jahren ihr Leben bestimmt. Ohne ersichtlichen Grund habe es sich plötzlich angefühlt, als jagten elektrische Stromstöße durch ihre Füße. Nach dem Aufstehen hätten ihre Zehen geschmerzt, als hätte sie seit zehn Stunden gestanden. Die zarteste Berührung löste Schmerzattacken aus, und gleichzeitig fühlten sich die Füße wie taub an. Pale spürte die Beschaffenheit des Bodens nicht mehr, das machte ihren Gang unsicher. Im Lauf der nächsten Monate folgten immer häufiger Schmerzattacken. Die Taubheit und ein unangenehmes Kribbeln breiteten sich in Richtung Knie aus. Pale machte sich ernsthaft Sorgen, denn ihre Ärzte hatten für die rätselhaften Erscheinungen keine Erklärung.

Wenigstens lebt die Kanadierin an einem günstigen Ort. An der McGill University arbeiten führende Wissenschaftler auf dem Gebiet wie Fernando Cervero, der jüngst abgelöste Präsident der Internationalen Gesellschaft zum Studium des Schmerzes (IASP). Genetiker wie Jeff Mogil und die Epigenetikerin Laura Stone suchen im Erbgut nach den Wurzeln der individuellen Schmerzsensibilität; Psychologen wie Ann Gamsa vertiefen das Wissen über die psychischen Einflüsse auf den Schmerz, und Neurowissenschaftler wie die Deutsche Petra Schweinhardt beobachten mit bildgebenden Verfahren die Hirnaktivitäten während des Schmerzes.

Die *Gate-Control*-Theorie hatte eine neue, erfolgreiche Form der Schmerztherapie hervorgebracht. Menschen mit chronischen Schmerzen erhielten nicht mehr nur immer höhere Dosen nebenwirkungsreicher Medikamente, ihre Psyche, ihr Körper und ihr entgleister Stoffwechsel wurden gleichzeitig behandelt. Doch manche Leiden ließen und lassen sich trotzdem nicht in den Griff bekommen. Aus humanitären Gründen hatten sich die Tore für eine flächendeckende Behandlung von Patienten mit Opioiden geöffnet. Dies war zunächst nur im Rahmen einer umfassenden biopsychosozialen Versorgung in Hospizen für sterbenskranke Menschen geschehen. Aber diese Begrenzung hielt nicht lange, und bald erhielten alle möglichen Patienten mit schweren und mittelschweren Schmerzen die schnellen Problemlöser. Trotz des biopsychosozialen Schmerzmodells war die unausgesprochene Botschaft: Mit einem starken Analgetikum lässt sich jedes Schmerzproblem zuverlässig beheben. »Opioide sind der Fluch der Schmerztherapie«, sagt Fernando Cervero, der scheidende IASP-Präsident, »sie wirken einfach zu gut.« Unterdessen arbeitet er mit seinen Kollegen und der Industrie fieberhaft an neuen Lösungen. Die Technik ermöglicht immer bessere Einblicke in das verwirrende Räderwerk des Schmerzes. Die Molekularbiologie erfand neue Markierungsmöglichkeiten für Zellstrukturen und Eiweiße, die Medizingerätehersteller produzierten tonnenschwere Hightech-Maschinen, mit denen jede Struktur und jede Regung des Gehirnes vermessen werden kann. Irgendwo auf seinem Weg zwischen Rezeptor in der Haut oder in den Eingeweiden und dem Gehirn sollte sich der Schmerz gezielter als bisher ausschalten lassen. War der Schlüssel vielleicht doch die Hardware? Obwohl psychosoziale Faktoren im Schmerz wichtig sind, können sie nur ein Viertel der Unterschiede im Schmerzempfinden zwischen den Menschen erklären. Ganz offensichtlich trägt die genetische Ausstattung des Menschen entscheidend dazu bei, wie er auf Schmerzreize reagiert. Und wenn dies so ist, müsste die genaue Kenntnis der genetischen Eigenarten bessere Therapien hervorbringen. Auf der Suche nach Schmerzgenen warfen die Genetiker in ihren Laboren die Sequenziermaschinen an. Nach dem psychologischen Zwischenspiel schwingt jetzt das Pendel zurück. Eine neue, materialistische Ära der Schmerzforschung ist angebrochen. Und gleichsam ein Zaungast dieses neuen Zeitalters ist Sandy Pale mit ihren unerklärlichen Schmerzen und fragt sich, was es ihr bringen wird.

An ihrem dreißigsten Geburtstag musste Pale wegen der Schmerzen ihren Bürojob aufgeben. Sie war Single, glaubte, dass sie nie wieder ausgehen würde und falls sie es doch tun wolle, müsste sie sich ständig nach einem Stuhl umsehen. Was würden die Leute denken, die den Grund ihres Leidens nicht erkennen konnten? Vielleicht würde sie wie ihr Großvater bald mit einem kleinen Elektrowagen durch das Einkaufszentrum fahren, und alle dächten dann, sie sei faul. »Damals habe ich begriffen, dass diese Schmerzen mein ganzes Leben ruinieren«, erklärt Sandy Pale und umklammert in der Pâtisserie de la Gare ihre wärmende Tasse. Drei Jahre nach den ersten Schmerzattacken fanden die Ärzte wenigstens einen plausiblen Grund für die Symptome. Wie viele Millionen Amerikaner und Deutsche litt Sandy Pale unter einer diabetischen Neuropathie. Rund acht Prozent der Bevölkerung leiden unter Neuropathien unterschiedlicher Ursache. Sie verursachen die quälendsten Schmerzen überhaupt und lassen sich mit herkömmlichen Medikamenten nur schlecht behandeln. Bei Sandy Pale hatten krankhaft erhöhte Zuckerspiegel in ihrem Blut die Nerven nachhaltig geschädigt. Auch ihre Eltern hatten Diabetes gehabt, ihr Bruder, beide Großmütter mütterlicherseits, und eine der beiden Großmütter habe stets über »brennende Füße« geklagt. Neuropathien sind ein bevorzugtes Feld der molekularbiologischen Forschung. Neuropathische Schmerzsignale jagen scharf und stechend über A-δ-Fasern und dumpf brennend über C-Fasern. Manchmal steigere es sich zu einer Art Krampfanfall im Arm, sagt Sandy Pale. »Es hält ein paar Sekunden an. Dann muss ich die Zähne zusammenbeißen und warten, bis es wieder verschwindet.«

Die moderne materialistische Ära der Schmerzforschung brach zunächst ganz naturverbunden an – mit der Chilischote. Mitte der 1990er Jahre hatte der amerikanische Biochemiker David Julius aus Kalifornien an den molekularbiologischen Grundlagen der Weiterleitung von Signalen durch Nerven gearbeitet. Im Grunde sind Nerven Dolmetscher, die zwei Sprachen beherrschen: Sie verstehen und sprechen fließend Elektrisch und Chemisch. Wird zum Beispiel die Haut verletzt, dann spielen sich an der Wunde viele chemischen Reaktionen ab, an den Nervenenden sorgen diese Moleküle dafür, dass geladene Teilchen (Ionen) in Nervenwände hinein- und andere herausgelangen. Eine elektrische Welle rast entlang der langen Auswüchse der Nervenzellen und gelangt dann im Rückenmark an eine Umschaltstation. Dort, an den Synapsen, wird das Stromsignal in ein chemisches Signal umgesetzt. Nervenbotenstoffe überqueren den synaptischen Spalt. Auf der anderen Seite wird wieder elektrisch gesprochen. Julius belauschte diesen Dialog, inspizierte Nervenbotenstoffe und Ionenkanäle. Dies sind die essenziellen Grundlagen für die Schmerzentstehung. Julius war an Mechanismen und Molekülen interessiert, an DNA, dem Erbgut von Bakterien und wie Hefe Eiweiße produziert. Für kurze Zeit war er auch am MIT in Boston gewesen, stieß aber weder auf Pat Wall, noch hörte er von der Gate-Control-Theorie. Nach seiner Doktorarbeit ging David Julius nach New York und untersuchte, auf welche Weise Medikamente im Nervensystem ihre Wirkung entfalten. Von dort war es nicht mehr weit zum Schmerz, und zwar explizit nicht zu dessen psychischen Faktoren. »Ich wollte Schmerz als biologischen Prozess begreifen«, sagt Julius, »und habe dafür molekulare Werkzeuge benutzt, um mir das Nervensystem anzusehen.« Außerdem ließen sich auf diese Weise vielleicht neue Moleküle für Medikamente entwickeln. Patrick Wall und Ronald Melzack hatten argumentiert, dass Schmerz im Grunde das Ergebnis einer komplexen Signalverarbeitung sei, die auf mehreren Ebenen moduliert werde. Ihr großer Gegenspieler war Edward Perl aus Chapel Hill in North Carolina (der 2014 verstarb). Der Neurowissenschaftler sagte, dass Schmerz als Sinneseindruck nicht nur vermittelt werde durch die Zusammenführung von Informationen im Rückenmark und im Gehirn, sondern dass schon eine extrem frühe Codierung in spezialisierten Sinnesnerven, den Nozizeptoren selbst, vollzogen werde, gleichsam dort, wo die Verletzung stattfindet. Im Grunde verfolgte Perl wie Charles Scott Sherrington oder René Descartes die Idee einer Klingelleitung, einer Labled Line mit spezifischen Rezeptoren für schädliche Reize in der Peripherie des Körpers bis zum Gehirn in den Thalamus, dem Tor zum Bewusstsein. Die Unterschiede der beiden Konzepte waren und sind nicht nur von akademischem Interesse. Eingriffe in ein System, das hauptsächlich Muster verarbeitet, sind knifflig, weil das System sich einfach auf veränderte Muster einstellen kann. Wie viel leichter ist der gezielte pharmakologische Angriff auf eine Schmerzklingelleitung. David Julius hielt es mit Perl. »Die Molekularbiologie hat gezeigt, dass wichtige Teile der Sherrington-Perl-Sicht richtig sind«, sagt Julius. »Man kann mit Markern gut verschiedene Zelltypen unterscheiden und auf diese Weise zeigen, dass es spezifische Schmerzleitungen zumindest bis zum Rückenmark gibt.« Erst im zentralen Nervensystem würden vor allem Muster verarbeitet. Also sind die Nervenleitungen am Rande des Nervensystems, in der Haut, auf der Zunge oder in den Schleimhäuten des Magens Julius' Ziel. »Dafür kann man gute Schmerzmedikamente entwickeln«, sagt er. Die Spur führte den Biochemiker in die Natur, zur Familie der Nachtschattengewächse, speziell der Gattung Paprika *(Capsicum)*.

Im Laufe der Evolution hat sich im Paprika der scharfe Stoff Capsaicin als Abschreckung vor Fressfeinden und Pilzbefall entwickelt. Das Schmerzsignal mag elektrisch in den Nerven übertragen werden, in erster Linie aber ist der Schmerz eine chemische Reaktion, die erst in ein elektrisches Signal umgewandelt werden muss. Es ist ein Überbleibsel aus der Zeit, als das Leben in der

Form von Amöben in den Ozeanen und Tümpeln begann. Die Kleinstlebewesen weichen Stellen aus, die chemisch ungemütlich sind. Im Menschen hat sich dieses chemische Sensorium erhalten. Die Sonnenstrahlen reizen nicht direkt die Nerven, sondern zersetzen in der Haut Eiweiße. Entzündungsstoffe entstehen, die wiederum den Nerv reizen. Doch da der Nerv sich nicht aus der Gefahrenzone zurückziehen kann, muss der Mensch mit all seinen Gliedmaßen und Organen als Ganzes reagieren und das Bein aus der Sonne heben. Hierfür steht ein komplexer Überbau bereit, inklusive elektrischer Kommunikationskanäle und eines Zentralprozessors namens Gehirn. Wir mögen inzwischen dem Wasser entwachsen sein, doch unsere Umwelt sendet noch immer viele chemische Signale aus. Tiere wie Schlangen und Spinnen manipulieren mit ihren Giften die Natriumkanäle in den Nerven, was heftige Schmerzen auslösen kann und den Fressfeind hoffentlich in die Flucht schlägt. Vögel hingegen sind unempfindlich gegen Capsaicin und können auf diese Weise die Samen der Früchte verbreiten. Capsaicin wurde schon im 19. Jahrhundert in Deutschland extrahiert, und es war durch ungarische Studien bekannt, dass der Stoff aufsteigende Nervenbahnen stark reizt und dadurch Schmerzen auslöst. Schon lange war der Stoff deshalb der Liebling der Schmerzforscher, die mit einer Injektion nach Bedarf Schmerzfasern aktivieren konnten. Doch wie das funktioniert, blieb lange Zeit ein Geheimnis. Das Mysterium um den Wirkmechanismus der natürlichen Schärfe galt in der Szene als der heilige Gral. Wer dieses Rätsel knacken konnte, würde die physische Schmerzforschung ein Stück voranbringen.

Bis zu diesem Zeitpunkt in den 1990er Jahren hatten sich Kollegen vor allem mit dem Sehen und Hören und später mit dem Riechen beschäftigt. Der amerikanische Physiologe George Wald hatte 1967 den Nobelpreis für Medizin für die Entdeckung des Sehpurpurs Rhodopsin erhalten. Schmerzen war lange Zeit nicht interessant, schon allein weil die Sensoren dafür nicht konzentriert waren wie bei den anderen Sinnesorganen, den Augen, den

Ohren oder in der Nase. Schmerz-Rezeptoren sind überall im Körper verteilt und für Wissenschaftler deshalb schwer fassbar. Seit der *Gate-Control*-Theorie begannen sich Neuroanatomen, Physiologen und Psychologen zum ersten Mal Schmerzforscher und Schmerzmediziner zu nennen. Biochemiker oder Molekularbiologen waren noch nicht Teil dieser bunten Vereinigung. Die Untersuchung der anderen Sinne war weit fortgeschritten, viele Forscher drängelten sich deshalb um die begrenzten finanziellen Fleischtöpfe. Wer als Molekularbiologe Karriere mache wollte, wich am besten auf ein neues Feld aus. In dieser Lage erschien David Julius der Schmerz und vor allem das Capsaicin-Rätsel lohnend. Und wie so oft diktiert nicht nur wissenschaftliche Neugier die Richtung, sondern auch eine technische Innovation. Molekularbiologische Untersuchungstechniken waren inzwischen sehr ausgereift, und so ließ sich zum Beispiel mit fluoreszierenden Molekülen Kalzium innerhalb von Zellen nachweisen und auf diese Weise die Aktivität von Nerven beobachten.»Als Molekularbiologe musste ich auf dieses Feld«, sagt Julius. Die *Gate-Control*-Theorie spielte in seiner Welt keine Rolle.»Wenn man als Zell- oder Molekularbiologe das Nervensystem betrachtet«, sagt Julius, »dann zweifelt man nicht daran, dass Zellen spezielle Eigenschaften und Funktionen haben. Man weiß, dass die Zellen genetisch festgelegt sind und man sie deshalb studieren muss – völlig unabhängig von der *Gate-Control*-Theorie.« Der Molekularbiologe stürzte sich in das Problem und veröffentlichte 1997 im Fachblatt *Nature* eine bahnbrechende Arbeit: Er hatte den Rezeptor für Capsaicin gefunden und nannte ihn »transient receptor potential cation channel subfamily V member 1«, kurz TRPV1 (ausgesprochen: »Trip One«). Säure und Temperaturen über dreiundvierzig Grad Celsius (darüber hinaus verkochen Eiweiße) aktivieren den Rezeptor, das setzt die Signalkaskaden in A-δ- und C-Fasern (die eigentlichen Nozizeptoren) in Gang. Capsaicin macht also typische Schmerzfasern empfindlicher, deshalb brennt die Schärfe eines indischen Currys wie Feuer auf der Zunge.

Nun essen viele Menschen besonders in Mexiko, Indien oder Asien mit Vorliebe scharfe oder sogar extrem scharfe Gerichte. Sie aktivieren mit diesem Gewürz bewusst ein Warnsignal, nämlich den Rezeptor, der normalerweise potenziell gewebeschädigende Hitze signalisiert. Wenn Schmerz der ultimative Lehrmeister ist, warum tun Menschen sich solche Torturen dann freiwillig an? Auf der einen Seite beschädigt Capsaicin die Nervenfasern nach häufigem Gebrauch vorübergehend, sie reagieren weniger heftig. Das würde erklären, warum Menschen Capsaicin ertragen können, aber nicht, warum ein Großteil der Menschheit verrückt danach ist. Wissenschaftler haben auf Chili versessene Mexikaner mit amerikanischen Studenten verglichen, alte mit jungen Menschen, und immer kam dasselbe heraus: Die Empfindlichkeit gegenüber Capsaicin nahm nicht ab. Sind die Liebhaber der scharfen Speisen verrückt? Der Psychologe Paul Rozin von der University of Pennsylvania glaubt, dass die Gewöhnung an den scharfen Stoff uns eine hedonistische Befriedigung verschafft. Es ist das Phänomen, dass etwas, das zunächst unangenehm schmeckt, mit der Zeit immer besser mundet. Das kann ein uralter, stinkender Käse sein, das bitterste Bier oder die berühmt-berüchtigte Stinkfrucht, die nach verfaulendem Aas riecht. Mit jedem Bissen verwandelt sich die negative Beurteilung der Speise ein wenig mehr in eine positive. Es ist eine Art gutartiger Masochismus. So wie es vielen Menschen Spaß macht, in einen gruseligen oder traurigen Film zu gehen. Doch nicht jeder liebt Horrorstreifen. Vor lauter Furcht rutscht mancher immer tiefer in den Kinosessel. In der Haltung zur Chilischärfe zeigt sich ebenfalls, wie individuelle Ängstlichkeit und die Beurteilung von prinzipiell aversiven Reizen miteinander verbunden sind. Ernährungswissenschaftler von der Pennsylvania State University untersuchten, warum manche Menschen gern und oft zu Chili greifen. Spüren sie Schmerzreize aus physiologischen Gründen weniger, oder prägen bestimmte Persönlichkeitsfaktoren ihre Vorliebe. Die Forscher testeten siebenundneunzig Studenten und fanden heraus, dass vor allem abenteuerlustige Menschen es scharf mögen. Testpersonen, die eher sicherheitsbedürftig waren, nahmen Abstand von der Schärfeherausforderung.[237]

»Was für eine merkwürdige Spezies sind wir?«, fragte sich Rozin in den späten 1970er Jahren. Menschen stünden für eine übelkeitserregende Fahrt mit der Achterbahn Schlange. »Kann man sich vorstellen, dass ein Hund sich nach einer Runde gleich ein zweites Mal anstellen und für so etwas zahlen würde.«[238] Rozin unterstrich seine Frage mit einem Experiment. Er besuchte im mexikanischen Hochland nahe der malerischen Stadt Oaxaca ein Dorf, in dem jeder Chili verzehrt. Nur die Säuglinge waren ausgespart, für die Kleinen hielten die Läden ansonsten Chilibonbons bereit. Rozin und sein Team boten den ortsansässigen Schweinen dieser Chilikapitale, die sonst noch nichts Essbares verschmäht hatten, Tortillas mit und ohne scharfe Sauce an. Um die scharfen Tortillas machten sie einen Bogen. Der Mensch unterscheidet sich in dieser Hinsicht grundsätzlich vom Tierreich. Sein Intellekt gestattet ihm, sich über das Warnsignal in begrenztem Umfang hinwegzusetzen. In dem Bewusstsein, dass Chilisauce uns nicht wirklich verbrennt. Sozusagen aus sicherer Distanz triumphieren wir über einen Urinstinkt und bekommen dafür aus unserem Belohnungszentrum im Gehirn einen biochemischen Drops in Form eines Schusses Endorphine. Es ist dasselbe wie das Runners High der Marathonis. »Wir Menschen können uns bis zu einem gewissen Grad selbst verletzen«, sagt David Julius und lacht. »Wir trinken Alkohol, wir rauchen Zigaretten, wir springen aus Flugzeugen. Wir können Schutzmechanismen aus verschiedenen emotionalen und kognitiven Gründen übergehen. Ein Eichhörnchen oder ein Reh würde man wohl nicht davon überzeugen können.« Fast könnte man sagen, dass der spielerische Sieg über den ultimativen Lehrmeister eine besondere menschliche und zumindest die Esskultur prägende Eigenschaft ist.

Aber spricht all das nicht dafür, dass trotz der hohen Spezialisierung spezieller Rezeptoren am Ende die Analyse vieler Informationen über die Reizqualität bis hin zur Erfahrung, dass uns ein Chiligericht nicht umbringt, den Ausschlag über unsere Reaktion gibt? David Julius findet, dies sei nicht der Fall. Im Wesentlichen sei auch der Capsaicin-Rezeptor ein Schalter. »Es ist eine Sache, ein scharfes indisches Gericht zu essen, aber fassen Sie sich mit Fingern in die Augen, mit denen Sie Peperoni geschnitten haben«, sagt Julius. »Ich kenne niemanden, der daran Spaß hätte.« Natürlich sei der Capsaicin-Sensor ein etwas allgemeinerer Detektor für chemische oder Hitzereize.« Aber er ist digitaler, als es die Gate-Control-Theorie vorsieht.« Außerhalb der Kulinarik ist Capsaicin schwer zu ertragen. Nicht nur Pflanzen nutzen den Stoff zu Abschreckung. Weltweit macht die Polizei zunehmend mit entsprechenden Cocktails in Pfeffersprays damit Jagd auf Demonstranten. Der Tahrir-Platz in Kairo ist ebenso getränkt mit dem Stoff wie der Taksim-Platz in Istanbul. Der türkische Ministerpräsident Recep Tayyip Erdoğan erhielt, nachdem 2013 bei Bürgerprotesten der Gezi-Park in Istanbul in Tränengas gehüllt und tonnenweise Wasser, versetzt mit Capsaicin-Lösung, auf die Demonstranten vergossen worden war, in Analogie zum irakischen Giftgasspezialisten »Chemical Ali« den Beinamen »Chemical Tayyip«.[239] David Julius ist der Vertreter eines neuen Materialismus in der Schmerzmedizin, der von ihm entdeckte TRPV1-Rezeptor steht für die spezialisierte Reizwahrnehmung in der Peripherie des Körpers. Aber der universelle Abschreckungseffekt von Capsaicin im Verbund mit seinem Rezeptor zeigt, dass ein übergeordnetes Prinzip dahintersteckt. Wieder ist es das Lernen durch potenziell schädliche Reize. In den vergangenen Jahren kristallisiert sich heraus, dass TRPV1 an Lernprozessen, an Gedächtnisformung und sogar an Suchtentwicklung beteiligt ist, dass es die Synapsen plastisch formt.[240] Kein Wunder, dass manche Menschen süchtig nach scharfem Essen sind. Und TRPV1 ist direkt im zentralen Nervensystem nachweisbar und dort offenbar an der Entwicklung von Furcht und Angst und dem Schmerzempfinden beteiligt – was wiederum die Mächtigen weltweit ausnutzen. Das Capsaicin im

Chili kitzelt den TRPV-Rezeptor ebenso wie manche Inhaltsstoffe von Ingwer, Kampfer, mancher Spinnen und von Feuerquallen. TRPV war der erste einer ganzen Reihe von Rezeptoren, die ähnliche Eigenschaften besitzen. Ein weiterer prominenter Vertreter ist TRPA, der die Schärfe von Senf und Wasabi ebenso wie die Kühle von Menthol und von Temperaturen unterhalb von siebzehn Grad vermittelt. Die Stoffe, die die TRP-Rezeptoren aktivieren, sind ebenso weit in der Umwelt verbreitet wie die Rezeptoren dafür in der Oberfläche des menschlichen Körpers. Es lässt uns husten, wenn wir etwas Gefährliches einatmen, weinen, wenn wir eine Zwiebel schälen, oder erbrechen, wenn wir etwas Giftiges essen. Im Grunde ist es noch immer wie bei den Amöben: Schmerz und unsere Sinnesorgane für Umweltchemikalien signalisieren Gefahr, bevor großer Schaden eintritt.

Die TRPV1-Entdeckung hat vor allem die Grundlagenwissenschaft vorangebracht und die Molekularbiologie fest in der Schmerzforschung verankert. Die praktische Anwendung der Funde war indes schon lange bekannt. Chili ist unter traditionellen Heilern bereits seit langem als Schmerzlöser gebräuchlich. In Indien wird Chilitee als Analgetikum bei Zahnschmerzen geschlürft, und nordamerikanische Ureinwohner rieben sich in solchen Fälle das Zahnfleisch mit Chilischoten ein. Das Capsaicin löst zunächst brennende Schmerzen aus, doch danach verstummt der überreizte Nerv für eine Weile, was den Schmerz lindert. Heute kommt eine hochkonzentrierte Capsaicin-Salbe gegen bestimmte Neuropathien, aber auch niedrig dosiert in ABC-Pflastern bei Rückenschmerzen erfolgreich zum Einsatz. Gegen neuropathische Schmerzen ist die Salbe so hoch dosiert, dass Patienten das anfängliche Brennen nicht aushalten könnten. Deshalb wird die Hautstelle vorab lokal betäubt. Manche Patienten profitieren bis zu zwölf Wochen von dieser Behandlung – bei vielen funktioniert es nicht. Für die diabetische Neuropathie wie bei Sandy Pale ist sie nicht zugelassen. Wieder einmal zeigt sich, dass Menschen und verschiedene Schmerzformen sehr unterschiedlich auf Medikamente reagieren.

1990 hatte das internationale Humangenomprojekt die ehrgeizige Entschlüsselung des menschlichen Genoms ausgerufen. Im Jahr 2001 wurde das Ziel vorzeitig gleich zwei Mal erreicht. Zeitgleich mit dem privaten Unternehmen Celera hatte ein Konsortium, bestehend aus tausend Wissenschaftlern aus vierzig Ländern, die Sequenz der drei Milliarden Basenpaare, verpackt in dreiundzwanzig Chromosomen, zumindest grob geknackt. Wie sich später herausstellte, umfasst der menschliche Bauplan rund fünfundzwanzigtausend Gene. Die ausgerollt zwei Meter langen Chromosomen produzieren unzählige Eiweiße, die unter anderem den Schmerz begünstigen und am Lodern halten. Ob Menstruationsschmerzen, Migräne oder Schmerzen des Muskel- und Skelettsystems, bei vielen Schmerzerkrankungen spielen die genetischen Anlagen eine wichtige Rolle. Genetisch betrachtet unterscheiden sich Menschen untereinander in nur nullkommaeins Prozent aller Basenpaare. Aber in rund sechs Millionen einzelnen winzigen Variationen steckt ein Gutteil der unterschiedlichen Reaktion auf Schmerzen. Manche wirken sich eher auf die Weiterleitung von Schmerzreizen aus, andere indirekt auf die Verarbeitung dieser Reize im zentralen Nervensystem auf die Gefühle und Verhaltensmuster. Auch in diesem Fall haben funkelnde, neue Maschinen die Wissenschaftler inspiriert und angestachelt. Seit der Entschlüsselung des menschlichen Erbguts sind die Kosten zur Erforschung selbst größter Anzahlen von Genen dramatisch gesunken, und damit setzte eine Flut an Publikationen ein. Im Jahr 2003 lag der verfeinerte Plan des menschlichen Erbguts vor, zwischen 2006 und 2012 schnellte die Zahl der Publikationen, die sich mit Schmerz und Genen beschäftigen, um sechzig Prozent in die Höhe.[223] Moderne Techniken wie die massenhafte genomweite Suche nach Zusammenhängen von genetischen Variationen und ihren Auswirkungen im Menschen (GWAS) haben bisher mehr als vierhundertzehn Gene zutage gefördert, die im Zusammenhang mit Schmerzen stehen. Irgendwo auf dem kurzen Arm des Chromosoms Nummer 8 steckt womöglich das Gen, das Sandy

Pale die Schmerzen beschert.[241] Die Frage ist, was ihr dieses Wissen nützt?

Im neunzehnten Stock des Montreal General Hospitals mit dem weiten Blick über die Skyline der Stadt bis hin zum Sankt-Lorenz-Strom ist die Alan Edwards Pain Management Unit untergebracht. Dort behandeln Ärzte und Psychologen gemeinsam Patienten, die mitunter seit Jahren unter Schmerzen leiden. Es ist eine interdisziplinäre Schmerzklinik, die sich gleichzeitig der Forschung widmet. Für viele ist dies die letzte Station einer langen Abwärtsspirale. Sie können nicht mehr arbeiten, sind verarmt, der Schmerz hat ihnen den Sport ebenso vergällt wie den regelmäßigen Kontakt mit Freunden. Hier treffen einfache Arbeiter auf einst erfolgreiche Athleten und Geschäftsleute, die durch ihren Schmerz gestresst, ängstlich und manchmal depressiv geworden sind und sich nur noch als Belastung für ihre Familie und die Gesellschaft sehen. Für Sandy Pale folgten auf die Diagnose diabetische Neuropathie immer neue Medikamente. Die Ärzte verschrieben Gabapentin, das einst gegen Epilepsie entwickelt worden war und ähnlich wie der hemmende Nervenbotenstoff Gamma-Aminobuttersäure die Schmerzverarbeitung im zentralen Nervensystem dämpfen soll. Es half eine Weile. Doch Pale benötigte immer höhere Dosen und schluckte irgendwann erschreckende drei Komma zwei Gramm täglich davon. Von außen schien ihr Körper unversehrt, sie aber litt unter Höllenqualen. Inzwischen hat sie einen neuen Bürojob in einer Behörde. Mitunter sind die Schmerzen in den Füßen so stark, dass sie nur noch mit Schaumstoffkissen um die Knie durch ihre Wohnung rutschen kann. Sie wähnt sich bereits allein, ohne regelmäßiges Einkommen, im Rollstuhl und von staatlicher Unterstützung abhängig. Die Einschätzung ist einigermaßen realistisch.

Es dauerte Jahre, bis Sandy Pale in den 19. Stock des Montreal General Hospitals fand. Gleich bei ihrem ersten Termin sprach Pale mit einer Rheumatologin, einer Psychologin und einem Physiotherapeuten. Das Team schlug eine umfassende Behandlung inklusive Verhaltenstherapie vor. Sandy Pale wollte keine psychotherapeutische Unterstützung, wie viele Patienten hat sie erhebliche Ressentiments. »Ich weiß, ich sollte eine Psychotherapie machen«, sagt sie in der Pâtisserie de la Gare und knetet dabei ihre Hände, weil das den Schmerz in den Fingern etwas dämpft. »Aber ich habe immer das Stigma im Kopf, und das hält mich davon ab«. Die Therapeuten setzten das Opioid Methadon an, das vor allem als Ersatzstoff für Drogenabhängige bekannt ist. Damit war Pale zum ersten Mal seit langer Zeit halbwegs schmerzfrei. Dafür waren jetzt die unwissenden Ärzte außerhalb der Schmerzklinik misstrauisch. »Haben Sie ein Drogenproblem?«, fragte sie eine Hormonspezialistin. »Nein, ich trinke nicht, ich rauche nicht und habe nie andere Medikamente genommen als diejenigen, die mir verschrieben worden sind«, antwortete sie. Pale fühlte sich kritisch beobachtet, besonders von Menschen, die selbst niemals ernsthaft krank gewesen sind. Immerhin konnte sie sich wieder mehr bewegen, einkaufen gehen und verlor zwanzig Kilogramm Gewicht. Zu Weihnachten bedankte sich bei ihrer Ärztin im Montreal General Hospital mit einer verhalten optimistischen Karte.

Auch im Fall von neuropathischen Schmerzen wurden bereits verdächtige Genmuster entdeckt, aber dies hat noch nicht zu einer besseren Therapie geführt. Mit der Entschlüsselung des Genoms verbanden Wissenschaftler die Hoffnung auf Antworten auf die größten Fragen der Schmerzforschung. Warum sind einige Menschen schmerzempfindlicher als andere? Welche genetischen Grundlagen stecken hinter den vielen unerklärlichen chronischen Schmerzformen wie der Neuropathie? Und lässt sich aus diesem Wissen nicht eine individuelle Diagnostik und vor allem eine maßgeschneiderte Therapie generieren? Früher, als das Erbgut noch nicht massenhaft und vergleichend zerlegt wurde, mussten sich die Genetiker an das Problem herantasten. Sie fahndeten nach auffälligen Menschen und schürften dann in deren Erbgut nach den entsprechend auffälligen genetischen Mustern, ihrem Gen-Gold. Nach sechs Jahren Forschungsarbeit entdeckte

Geoffrey Woods vom Cambridge Institute for Medical Research im Jahr 2006 den Grund für eine Form der Schmerzlosigkeit bei einem Jungen aus der pakistanischen Millionenstadt Lahore.[242] Der Zehnjährige tingelte über die Märkte und bot dort eine makabre Show. Ungerührt lief er barfuß über glühende Kohlen und stach sich Messer ins eigene Fleisch. In den Krankenhäusern der Stadt kannte man den sonderbaren jungen Schausteller schon, denn nach seinen Vorstellungen ließ er sich dort seine selbst zugefügten Wunden verbinden. Der Junge war entweder besonders mutig oder besonders schmerzresistent. Für den britischen Forscher war der Junge ein Glücksfall. In seinem Erbgut entdeckte Woods eine extrem seltene Genmutation mit Namen SCN9A am langen Arm des Chromosoms Nummer 24. Das Gen bildet winzige Kanäle in den Nerven, durch die geladene Natriumatome in die Nerven strömen können, was die Weiterleitung von elektrischen Impulsen erst ermöglicht. Ein fehlerhaftes SCN9A hatte nicht nur den Jungen, sondern viele seiner Verwandten unempfänglich für Schmerzreize gemacht. In ihren Körpern sind zwar die notwendigen Nervenfasern ausgebildet, aber diese können die Signale nicht bis in das Gehirn leiten. SCN9A kann nicht nur still, sondern auch besonders laut sein. Dann beschert es den Betroffenen extreme Schmerzen. Wie wild reagieren ihre empfindlichen Nerven auf geringste Temperaturerhöhungen. Erythromelalgie heißt die Krankheit oder treffender *Man on Fire*-Syndrom. Menschen mit dieser genetischen Störung erfahren schon bei normalen Zimmertemperaturen heftigste Schmerzen, deshalb kühlen sie ihre Arme und Beine. Wenn dieses Gen so wichtig im Schmerzgeschehen war, dann könnten milde Abwandlungen des Gens vielleicht erklären, warum Menschen so unterschiedlich empfindlich auf Reize reagieren. An der Huazhong University of Science and Technology im chinesischen Wuhan untersuchten Anästhesisten achthundert chirurgische Patienten auf solche Buchstabierfehler, sogenannte Single Nucleotid Polymorphisms (SNP, gesprochen: »Snips«). Es stellte sich heraus, dass einige Patienten, bedingt durch ihre genetische Besonderheit, weniger Schmerzmittel nach der Operation benötigten – andere wiederum, bei denen das Gen aktiver als normal war, benötigten mehr. Vielleicht ergibt sich daraus dereinst eine Therapie gegen den Schmerz für normale Schmerzkranke. Der Zehnjährige aber bezahlte den höchsten Preis für sein schmerzfreies Leben. Er wollte seinen Freunden imponieren, stürzte sich vom Dach eines Hauses und starb.[242]

Die Jagd nach den Schmerzgenen geht weiter. Wie Ronald Melzack ist Jeff Mogil ausgebildeter Psychologe. Doch über die Neurowissenschaften geriet er immer weiter in den Bann naturwissenschaftlicher Methoden. Im Grunde forschte Mogil Mitte der 1990er Jahre über Lustzentren und Belohnungssysteme im Gehirn bei Drogenabhängigkeit. Er fand seinen Mentor an der Universität nett und fühlte sich persönlich von ihm gut betreut. Das Problem war nur, dass der Mann Schmerz- und nicht Lustforscher war. Kurzerhand stellte Mogil die persönliche Zuneigung über den Inhalt und sattelte um. Warum auch nicht? Es war leicht, jemanden davon zu überzeugen, dass diese Forschung wichtig ist. Das Gebiet war außerdem von einem Hauch Philosophie umweht, der Aura der ganz großen menschlichen Fragen. Auf seine Weise war dieses Gebiet viel interessanter als Krebs oder Alzheimer oder irgendein anderes biomedizinisches Problem. Im August 1999 fand in Wien zum neunten Mal die Welt-Schmerzkonferenz statt. Die Veranstalter suchten dringend jemanden, der einen fundierten Vortrag über Gene und Schmerz halten konnte. Mogil war der Einzige, der sich zu diesem Zeitpunkt systematisch mit diesen Fragen beschäftigt hatte. Kein Geringerer als Ronald Melzack war auserkoren, den jungen Wissenschaftler auf dem Podium vorzustellen. Der Doyen der Schmerzforschung bat Mogil per E-Mail, ihm alle Publikationen zu schicken, und noch bevor der junge Wissenschaftler in das Flugzeug steigen konnte, erhielt er eine Antwort: »Ich habe alle ihre Veröffentlichungen gelesen. Sehr beeindruckend. Ich weiß nicht, ob Sie es wissen, aber ich gehe bald in Rente. Versprechen Sie mir, dass Sie sich auf meinen Lehrstuhl bewerben.«

Ausgerechnet Ronald Melzack, der Psychologe, der mit der *Gate-Control*-Theorie Körper und Geist einander angenähert hatte, ermunterte einen Vertreter der materialistisch-naturwissenschaftlichen Schmerzforschung, sich als sein Nachfolger zu bewerben. Für Jeff Mogil gab es nur eine mögliche Reaktion: »Wenn Ron Melzack einen auffordert, man solle sich um seinen Job bewerben, dann bewirbt man sich für seinen Job.« Er bekam den Posten.

Sandy Pale tastete sich unterdessen auf die herkömmliche Weise an die Lösung ihres Problems heran. Wie viele Patienten mit chronischen Schmerzen probierte sie immer wieder neue Medikamente aus. »Die Pillen wirkten nicht lange gut«, sagt sie. »Wir mussten die Dosis immer weiter erhöhen.« Dann kam es zu einem erschreckenden Vorfall. Im Jahr 2012 legte sie sich die Haare mit einem Glätteisen, als ihr Bruder sie erschrocken auf eine riesige Brandblase an einem Finger aufmerksam machte. Sie hatte sich schwer verbrannt. Ihre Fingerspitzen waren gefühllos, und diese Taubheit breitete sich in die Innenflächen ihrer Hände aus. Manches spürte sie gar nicht mehr. »Ich hatte nicht bemerkt, dass ich das Glätteisen berührt hatte.« Auf andere Reize wie laufendes Wasser reagiert sie indes extrem empfindlich. Die Folgen sind noch gravierender als der schwankende Gang durch die gefühllosen Füße. Wenn im Lauf des Tages die Taubheit in ihren Fingern einem extremen Schmerz weicht, muss sie ihre Arbeit am Computer einstellen. Pale lässt überall Dinge fallen und wird unleidlich gegenüber ihrer Umwelt. Eine Zeitlang war sie wieder ausgegangen, jetzt kann sie nur noch die notwendigen Einkäufe erledigen und vernachlässigt erneut ihre Freunde. Draußen versucht sie sich, so gut es geht, zusammenzureißen, zu Hause brüllt sie ihre Mutter an, mit der sie zusammenlebt. Sandy Pale nimmt jetzt ein Medikament, das normalerweise Patienten mit Depressionen bekommen. Immer häufiger entdecken Pharmafirmen den Nutzen von Medikamenten, die nicht auf die Sensoren in der Haut oder weiterleitende Nervenfasern zielen, sondern in den Stoffwechsel des Gehirns eingreifen.

Schmerz entsteht im Kopf als Summe von Informationen aus allen Körperregionen und mentalen Prozessen. Nach der Verarbeitung moduliert das Gehirn über absteigende Nervenbahnen die Weiterleitung oder Dämpfung der Schmerzsignale. Manchmal führen schädliche Reize an der Körperperipherie zu einer plastischen Veränderung des zentralen Nervensystems, der sogenannten zentralen Sensitivierung, welche die Schmerzen immerfort anfacht. Dieser zentrale Alarmknopf ist daueraktiv bei so unterschiedlichen Erkrankungen wie Fibromyalgie, Osteoarthritis, Muskel-Skelett-Erkrankungen, Kopfschmerzen, Kiefergelenkserkrankungen, Zahnschmerzen, neuropathischen Schmerzen, diffusen Eingeweideschmerzen und Schmerzen nach Operationen. Die Menschen reagieren empfindlich auf leichteste Berührung, die sie sonst übergangen hätten, die schmerzhafte Stelle weitet sich aus, plötzlich spüren sie Schmerzen an Stellen, die ursprünglich gar nicht betroffen waren. Und die Verbindung von Ursache und Wirkung ist völlig aufgehoben. Ist das Gehirn einmal auf diesen Kurs eingeschwenkt, ist es schwer, es wieder davon abzubringen. Am besten, es kommt erst gar nicht dazu – aber das ist leichter gesagt als getan. Im Rahmen einer multimodalen Therapie lässt sich das zentrale Nervensystem durch Worte, Gedanken und viel Bewegung umformen. Viele bauen indes auf die Hilfe von Medikamenten. Eine Reihe von Wirkstoffen sorgte in den vergangenen Jahren für etwas Linderung bei Fibromyalgie oder neuropathischen Schmerzen. Es waren keine Neuentwicklungen, sondern neue Anwendungen für alte Wirkstoffe. Gabapentin und Pregabalin wurden schon lange gegen die Epilepsie eingesetzt, weil sie die Weiterleitung von Nervenimpulsen im Gehirn beeinflussen. Sie wirken im Gehirn, hemmen die Weiterleitung elektrischer Impulse, daher lag es nahe, diese Substanzen auch gegen die zentrale Sensitivierung in Stellung zu bringen. Auf das Gehirn wirken ebenfalls Substanzen, die Psychiater normalerweise ihren Patienten bei Depressionen verschreiben, wie Duloxetin, trizyklische Antidepressiva und Stoffe wie Prozac, die in den Stoffwechsel des »Glücksbotenstoffs« Serotonin eingreifen. Wer diesen Tablettenweg geht, handelt sich sofort andere Probleme ein. Menschen, die solche Medikamente schlucken, wird oft unterstellt, sie seien in Wirklichkeit psychisch krank. Tatsächlich leiden viele Menschen mit chronischen Schmerzen unter Depressionen und Ängsten, doch diese Besonderheit ist seltener die Ursache, sondern meist die Folge ihrer chronischen Schmerzen. Im Gehirn überlappen allerdings die Regionen für Stressreaktionen, Stimmungen und die kognitive Verarbeitung von unangenehmen Gefühlen. Körperliche und mentale Aspekte verschmelzen miteinander, und so können Medikamente, die ursprünglich für mentale Prozesse entwickelt wurden, gleichzeitig die Hirnchemie des Schmerzes korrigieren. Manche Antidepressiva verstärken beispielsweise einen Teil des Kampf- oder Fluchtsystems, sie schütten einen Stoff ähnlich dem Adrenalin aus und dämpfen auf diese Weise die Weiterleitung von schmerzhaften Reizen aus dem Rückenmark. Vollständig beseitigt werden die Schmerzen durch diese Medikamente in den meisten Fällen nicht, eine Reduktion der Schmerzintensität von schwer zu moderat oder wenig scheint in fünfzig bis sechzig Prozent aller Fälle möglich. Aber wie alle Stoffe, die im Gehirn wirken, können auch diese Substanzen Entzugserscheinungen und Nebenwirkungen wie Mundtrockenheit, Verstopfung, Gewichtszunahme oder Schwindel hervorrufen.

Auch Sandy Pale leidet unter erhebliche Nebenwirkungen ihres Medikaments, das den Schmerz im Gehirn bekämpfen soll. Sie kann nur noch verschwommen sehen und sich auf nichts mehr konzentrieren. »Ich mag die Pillen nicht«, sagt sie an diesem kalten Tag im Café. »Aber sie helfen.«

Während Melzack noch immer ab und an sein Büro im achten Stock des Gebäudes in der Dr. Penfield Avenue besucht, arbeitet Jeff Mogil inzwischen ein Stockwerk darunter an der Gegenwart und Zukunft der Schmerzforschung. »Mein Labor ist achtmal so groß wie das von Ron Melzack früher«, sagt der kurzgewachsene Wissenschaftler und drängt zur Eile. Auf den Labortischen liegen hingeworfen Geräte, Papierstapel, Pipetten. Es ist schummrig im Raum. Jeff Mogil betätigt den Lichtschalter, doch es geschieht nichts. Zwei Forscher streichen durchs Gerümpel wie zwei Mäuse, die es gern etwas kuschelig haben. Als ihr Chef sich über die fehlende Beleuchtung aufregt, zucken sie nur mit den Schultern. In einem sehr engen Raum riecht es streng nach Mäusen, dort wuseln in Dutzenden Regalen Hunderte Nager zu zweit oder zu dritt in durchsichtigen Kunststoffkäfigen mit Sägespänen darin. »Für Experimente, bei denen es auf individuelle Unterschiede ankommt, sind die normalen, hellen Mäuse«, erklärt Mogil. Ein paar Käfige daneben rascheln in den Sägespänen sehr dunkle, kleine Tiere, die genetisch verändert und dadurch in ihrer Entwicklung verzögert sind. »Und hier sind die berühmten Migräne-Mäuse«, sagt Mogil und deutet auf einen Käfig mit weiteren dunklen Mäusen. Immer neue seltsame Wesen entstehen in seinem Labor. Das neueste Projekt sind Tiere, die nur Schmerzen auf einer Körperseite empfinden können. »Es ist die Pace4-Mutation«, erklärt Mogil hastig. »Es ist das gleiche Gen, das auch Linkshändigkeit verursacht.« Neben dem Tierdepot öffnet sich der Experimentierraum. Dort stehen Glasplatten, durch die Hitze auf die Körper der Mäuse gelenkt wird, kleine Boxen, aus denen der Schwanz der Maus heraushängt und so lange erwärmt wird, bis er sich bewegt, und ein Kasten, in dem jede Regung der Versuchstiere mit Kameras protokolliert wird. In der Mitte des Raums befinden sich auf einem Tisch zwei flache, schwarze Holzkisten. Darüber schwebt jeweils eine Videokamera. In der Holzkiste stehen jeweils zwei kleine Käfige aus Plexiglas. Vorn sind zwei kleine Löcher, hinten eine Klappe, die sich mit einem einfachen Riegel öffnen und verschließen lässt. »Hier kommen Mäuse hinein«, sagt Mogil. »Und drum herum laufen andere Mäuse.« Es gehe um die Frage, ob die freien Tiere ihren gestressten Artgenossen aus der Klemme helfen. In letzter Zeit ist der Genforscher wieder mehr interessiert an der Verbindung von sozialer Umwelt und Schmerz.

Im Büro direkt neben dem Labor versinkt Mogil hinter seinem

enorm großen, leergeräumten Schreibtisch. Er denkt und spricht schnell, macht Späße, aber wenn er irgendwie den Eindruck gewinnt, man könne ihm nicht folgen, feuert er eine Salve sarkastischer Bemerkungen ab. Hinter ihm steht in Lebensgröße eine Pappfigur von Captain James T. Kirk aus der fast antiken TV-Serie *Raumschiff Enterprise.* »Ist gerade heute Morgen gekommen«, erklärt Mogil knapp. Die Figur ist Teil eines Experiments, bei dem es um die Aussagekraft von Tierversuchen in der Schmerzforschung geht – eines der Themen, mit denen sich Mogil schon länger beschäftigt. Wie soll man ein subjektives Phänomen an Mäusen oder Ratten untersuchen? Können sie überhaupt Schmerz empfinden? Jahrelang hätten seine Kollegen berichtet, dass sich die Mäuse vor ihnen fürchteten. Also hatten Mogil und seine Kollegen im Labor Videokameras installiert. Sobald die Experimentatoren den Raum wieder verlassen hatten, benahmen sich die Mäuse normal und reagierten deutlicher auf Schmerzreize. Diese Reaktion trat aber nur bei den männlichen Forschern auf. »Wir fragten uns, ob es der Geruch der Experimentatoren war«, sagte mir Mogil, »oder nur ihre Silhouette.« Als visueller Stimulus, der nicht roch, stellten die Wissenschaftler eine lebensgroße Pappfigur von Paris Hilton in Hotpants in den Mäuse-Raum. Die Mäuse reagierten nicht, und so musste es also der Geruch der Experimentatoren gewesen sein. Die Wissenschaftler nannten es den Paris-Hilton-Effekt und schickten ihre Ergebnisse an das renommierte Fachblatt *Nature Neuroscience.* Die Gutachter waren angetan, aber sie nörgelten über ein Detail. Paris Hilton sei weiblich, was denn mit einem männlichen visuellen Stimulus sei. »Als ob Mäuse den Unterschied sehen könnten«, blaffte Mogil. Und außerdem sei es ganz und gar unwissenschaftlich, schrieben die humorlosen Gutachter, einen solchen Effekt nach einen Starlet zu benennen. Dieser Einwurf forderte Mogil heraus. Er organisierte die besagte Pappfigur von William Shatner in der Pose des fiktiven Raumschiffkapitäns James T. Kirk und wiederholte den Versuch. Dann schrieb er den Gutachtern einen sarkastischen Brief: »Okay, wie gefordert nennen wir es Pappfigur Eins und Pappfigur Zwei. Aber nur zu ihrer Information: William Shatner hatte dieselbe Wirkung wie Paris Hilton.« Ein Jahr später erschien die Publikation unter dem Titel: »Olfaktorische Anwesenheit von Männchen, inklusive Männern, löst Stress und damit verbunden Analgesie in Nagern aus.« Es war ein Hinweis auf einen ergebnisverfälschenden Einfluss in Tierversuchen – und ein experimenteller Hinweis, dass selbst Mäuse auf Umweltreize mit Schmerzdämpfung reagieren können. Die Namen der Schauspieler fehlten indes in der Arbeit.

Tierversuche seien nicht optimal, aber besser, als neue Wirkstoffe nicht zu prüfen. Mogil verteidigt den materialistischen Ansatz seiner Zunft. »Nur weil es psychische Faktoren gibt, die den Schmerz modulieren, heißt das nicht, dass man nicht neue pharmakologische Manipulationen versuchen sollte«, sagt der Nachfolger von Ronald Melzack. Und er wird deutlicher. Am Ende gehe es doch einzig und allein darum, wie wirksam eine Therapie sei. Es sei nicht so, dass die psychologisch orientierten Verfahren gar nicht wirkten, aber wenn man sie richtig mache, dann dauerten sie sehr lange und kosteten sehr viel Geld. »Das ist einfach nicht kosteneffektiv«, sagt er. »Und raten Sie mal was: Die Medikamente funktionieren besser. Die Zahlen sind sehr eindeutig.« Beim neuropathischen Schmerz, unter dem Sandy Pale leidet, müsse man zwölf bis fünfzehn Patienten mit psychologischen Verfahren behandeln, bis es bei einem von ihnen anschlägt, mit Medikamenten seien es nur sieben. »Also wenn ich der Patient wäre, dann würde ich das Medikament nehmen«, sagt Mogil, »Ron wird sauer darüber sein, dass ich so denke.« Und so sucht Mogil nach Genen, die vielleicht einen Hinweis auf Unterschiede im Schmerzempfinden geben könnten und sich als Kandidaten für neue Medikamente eignen.

Begonnen hatte Mogil seine Untersuchungen mit den genetischen Grundlagen des Schmerzempfindens von Frauen und Männern. Schließlich liegt hier die am besten dokumentierte Differenz zweier Menschengruppen vor. Es ist schon lange bekannt, dass die Belastung durch Schmerzen für Frauen größer, vielgestaltiger und variabler ist als für Männer. Schmerzerkrankungen kommen unter Frauen doppelt so häufig vor.[243] Im Experiment empfinden gesunde Frauen speziell hohen Druck und elektrische Stimulation schneller als unangenehm als Männer.[244] Die Dämpfung der Schmerzen durch das zentrale Nervensystem ist bei ihnen weniger ausgeprägt, und wiederholte Hitze- und mechanische Reize führen rascher zu einer Überempfindlichkeit. Diese Befunde aus dem Labor passen zu den klinischen Daten. Viele chronische Schmerzerkrankungen wie Fibromyalgie, Migräne oder der Reizdarm kommen unter Frauen erheblich häufiger vor.[6] Sie leiden häufiger unter Rücken-, Knie-, Nacken- und neuropathischen Schmerzen. Und verglichen mit Männern, leiden sie oft unter dreimal mehr schmerzhaften Erkrankungen. Männer sind allenfalls durch Gicht, eine sehr spezielle Kopfschmerzform oder durch Entzündungen ihrer Vorsteherdrüse häufiger vom Schmerz betroffen. In gewisser Hinsicht sind Frauen die eigentlichen Schmerzexperten unter den Menschen, weswegen es auch nicht verwundert, dass sie die Nuancen zwischen Schmerzintensitäten besser benennen können. Doch sollten Frauen nicht von Natur aus gegen Schmerzen abgehärtet sein? Sie haben Menstruationsbeschwerden und gebären unter Schmerzen Kinder. Oder machen sie diese Erlebnisse empfindlicher? Liegt das Geheimnis des Unterschieds in der Erfahrung oder in der Erziehung, oder ist es bestimmt durch die Gene auf den Geschlechtschromosomen?

Die Differenz setzt mit der Pubertät ein, wenn die Hormonspiegel steigen. Sexualhormone sind mächtige Regulatoren von Genaktivitäten. Im Verlauf des Menstruationszyklus schwankt die Schmerzempfindlichkeit, die Schmerzschwelle ist am höchsten in der Phase vor dem Eisprung. Östrogen schürt die Furchtsamkeit und damit den Stress und die dazugehörenden Stoffwechselreaktionen, die wiederum die Schmerzempfindlichkeit erhöhen. Bilder von Autounfällen oder Verletzungen lösen bei Frauen heftigere Reaktionen im Mandelkern, dem Sitz der Furcht, aus als bei Männern. Schon die Erwartung von Stress in Form von Schmerzen kann in ihren Gehirnen Zentren aktivieren, die in Verbindung mit Depression und Angst gebracht werden. Testosteron scheint Männer gegenüber Schmerzreizen abstumpfen zu lassen.[245] Sie agieren ihre Ängste und Depressionen eher in der Umwelt aus. Frauen mit einer Borderline-Störung ritzen sich die Arme, Männer mit einer antisozialen Persönlichkeitsstörung sind aggressiv, gewaltbereit und teilen mitunter schmerzhaft aus. Doch sind das alles wirklich Effekte der Gene oder nicht doch kulturell erlernte Verhaltensweisen? Im 19. Jahrhundert wurde die größere Schmerzempfänglichkeit unter Frauen als eine Art Überspanntheit, ein Symptom weiblicher Hysterie abgetan – eine Erklärung, die bis heute in vielen Köpfen steckt. Die Werbung für Gegenmittel zielte noch bis ins 20. Jahrhundert darauf ab, dass Frauen sich vor allem beruhigen sollten. Das wirkt sich bis in die medizinische Therapeutik aus. Nach Herzoperationen bekamen Frauen häufig Beruhigungsmittel und Männer eher Analgetika.[246] Und Ärztinnen verschrieben Frauen mit Rückenschmerzen häufiger Opioide als männliche Ärzte. Schmerzempfindung unterscheidet sich vom Schmerzverhalten. Tatsächlich ist ein Gutteil des Schmerzverhaltens geschlechtsspezifisch erlernt. Mädchen werden ermutigt, über ihre Schmerzen zu sprechen, Jungen sollen die Zähne zusammenbeißen. Männer, die ihre Geschlechterrolle besonders verinnerlicht haben, geben im Experiment weniger Schmerzen an – besonders wenn der Versuchsleiter eine Frau ist.[247] Und verzerrt nicht die Erfahrung einer Geburt Angaben auf einer Skala mit Schmerzintensitäten, wenn Männer nie so extreme Schmerzen erfahren haben. Im Zusammenhang mit Erkrankungen ist indes nicht sicher, wie stark die Rollenzuschreibungen durchschlagen. Frauen leiden häufiger unter Depressionen und Ängsten und neigen eher zum sogenannten Katastrophisieren. Dieses Schwarzmalen ist ein bekannter Risikofaktor für die Entwicklung von chronischen Schmerzen.

Dass die Differenz nicht nur etwas mit kulturspezifischen Geschlechterrollen zu tun hat, zeigen Tests an Tieren. Über achttausend weiblichen und männlichen Mäusen erhitzten die Forscher die Schwänze. Nach rund acht Sekunden zuckten die Weibchen im Mittel nullkommavier Sekunden früher zurück als die Männchen.[248] Es gehe hier nicht um kleine Abweichungen des Stoffwechsels zwischen Männern und Frauen, sagt Jeff Mogil, »das ist völlig uninteressant«. Vielmehr habe sich gezeigt, dass der Körper von Frauen Schmerzen völlig anders verarbeite. Der Toll-Like-Receptor 4 (TLR4), ein Protein, das normalerweise eher mit Entzündungen und der Abwehrreaktion von Bakterien zu tun hat, sei ebenfalls bedeutsam in der Überempfindlichkeit gegenüber Schmerzreizen bei Männern unter dem Einfluss von Testosteron – bei Frauen ist das Eiweiß im Zusammenhang mit Schmerz völlig bedeutungslos.[249] Diese unterschiedliche körperliche Ausstattung hat sehr konkrete Auswirkungen: Männer und Frauen reagieren unterschiedlich auf bestimmte Analgetika. Vor ein paar Jahren wollte die amerikanische Pharmafirma Endo Pharmaceuticals eine neue Kombination eines morphinähnlichen Hustenmittels mit einem Nervenbotenstoff auf den Markt bringen. Vereint sollte MorphiDex deutlich besser wirken als Morphin allein. Das Problem: Die gegenseitige Verstärkung funktionierte nur bei Männern, nicht aber bei Frauen. Der Fehlschlag wies noch auf eine andere Schräglage hin. Zwar sind in der klinischen Forschung inzwischen Versuche an Männern und Frauen gesetzlich vorgeschrieben – aber für die Versuch davor gilt das nicht. In der Tierforschung wurden bisher kaum weibliche Tiere eingesetzt. »Fünfundneunzig Prozent aller Schmerzstudien werden an männlichen Ratten und Mäusen gemacht. Auf diese Weise sind sie nur relevant für die Hälfte unserer Spezies – und nur für ein Drittel aller, die unter chronischen Schmerzen leiden.« Bevor die klinischen Versuche am Menschen begannen, war das neue Kombinationspräparat so gut wie nie an weiblichen Mäusen getestet worden, oder man hatte die Gruppen nicht getrennt ausgewertet. Obwohl das Mittel Männern vielleicht geholfen hätte, verschwand es in der Asservatenkammer der Industrie[250]. Es gibt sicher Unterschiede im Schmerzempfinden. Wahrscheinlich wirken viele Faktoren zusammen: Die angenommene weibliche Geschlechterrolle schürt die Erwartung, dass ein Schmerz stärker ausfallen werde. Dieses würde im Sinne eines Nocebo-Effektes inklusive der biochemischen Veränderungen den Schmerz wirklich verändern. Am Ende ist es gleich, denn jeder sollte mit seinen Schmerzen gleichermaßen ernst genommen werden. Aber jeder Schmerz hat in der Gesellschaft seinen Wert. Akute Leiden gelten mehr als chronische, und körperliche Störungen übertreffen emotionale. Sollten Frauen auch physiologisch bedingt anders und vielleicht heftiger leiden als Männer, so wird ihnen doch weniger Mitleid entgegengebracht.

Und Gene steuern nicht nur die Hormonpegel, sie prägen auch entscheidend unser Verhalten. Wenn ein durchzechter Abend jedes Mal mit gewaltigen Kopfschmerzen endet, weil ein bestimmtes Enzym in der Leber weniger aktiv ist, dann verzichtet man lieber auf das dritte Glas. Ein Teil der Reaktionen im Fall von empfundenem Stress ist das Resultat von individuellen Erfahrungen. Aber gleichzeitig folgt die Antwort des Körpers der genetischen Programmierung des stressverarbeitenden Systems der HPA-Achse und des Belohnungssystems. Der Bauplan jener Zentren im Gehirn, die uns mit einer Dosis Nervenbotenstoffen belohnen, wenn wir etwas gut gemacht haben, ist ebenso im Erbgut codiert wie das Quentchen Endorphin, das im Zusammenhang mit einem schmerzhaften Reiz für etwas Linderung und Wohlgefühl sorgt. Schädliche Reize sind nicht ausschließlich unangenehm. Sie aktivieren körpereigene Endorphine, die im Gehirn die gleiche Wirkung entfalten wie natürliche Opiate aus Pflanzen. Die Endorphine docken an die μ-Opioid-Rezeptoren an und belohnen uns auf diese Weise mit ein klein wenig Wohlgefühl dafür, dass wir der Gefahr aus dem Weg gegangen sind. Das stressverarbeitende System, die Stärke der Belohnung und die Schmerzdämpfung formen die individuelle Schmerzempfindlichkeit und Furchtsamkeit. Unter dem Einfluss von Östrogenen reagieren Frauen gemeinhin auf stressige Situationen stärker mit der Ausschüttung des Stresshormons Cortisol als Männer. Ein zentraler Kandidat für diese Art der vererbten Stressantwort ist seit einigen Jahren das Gen für den μ-Opioid-Rezeptor (OPRM1). Nicht alle Menschen sind gleichermaßen mit diesem nützlichen Dämpfer gesegnet. Manche tragen auf dem langen Arm des Chromosoms Nummer 6 minimale Varianten des μ-Opioid-Rezeptor-Gens, meist ist nur eine einzige Base im genetische Code ausgetauscht. Um die Jahrtausendwende entdeckten Wissenschaftler den Austausch von Adenin durch Guanin im Rezeptor-Gen, was dazu führt, dass eine andere Aminosäure im fertigen Rezeptor eingebaut ist. Ein SNP mit Namen A118G tragen rund die Hälfte aller Asiaten in sich, bis zu zwanzig Prozent aller weißer Europäer und zwei Komma zwei Prozent aller Afrikaner. A118G, das klingt nach detailverliebter Laborarbeit und scheint wenig bedeutsam. Doch inzwischen häufen sich die Hinweise darauf, dass genau diese Genvariante Menschen widerstandsfähiger gegen akute Schmerzreize macht, um den Preis, dass sie auf lange Sicht – zum Beispiel nach Operationen – chronische Schmerzen entwickeln. Männer mit dieser Genvariante ertragen höheren Druck auf ihrer Haut.[251] Frauen, die eine Genvariante von A118G in sich trugen, hatten weniger Schmerzen im Muskel- und Skelettsystem kurz nach Übergriffen – aber nach einer Weile reagierten sie mit Überempfindlichkeit.

Und nicht nur in Bezug auf die Stress -und Schmerzresistenz ist A118G bedeutsam. Das Kürzel taucht auch immer wieder im Zusammenhang mit Sucht und Abhängigkeit zum Beispiel von Alkohol und Nikotin auf. Eine Mutation des μ-Opioid-Rezeptor-Gens vermittelt Menschen offenbar einen besonders angenehmen Rausch nach Alkoholkonsum, einer der Gründe, warum Alkoholismus in bestimmten Familien häufiger auftritt. Darüber hinaus steuert dasselbe Gen, wie stark jemand soziale Zurückweisungen empfindet. Möglicherweise verbirgt sich hinter diesen Genvarianten das Geheimnis der sehr unterschiedlichen Wirksamkeit von Opioiden – bis hin zu der paradoxen Situation, dass viele Patienten unter einer Opioid-Therapie sogar besonders empfindlich gegenüber Schmerzreizen werden.[252] Viele Patienten haben keine Probleme mit Opioiden, andere erleiden bereits bei Standarddosen Übelkeit, oder sie benötigen immer höhere Dosen und gleiten in die Abhängigkeit. Sowohl die individuelle Schmerzreaktion als auch die Wirkung der Opioide samt ihrem Abhängigkeit erzeugenden Potenzial führen wieder zu dem μ-Opioid-Rezeptor-Gen. Träger der Variante A118G können zwar mehr Schmerz ertragen, aber wenn sie doch einmal zum Beispiel wegen schwerer Rückenschmerzen Opioide benötigen, brauchen sie ungleich mehr für einen betäubenden Effekt. Aus diesem Grund sind sie erstens anfälliger für die Nebenwirkungen und zweitens könnten sie schneller abhängig werden. Bleibt die Dosis gleich, bleibt zwar die Wirkung aus, aber setzen die Patienten das Medikament ab, löst dies Entzugssymptome aus, die so unangenehm sind, dass die Patienten lieber sofort die nächste Pille schlucken – und vielleicht noch etwas mehr. In den USA sind vom Arzt verschriebene Opioide jedes Jahr verantwortlich für sechzehntausend Todesfälle. Auf welche Weise A118G und andere Genvarianten genau ihre Wirkung entfalten, ist unbekannt.[253] Vielleicht gibt es einen Hauptschalter, der ein Netzwerk weiterer Schlüsselgene steuert und sich je nach Bedarf an die Lebensbedingungen anpasst. Im OPRM, in der Empfindlichkeit von Stress und möglicher Suchtentwicklung, sind wieder alle Elemente des lernenden Schmerzsystems abgebildet, das sogar auf der Ebene der Gene für alle Eventualitäten gewappnet ist.[254] Vielleicht ließe sich durch eine SNP-Analyse vorab herausfinden, wer Medikamente wie Fentanyl oder Morphin gut verträgt und wer nicht. Der Zusammenhang zwischen A118G und einem erhöhten Bedarf von Opioiden nach Operationen konnte bestätigt werden, über einen Zusammenhang zwischen der Gen-Variante und einer Abhängigkeit von Opioiden gibt es widersprüchliche Ergebnisse. Im Prinzip ließe sich vor einer Operation ein Gentest durchführen, so dass die Patienten eine maßgeschneiderte Behandlung bekämen. Doch ob es jemals einen entsprechenden Vorabtest gibt, ist ungewiss. Zumal es gerade bei Operationen auch keine Alternative zu den Opioiden gibt.

Die Verbreitung von Schmerzen in einer Gesellschaft spiegelt in gewisser Hinsicht die momentane Anspannung der Bevölkerung wider. Für wie gefährlich halten die Menschen Schmerzen, wie bedroht fühlen sie sich, wie stark ist der Zusammenhalt, und wie groß sind ihre Zukunftsängste? Die Antworten sind geprägt durch das vorherrschende Weltbild und die kollektiven Erfahrungen. Geschichte und Kultur prägen nicht nur die Erinnerungen des Einzelnen, sie reichen tief hinab in das Erbgut. Dort, an den DNA-Strängen, läuft eine Art molekularer Rekorder, der die erlittenen Schmerzen aufzeichnet und möglicherweise an die nächste Generation als Warnhinweis weitergibt, Zeitkapseln mit der Botschaft: »Seht euch vor!«

Zum Teil ist die individuelle Empfindlichkeit gegen Stress und Schmerzreize im Erbgut festgelegt. Es ist sozusagen das Endergebnis einer genetischen Evolution über Hunderttausende von Jahren, das sich in einem Menschen manifestiert hat. Doch in gewissem Umfang kann sich unser Erbgut aktuellen Herausforderungen der Umwelt anpassen und damit auch die genetisch bedingte Schmerzempfindlichkeit. Die Abfolge der genetischen Informationen bleibt unangetastet, nur ihre Funktion ändert sich, deswegen erhalten solche Modifikationen die griechische Vorsilbe *epi* für »über« oder »bei«. Die Epigenetik untersucht, wie winzige chemische Schalter bestimmte Gene nach Bedarf stilllegen oder aktivieren. Eines der bekanntesten epigenetischen Phänomene ist die Entstehung von Bienenköniginnen. Fressen heranwachsende Larven ausschließlich Gelée royale, verändert sich das Methylierungsmuster an ihren Genen, und es entsteht eine Königin. Im Menschen sind epigenetische Prozesse zum Beispiel an der normalen Entwicklung des Fötus beteiligt, indem sie mit chemischen Markierungen steuern, welche Zellen entstehen und welche vergehen. Die Epigenetik ist eine Brücke der Außenwelt hinein in den Zellkern. In gewissem Sinne stellen diese Schalter eine Verbindung her zwischen der materiellen Molekularbiologie des Menschen und seinen immateriellen Ideen und seiner Kultur.

Unter anderem sorgen epigenetische Mechanismen dafür, dass das Nervensystem von frühester Kindheit an, noch lange bevor es einen ersten klaren Gedanken formt, aus neuen Erfahrungen »lernt«. Die chemischen Schalter formen die Nerven und auf diese Weise das Gedächtnis und leider auch das Schmerzgedächtnis. Im Hinterhorn, der ersten Umschaltstation im Rückenmark für Nervenfasern, die schmerzhafte Reize weiterleiten, werden Minuten bis Stunden nach einer Verletzung mehr als tausend Gene in Neuronen epigenetisch verändert.[255] Bei Patienten mit chronischen Rückenbeschwerden fanden sich zum Beispiel auffällige Methylierungsmuster. Manche veränderte Schalterstellungen springen sofort zurück, andere überdauern Jahrzehnte, sie sammeln sich an und werden sogar auf Nachkommen übertragen. Hungersnöte können die Schalter ebenso aktivieren wie die Trennung von einem geliebten Partner oder der Stich mit einer Lanzette in die Ferse eines Neugeborenen bei einer Blutabnahme. Es gibt Hinweise darauf, dass die Lebensumstände der Eltern den Boden für chronische Schmerzen ihrer Nachkommen bereiten. Ängstlichkeit und Depression sind Risikofaktoren für die Entwicklung von chronischen Schmerzen nach Traumata. Wächst ein Kind mit einer abweisenden Mutter auf, ist es später im Leben ängstlicher als andere. Die molekulare Erinnerung an dieses stressauslösende frühe Kindheitserlebnis sind anhaltende epigenetische Veränderungen.[256] Demnach wäre ein unerwünschtes Kind gefährdet, später im Leben etwa an chronischen Rückenschmerzen zu leiden, oder das Kind einer Drogenabhängigen, Fibromyalgie zu entwickeln.

Die 42jährige Ulla Schön, die sich in Hamburg am ganzen Oberkörper tätowieren lässt, nimmt an, dass ein Erlebnis aus der frühesten Kindheit sie für das Spiel mit Schmerzen empfänglich gemacht hat. Wenige Tage nach ihrer Geburt machte ein Krampf des Magenpförtners eine Notoperation nötig. Damals aber waren Mediziner der Ansicht, dass Babys keine Schmerzen empfänden. Die Ärzte hielten sich mit Betäubungsmitteln zurück. »Deswegen habe ich ein Krankenhaustrauma«, sagt Schön. Eine Wissenschaftssendung, die über die damals gängige Praxis berichtete, öffnete ihr die Augen.

Die Konsequenz aus den epigenetischen Erkenntnissen könnte beispielsweise eine Suche nach weniger schmerzauslösenden Lebensverhältnissen sein. Das aber fällt nicht in den Zuständigkeitsbereich des Gesundheitswesens. Leichter fällt die Entwicklung neuer Medikamente. In der Onkologie gibt es bereits fortgeschrittene Versuche, epigenetische Störungen mit Medikamenten wieder rückgängig zu machen. Inzwischen hat die Schmerzforschung diese Entwicklungen aufgegriffen. Interessant sind für die Pharmaindustrie zum Beispiel Moleküle, die Histone verändern. Gegenspieler zu diesen Histon-Deacetylasen (kurz HDACs) können epigenetische Veränderungen im Krebs und bei chronischen Schmerzen zurückdrängen. Überraschenderweise existieren schon längst Medikamente, die, ohne dass dies bekannt gewesen wäre, schon auf der Basis dieses Mechanismus funktionieren. Die Valproinsäure, die erstmalig 1881 künstlich hergestellt wurde, wird seit Jahrzehnten gegen Epilepsie eingesetzt. Eigentlich ist der Stoff ein HDAC-Hemmer. Menschen mit Altersdiabetes und neuropathischen Schmerzen erhielten die Substanz, und es ging ihnen besser. Ob es wirklich an der epigenetischen Wirkung lag, ist indes nicht sicher. Valproinsäure verändert auch die Natriumkanäle in den Nerven, wirkt in gewissem Sinne wie ein lokales Betäubungsmittel. Ein anderer HDAC-Hemmer wird inzwischen bei Patienten mit einer frühen Form des Rheumas getestet.

Für Geistes- *und* Naturwissenschaftler ist die Epigenetik gleichermaßen faszinierend. In Zusammenarbeit mit ruandischen Kollegen untersuchten Genfer Psychiater die Auswirkungen des

Tutsi-Genozids, bei dem innerhalb weniger Monate eine Million Menschen getötet worden waren, auf die Stressanfälligkeit nachfolgender Generationen. Sie nahmen Blutproben von Kindern von fünfundzwanzig Witwen, die während der Massaker schwanger und vor Ort gewesen waren und Proben von Kindern von fünfundzwanzig Frauen derselben Ethnie, die verschont geblieben waren. Das Erbgut der exponierten Mütter und ihrer Kinder wies mehr Methylgruppen auf als das der Vergleichsgruppe. Das HPA-Stresssystem der Kinder war gestört, und sie litten häufiger unter dem Posttraumatischen Belastungssyndrom.[257] Es ist bekannt, dass eine angespannte Situation in der Umgebung des Kindes während der Schwangerschaft die Methylierung eines Gens beeinflusst, das die Verarbeitung von Stress im Körper stört. Die kritische Zeit scheint vor allem im zweiten und dritten Trimester der Schwangerschaft zu liegen. Dieses Gen wiederum steht im Verdacht, die Entwicklung von Fibromyalgie zu begünstigen.[258] Ist die epigenetische Mitgift, die sich wahrscheinlich auf die Schmerzempfindlichkeit ausgewirkt hat, ein molekularer Warnhinweis der Mütter auf eine gefährliche Umwelt, auf die ihre Kinder lieber empfindlich reagieren sollten? Kinder von Schwangeren, die das Attentat auf das World Trade Center im Jahr 2001 miterlebt hatten und deshalb unter einer posttraumatischen Belastungsstörung litten, hatten ebenfalls eine gestörte Stressachse.[257] Ihre Cortisol-Spiegel lagen niedriger, und dies steht wiederum im Zusammenhang mit späteren chronischen Rückenschmerzen. Grenzenlos sind die Spekulationen, die sich auf diesem fruchtbaren Boden entwickeln lassen. Sollten zum Beispiel traumatische Umstände wie der Zweite Weltkrieg auf epigenetischem Wege selbst die Nachkriegsgeneration empfindlicher gegenüber Reizen gemacht haben? Wissenschaftler wie der kanadische Schmerzgenetiker Jeff Mogil sind skeptisch, ob mit der Epigenetik wirklich eine Verbindung zwischen frühen Traumata und einer späteren Schmerzempfindlichkeit hergestellt werden kann. Doch manche Ärzte nehmen es als zusätzliches Argument, schon jetzt kranke Früh-

und Neugeborene notfalls mit Medikamenten vor allzu großem Stress zu bewahren, damit sich später im Leben keine chronische Schmerzerkrankung einstellt.[259] So sind in den Genen alle biopsychosozialen Aspekte des Schmerzes angelegt. Es ist eine weitere Aufhebung der Teilung von Geist und Körper, zeigt es doch, dass nicht nur die Psyche über den Schmerz herrscht, sondern dass der Körper umgekehrt die Psyche zu beeinflussen vermag. Darüber hinaus wirkt die Umwelt auf die Aktivität der Gene, und umgekehrt schaffen die Gene die Grundlage für die ganz individuelle Reaktionsweise des komplexen Organismus auf die Umwelt. Wobei die Anteile der unterschiedlichen Einflussfaktoren sehr schwer zu isolieren sind. Elissa J. Chesler und Jeff Mogil beobachteten vierzig verschiedene Mäusestämme über acht Jahre und sammelten auf diese Weise über achttausend Einzelbeobachtungen, das Geschlecht, Alter, Gewicht, die Temperatur, Luftfeuchtigkeit im Raum und die Jahreszeit betreffend.[260] Sie beobachteten Details wie diese: Weibchen waren empfindlicher als Männchen. Tiere, die zuerst aus dem Käfig genommen wurden, hielten Schmerz besser aus als nachfolgende, und je dichter der Käfig besetzt war, desto gestresster waren die Mäuse – was allerdings nur für die Männchen galt, die sich in Hierarchiekämpfe verwickelten. Die Weibchen fanden die Präsenz der Mitbewohner offenbar beruhigend. Anschließend glichen sie alle Daten miteinander ab. Die Gene standen für siebenundzwanzig Prozent der Variationsbreite für Schmerzreaktionen, die Umwelt für zweiundvierzig Prozent, die Umwelt in Wechselwirkung mit den Genen für achtzehn Prozent und ein unbestimmbarer Rest für dreizehn Prozent.

Der genetische Hintergrund eines Individuums hat also einen beträchtlichen Anteil am Schmerzempfinden. Akuter Schmerz ist ein Warnsignal, aber was ist mit chronischen Schmerzen? Wenn die Evolution eine so große Bandbreite unterschiedlicher Stressempfindlichkeit genetisch verankert hat, dann könnten selbst chronische Schmerzen mehr als eine zufällige Entgleisung eines überkomplexen Systems sein. Biologen von der University of Texas Medical School in Houston haben Tintenfische beobachtet. Der Vorteil: Ihre Reaktionen inklusive Tintenausstoß auf Fressfeinde wie den Schwarzbarsch verrät abgestuft, wie gestresst die Tiere gerade sind.[261] War einer ihrer Arme verletzt und abgeheilt, bewegten sie sich augenscheinlich wie vorher. Doch der Schwarzbarsch ist offensichtlich in der Lage, selbst kleinste Abweichungen im Verhalten wahrzunehmen, und jagte mit Vorliebe die vormals verletzten Tiere. Diese aber verhielten sich sehr viel vorsichtiger als vorher und zeigten vermehrte Stressreaktionen – was ihnen immerhin das Leben rettete. Eine Art zentrale Sensitivierung hatte ihr gesamtes Nervensystem für das Überleben scharf gestellt. Verhinderten die Wissenschaftler durch lokale Betäubung, dass das Schmerzsignal von der Tentakelverletzung bis in das Gehirn vordrang, waren die Tintenfische lebensgefährlich unvorsichtig. In einer feindlichen Umwelt kann jede Art von Beeinträchtigung den Tod bedeuten. Es ist ein evolutionärer Sinn, der einem modernen Menschen zumal in einer Umwelt mit Krankenhäusern und Analgetika kaum einleuchten mag. Wenn aber zumindest ein Drittel der Schmerzreaktion auf Gene zurückzuführen ist (und sich die Ergebnisse von Mäusen auf den Menschen übertragen lassen), dann bedeutet dies, dass sich der Schmerz prinzipiell auch ohne Psychotherapie und zeitaufwendige multimodale Behandlung molekular in den Griff kriegen lassen müsste. Doch noch gibt es nur zaghafte Versuche, diesen Ansatz weiterzuverfolgen.

Das Humangenomprojekt war mit größten Hoffnungen gestartet. Nach Jahren der Euphorie zeigt sich, dass das Genom schier undurchdringlich ist. Man kann sich darin verirren und glauben, man sei schon kurz vor dem Ziel, nur um festzustellen, dass man in ein weiteres Gassengewirr geraten ist. Ähnlich ernüchternd ist die Suche nach Schmerzgenen. »Wenn man die Teileliste eines Autos besitzt, weiß man noch lange nicht, wie ein Auto funktioniert«, sagt Jeff Mogil. Immerhin sei es besser, eine Teileliste zu haben als gar nichts. »Wir müssen eben herausfinden, welche Teile zusam-

menarbeiten.« Erstens müsse man alle Gene für die Eiweiße finden, die der Körper im Zusammenhang mit Schmerzen produziert, und zweitens müsse man herausfinden, welche Gene für die Unterschiede in den individuellen Schmerzreaktion verantwortlich sind. Leicht wäre dies, wenn es wie beim Brustkrebs oder bestimmten Augenerkrankungen oder Hörstörungen nur drei oder vier zentrale Gene für die Hauptwirkung gäbe.»Das Problem ist nur, dass Hunderte Gene involviert sind, und jedes davon trägt ein ganz klein wenig zur Variabilität des Schmerzempfindens bei.« Irgendeine Kombination von Genen, das habe sich aus Studien mit Zwillingen ergeben, könnten irgendwann die Hälfte der Varianz erklären.»Das Problem ist, dass ich anfange zu glauben, dass es wahrscheinlich eher achthundert Gene sind oder dreitausend oder, Gott behüte, zwölftausend von den insgesamt fünfundzwanzigtausend Genen des Menschen.« Und es sei noch schlimmer. Die Wirkung der Gene würde sich addieren, sie würden miteinander interagieren und das alles auch noch von der Umwelt abhängen.
»Das Frustrierende ist also, dass wir auf eine Weise die Antwort kennen, auf eine andere Art aber einhundert Jahre von der Antwort entfernt sind.« Bis ins Detail ist bekannt, welche Rezeptoren im Akutschmerz reagieren, welche Entzündungsstoffe ausgeschüttet werden, welche Nerven elektrische Impulse weiterleiten.»Das Mysterium ist«, sagt Jeff Mogil,»warum uns dieses Wissen nicht weiterhilft, Rückenschmerzen zu behandeln.« Milliarden und Abermilliarden Dollar hätten Regierungen und Industrie in den vergangenen Jahrzehnten in die Schmerzforschung investiert, und es gibt wenig vorzuzeigen. Viele Strukturen, die Wissenschaftler als Fixpunkte im Schmerzgeschehen angesehen haben, lösen sich vor ihren Augen auf. Angeblich hochspezialisierte Nervensensoren für schädliche Reize entpuppen sich als flexible Sensoren für alle möglichen Reize, das zentrale Nervensystem hat kein Schmerzzentrum, und es sind vermutlich so viele Gene am Schmerz beteiligt, dass man gleich den ganzen Menschen zur wandelnden Schmerzeinheit erklären könnte. Sehr viele Stoffe wirkten

zwar im Labor oder bei Tieren – aber nicht beim Menschen. »Man fängt wirklich an, sich zu fragen«, fasst Mogil im Jahr 2013 die Lage seiner Zunft zusammen, »ob die eigenen Annahmen darüber, was biologisch im Schmerz abläuft, richtig sind oder nicht.« Am Ende blieben Opiumvarianten und Weidenrinde, die schon seit der Antike bekannt sind. Es ist, als riefe der Schmerz den Forschern frei nach dem Hollywood-Streifen mit Leonardo di Caprio zu: »Catch me if you can«, »Krieg mich doch«. Oder wie Jeff Mogil es knapp ausdrückt: »Es ist ziemlich erbärmlich.«

Wenn das Problem Schmerz schon nicht grundlagenwissenschaftlich sauber in den Griff zu kriegen ist, dann sind doch pragmatische Lösungen für die betroffenen Menschen machbar. Wo der Limfjord hoch im Norden das dänische Jütland durchschneidet, müssen neue Substanzen beweisen, ob sie gegen Schmerzen taugen. Im Osten der Hafenstadt Aalborg prüft das Universitätsinstitut für Senso-Motorische Interaktion (SMI) im Tierversuch, an gesunden Studenten und an Patienten reihenweise vielversprechende Moleküle. Das SMI ist mehr als nur eine Teststrecke für neue Pharmaka. An diesem Institut fahnden Wissenschaftler unterschiedlichster Disziplinen nach geeigneter Hilfe für die Patienten. Psychologen, Sportwissenschaftler, Pharmakologen und Neurowissenschaftler suchen nach Biomarkern, die ihnen etwas über den Zustand des individuellen Schmerzsystems verraten. Zunächst werden die normalen Reaktionen auf Schmerzreize an gesunden Probanden erhoben, dann folgen Tests an Patienten.

In den einstöckigen Gebäuden setzen sich gesunde Studenten für etwas Geld zum Teil langwierigen Prozeduren aus. Manchmal dauert ein Versuch nur fünfzehn Minuten; wenn es um die Überempfindlichkeit bei neuropathischen Schmerzen geht, können es aber auch schon einmal vier Stunden sein. Ein paar mutige Probanden erhielten den Nervenwachstumsfaktor NGF in die Kaumuskeln injiziert. Es ging um ein Modell für chronische Schmerzen am Kiefergelenk, denn meistens sind nur akute Schmerzen Gegenstand der Untersuchungen im Labor. Es tat erst einen Tag heftig weh, dann zwei und dann drei Tage. Selbst nach einer Woche fragten Studenten zunehmend nervös, wann denn die Pein endlich aufhöre. Die Forscher sorgten sich, dass sie unbeabsichtigt künstlich chronische Schmerzen erzeugt hatten. Nach einundzwanzig Tagen waren die Schmerzen endlich beim letzten Kandidaten verschwunden und mit dem NGF ein fast zu gutes Schmerzmodell für chronische Schmerzen am Menschen entdeckt. Doch nicht nur die Biochemie im Schmerzfall simulieren die dänischen Forscher in ihren Laboren. Sie ergründen das Eigenleben des Schmerzempfindens unter verschiedenen Bedingungen. Sie wollen wissen, wie sich ein Schmerz im Nervensystem festsetzt und woran sich das Hinübergleiten vom akuten in den chronischen Schmerz erkennen lässt.

Als Studienobjekte opfern sich die Studenten. Sie erhalten Analgetika, tauchen ihre Arme in eiskaltes Wasser oder ertragen extrabreite Blutdruckmanschetten, die ihre Unterschenkel rhythmisch unter hohem Druck zusammenpressen. Durch die Wiederholungen steigt sukzessive die Empfindlichkeit. Dieses Wind-up spüren viele Patienten mit chronischen Schmerzen besonders schnell. Es ist dann ein Zeichen dafür, dass sich der Schmerz in ihrem zentralen Nervensystem festsetzt und zur Schmerzkrankheit mutiert. Am Phänomen des Wind-ups und der zentralen Sensitivierung ist unter anderem der Chilirezeptor TRPV1 beteiligt, den einst der Kalifornier David Julius entdeckte.[262] Und weil Sport bekanntermaßen das Schmerzempfinden verändern kann, stehen in den Räumen überall Trainingsgeräte, auf denen sich Studenten verausgaben. Jede Alltagssituation findet in den Räumen ihre Entsprechung. Mit raffinierten Druckmessinstrumenten, sogenannten Algometern, kann hinterher dosiert Druck auf Hautpartien ausgeübt werden, und mit einem Schulterstempel simulieren die Forscher die Empfindlichkeit an der Schwachstelle des gemeinen Büroarbeiters. Selbst gesunde Schwangere im zweiten und dritten Trimester ertragen für die Wissenschaft zupackende Hände auf ihren Beckenkämmen, während in der Matratze Sensoren den ausgeübten Druck registrieren. Ängstlichere und depressive Schwangere reagieren wie erwartet empfindlicher. In einem großen Raum, hoch wie eine Turnhalle, humpelt gerade ein junger Mann im Kreis. Er hat sich keineswegs das Knie verstaucht, er simuliert es nur. Während er seine Kreise zieht, registrieren Kameras an der Decke jede Bewegung des Simulanten in allen drei Raumachsen und übertragen die Daten an einen Computer. Es geht um die Frage, was ein schmerzbedingtes Bewegungsmuster auszeichnet und ob man es von einem simulierten Humpeln unterscheiden kann, denn nicht nur Moleküle entscheiden über das Schmerzgeschehen, manchmal ist es einfach eine Frage des Gleichgewichts.

So sind andere Techniken am SMI mitunter erfolgreicher als die enttäuschende Suche nach immer neuen Substanzen. Alte Menschen finden sich in den Laboren ein, weil Rogerio Pessoto Hirata aus Brasilien prüfen möchte, wie sich ihre Kniebeschwerden auf ihre Haltung und die Neigung zum Hinfallen auswirken. Solange die Senioren stillstehen, ist noch alles in Ordnung, aber wehe, wenn der Bus kommt oder es auf dem Fußweg überraschend unübersichtlich wird. Dann können sie nicht schnell genug reagieren, und es folgt oft der Sturz. Wie kann man diese Menschen im Gleichgewicht halten? Die Probanden steigen auf eine Platte mit Druckaufnehmern, die selbst winzigste Belastungsänderungen unter den Füßen protokolliert, und gleichzeitig werden die Muskelaktivitäten aufgezeichnet. Junge Testkandidaten können Veränderungen selbst mit Kniebeschwerden blitzschnell kompensieren. Die Muskeln älterer Menschen mit schmerzenden Knien hingegen sind in Erwartung einer überraschenden Störung ständig angespannt, immer bereit, sich nach vorn abzufangen. Zusätzlich zu den Kniebeschwerden folgt also noch eine kräftezehrende Haltungskontrolle. Diese Komplikation fördert die Schmerzempfindlichkeit noch weiter, die Konzentration ist durch die Stabilisierung absorbiert. So ist leicht nachvollziehbar, warum ältere Menschen, zumal mit lädierten Knien, einen schwankenden Gang haben, nach einem einfachen Einkauf völlig erledigt sind und im schlimmsten Fall das Loch im Fußweg übersehen. Im nahe gelegenen Krankenhaus untersucht Hirata, ob und wie sich das Gleichgewicht trotz Knieschmerzen wiedererlangen lässt. Die Physiotherapeuten trainierten mit den Patienten mit dem neuromuskulären Training die Reaktionen auf überraschende Hindernisse. Und es scheint zu funktionieren: Die Haltung stabilisierte sich, und die Schmerzen nahmen ab.

Jeder Schmerz benötigt sein ganz individuelles Vorgehen. So wollten die Wissenschaftler Methoden entwickeln, die Auskunft darüber geben, ob der Schmerz bei einem Patienten noch in der Peripherie des Körpers rumort oder ob er sich schon im zentralen Nervensystem festgesetzt hat. Sie wollten ergründen, auf welche Weise das Gehirn eines Patienten sein spezielles Schmerzempfinden moduliert. Nach und nach realisierten die Forscher, dass sie eine Testbatterie entwickelt hatten, mit der sie Substanzen für die pharmazeutische Industrie prüfen konnten. Wo wirken die Stoffe? Auf welchen Wegen bremsen sie die Schmerzempfindung oder die Weiterleitung von Reizen?»Im Laufe der Jahre haben wir weltweit die meisten Techniken entwickelt, um unterschiedliche Aspekte des Schmerzes zu evaluieren«, sagt Lars Arendt-Nielsen, der Leiter des SMI.»Eine Technik sagt uns etwas über die Hemmung von Schmerzreizen durch Nerven, die aus dem Gehirn in das Rückenmark hinabsteigen, eine andere etwas über die zentrale oder periphere Sensitivierung.« Es geht nicht mehr darum, welcher Mechanismus einen Schmerz auslöst, sondern wie er körperlich verarbeitet wird und in welchem Stadium er sich befindet. Auf diese Weise scheint ein gezielter Angriff auf die im individuellen Fall aktivierte Nervenbahn möglich.»Zum ersten Mal könnte man also spezielle Typen von Patienten mit Schmerzen charakterisieren und sie entsprechend therapieren«, sagt Lars Arendt-Nielsen.»Wir sind an einem Medikament interessiert, das auf das abnormale Schmerzprofil des Patienten passt.« Für eine differenzierte Therapie aber muss der Werkzeugkasten mit einer stattlichen Anzahl unterschiedlicher Medikamente gefüllt sein – und auf diesem Gebiet hapert es. Aber auch auf diesem Gebiet ist das SMI aktiv.

Seit zehn Jahren ringt die schmale Pharmakologin Parisa Gazerani am SMI mit neuen Molekülen. Opioide und Medikamente wie Ibuprofen und Diclofenac seien schon gut, sagt sie, aber angesichts der Nebenwirkungen auf Dauer nicht akzeptabel. Gazerani ist die Erste, die die Wirkstoffe auf die Labortische bekommt und deren Wirksamkeit und Sicherheit prüft. Natürlich hätte sie am liebsten eine Verbindung, die passgenau ein geeignetes Ziel im menschlichen Körper ausschaltet, einen Rezeptor, einen Ionenkanal, irgendein schmerzhaftes Eiweiß, und das nur im Gehirn oder an wenigen ausgewählten hochspezialisierten Nervenbahnen. Für eine Pharmakologin wäre das ein ästhetischer Erfolg, so wie für einen Mathematiker ein »eleganter« Beweis das höchste Glück ist oder für einen Kernphysiker der letzte fehlende Baustein in seinem symmetrischen Teilchenzoo. »Wenn das so laufen würde«, sagt sie, »wäre das sehr schön. Aber in Wirklichkeit ist es sehr schwer.« Schmerz sei biochemisch eine Kaskadenreaktion, irgendwo wird eine Substanz ausgeschüttet, es folgt eine andere und so weiter. »Wir aber konzentrieren uns auf ein Ziel«, erklärt Gazerani, »einen Stoffwechselweg, ein Molekül.«

Die gebürtige Iranerin kam durch ihre eigene Leidensgeschichte zur Pharmakologie. Sie selbst habe oft Migräne. Tabletten wie die modernen Triptane, die im Gehirn die Rezeptoren für den oft »Glückshormon« genannten Botenstoff Serotonin stimulieren, darf sie nicht nehmen, weil sie herzkrank ist. Doch das ist nicht ihr einziges Handicap. Die junge, schlanke Frau wurde drei Monate vor der Zeit im Iran geboren. »Meine Organe sind nicht so gut entwickelt«, sagt sie. Ihre fehlten in der Leber ein paar Enzyme, und deshalb könne sie keine Medikamente einnehmen, das hat sie schmerzvoll erfahren müssen. Ibuprofen und Diclofenac halfen ihr, sie schluckte größere Mengen dieser nichtsteroidalen Antirheumatika – ihr Magen streikte und sie musste ins Krankenhaus. »Meine Gesundheit ist nicht richtig gut«, stellt Gazerani fest und klingt dabei keineswegs verbittert. »So ist das Leben, ich lebe«, sagt sie und lacht. In ihrem Heimatland würden einige Menschen denken, dass der Schmerz sie umbringe und sie auf diese Weise in eine depressive Stimmung manövrieren die die Schmerzen weiter verschlimmere. »Man sollte das auf jeden Fall vermeiden«, findet Gazerani. Andere sagten, Schmerzen seien von Gott gesandt, und deshalb müsse man sie akzeptieren und beten. Wenn man sich über verseuchtes Wasser, Infektionen oder nicht vorhandene Versorgung von Krebserkrankungen Gedanken machen muss, dann sind Schmerzen ohnehin ein zweitrangiges Problem. »Wenn Gott möchte, dass ich Migräne habe«, sagten ihre Landsleute, »dann habe ich eben Migräne.« Im Westen sei die Haltung gegenüber dem Schmerz grundsätzlich anders. In Kanada, wo Gazerani anfangs lebte, habe sie das erlebt. »In diesen sehr reichen, sehr entwickelten Ländern mit gutem Gesundheitssystem, das kostenlos ist, fangen die Leute an über Schmerzen nachzudenken«, sagt die Pharmakologin. »Wenn man sich nicht um das Überleben sorgen muss, dann fällt einem plötzlich auf, dass man Rückenschmerzen hat.«

Mehrmals im Jahr erhält Parisa Gazerani von Pharmafirmen Lieferungen mit neuen Substanzen. Mal geht es um neuropathischen Schmerz oder es ist ein Medikament, das unerträgliche Rheumaschmerzen ausschalten soll. Als Erstes kommen die Tiere auf den Teststand, Ratten oder Mäuse. Für die Simulation neuropathischer Schmerzen wird zum Beispiel ein Ischiasnerv freigelegt und mit einem Faden umschlungen. Dann erhalten die Tiere winzige Mengen des Wirkstoffs, und ihre nackten, fleischigen Schwänze werden erhitzt. Gazerani prüft im sogenannten Tail-Flick-Test, wie lange es dauert, bis sie wegzucken. Oft funktioniert die Substanz bei der Ratte sehr gut wie zum Beispiel der Rezeptor-Blocker Neurokinin 1. Doch es gibt viele Gründe, warum die Entwicklung von wirklich neuen Analgetika bis zur Marktreife scheitert. Es fehlt zum Beispiel an Modellen, mit denen sich die Wirkung am Menschen vorhersagen lässt. Bei einem Diabetes-Medikament lässt sich genau messen, ob und wie weit der Blutzuckerspiegel sinkt, bei einem Mittel gegen Blutdruck lassen sich die Werte bestimmen, und beim Krebs ist sichtbar, wie ein Tumor unter der Behandlung schrumpft. Aber was empfindet die Ratte, wenn ihre Pfote erhitzt wird? Und was hat dieser akute Reiz in einem Labor mit einem arbeitenden Menschen zu tun, der seit zehn Jahren unter Migräne leidet, der darüber depressiv geworden ist und sich sozial zurückgezogen hat?« Als man versuchte, Neurokinin 1 auch beim Menschen anzuwenden«, sagt Gazerani, »da passierte gar nichts, keinerlei schmerzstillende Wirkung.« Die mangelnde Übertragbarkeit der Ergebnisse vom Tier auf den Menschen ist eines der größten Probleme der pharmakologischen Schmerzforschung. Wenn der Mensch eine Ratte wäre, sagen die Forscher sarkastisch, hätte man schon ein Dutzend Mal seine Schmerzen kuriert. »Der Stoffwechsel in der Ratte unterscheidet sich völlig von dem des Menschen«, sagt Gazerani. »Er ist schneller, sie haben andere Enzyme, die Umgebung beeinflusst sie anders.« Fünfzehn Prozent der Stoffe scheitern an dieser ersten Hürde, und mit dem was übrig bleibt, folgen die Tests am Menschen. Doch es gibt nicht nur eine, sondern sehr unterschiedliche Neuropathien. Sie sind ausgelöst durch Diabetes, durch Infektionen oder Verwundungen, und jeder Mensch reagiert anders. »Beim Tier habe ich manchmal achtzig oder neunzig Prozent Erfolg«, sagt die Pharmakologin. »Aber beim Menschen reagieren dann nur zwanzig Prozent positiv, und sogar unter denen sieht man Schwankungen von einem zum nächsten Untersuchungstermin.« Aber auch der umgekehrte Fall ist denkbar. Ein Stoff scheitert im Tierversuch. Im Menschen hätte es indes funktionieren können und das Medikament eine große Zukunft gehabt. In Aalborg geht man deshalb ungewöhnliche Wege. Die Tierversuche werden gelegentlich ausgelassen, und mutige Studenten drehen im Dienste der Menschheit ein paar Runden in dem Testparcours samt Eisbädern und quetschenden Blutdruckmanschetten.

Im Grunde sollten die Grundlagenwissenschaften die Strukturen des Nervensystems und die biochemischen Prozesse hinter dem Schmerz so weit entschlüsseln, bis sich Moleküle zielgerichtet für zentrale Stellen anfertigen lassen. In Wirklichkeit sind neue Therapien oft keineswegs das Ergebnis einer rationalen Strategie. Es beginnt damit, dass sich die tierexperimentellen Ergebnisse nicht gut auf den Menschen übertragen lassen. Menschen reagieren sehr unterschiedlich auf die Medikamente. Erstens, weil sie die Moleküle aufgrund ihrer genetischen Besonderheiten sehr unterschiedlich verarbeiten, und zweitens, weil Erfahrungen, Erwartungen und die spezielle Schmerzerkrankung in jedem Menschen die Reaktion auf das Medikament mehr oder weniger einzigartig macht. Viele sehr plausible Angriffspunkte haben sich als untauglich erwiesen. NK1-(Substanz P)-Antagonist: im Tierversuch prima, leider nicht beim Menschen. TRPV1-Gegenspieler: gescheitert wegen Überhitzung der Patienten. Anti-NGF: großartige Wirkung am Menschen, führte aber zur beschleunigten Zerstörung von Gelenken. TNF-Alpha: hilft gut gegen Entzündungen, fiel aber schon im Tierversuch durch. Acht von zehn Kandidaten scheiden auf dem Testparcours in Aalborg bereits im frühen Entwicklungsstadium aus. Zu schwach oder zu nebenwirkungsreich heißt es dann. »Hätten wir hier zum Beispiel erste Tests der TRPV1-Gegenspieler am Menschen gemacht«, sagt Gazerani, »dann hätten wir schon früher erkannt, dass es zu einer Überhitzung der Probanden kommt.« Aalborg ist angetreten, den Pharmafirmen die Mühen unnötiger klinischer Versuch mit ungeeigneten Kandidaten zu ersparen. Doch selbst wenn ein Medikament in Aalborg bestanden hat, ist es noch lange nicht marktreif. Das belegte einer der größten Fehlschläge der vergangenen zehn Jahre.

»Wir bekommen nur sehr wenige Substanzen auf den Markt«, sagt Parisa Gazerani. »Die Ausfallrate in den klinischen Versuchen ist einfach so hoch.« In zehn Jahren hat Gazerani zwei oder drei Substanzen gesehen, die es wirklich bis zu weiterführenden klinischen Tests geschafft haben. Eines davon war das Botox-Toxin, das es als Medikament gegen chronische Migräne bis zur

Marktreife schaffte. Das Botox-Toxin ist ein Beispiel dafür, wie die Medikamentenentwicklung in Wirklichkeit abläuft. Es werden eben nicht auf der Basis von Grundlagenforschung neue Stoffe maßgeschneidert für neue Zielstrukturen produziert, sondern alte Medikamente für neue Anwendungen recycelt. Mit Botox-Injektionen glättet die Schönheitsindustrie schon lange Falten. So schaut sich die Pharmaindustrie die bekannten Medikamente gegen andere Krankheiten noch einmal genauer an. Ein Patient nimmt ein Medikament gegen Magen-Darm-Beschwerden, und plötzlich stellt er fest, dass seine Kopfschmerzen sich bessern. »Dann nehme ich das Medikament«, sagt Gazerani, »und sehe, ob ich diesen Effekt zurückübersetzen kann.« Es sei zwar nicht für Kopfschmerzen entwickelt worden, moduliert aber möglicherweise irgendeinen Stoffwechselvorgang, der mit Kopfschmerzen zu tun hat. Einer der berühmtesten Querschläger dieser Art war Viagra. Was einst im Test als Medikament gegen Herzbeschwerden antrat, wollten die Probanden bald nicht mehr hergeben. Völlig unerwartet hatten sie während der Tests Erektionen verspürt. Kurzerhand pries der Hersteller das Medikament als potente Erektionshilfe an. In den letzten Jahren haben viele Medikamente aus der Behandlung von Erkrankungen des zentralen Nervensystems einen solchen zweiten Frühling in der Schmerzbehandlung erlebt. Seit Jahren verordneten Neurologen bereits den Wirkstoff Pregabalin gegen Epilepsie. Der Stoff wirkt im Gehirn ähnlich wie der Botenstoff Gamma-Aminobuttersäure, dämmt auf diese Weise das wilde Feuern von Nervenzellen ein, und dasselbe Prinzip funktioniert auch bei neuropathischen Schmerzen. Pregabalin war bereits lange auf dem Markt, und seine Nebenwirkungen waren bekannt, deshalb war eine Umwidmung viel einfacher, als ein ganz und gar neues Medikament gegen den Schmerz zu entwickeln. Immerfort prüfen die Pharmafirmen alle Optionen. Und so kommt es, dass in den vergangenen Jahren weniger wirklich neue Medikamente gegen den Schmerz auf den Markt gelangten, sondern alte Substanzen neue Anwendungsbereiche fanden. Es waren hauptsächlich solche, die wie bei Sandy Pale mit ihren neuropathischen Schmerzen auf das zentrale Nervensystem zielten und die Weiterleitung der Schmerzsignale über die absteigenden Nervenbahnen stoppten. Das führt dazu, dass die Entwicklung eines neuen Medikaments anmutet wie die Positionierung eines Waschmittels. Parisa Gazerani spürt den Druck, wenn wieder mal eine spanische Firma anruft und Vorschläge macht, wie sich ein Kandidat doch noch vermarkten lasse. Als Wissenschaftlerin bremst sie dann die Spin-Doktoren der Pharmaindustrie mit ihren übertriebenen Erwartungen.

Es gibt wohl kaum einen Wissenschaftler, der so viele verheißungsvolle chemische Verbindungen hat kommen und gehen sehen wie Gazeranis Chef Lars Arendt-Nielsen. Seit fast dreißig Jahren forscht er über das Thema und hat mittlerweile fast achthundert Forschungsarbeiten dazu publiziert. Im Jahr 2010 schien der Durchbruch greifbar nah. Eine neue Substanz wirkte allem Anschein nach so gut gegen Knieschmerzen wie keine andere zuvor. Tausende Patienten konnten in den Studien nach wenigen Spritzen zum ersten Mal wieder unbeschwert laufen. Würde das Ergebnis Bestand haben, so die Hoffnung, wäre die moderne Geißel so gut wie besiegt. Arendt-Nielsen prüfte zu diesem Zeitpunkt im Auftrag der pharmazeutischen Industrie ein ähnliches Medikament. Doch der Pharmagigant Pfizer schien mit Tanezumab geschafft zu haben, woran das SMI umsonst gearbeitet hatte. »Wir dachten alle«, erinnert er sich, »das ist die Wunderpille, jetzt haben wir es!« Besser noch: Weil es sich bei Tanezumab um einen Antikörper handelte, war es ein biologisches Medikament. Solche Mittel sind als Therapeutikum in der Pharmakologie beliebt. Sie lösen allenfalls eine Allergie aus und werden ansonsten vom Körper rückstandsfrei abgebaut. Das Eiweiß, genauer ein Antikörper, versprach, Schmerzen extrem effektiv und ohne größere Nebenwirkungen auszuschalten. Es wäre eine Art Impfung gegen den Schmerz. Hatte nicht gerade ein anderer Antikörper, Anti-TNF-Alpha, gezeigt, wie gut solche Biologika gegen Rheuma wirken?«Und jetzt hatten wir Anti-NGF«, sagt Arendt-Nielsen, »und das war dasselbe, aber gegen Schmerz.« In Vorträgen vor Kollegen schwärmte der schmale Däne mit dem schalkhaften Lächeln neidlos vom neuen Stern am Medikamentenhimmel. In Interviews im Radio und im Fernsehen erklärte er der kniegeplagten dänischen Öffentlichkeit, was es mit dem neuen Stoff auf sich habe. »Dann wurde das Ganze plötzlich ausgesetzt, weil irgendetwas geschehen war«, sagt Lars Arendt-Nielsen. »An diesem Punkt hatten wir keine Ahnung, warum.« Wie es zunächst schien, hatten die Patienten, vom Schmerz befreit, ohne dieses Warnsignal ihre Gelenke überstrapaziert. »Das Medikament war einfach zu gut«, sagt Lars Arendt-Nielsen. »Seit dem Zwischenfall sehe ich Analgetika etwas anders.« Vielleicht dürfe man die Menschen gar nicht so schmerzfrei machen, wie nur irgend möglich. »Vielleicht muss man das Medikament niedriger dosieren und ihnen etwas Schmerz lassen.«

Bisher untersuchten die Schmerzforscher vor allem die Nervenzellen, manche nennen es deshalb auch das neurozentrische Zeitalter. Sie galten als die eigentliche »Klingelleitung«, welche die Information über Schäden aus der Peripherie in das Gehirn zur »Alarmglocke« tragen. Es ist wie in einem Haus, in dem elektrische Leitungen über einen Verteiler laufen. Drückt man irgendwo im Haus auf einen Knopf, geht das Licht an. Was immer den Schmerz abstellen sollte, musste irgendwie in die Elektrik oder Biochemie dieser Verbindungen eingreifen. Inzwischen aber ist klar, dass das Nervensystem nicht fest verdrahtet ist. Die Struktur passt sich den Gegebenheiten an, verstärkt leise, aber wichtige Signale, dämpft überschießende Reaktionen, nutzt viele Signalwege und verteilt die gesammelten Informationen an zahlreiche Stationen im Gehirn, die es auswerten. Für die lernende Anpassung an komplexe Notsituationen ist dies von Vorteil. Doch es bedeutet auch, dass sich das geisterhafte Symptom Schmerz nur schwer bändigen lässt. Aber komplexe Strukturen bieten auch viele angreifbare Ziele: Hunderte Rezeptoren, Dutzende Nervenbahnen,

Tausende Moleküle. Das ergibt Myriaden von möglichen Therapiezielen. Bisher stand in der Therapie der Schmerz als Symptom im Fokus. Irgendwo lodert eine Entzündung, oder ein Messer ritzt die Haut, und der Körper signalisiert den Schaden, indem er die umliegenden Gewebe mit schmerzhaften Molekülen durchtränkt. Die Ärzte geben Ibuprofen, Diclofenac oder Aspirin, dämpfen die Entzündung und gehen damit gegen das Symptom vor. Zahnärzte schalten mit ihren Betäubungsmitteln die Natriumkanäle in den Nerven aus und unterbrechen auf diese Weise vorübergehend den Signaltransport. Sigmund Freud entdeckte, dass Extrakte aus Koka-Blättern, wenn sie auf die Hornhaut des Auges geträufelt werden, dort die Nervenaktivitäten unterbinden und Augenoperationen ermöglichen. Neben dem intensiven Gespräch mit den Patienten Freuds wichtigster Beitrag zur Schmerzbekämpfung.

Doch Strategien, die ein einfaches Schmerzsystem annehmen und auf das Symptom zielen, geraten schnell an ihre Grenzen. Sie haben Nebenwirkungen, wirken nur vorübergehend und bei manchen Schmerzformen wie den neuropathischen Schmerzen oder chronischen Schmerzen schlecht oder gar nicht. Selbst ein gutes Medikament hilft nur einem von fünf Patienten mit pathologischen Schmerzen – vier von fünfen müssen ohne pharmakologische Stütze durchhalten.[263] Der chronische Schmerz fällt in eine andere Kategorie als das Symptom, manche nennen ihn die Schmerzkrankheit. In diesem Fall ist alles in dem flexiblen Nervensystem durcheinandergeraten. Plötzlich fühlen sich selbst leichteste Berührungen an wie Feuer. Es ist, wie der Pädiater Elliot Krane es beschrieb, als sei das Haus verkabelt, und wenn man einen Lichtschalter betätigt, läuft im Bad die Klospülung und der PC springt an. Manche Ärzte und Pharmakologen wollen nicht mehr das Symptom, sondern die Fehlschaltung selbst mit Medikamenten beheben. Dies sollte die Schmerzkrankheit grundsätzlich kurieren und nicht nur vorübergehend die Symptome abstellen. Und diesmal geht es nicht um die Klingelleitung selbst, sondern um das Gemäuer darum herum.

Bereits im 19. Jahrhundert beschrieb der deutsche Pathologe Rudolf Virchow die Gliazellen, grob übersetzt: die Klebstoffzellen. Wie ein Heer von Wächtern umstellen sie die Leitungsbahnen. Sie drängen sich bis auf zwanzig Nanometer an die Neuronen heran. Auf ein Neuron kommen zwanzig Gliazellen. Allein diese Überzahl hätte einen Hinweis darauf geben können, dass diese Zellen etwas Bedeutendes tun – aber sie wurden lange Zeit ignoriert und galten lediglich als lokales Stützgerüst und elektrische Isolatoren im zentralen Nervensystem. Inzwischen weiß man, dass Gliazellen viel mehr sind. Die Microglia zum Beispiel räumt auf und beseitigt bei Infektionen tote Zellkörper. Und die sternförmigen Astrozyten saugen den Nervenbotenstoff Glutamat auf, nachdem er nach einer elektrischen Erregung in den Spalt zwischen zwei Nervenzellen ausgeschüttet worden ist. Ohne diese Hausmeister würden die Neuronen in kürzester Zeit an ihrem eigenen Stoffwechselmüll ersticken und absterben. Aber die Gliazellen sind nicht nur ein Aufräumtrupp. Sie selbst produzieren Botenstoffe, wie Glutamat oder Stickoxid, die im Grunde in die Domäne der Nervenzellen gehören. Sie belauschen mittels zahlreicher Rezeptoren die Neuronen in der Nachbarschaft, kommunizieren mit anderen Gliazellen und reagieren manchmal zickig. Nachdem eine Nervenzelle einen elektrischen Impuls weitergereicht hat, ist sie für einen kurzen Moment nicht erregbar. Wie eine Immunantwort schütten die Gliazellen dann Entzündungsstoffe aus und halten auf diese Weise die Information über die Erregung fest, solange die umliegenden Neurone erschlafft sind. Damit sind Gliazellen eine Art Puffer für Schmerzreize.

Astrozyten und Microglia stehen im Verdacht, maßgeblich an der Entstehung von Überempfindlichkeiten und chronischen Schmerzen beteiligt zu sein. Viele äußere Einflüsse können diese Schalter in die falsche Richtung umlegen. Es kann eine Infektion durch das Immunschwächevirus HIV sein, eine Chemotherapie mit dem Medikament Cisplatin oder eine Autoimmunerkrankung wie Rheuma. Selbst die Gabe von schmerzstillenden Opioiden kann Fehlalarm in den Gliazellen auslösen und dann paradoxerweise zu verstärkten Schmerzen führen.[264] Als Teil des Abwehrsystems reagieren Gliazellen ganz allgemein auf Bedrohungen und alarmieren über den Schmerz das Gehirn. Selbst Traumata in frühester Kindheit stehen im Verdacht, diesen nachtragenden Wächter auf Trab zu bringen und die Empfindlichkeit gegenüber Reizen bis in das Erwachsenenalter zu steigern.[265] Einmal in Fahrt, formen sie die Verbindungen zwischen den Nerven um und verstärken auf diese Weise die Weiterleitung von Signalen. Alle diese Eigenschaften machen diese lange Zeit geringgeschätzten Hausmeister in Wahrheit zu einem Bildhauer der Schmerzen. Für eine Weile mag das die Heilung fördern, weil der betroffene Mensch sich vor weiteren Verletzungen an derselben Stelle schützt. Aber ist die Glia einmal fehlerhaft instruiert, entwickelt sich im Nervensystem eine sich selbst verstärkende Rückkoppelungsschleife. Aus akutem wird chronischer Schmerz, die Nerven reagieren dauerhaft empfindlich und geben von selbst schmerzhafte Impulsfolgen ab. Das ist es, was Sandy Pale als elektrische Stromstöße bezeichnet.

Wenn aber ein gestörter Dialog zwischen Glia- und Nervenzellen den chronischen Schmerz hervorruft, dann liegt die gezielte Unterbrechung dieser Kommunikation nahe. Tatsächlich gibt es bereits entsprechende Substanzen, die den zwanzig Nanometer schmalen Spalt zwischen den Zelltypen besetzen und deshalb Gap-Junction-Blocker heißen. Das Antibiotikum Minocyclin zum Beispiel, das bei Lungenentzündungen eingesetzt wird, ist so ein Stoff. Im Tierexperiment und bei Patienten, die unter einer diabetesbedingten Neuropathie litten, zeigten sich erste Therapieerfolge. Doch im Moment scheinen die Glia-Inhibitoren besser geeignet als Prophylaktikum denn zur Behandlung manifester chronischer Schmerzen. Die Pharmakologin Parisa Gazerani vom SMI warnt vor allzu großen Hoffnungen. Die Gliazellen gehören zum normalen Immunsystem, sie regulieren die Zellaktivitäten und erfüllen viele nützliche Aufgaben im Körper. »Es ist etwas heikel«, sagt Gazerani. »Man sollte die Gliazellen niemals in einer

Weise blockieren, dass sie ihre normale Rolle nicht erfüllen können. Dann bricht alles zusammen.«

Wieder einmal zeigt sich, dass Strukturen, die in unseren Körpern mit Schmerz beschäftigt sind, so tief in unseren Körpern verankert sind, dass jeder chemische Eingriff entweder an anderer Stelle Schäden anrichtet oder aber der extrem genaue Angriff zu Ausweichmanövern führt.

Manipulationen der Zellen im zentralen Nervensystem sind heikel. Solche Substanzen machen schwindelig oder schläfrig, schränken die Konzentrationsfähigkeit ein oder verändern die Persönlichkeit – oder aber sie können wie die Opioide in die Abhängigkeit führen. Das Interesse der pharmazeutischen Industrie an Wirkstoffen, die im zentralen Nervensystem angreifen, lässt nach. Inzwischen rückt die Forschung wieder mehr an den Rand des Nervensystems, dorthin, wo noch halbwegs übersichtliche Verhältnisse herrschen. Von den Rezeptoren in der Haut, den Muskeln oder den Gelenken ziehen spezialisierte Nervenbahnen bis zu ihrer ersten Umschaltstation im Rückenmark. Medikamente sollten auf dieser Strecke saubere, kontrollierbare Ergebnisse bringen. Leider ergeben sich neue Schwierigkeiten. Es schmerzt im Knie, aber der Wirkstoff muss erst durch den Darm, Leber und Blutkreislauf in das betroffene Gewebe gelangen. Nicht selten ist der größte Teil auf seiner Reise durch den Körper bereits ausgeschieden, bevor er eine ausreichende Konzentration am Wirkungsort erreichen kann. Es ist die nächste Herausforderung, die Parisa Gazerani mit ihrem Kollegen Brian Cairns in Angriff nimmt.

Cairns forscht normalerweise an der University of British Columbia im kanadischen Vancouver; immer wieder arbeitet er auch am SMI in Aalborg. Der Pharmakologe ist vor allem interessiert an Substanzen, die in der Peripherie wirken, wo das Schmerzsignal meistens zuerst entsteht. Dort droht keine Nebenwirkung auf das Gehirn. Zentrales Element für die Weiterleitung der elektrischen Impulse über die Nerven sind die Ionenkanäle. Sie zu kontrollieren ist ein Wunschtraum der Schmerzforschung. In Säugetieren existieren insgesamt neun Untereinheiten des Kanals für Natriumionen und drei von ihnen – Nav1.7, Nav1.8 und Nav1.9 – kommen vor allem in peripheren Nerven vor. Nav1.7 steckt massenhaft in Schmerzfasern und ist sehr aktiv nach Verletzungen.

Menschen wie der Inder Raj oder der pakistanische Junge aus Lahore mit einem genetischen Ausfall dieses Kanals sind schmerzunempfindlich, solche mit einer Überaktivität extrem empfindlich, und dann tragen wahrscheinlich noch bis zu dreißig Prozent aller Europäer eine Variante des zugehörigen Gens in sich und sind deshalb etwas sensibler.[266] Weil Menschen mit einem Ausfall des Gens zwar keine Schmerzen spüren, aber ansonsten körperlich und geistig völlig unauffällig sind (sie können nur schlecht riechen), scheint dieser Natriumkanal ein lohnendes, ungefährliches Ziel für ein neues Schmerzmedikament. Selbst bei einer Totalblockade wären außer der Schmerzfreiheit keine gravierenden Nebenwirkungen zu erwarten. Es existieren bereits einige Natriumkanal-Blocker wie das örtlich wirksame Betäubungsmittel Lidocain; das Antidepressivum Amitriptylin, das deshalb auch bei neuropathischen Schmerzen Anwendung findet, und das Antiepilepsiemittel Carbamezepin. Aber diese Blocker wirken unterschiedslos auf alle Natriumkanäle. Eine gezielte Blockade des Nav1.7-Kanals ist indes – außer umstrittenen Erfolgen im Tierversuch – noch nicht gelungen.

Was die Forschung und die Pharmaindustrie erst mühsam konstruieren müssen, nutzt die Natur schon lange. Viele giftige Tiere attackieren ihre Opfer, indem sie deren Ionenkanäle manipulieren. Mit fiebrigem Glanz in den Augen untersuchen Wissenschaftler deshalb alles, was sticht oder beherzt zubeißt. Es existieren rund hunderttausend Spezies unter den Spinnen, nur eine Handvoll sind für Menschen gefährlich. Sie produzieren einen Cocktail aus Salzen, kleinen organischen Molekülen und Eiweißen. Kleine Proteine, sogenannte Peptide, sind der Hauptbestandteil ihrer Gifte. Und weil Spinnen ihre Beute gern vor dem Verzehr lähmen, verwundert es nicht, dass sich viele Gifte darunter finden, die auf die Nerven gehen. Rund achtzig von über neunhundert bekannten Spinnentoxinen greifen Natriumkanäle an, und das Gift der Tarantel mit Namen ProTx-II blockiert gezielt Nav1.7. Ein Therapeutikum für Menschen ist aus diesem Stoff noch nicht entstanden. Bisher ist die Ausbeute von neuen Wirkstoffen gegen den Schmerz aus natürlichen Substanzen mager. Im Jahr 2008 ließ die amerikanische Zulassungsbehörde für Medikamente (FDA) zwanzig Peptid-Pharmazeutika zu, zwei davon waren Tiergifte: Exendin und Ziconotid. Letzteres ist eine synthetische Variante des Gifts der pazifischen Zauberkegelschnecke *(Conus magus),* das einen anderen Ionenkanal blockiert. Ziconotid, Handelsname Prialt, blockiert die Kanäle für Kalziumionen und wird bei extremen chronischen Schmerzen über einen Kathether direkt in die Flüssigkeit um den Rückenmarkskanal gepumpt. Der Preis für die Therapie ist hoch, die Nebenwirkungen können erheblich sein. Weil auch das Gehirn für jegliche Informationsverarbeitung auf Botenstoffe angewiesen ist, gerät es bei falscher Dosierung von Ziconotid leicht durcheinander. Die Folge: Schwindel, Bewegungsstörungen, Verwirrung und Gedächtnisausfälle. Aus diesem Grund darf das Medikament nur unter ärztlicher Aufsicht gegeben werden. Ein Nachfolger in Pillenform namens NMED-160, kurzfristig als Blockbuster avisiert, hatte nicht die erwünschten Eigenschaften und wurde in einer späten Entwicklungsphase zurückgezogen. Die Formel wurde leicht verändert und der Nachfolger des Nachfolgers namens Z-160 scheiterte im Jahr 2013 ebenfalls. Eine weitere Abwandlung des Prinzips ist noch unter dem kryptischen Kürzel CNV2197944 in klinischen Tests. Ein Toxin aus dem extrem giftigen Kugelfisch, das gegen Natriumkanäle wirkt, war gegen neuropathische und Krebsschmerzen im Test – und versagte. Zwischen 2011 und 2012 erhielten sechzehn Analgetika die Zulassung von der FDA. Nicht eines hatte ein neues Ziel im Visier oder funktionierte anders als herkömmliche Medikamente.[51] Die Entwicklung von Medikamenten gegen den Schmerz erfordert eine erhebliche Frustrationstoleranz.

Weil die Tiermodelle unzulänglich sind und maßgeschneiderte Wirkstoffe nach einem genetischen Profil bis auf weiteres unwahrscheinlich, durchwühlt auch Brian Cairns am SMI den Haufen von Medikamenten, die bereits vorhanden sind oder schon einmal als Kandidaten ins Auge gefasst wurden. Bisher verordneten die Mediziner einfach eine üppige Dosis eines Medikaments, damit von der Substanz auf dem Weg vom Darm über die Leber bis zum Wirkort etwas übrig bleibt. Auf dieser Passage veränderte der Stoff den Stoffwechsel und löste Nebenwirkungen aus. Vielleicht ließe sich das Mittel zielgerichteter an den Bestimmungsort bugsieren. Manchmal sei die Neuerfindung eines Medikaments so einfach, sagt, Cairns, dass man es einfach nur in ein Pflaster packen müsse. Vielleicht aber lassen sich auch Ziele am Schmerzort finden, die bisher übersehen worden waren. Die Wirkungsweise von Paracetamol sei zum Beispiel noch immer ein großes Mysterium. An anderer Stelle wurde Cairns bereits fündig: Glutamat zum Beispiel ist ein Botenstoff zwischen Nerven, der vor allem im zentralen Nervensystem verortet wurde, der zughörige Rezeptor heißt NMDA-Rezeptor. Im ZNS ist der NMDA-Rezeptor an der plastischen Umformung bei chronischem Schmerz beteiligt. Aber in den Muskeln oder in der Haut ist die Konzentration noch viel höher. Wenn man Glutamat in die Haut spritzt, dann schmerzt es sehr intensiv. »Die Frage ist«, sagt Cairns, »ob man diese Reaktion lokal blockieren kann.« Cairns entdeckte, dass das Botox-Toxin, an dem Parisa Gazerani für die Behandlung der Migräne arbeitete, den Glutamatspiegel in den Muskeln und damit die Empfindlichkeit von Nozizeptoren senkt. Doch plötzlich gibt es ein unerwartetes, neues Problem: Neue Anwendungen für alte Stoffe lassen sich schlecht patentieren. »Man bekommt nicht genug Geld für klinische Studien, die Pharmaindustrie winkt ab«, sagt Cairns. So arbeitet der Pharmakologe mit seiner trickreichen Wiederverwertung auf verlorenem Posten.

Auf der Suche nach immer neuen Tricks, die Wirkstoffe an den richtigen Ort im Körper zu bekommen, stieß Parisa Gazerani auf eine besonders verblüffende Variante. Warum den ganzen Körper mit einem Wirkstoff durchtränken, wenn man am Ende doch nur eine bestimmte Region oder Struktur erreichen möchte. Jeder Zelltyp im Menschen leistet seine Spezialaufgabe, die im Erbgut verankert ist. Was, wenn sich der Schmerz an diesem Ursprungsort allen Stoffwechsels bekämpfen ließe? Die Konzentration des Wirkstoffs wäre dort am größten, die Nebenwirkungen wären minimal, ein Gewöhnungseffekt kaum möglich und eine Abhängigkeit unwahrscheinlich, weil der Stoff nicht in das Gehirn gelangt. Es traf sich gut, dass die Pharmakologin eine ungewöhnliche Anfrage der Welt-Anti-Doping-Agentur (Wada) erreichte. Ob sie mit Hilfe von Genmanipulationen das Schmerzempfinden manipulieren könne, wollten die Doping-Jäger wissen. Möglicherweise könnten Sportler im Marathon oder ähnlichen Ausdauersportarten, bei denen Schmerz der einzige limitierende Faktor ist, über sich selbst hinauswachsen. Gazerani gelang der Scoop – zumindest in Ratten und Mäusen. Mit Hilfe von elektrischen Impulsen brachte sie Gene in den Muskel, die Maschinerie der Muskelzellen erzeugte dann körpereigene Endorphine, die den Schmerz auch beim Gesunden dämpfen. »Ich kann einen Superhelden erschaffen, der keine Schmerzen spüren kann, indem ich ein Endorphin-Gen einfüge«, sagt sie so beiläufig, dass man es fast überhören könnte. »Im Wettbewerb wird der Athlet dann keine Schmerz spüren«, erklärt Gazerani. »Und wir haben schlechte Nachrichten für die Wada: Es ist unmöglich, dies nachzuweisen.« Die Wissenschaftlerin will die Strategie weiterverfolgen. Vielleicht steckt in diesem Ansatz ein Segen für Patienten mit chronischen Schmerzen, die dann am perfekten Ort ihr eigenes Schmerzmedikament erzeugen. Zwei Wissenschaftler von der Stanford-Universität sind bereits einen weiteren Schritt in diese Richtung gegangen. Sie benutzten nicht Stromimpulse, sondern das Herpes-simplex-Virus als Gen-Fähre. Herpesviren befallen normalerweise sensorische Nerven, nisten sich dort häuslich ein und treten gelegentlich mit unangenehmen Bläschen an den Lippen wieder in Erscheinung. In die DNA der Herpesviren schleusen die Forscher den chemischen Bauplan von chemischen Vorstufen der Endorphine ein. Ärzte injizieren eine Lösung mit diesen getunten Viren in die Haut, wo ausschließlich sensorische Nerven dieses Areals die Genfähren aufnehmen. Da Viren die Eiweißproduktion ihrer Wirtszellen für sich einspannen, sollte die infizierte Zelle fortan schmerzlinderndes Endorphin produzieren. Eine unkontrollierte Ausbreitung des Virus soll eine Art genetische Kastration verhindern. Diese chirurgische Gentherapie könnte bei Krebsschmerzen und gegen die Trigeminus-Neuralgie, einen extremen Gesichtsschmerz, helfen. Im Tierversuch an Mäusen verliefen erste Versuche viel versprechend, bei zehn krebskranken Patienten war das Ergebnis eher enttäuschend. Doch die Wissenschaftler glauben unverdrossen an das goldene Zeitalter einer molekularen Neurochirurgie.[267] Auf der Liste der möglichen Ziele für diese Art von Gentherapie finden sich alle bekannten Verdächtigen: Endorphine und Enkephaline sind ebenso darunter wie der Schmerz-Rezeptor TRPV1 und ein Natriumkanal (Nav1.8). Die Erzeugung eines Supersportlers befürchtet Parisa Gazerani nicht. Das Problem sei, dass so ein Athlet sich möglicherweise vollständig verausgaben und selbst zerstören würde. Womöglich ist ein Knöchel gebrochen, aber der Gengedopte läuft munter weiter. Sein Triumph bliebe ein einmaliges Ereignis. Manchen mag genau das genügen.

Nur mühsam kommt die pharmazeutische Industrie auf der Suche nach wirklich innovativen Medikamenten voran. Am SMI entsteht der Eindruck, dass die Industrie das Interesse an diesem komplizierten Feld verliert. Bei Lars Arendt-Nielsen stapeln sich seit einigen Jahren Bewerbungen von Forschern, die lange Zeit in der Industrie aktiv gewesen sind. Der Schmerz entzieht sich der direkten Attacke, die Patienten »verderben« mit ihrer unberechenbaren Psyche die Ergebnisse, und wenn dann eine Innovation auf den Markt kommt, folgen oft teure Nebenwirkungen.

Es wird noch lange dauern, bis Patienten zum Beispiel vor einer Operation oder vor der Verschreibung eines Analgetikums auf genetische Besonderheiten hin getestet werden. Immerhin zeichnet sich eine individualisierte Strategie gegen den Schmerz ab. Wichtig ist, in welchem Stadium der Schmerzerkrankung jemand sich befindet. Steckt er noch in der akuten Phase eines Schmerzes, in dem einfache Analgetika noch reichen, oder ist der Prozess der zentralen Sensitivierung schon weit fortgeschritten? Hat sich die Schmerzkrankheit entwickelt, muss der Arzt sich an das richtige Medikament herantasten. Diese undurchsichtige Taktik ist keine Ignoranz, sondern notwendig, weil das individuelle Schmerzerleben noch immer rätselhaft und subjektiv ist. Wahrscheinlich werden es am Ende mehrere Medikamente sein, die zugleich auf mehrere Schmerzwege zielen. Auf diese Weise lässt sich jedes einzelne niedriger dosieren und lassen sich dadurch die Nebenwirkungen im Zaum halten. Schlägt auch dieser Cocktail nicht an, wollen immer höhere Dosen oder eine Eskalation zu den Opioiden sehr gut überlegt sein. Spätestens wenn der Patient regelmäßig Medikamente oder höhere Dosierungen seiner Medikamente einnimmt, sind ganz andere Strategien gefragt. Einerseits eine Therapie, in der der ganze Körper und der Geist involviert werden und/oder andererseits eine Änderung des Lebensstils.

Die Suche nach pharmakologischen Lösungen für chronische Schmerzen ist eine seit zweihundert Jahren andauernde Geschichte von großen Hoffnungen und großen Fehlschlägen. Dutzende guter Ideen für neue Moleküle gegen den Schmerz kommen niemals in die Kliniken. Wer etwas längere Zeit in dem Feld arbeitet, wird entweder ein frustrierter Zyniker oder pragmatisch. Alles ist erlaubt, wenn es nur den Schmerz lindert. »Wir haben Patienten auf eine sojareiche Diät umgestellt«, sagt Yoram Shir. »Und ich habe damit jemanden mit unerträglichen neuropathischen Schmerzen geheilt.« Vieles sei einfach unerklärlich. Man gibt eine Injektion, die von den Inhaltsstoffen eigentlich nur ein paar Stunden wirken sollen. »Aber ich habe einen Patienten, der holt sich alle neun Monate eine Spritze ab«, sagt Shir. »Und die behaupten, in der Zwischenzeit waren sie schmerzfrei. Wenn mich die Leute fragen, was ich tue, sage ich: Das meiste ist klinische Erfahrung und Voodoo-Medizin.« Der Leiter des SMI, Lars Arendt-Nielsen, entdeckte die Hypnose als potentes Mittel gegen den Schmerz. Er bat einen berühmten Hypnotiseur in sein Labor, der seine Kollegen in Trance versetzte. »Wir haben ihnen gesagt, wir berühren jetzt ihre Haut, und das wird sehr schmerzhaft«, erinnert sich der Däne, »und dann haben wir die Hirnreaktionen gemessen und große Ausschläge gesehen. Anschließend haben wir ihnen gesagt, ihr Arm sei jetzt völlig taub und sie spürten gar nichts.« Die dänischen Wissenschaftler konnten zumindest bei Menschen, die empfänglich für Hypnose sind, die Schmerzantwort modulieren. Die elektrische Aktivität der Gehirne fiel sehr viel geringer aus. »Das ist so seltsam und erstaunlich«, sagt der Wissenschaftler, der ansonsten vor allem an neuen Molekülen forscht. »Manchmal kann man mit Placebos bessere Effekte erzielen als durch irgendwelche Medikamente.« Seine Mitarbeiterin Gazerani muss aufgrund ihrer körperlichen Handicaps selbst auf alternative Strategien zurückgreifen. Ihr helfen Biofeedback und ein paar Entspannungstechniken. »Manchmal habe ich Deadlines«, sagt sie, »dann spüre ich, wie die Kopfschmerzen häufiger kommen.« Wenn es wieder so weit ist, schläft sie viel und versucht das Licht, so gut es geht, zu meiden. In dieser Hinsicht sei ihr neuer Lebensmittelpunkt Dänemark von Vorteil. »In diesem Land gibt es ja nicht so viele Tage Licht. Wenn ich in sonnige Länder reise, dann stört mich das sehr.«

Für Sandy Pale, der jungen Frau aus Montreal, sind keine neuen Medikamente in Sicht. Sie lebt mit ihrer geschiedenen, arbeitslosen Mutter zusammen und verdient das Geld. Ihre Finger sind oft so gefühllos, dass sie kaum noch tippen kann. Tut sie es dennoch, hat sie nach einer Weile extreme Schmerzen. Sandy Pale versucht sich ihre Qualen nicht anmerken zu lassen. Auch zu Hause reißt sie sich zusammen. Ihre Mutter sei gut zu ihr, sorge sich um das körperliche und seelische Wohl ihrer Tochter und höre ihr zu. Aber dieses Mitgefühl ist gleichzeitig eine Last. »Ich möchte nicht, dass meine Mutter noch mehr Stress hat«, sagt Pale, »denn sie regt sich sehr leicht auf.« Und so erzählt sie ihrer Mutter längst nicht alle Sorgen, die sie umtreiben. Im Leben der Sandy Pale hat sich extrem viel psychischer Druck aufgebaut. Manchmal kann sie nicht mehr anders und brüllt ihre Mutter an. Sie schluckt ein Antidepressivum, das jüngst in Zusammenhang mit Suiziden gebracht wurde. Sie empfindet das Mittel als sehr unangenehm, doch eine Psychotherapie kommt für sie weiterhin nicht in Frage. Immerhin praktiziert Pale eine uralte weitverbreitete, akzeptierte und effektive Form der psychologischen Selbsthilfe: Ablenkung. Schon Immanuel Kant ging im 18. Jahrhundert mit dieser Methode gegen allerlei Gebrechen vor. Er schrieb einfach die Nächte durch an seinen philosophischen Traktaten und vergaß darüber seine Schmerzen. Pale bevorzugt die moderne Variante der Zerstreuung: »Ich lese Bücher und schaue Filme, die meinen Kopf völlig besetzen, in die ich versinken kann. Irgendetwas Dramatisches, Spannendes ... Ich mag es zwar nicht zugeben, aber zum Beispiel die *Twilight*-Serie.«

9
Lügendetektor

Die letzte Station in der langen Schmerzleitung ist das Gehirn. Lange blieb das eineinhalb Kilogramm schwere Zentralorgan ein Mysterium. Das einzige Fenster zu den Vorgängen in diese geheimnisvolle Welt war das Gespräch. Schmerzforscher, Ärzte oder Versicherungen mussten dem vertrauen, was ihnen die Patienten über ihr Innenleben mitteilten. Wenn sich nur präzise messen ließe, was im Kopf eines Menschen mit Schmerzen geschieht. Doch endlich scheint der Traum der Hirnforscher und Mediziner in Erfüllung zu gehen: Sie sehen den Schmerz im Gehirn.

IN SEINER Knochenkapsel entzog sich das Gehirn lange Zeit dem Zugriff durch die Wissenschaft. Über die Funktionsweise dieses Zentralorgans ließ sich allenfalls etwas erfahren, wenn Teile des Gehirns beschädigt worden waren. Das berühmteste Studienobjekt war lange Zeit Phineas Gage. Am 13. September 1848 durchschlug eine einen Meter zehn lange Eisenstange bei einer Sprengung das linke Jochbein des amerikanischen Eisenbahnvorarbeiters und trat durch seine Schädeldecke wieder aus. Gage überlebte. Ja er war trotz erheblich beschädigter vorderer Großhirnrinde bei Bewusstsein. Gedächtnis, Wahrnehmung, alles war intakt, nur seine Persönlichkeit hatte sich geändert: Aus dem freundlichen, zugänglichen Mann war ein unbeherrschter Kindskopf geworden. Gage war unzuverlässig, beleidigte alte Kollegen und überzog Frauen mit vulgären Sprüchen. In dieser Zeit wussten die Mediziner bereits, wie das Gehirn anatomisch strukturiert war, aber nicht, wie es funktionierte. Die Folgen des Unfalls deuteten darauf hin, dass es im vorderen Bereich des Gehirns Areale und Verbindungen gab, die entscheidend das Verhalten des Menschen prägen. Gage war einer der ersten Fälle, aus dem Forscher aufgrund einer Schädigung die Funktionsweise von Teilen dieses Organs ableiteten. Offenbar, so schlossen die Forscher, gibt es im Gehirn sehr unterschiedliche hochspezialisierte Zentren. Die Suche nach spezialisierten Hirnzentren anhand von Defekten kam im 19. Jahrhundert in Mode. Auf diese Weise entdeckten Neurologen beispielsweise, wie Verletzungen das Sprachzentrum außer Kraft setzten und die Persönlichkeit unverändert blieb. Um dem Geheimnis der Schmerzen auf die Spur zu kommen, warteten sie nicht auf den Zufall. Im 20. Jahrhundert zerstörten Ärzte eigenhändig Teile des Gehirns von Patienten. Anschließend reagierten diese völlig gleichgültig auf Schmerzreize.

Dieses finstere Kapitel der modernen Hirnchirurgie begann mit dem portugiesischen Neurologen António Caetano de Abreu Freire Egas Moniz. Mitte der 1930er Jahre kappte er in Lissabon bei Patienten mit Depression chirurgisch die Nervenverbindungen in den vorderen Abschnitten des Gehirns. Mit dieser rohen Methode sollte sich die Gefühlswelt der Betroffenen normalisieren. Angeblich wurden fünf von sechs Patienten durch dem Eingriff »geheilt«. Das stieß in anderen Weltgegenden auf Interesse. Was genau in den Köpfen der Patienten vorging, war Walter J. Freeman gleichgültig, für ihn zählten einzig die Resultate. Der Neurochirurg von der George Washington University war begeistert von Moniz' Methode und setzte sie auf seine Weise sofort um. Freeman schob seinen Patienten ein Instrument ähnlich einem Eispickel durch die Nase, zertrümmerte mit einem Schlag die Schädelbasis und zerfetzte auf diese Weise im Gehirn grob Nervenverbindungen. An mehr als dreitausendfünfhundert Patienten vollzog Freeman diesen barbarischen Eingriff, den er alsbald Lobotomie nannte. Anschließend waren die Patienten meist apathisch – aber pflegeleicht. »Die Lobotomie bringt Sie nach Hause«, war Freemans Slogan. Eines seiner prominentesten Opfer war Rose Marie Kennedy, eine Schwester des späteren amerikanischen Präsidenten John F. Kennedy, die nach der Operation völlig apathisch war und kaum mehr als ein paar Worte sprechen konnte. Nach dem Zweiten Weltkrieg stellten Ärzte über zweitausend amerikanische Veteranen, die den Krieg nicht verkraftet hatten, mit der Methode ruhig. Und doch blieben viele Ärzte skeptisch, manche von ihnen lehnten die Lobotomie geradewegs ab. Freeman suchte nach guten Argumenten, um auch noch den letzten Kollegen zu missionieren. Ein Erfolg im schwierigen Kampf gegen extreme Schmerzen wäre ein Argument, dem sich kein Arzt entziehen könnte.

Freeman hatte zwei Frauen beobachtet, die nach der Lobotomie gleichmütig ihre Kinder zur Welt brachten. Die Gebärenden hatten den Schmerz gespürt, aber er machte ihnen nichts aus. Offenbar hatte der Eingriff das emotionale Verhältnis zum Schmerz verändert. Walter Freeman und sein Partner, der Neurochirurg James W. Watts, wollten nun Patienten mit chronischen Schmerzen auf diese Weise kurieren. 1943 operierten sie zum ersten Mal einen Patienten ausschließlich mit dem Ziel der Schmerzlinderung. In gewisser Weise war es die logische Fortsetzung der schon lange praktizierten Durchtrennung von Nerven in der Peripherie.[268] Freeman war in jeder Hinsicht überzeugt von seiner Großtat: »Diese Prozedur kann offensichtlich ohne Gefahren durchgeführt werden, sogar in aussichtslosen Fällen.« Die Patienten benötigten kein Morphin mehr oder Varianten davon. Der Eingriff schaffe eine gewisse Euphorie und Resignation, die vom Standpunkt der Schwestern und Ärzte, die sich um die Patienten kümmern müssten, sehr willkommen sei. Auch die Angehörigen seien erleichtert, wenn sie vom Stress befreit seien, den Kranken leiden sehen zu müssen.[269] Tatsächlich waren die Ergebnisse verblüffend. Eine todkranke Patientin konnte seit sechs Monaten wegen Schmerzen ihr linkes Bein nicht mehr heben. Nach der Lobotomie lief sie herum, klagte aber darüber, dass das betroffene Bein kürzer war als das andere. Freeman frotzelte, man könne den anderen Fuß noch zusätzlich abschneiden. Die Patientin und ihr Arzt lachten verschwörerisch über den Witz. Die Kirche lehnte die Lobotomie im Grunde ab, schließlich könnte die künstliche Hirnschädigung der Seele die Spiritualität nehmen. Aber die Zeiten, in denen die Kirchenfürsten auf das Erdulden von Schmerzen pochen konnten, waren endgültig vorbei. So gaben die Glaubenshüter ihren Segen, forderten aber, dass der Eingriff nur dann durchgeführt werden dürfe, wenn es keine anderen Möglichkeiten mehr gebe. Moniz erhielt 1949 den Nobelpreis, und Freeman glaubte, dass die Anwendung bei Patienten mit chronischen Schmerzen selbst skeptische Neurochirurgen überzeugt habe. Eine Weile lang wurde die Methode praktiziert: gegen Krebsschmerzen, Trigeminusneuralgie, Phantomschmerzen und Arthroseschmerzen. Die Lobotomie galt als letzter, verzweifelter Ausweg, wenn Medikamente, Psychotherapie, Nervenblockaden oder die Durchtrennung von Nerven nicht gewirkt hatten. Und es war in diesen Jahren eine Methode, die Opioid-Abhängigkeit mancher Patienten mit chronischen Schmerzen zu durchbrechen.

Die Kirche mochte sich dem verbreiteten Wunsch nach Schmerzfreiheit gebeugt haben, dafür gebärdete sich die Medizin jetzt außerordentlich autoritär. Zentralmotiv für die Lobotomie war die Disziplinierung. Mit Vorliebe wählten die Ärzte Patienten aus, die auf ihre Schmerzen emotional reagierten, ängstlich oder besonders aufgebracht waren. Einen vierzigjährigen Lastwagenfahrer, der nach einem Unfall mit seiner Querschnittslähmung und andauernden Schmerzen haderte, drängte man zum Eingriff, »um die Schmerzen zu lindern und damit er sozial besser zu handhaben ist«.[268] Verständnis für seine desolate Situation, das Angebot einer Psychotherapie oder angemessene Medikamente waren indes keine Option. Die Auswahl der Lobotomie-Kandidaten spiegelte auch die vorherrschende Ansicht wider, dass Schmerzen, für die sich kein organischer Grund fand, psychogen sein mussten. Weil aber die Psyche nichts weiter als das Ergebnis von physischen Vorgängen ist, schnitt man den Schmerz gleichsam aus dem Kopf. Oder wie es ein Experte exakter formulierte: »Mit der Befreiung von unerträglichen chronischen Schmerzen ist die frontale Lobotomie im wahrsten Wortsinn eher eine Chirurgie der Befreiung vom Leiden als eine Chirurgie für die Linderung von Schmerzen.«

Die Lobotomie verändert die Persönlichkeit oft grundlegend. Einzelne Patienten änderten nach der Hirnoperation ihre politischen Ansichten. Die wahren Lobotomisten erkannten darin eine verwertbare Nebenwirkung. Es waren die Zeiten des Kalten Krieges. Ließen sich vielleicht auch Kommunisten von ihren verdrehten politischen Ansichten mit einem »psychochirurgischen« Eingriff »heilen«? Angeblich waren die Sowjets bereits auf diesem Gebiet aktiv – mit den umgekehrten Absichten. Die Sache wurde fallengelassen. Nach und nach war die Kritik an dem barbarischen Verfahren lauter geworden. Freeman verlor 1967 seine Lizenz zum Operieren. Bald galt das Verfahren als Sinnbild einer autoritär-paternalistischen Medizin, die fundamentale Rechte von Patienten übergeht und ihnen sozial erwünschte Verhaltensweisen auf brutale Weise aufzwingt und das auch noch unter dem Beifall von Kollegen und Medien. Die Eispickel-Methode stand für die letzten Auswüchse einer Medizin, die geistige Erkrankungen als rein körperlich bedingt und deshalb auf diese Weise behandlungsbedürftig betrachtete. In dem psychiatriekritischen Filmstreifen *Einer flog über das Kuckucksnest* aus dem Jahr 1975 stellten die Ärzte den Psychiatrie-Insassen Randall Patrick (R. P.) McMurphy (gespielt von Jack Nicholson) auf diese Weise ruhig. Nachfahren der lobotomierten Patienten setzen sich bis heute dafür ein, dass dem Portugiesen Moniz der Nobelpreis aberkannt wird.

Und doch hatte das brutale Verfahren etwas darüber verraten, wie das Gehirn Schmerz verarbeitet. Es trennt offenbar zwischen der neutralen Wahrnehmung eines potenziell schädlichen Reizes, Nozizeption genannt, und dem emotional gefärbten Erleben dieses Reizes. Schon 1928 hatte der Wiener Psychiater, Neurologe und Schüler Sigmund Freuds, Paul Ferdinand Schilder, Ähnliches beobachtet. Ein Patient hatte Sprachstörungen und verletzte sich in einem fort selbst. Nach und nach entdeckten der Neurologe und sein Schüler Erwin Stengel zehn Patienten, die zwar Schmerzreize wahrnehmen konnten, sich aber nichts daraus machten.[268] Schilder-Stengel-Syndrom hieß die Störung lange Zeit und später Schmerzasymbolie. Zwei Jahre bevor dem wild operierenden Walter Freeman die Lizenz entzogen wurde, genau in dem Jahr, in dem Ronald Melzack und Patrick Hall ihre bahnbrechende *Gate-Control*-Theorie veröffentlichten, dachte der amerikanische Neurowissenschaftler Norman Geschwind über die verantwortliche Hirnstruktur nach. Geschwind spekulierte, dass die Verbindung zwischen dem Hirnareal, das für die Körperwahrnehmung zuständig ist (dem sekundären somatosensorischen Cortex), und dem Hirnareal, das für Emotionen steht (das limbische System), gestört ist. Es war die Erneuerung der Idee, die mit dem Fall Phineas Gage aufgekommen war.

Für den Verletzten ist die Sache eindeutig. Auf die Frage, wo es weh tut, zeigt er auf seinen Fuß, das Knie oder greift sich grimassierend ins Kreuz. Der Schmerz ist für die Betroffenen sehr körperlich. Für Philosophen, Naturforscher und später Neurowissenschaftler und Psychologen war die Antwort indes lange Zeit nicht so eindeutig. Eine Art Dauerprovokation waren für die Gelehrten Phantomglieder und die Schmerzen in ihnen. Ein Körperteil, der nicht mehr vorhanden ist, fühlt sich so existent an wie das Zimmer, das den Menschen umgibt. Der Patient spürt, wie sich sein nichtexistentes Bein bewegt, er hat das Gefühl, als hätte sich ein Kiesel zwischen die Zehen verirrt, es juckt ihn dort. Ein Mann berichtet nach der Amputation seines Glieds, er spüre eine Erektion in seinem Phantom-Penis. Einer Frau, die jahrelang unter Blasenschmerzen gelitten hatte, war die Blase entfernt worden – und doch plagt sie genau an dieser Stelle ein Druckgefühl. Wie kann das sein? Für den französischen Philosophen und Naturforscher René Descartes war der Phantomschmerz ein Hinweis darauf, wie trügerisch die Sinneswahrnehmungen sind und dass man sich allein auf seinen angeborenen Gedanken verlassen darf. Den Sinnen – das lehrten schon die alten Griechen – sollte man misstrauen. Noch heute beschäftigt die Neurowissenschaftler die uralte Frage: Wo steckt der Schmerz? Die Antwort ist entscheidend, denn im gängigen Krankheitsverständnis gilt die Behandlung allein dem betroffenen Körperareal. Descartes war es auch, der aus dem Schmerz ein mechanisches Körperereignis samt klingelnder Alarmglocke gemacht hatte. Dieser Schritt öffnete die Tore für Heerscharen von Forschern, die sich über jedes Detail dieses Alarmsystems hermachten. Sie entdeckten die »Klingelknöpfe« in der Haut, folgten den »Seilzügen« bis in das Gehirn und zergliederten dieses System in immer feinere Verästelungen. Doch das Gehirn, die Brutstation der Empfindung Schmerz, beachteten die Wissenschaftler lange Zeit wenig. Zu kompliziert und unzugänglich war das Zentralorgan in seiner knöchernen Kapsel. Neunundneunzig Prozent der Schmerzforschung konzentriere sich auf das

Rückenmark, bemerkte noch im Jahr 2007 der kalifornische Neurowissenschaftler und Motivationsforscher Howard Fields, obwohl neunundneunzig Prozent der Schmerzerfahrung sich im Kopf abspielten.[270] Die subjektive Identität eines Menschen, die Kultur, in der er lebt, die Gesellschaft, in der er lebt, seine Erwartungen spielen in dem vorherrschenden Medizinkonzept eine untergeordnete Rolle. Eine neue Technologie und die Weiterentwicklung eines neuen Konzepts öffnen jetzt zaghaft auch diese Tür.

Ronald Melzack hatte mit seinem Kompagnon Patrick Wall 1965 die revolutionäre Gate-Control-Theorie vorgeschlagen. Darin skizzierten sie, auf welche Weise die Psyche die Weiterleitung von Schmerzsignalen im Rückenmark bremsen oder verstärken kann. Damit war René Descartes' Schmerz-Einbahnstraße zu einem Informationskanal in beide Richtungen geworden. In den folgenden Jahrzehnten folgten zahllose Veröffentlichungen, die den Einfluss der Psyche und der sozialen Umwelt auf das Schmerzempfinden belegten. Neue interdisziplinäre Schmerzkliniken waren entstanden. Und doch war Ronald Melzack zutiefst unzufrieden. »Die Psychologie ist in der Krise«, grantelte er 1989. »Wir sind selbst den fundamentalsten Problemen in der Psychologie kein Stück näher gekommen, seit vor einhundert Jahren die Psychologie eine Wissenschaft wurde.« Es gebe zwar viele pragmatische Ansätze wie die Verhaltenstherapie. Im Grunde aber sei das alles nichts weiter als ein Ausweichen, denn wie erkläre man die vielen drängenden offenen Fragen. Melzack wurde grundsätzlich. Was zum Beispiel ist Geist? Noch immer herrsche die Ansicht von René Descartes vor, der Geist schwebe immateriell über dem körperlichen Gehirn und steuere dieses auf geheimnisvolle Weise. Doch was ist das Selbst, was Realität? »Wir sind in einem Meer von Fakten ohne den Anker einer neuropsychologischen Theorie abgetrieben und drohen jetzt in ihm zu ertrinken.« Das Fach brauche dringend ein neues, allumfassendes Konzept des Geistes, eine Art Weltformel der Psychologie, die auch neue Erkenntnisse über den Schmerz bringen würde.

Für Ronald Melzack waren Phantomschmerzen ebenfalls eine Herausforderung und die Lobotomien mit dem Eispickel weniger verwerflich denn inspirierend. Nach der Operation waren die Patienten weitgehend indifferent für Schmerzen, obwohl sie weiterhin alles spüren konnten, ja sogar schneller auf Schmerzreize reagierten. »Die Lobotomie scheint sich hauptsächlich auf die motivationale-affektive Dimension der ganzen Schmerzerfahrung auszuwirken«, stellten Ronald Melzack und Patrick Wall in ihrem Buch *The Challenge of Pain* 1982 fest. Oder kurz gefasst: »Die abschreckende Qualität von Schmerzen sowie der Antrieb, Schmerzlinderung zu suchen, nimmt ab.« Lange Zeit hieß es, in den Gehirnarealen, die Berührungen registrieren, existiere eine Art virtuelles Abbild des Menschen. Mit Stromimpulsen auf die Oberfläche des Gehirns ließen sich entsprechende Empfindungen in allen Körperregionen künstlich erzeugen. Das führte 1937 zu der sattsam bekannten Darstellung des Homunkulus, einer zergliederten Menschenfigur, die sich an die Gehirnwindungen schmiegt und zeigt, wo und wie stark bestimmte Körperareale im Gehirn repräsentiert sind. Fehlt eine Gliedmaße wie nach einer Amputation, so die Theorie, bleibt dieses Körperschema im Gehirn bestehen und sorgt auf diese Weise für die Illusion eines noch vorhandenen Arms oder Beins. Das Problem war nur, dass selbst wenn die entsprechenden Teile aus dem Gehirn herausgeschnitten worden waren, das Phantomglied bald zurückkehrte. Außerdem funkte die Körperoberfläche noch viel mehr Informationen in verschiedene Gehirnareale. Normalerweise verarbeitet unser Gehirn in einem fort alle möglichen Signale von unterschiedlichsten Sensoren, die den Zustand des Körpers vermelden. Im Kopf entsteht eine Art virtuelle Kopie des Selbst, das mitunter bleibt, wenn Körperteile fehlen.

Aus diesen Überlegungen zog Ronald Melzack weitreichende Schlüsse über das menschliche Bewusstsein und das Gefühl des Selbst. »Es ist also evident«, schloss er, »dass unsere Erfahrung des Körpers gänzlich ohne Körper stattfinden kann. Wir benötigen keinen Körper, um einen zu fühlen.« Es schiene, so der zweite Schluss, als würden Netzwerke im Gehirn diese Illusion erzeugen. Wäre der Körper intakt, würden bewusste Empfindungen im Gehirn erzeugt, in dem zum Beispiel Reize von der Haut das entsprechende Netzwerk im Gehirn anstoßen. Es sei so wie bei einem Auto. Nicht das Gaspedal treibe den Wagen voran, sondern es reiche nur den Impuls an den Motor weiter. Drittens sei auffällig, dass die fehlenden Gliedmaßen immer dem eigenen Körper zugeordnet werden. Offenbar ist eine Struktur der Selbstwahrnehmung am Werke. Diese Struktur sagt:»Das ist mein Körper, er gehört mir, das bin ich.« Das klingt geradezu naiv plausibel, aber es gibt seltene Hirnschädigungen, bei denen Menschen einen Teil ihres Körpers nicht mehr als eigen empfinden und sogar ablehnen. Einmal erschrak ein Patient so heftig über ein vermeintlich fremdes Bein in seinem Bett, dass er zu Boden stürzte. Es war sein eigenes Bein gewesen. Ein anderes Mal glaubte ein Patient, das fremde Bein einer schönen Frau im Bett zu haben – und er genoss es. Und weil selbst Kinder, denen seit Geburt Gliedmaßen fehlten, Phantomglieder spürten, müssten viertens diese Netzwerke genetisch angelegt und könnten nicht nur das Ergebnis von Erfahrungen sein.

Aus diesen vier Beobachtungen destillierte Melzack ein neues Konzept der Wahrnehmung des eigenen Körpers im Gehirn. Das Selbstbild sei das Produkt eines weitverzweigten Netzwerks. Dieses bestehe aus Schleifen zwischen dem Thalamus (dem »Tor zum Bewusstsein«), der Großhirnrinde (Verarbeitung von Sinneswahrnehmungen) und dem limbischen System (zuständig für Emotionen und Gedächtnisbildung). Das Netzwerk sei durch Gene individuell angelegt und würde durch Bewegungen, Stöße und andere physikalische Reize im Laufe des Lebens gleichsam verfeinert. Auf diese Weise erzeuge diese »Neuromatrix« aus dem Strom von Signalen aus der Haut, den Muskeln und den inneren Organen ein Körperabbild in unseren Köpfen. Aus der kontinuierlichen Analyse dieser Informationen entstehe eine Neurosignatur, die im Hirnstamm als eine Art Wächter über das Sein das Gefühl des Bewusstseins erzeuge. Die Hauptsignaturen seien die Selbstwahrnehmung des Körpers und die Lage des Körpers im dreidimensionalen Raum. Teile der Neuromatrix seien auf die Detektion von Extremereignissen wie Verletzungen, Temperaturwechsel oder die Berührung erogener Zonen spezialisiert, es seien sogenannte Subsignaturen.

Am Ende der langen Nervenleitung von der Peripherie bis in das Gehirn stehe also kein hochspezialisiertes Schmerzzentrum, sondern ein Orchester, das den Schmerzakkord gemeinsam spielt. »Die Qualität der Schmerzempfindung darf nicht verwechselt werden mit dem physischen Ereignis eines gebrochenen Knochens«, schreibt Melzack. Schmerz, Wärme, Kälte gebe es »da draußen«, aber die Empfindung muss erst durch die Strukturen im Gehirn erzeugt werden. Die Entkoppelung ist in beide Richtungen denkbar: schädliche Reize ohne Schmerzempfindung und Schmerz ohne echten Schaden. In gewisser Weise ist der Phantomschmerz also das Beharren des Gehirns auf einem abgelaufenen Körperbild der Neuromatrix. Und so wie die Neuromatrix Schmerz in nicht vorhandene Gliedmaßen projizieren kann, sollte es ebenfalls in der Lage sein, Schmerzen in Körperteilen zu empfinden, die überhaupt nicht erkrankt sind. So sei es ebenfalls erklärbar, warum unverletzte Areale in der Nähe von Wunden empfindlich reagieren. In den Alarmzustand versetzt, codiere die Neuromatrix plötzlich jeden Reiz als weiteren Auslöser von Schmerzen. Diese Theorie hat auch weitreichende Konsequenzen für hartnäckige Schmerzen. Selbst an der Quelle, im Kopf, lässt sich die Pein nicht auslöschen, denn weil das System so redundant und weit verzweigt ist, müsste man das halbe Gehirn wegschneiden, wenn man den Schmerz besiegen wollte. Die philosophischen Implikationen gingen unter, auch die Psychologie wurde nicht durch Melzacks Theorie revolutioniert. Aber unter dem einschränkenden Namen Schmerzmatrix überdauert das Konzept der verteilten Schmerzwahrnehmung im Gehirn bis heute. Es war ein plausibles Konstrukt. Aber noch hatte niemand dieses Orchester am lebenden Objekt beobachten oder gar messen können. Man kann in einem Segelboot den Atlantik queren mit nichts als einem Sextanten und der Sonne als Navigationshilfe. Genauer ist natürlich ein GPS-System. Die Navigationshilfe für die Neurowissenschaften sind die bildgebenden Verfahren. Fast fünfundzwanzig Jahre nachdem Norman Geschwind 1988 vermutet hatte, dass bei Patienten mit Schmerzasymbolie die Verbindung zwischen zwei Hirnzentren unterbrochen ist, bestätigte der argentinische Neurochirurg Marcelo Berthier zusammen mit einigen Kollegen die These. Sie hatten sechs Patienten mit dieser seltsamen Störung gründlich befragt und mit etwas drastischen Mitteln untersucht. Die Patienten erhielten Stromschläge, Nadelstiche und Hitzereize im Gesicht, im Nacken, am Rumpf und um den Anus herum. Die Ärzte drückten den Patienten heftig das Schienbein und das Brustbein und pressten ihnen ihre Finger unter die Augen. Unterdessen zeichneten Videokameras alle Reaktionen auf. Für die visuellen Bedrohungstests taten die Forscher so, als wollten sie den Probanden eine Ohrfeige verpassen oder ihnen auf die Nase schlagen. Und schließlich bedrohten sie die Patienten noch mit Sätzen wie »Ich werde Sie heftig kneifen!«, was dann auch prompt geschah. Die Patienten spürten die Quälerei und konnten scharfe von dumpfen Schmerzen unterscheiden. Aber die Menschen mit Schmerzasymbolie hielten ein Vielfaches von dem aus, was Kontrollpersonen noch ertragen mochten. Es war wie bei dem italienischen Philosophen Tommaso Campanella, der Ende des 16. Jahrhunderts vierzig Stunden die Veglia ertragen musste, weil er angeblich mit Dämonen im Bund stand. Seine Häscher befestigten seine Handgelenke mit dünnen Seilen an Ösen in der Wand und streckten seinen Körper horizontal über einen offenen Holzrahmen, während sich sein Rückgrat langsam auf einen spitzen Holzstachel senkte. Anschließend hieß es, er habe seine Gedanken so sehr vom Leiden des Körpers abgewendet, dass er die Folter ohne viel Schmerzen ertrug.[66] Auch in Berthiers modernem »Folterstübchen« lachten manche Patienten oder grinsten während der Prozeduren, andere streckten ihre Arme begierig den schmerzhaften Nadeln entgegen.[271] »Es tut wirklich weh«, sagte einer von ihnen, »aber ich weiß nicht genau, was das ist.« In der Computertomographie, die mit Röntgenstrahlen das Gehirn durchleuchtet, waren unter anderem Defekte in der Inselrinde deutlich sichtbar. Offenbar steckte in diesem Stück Gehirn die emotionale Bewertung von Schmerzreizen. Doch die Computertomographie ist ein vergleichsweise einfaches Instrument, das nur statisch die graue und weiße Hirnsubstanz und Defekte darin abbilden kann. Die Hirnaktivität im Moment des Schmerzes dokumentieren diese Maschinen nicht. Dafür brauchte es eine Erfindung, die fast fünfzig Jahre zuvor ihre ersten zarten Anfänge gehabt hatte und seitdem zum Lieblingsinstrument der Schmerzforscher avanciert ist: die Kernspintomographie.

Der Chemiker und Radiologe Paul Lauterbur von der State of New York University in Stony Brook betrieb eine kleine Firma im siebenhundert Kilometer westlich gelegenen New Kensington, die NMR-Gerätschaften für die Wissenschaft anbot. Die Geschäfte liefen schlecht. Doch im September 1971 erschien ein Chemiker im Labor, der Krebstumoren von Ratten mit Kernspinresonanz untersuchte und festgestellt hatte, das sich die Signale aus dem Tumorgewebe deutlich von anderem Gewebe unterschieden. Das Problem war, dass die Proben vor der Untersuchung erst aus dem Körper der Tiere herausgeschnitten werden mussten. Sah Lauterbur eine Möglichkeit, Tumorgewebe durch intakte Haut hindurch zu finden, wollte der Besucher wissen.

Schon seit den 1940er Jahren untersuchten Chemiker mit starken, pulsierenden Magnetfeldern die Struktur von chemischen Verbindungen. Bildlich gesprochen riefen sie mit den Magnetfeldern in die Substanzen hinein, richteten damit die magnetischen Atomkerne aus, die, sobald das Magnetfeld nachließ, wie kleine Kreiselkompasse in ihre alte Lage zurückschnappten, und horchten auf die Antwort. Das Ergebnis waren gezackte Linien, auf denen sich die Verteilung der Atome ablesen ließen. Kernspinresonanz hieß das Verfahren, abgekürzt NMR nach dem englischen Ausdruck *Nuclear Magnetic Resonance*. Lauterbur hatte sein Geschäft auf die Detektion chemischer Verbindungen ausgerichtet. Dafür reichten gezackte Linien. Um ein zweidimensionales Bild von der Verteilung bestimmter Substanzen in einem Gewebe zu bekommen, müsste man genau wissen, aus welcher Richtung das Echo kommt. Gerade erklärte Paul Lauterbur einem Kollegen, warum sich mit den herkömmlichen Kernspinresonanzgeräten keine anschaulichen Bilder herstellen lassen, als ihm beim zweiten Biss in einen Big-Boy-Hamburger der zündende Gedanke kam. Er musste die Daten aus dem Echo besser auswerten und die räumlichen Informationen in eine zwei- oder dreidimensionale Karte eintragen. Lauterbur sprang auf, rannte in eine nahe gelegene Drogerie und kaufte ein Notizbuch, das er noch am selben Abend mit den Details vollkritzelte. Die Big-Boy-Erleuchtung war der Ausgangspunkt für den Kernspintomographen. Heute stehen diese tonnenschweren Maschinen in fast jedem Krankenhaus. Mit ihnen schauen Ärzte ohne gefährliche Röntgenstrahlen sowohl in kaputte Knie, in lädierte Wirbelsäulen als auch in Gehirne. In der Medizin sind die Magnetfelder auf die Detektion von Wasserstoffkernen geeicht, weil sich damit der Wassergehalt von Geweben unterscheiden lässt. Die Geräte produzieren jene eindrücklichen Schnittbilder mit vielen Grautönen, auf denen sogar Laien die detaillierten Strukturen ihres Inneren erkennen.[272] Im Prinzip ist die Kernspinresonanz nicht nur für die Messung der räumlichen Verteilung von Wasserstoff auf Distanz gut geeignet, sondern auch für die Messung von vielen anderen Molekülen. Diese Anpassungsfähigkeit des Systems sollte wenige Jahre nach Einführung der Kernspintomographen in den Krankenhäusern den Durchbruch für die Neurowissenschaften bringen. Damit konnte erstmals wirklich gezeigt werden, auf welche Weise das Gehirn Schmerz verarbeitet. Hoffnung keimte auf, waren Patienten und ihre Ärzte doch zunehmend unzufrieden mit der Behandlung von chronischen Schmerzen.

Die Tabletten wirkten nicht gut und hatten bei Dauergebrauch bisweilen schwere Nebenwirkungen. Das als gut verträglich geltende Medikament Metamizol schädigte in seltenen Fällen spezielle Blutzellen und löste allergische Schockzustände aus. Die Verwendung wurde reglementiert und eingeschränkt. Spätestens Anfang der 1980er Jahre wurde offensichtlich, dass der beliebte Wirkstoff Phenacetin, dauerhaft eingenommen, Nieren zerstören kann. Viele Dauerkonsumenten von Phenacetin mussten zur Dialyse. Mitte der 1980er Jahre wurde der Wirkstoff zurückgezogen. Anfang der 2000er Jahre folgte der Vioxx-Skandal. Und bald danach stellte sich heraus, dass selbst altbekannte Mittel wie Diclofenac und Ibuprofen nicht nur den Magen angreifen, sondern in hohen Dosen auch das Herz schädigen können.[273] Die Ereignisse folgen immer demselben Muster. Zunächst sieht es so aus – oder die Pharmaindustrie preist es so an –, als sei eine gut verträgliche und gleichzeitig hocheffektive Waffe gegen das häufigste und übelste Symptom gefunden worden. Dann stürzt der Hoffnungsträger jäh ab, und es muss ein neues Ziel, eine andersartige Strategie für einen Generalangriff gesucht und gefunden werden. Der Schmerz war offenbar noch nicht gut genug verstanden worden, und sein größtes Geheimnis war die Schmerzverarbeitung im Gehirn.

Am 17. Juli 1990 proklamierte der amerikanische Präsident George H. W. Bush die Dekade des Gehirns. Ein Jahr später, genau zwanzig Jahre nach der Entdeckung der Kernspintomographie, erblickte die wichtigste Entdeckung auf dem Gebiet der Gehirnforschung seit Entdeckung des Elektroenzephalogramms das Licht der Öffentlichkeit. Auf dem zehnten Jahrestreffen der Gesellschaft für Magnetresonanz in der Medizin in San Francisco erfuhr die Fachwelt in zwei Vorträgen von einer sensationellen Methode, die nicht nur einen detaillierten, wenngleich statischen Blick auf das Gehirn erlaubt. Erstmals würden die Wissenschaftler dem Zentralorgan gefahrlos und anschaulich beim Denken zuschauen. Nicht mit gefährlichen radioaktiven Substanzen, wie sie die Positronen-Emissions-Tomographie benutzt, nicht mit unverständlichen, gezackten Stromkurven, wie sie das Elektroenzephalogramm liefert, sondern in der Form von anschaulichen, computergenerierten Schichtaufnahmen des aktiven menschlichen Gehirns.

In einer Abteilung des Massachusetts General Hospital im Bostoner Stadtteil Charlestown hatten Wissenschaftler die neuen Kernspintomographen, die seit sechs Jahren als diagnostische Geräte in die Kliniken drängten, um einen technischen Kniff erweitert. Mit Hilfe eines Kontrastmittels, aufwendiger Spezial-Hardware und viel Rechenzeit im Computer konnte John (Jack) Belliveau Veränderungen im Sekundentakt anhand der Durchblutung von Gehirnarealen in einem lebenden Menschen erfassen. Dass mehr Blut beim Denken durch Hirnarterien fließt, hatte im 19. Jahrhundert bereits der italienische Physiologe Angelo Mosso gezeigt, indem er Patienten bei geöffnetem Schädel Rechenaufgaben lösen ließ und unterdessen das Pulsieren der Blutgefäße beobachtete.[274] Der Harvard-Biophysiker Belliveau hatte für einen ersten Test in einem nahe gelegenen Elektronikladen der Kette Radio Shack ein Stroboskop erstanden, wie sie normalerweise Diskotheken illuminieren.[275] Im Hospital mussten sieben Freiwillige in das Flackerlicht schauen, während sie regungslos in der Röhre des Tomographen lagen, der unterdessen donnernd Magnetfelder in ihre Hirne feuerte. Die Magnetfelder veränderten kurzfristig die Ausrichtung der Kontrastmittelmoleküle, und Detektoren dokumentierten in jeweils sechzig Aufnahmen, wie sie wieder in ihre ursprüngliche Position zurücksprangen – die Dichte der Reflexionen entsprach der Menge an Kontrastmittel, das durch die Adern floss. Anschließend wiederholte Belliveau die Prozedur ohne visuelle Reize und subtrahierte die gewonnenen Mittelwerte voneinander – doch nichts Brauchbares kam dabei heraus. Belliveau wiederholte den Versuch mit Brillen, in die er ein Schachbrettmuster einblendete. Dieses Mal zeichnete sich im abgestuften Grau der Schichtbilder hell ab, wie die Sehrinde lebhaft auf diese visuellen Reize reagierte. Die funktionelle Kernspintomographie war geboren (englisch: *functional Magnetic Resonance Imaging* oder kurz fMRI). Zwei Monate nach der Präsentation in San Francisco, am 1. November 1991, veröffentlichte die Fachzeitschrift *Science* die rückwärtige Ansicht eines computergenerierten, aufgeschnittenen Kopfes, in den der Betrachter hineinblicken konnte. Am hinteren Pol, dort, wo das Sehzentrum ist, glühte vom Künstler eingefärbt ein gelber Fleck. Für Neurowissenschaftler war es ein aufregendes Bild, denn erstmals konnten Wissenschaftler dem Gehirn beim Denken zuschauen. Als der junge Jack Belliveau, Sohn einer Kirchenorganistin und eines Innenausstatters, das erste Mal von seiner Idee erzählt hatte, hielten ihn die medizinischen Kollegen noch für verrückt. Kernspintomographie war etwas für Radiologen und Anatomen, doch das *Science*-Cover machte Belliveau berühmt.[275] Schon im darauffolgenden Jahr war das Verfahren vereinfacht und gleichzeitig genauer. Seiji Ogawa von den AT&T Bell Labs hatte entdeckt, dass sich der Sauerstoffverbrauch von Gehirnarealen mit dem Kernspintomographen ermitteln lässt. Das Verfahren heißt Blood-Oxygenation-Level-Dependent-fMRI, kurz BOLD-fMRI. Kontrastmittel ist mit dieser Technik nicht mehr nötig, weil verbrauchtes Blut selbst das Kontrastmittel ist. Im Prinzip lässt sich jeder Kernspintomograph mit zusätzlicher Software auf dieses Nachweisverfahren upgraden.

Jeder wissenschaftlich orientierte Psychiater, Psychologe, Neurologe oder Verhaltensbiologe wollte jetzt solch eine Großmaschine und endlich sehen und messen, worüber sie bisher nur spekulieren konnten. Die verborgenen Prozesse, denen sich Sigmund Freud noch mit langwierigen Gesprächen mit seinen Patienten genähert hatte, konnten die Maschinen nun mit bunten Bildern untermauern oder verwerfen. Kognitions- und Emotionsforscher waren und sind ebenso brennend an der Methode interessiert wie die Gedächtnisexperten oder die Sozialwissenschaftler. Die Bilder waren so bestechend, dass auch außerhalb der üblichen neurowissenschaftlichen Zirkel das Interesse daran sprunghaft stieg. Ökonomen wollten wissen, was sich im Gehirn eines Konsumenten abspielt, wenn er zum Produkt greift. Die Themen und die eindrücklichen Bilder beflügelten die Phantasie der Medien und der Öffentlichkeit. Heute müssen die Neuroanatomen nicht mehr warten, bis ein Unfall passiert oder ihnen ein lebloses Stück Gewebe für die Sektion zufällt. Moderne bildgebende Verfahren stellen die Struktur des lebenden Gehirns präzise dar, seine elektrische Aktivitäten, seinen Blutfluss, ja selbst den Stoffwechsel.

Vier Jahre nach der Veröffentlichung über fMRI in *Science* entdeckten die ersten Schmerzforscher dieses neue Instrument für sich, und es wurde ihr Lieblingswerkzeug.[276] So lüftet sich auch der Schleier über dem letzten und wichtigsten Versteck des Schmerzes. Endlich lassen sich die vielen Theorien von der Konditionierung über die Placebo-Effekte bis hin zur Neuromatrix von Ronald Melzack objektiv überprüfen. Die Maschinen registrieren kleinste Regungen im Gehirn. Medien und Öffentlichkeit waren in den vergangenen Jahren fasziniert von der Aussicht, dass sich mit Hilfe der Großtechnik Gedanken lesen lassen. Im Jahr 2011 veröffentlichten Neurowissenschaftler von der University of California, Berkeley, spektakuläre Ergebnisse. Sie hatten Probanden Trailer von Hollywood-Produktionen gezeigt und unterdessen die Gehirnaktivitäten in der Sehrinde mit dem fMRI aufgezeichnet. Mit Hilfe dieser Muster ließ sich anschließend rekonstruieren, wie die Filmschnipsel im Gehirn verarbeitet wurden. »Wir öffnen ein Fenster zu den Filmen in unserem Kopf«, sagte einer der beteiligten Wissenschaftler. Mit der Schmerzforschung werden heute die großen philosophischen Fragen wieder ventiliert, die schon für René Descartes der Ausgangspunkt für seine Schmerzbetrachtungen waren. Was ist Bewusstsein? Was ist Emotion? Haben die Entdeckungsreisenden auf diesem unbekannten Kontinent namens Hirn endlich den Sitz des Schmerzes, die Quelle des Elends gestellt, nachdem er ihnen immer wieder entwischt ist?

Nach und nach verrät das fMRI, was in den hundert Milliarden Hirnzellen mit ihren eine Billiarde Verbindungen vorgeht. Die Neurowissenschaftler testen systematisch, auf welche Weise äußere Umstände die Subsignatur des Schmerzes im Gehirn verändern, und suchen nach den beteiligten Hirnzentren, aus denen sich das Schmerzempfinden zusammensetzt. Sie beginnen mit dem ganz alltäglichen Zwischenfall, wie ihn zum Beispiel ein Fußballspieler erlebt. Bei dem missglückten Versuch einer Grätsche trifft ein Bein auf den gegnerischen Knochen, freie Nervenenden in der Haut über dem Gelenk, in der Gelenkkapsel und den Umhüllungen der angrenzenden Muskeln und Bänder sind überlastet. Innerhalb einer Zehntelsekunde feuern A-δ-Fasern ihre schnellen Signale in das Hinterhorn im Rückenmark. Dort springen die Signale auf gegenüberliegende Nerven und gelangen über sehr lange Nervenbahnen bis hinauf zur ersten Anlaufstation im Gehirn, dem Tor zum Bewusstsein. Jetzt spürt der Fußballspieler den scharfen, gut lokalisierbaren Erstschmerz, er ist mehr erschreckend als unangenehm. Es ist das, was die Wissenschaftler Nozizeption nennen. Frühestens nach einer Sekunde, manchmal aber auch erst nach Minuten erregen lokale Entzündungssubstanzen im verletzten Knie zusätzlich die offenen Enden der kleineren, langsameren C-Fasern. Das ist der Moment des dumpfen, brennenden, schlecht lokalisierbaren Zweitschmerzes. Die langsameren Signale der C-Fasern gelang vor allem über evolutionär gesehen ältere Bahnen in Richtung Gehirn. Auf ihrem Weg»informieren« sie rechts und links bereits einige Zentren im Hirnstamm über das Problem, bevor sie das Tor des Bewusstseins erreichen. Was jetzt geschieht, ist ganz von der Situation und der Persönlichkeit des Spielers abhängig.

Hinweise auf die Funktion vieler Hirnzentren hatten sich bereits aus der systematischen Auswertung vieler Hirnverletzungen ergeben. Eine Schädigung des Thalamus beispielsweise durch einen Schlaganfall kann einen Menschen auf der gegenüberliegenden Körperseite unempfindlich gegen Schmerzreize machen.

Ohne dieses »Tor zum Bewusstsein« nimmt der Betroffene den Reiz einfach nicht wahr, doch sein Körper reagiert trotzdem. Der Blutdruck und die Atemfrequenz steigen, das Gesicht verzieht sich. Eine halbseitige Zerstörung bestimmter Anteile des Thalamus – erst mit dem Skalpell, dann mit Röntgenstrahlen – wurde deshalb bis vor kurzem bei extremen diffusen Schmerzen und im Nacken-/Kopfbereich therapeutisch eingesetzt. Immerhin berichteten bis zu zwei Drittel der Behandelten über eine Verringerung der Schmerzintensität um mehr als fünfzig Prozent.[223] Heute umgehen die Mediziner irreversible Eingriffe, indem sie bis tief in das Gehirn Stromimpulse leiten. Zur Not lässt sich der Taktgeber einfach abschalten. Schäden in anderen Teilen des Thalamus führen zu einer Unempfindlichkeit der Haut, aber ein Brennen am ganzen Körper. Deswegen dachten Wissenschaftler wie Ronald Melzack lange Zeit fälschlicherweise, dass der Thalamus der eigentliche Sitz der Schmerzempfindung sei. Dabei verteilt diese Struktur die Impulse nur an weitere Stellen im Gehirn.

Über den Thalamus gelangen die Signale an die zentralen Kartierungsstellen für Berührungs- und Schmerzreize aller Art auf der Gehirnoberfläche. Diese Strukturen namens primärer und sekundärer somatosensorischer Cortex (S1 und S2) und ihre Verbindung zum Schmerz waren bereits seit langem bekannt. Epileptische Anfälle nehmen ihren Ausgang oft von sehr genau umschriebenen Hirnarealen. Gehen solche Anfälle vom somatosensorischen Cortex aus, berichteten die Patienten über fürchterliche Schmerzen.[277] Neurochirurgen gingen der Sache nach, setzten bei geöffnetem Schädel die Gehirnoberfläche Punkt für Punkt unter Strom und erstellten auf diese Weise die berühmte Karte des Homunkulus, der für die Lokalisation von Berührungs- und Schmerzreizen im Gehirn steht. Für den Fall des verunglückten Fußballspielers bedeutet dies, dass S1 und S2 registrieren, wo und wie lange das frisch verletzte Knie schmerzt. Tiefere Einblicke in die Vorgänge erlauben nur das Elektroenzephalogramm und die bildgebenden Verfahren wie die Positronen-Emissions-Tomographie (PET) –

die allerdings mit etwas radioaktiver Strahlung verbunden ist. Zwar waren schon im Jahr 1991 das erste Mal verschiedene Hirnzentren im Schmerz mit dem PET dargestellt worden,[277] aber eine neue Ära brach erst mit der funktionellen Kernspintomographie an.

Nachdem ein schmerzhaftes Signal durch den Thalamus getreten ist und der somatosensorische Cortex seine grundlegenden Qualitäten registriert hat, öffnet sich eine weite Welt, in der all die komplexen Dinge geschehen, die den Menschen ausmachen, seine Geschichte, seine Persönlichkeit und sein Empfinden zu einem bestimmten Zeitpunkt widerspiegeln. Erwartungen, Emotionen und Hoffnungen gestalten das Schmerzempfinden. Sie können schon aus einem akuten Reiz ein beinahe lustvolles Erlebnis formen oder ihn in eine niederschmetternde Erfahrung verwandeln. Der Versuchsaufbau ähnelt sich überall. Probanden krabbeln auf die Liege eines Kernspintomographen und verharren dann in der engen Röhre mitunter für Stunden. Während ihnen beispielsweise Sonden kleine Hautflächen am Unterarm erhitzen, sehen sie sich Bilder an, lösen Aufgaben oder lauschen den Kommandos der Versuchsleiter. Am Ende entstehen Schnittbilder des Gehirns, aus denen erkennbar ist, welche Hirnareale aktiv geworden sind. Die Variationsmöglichkeiten des Versuchsaufbaus sind schier endlos, und nach und nach entsteht eine Karte, welche die wichtigsten Zentren im Schmerzempfinden darstellt und damit deutlich macht, welche Aspekte für den Schmerz besonders wichtig sind. Manche nennen diese Kerngebiete nach Ronald Melzack »Schmerzmatrix«. Andere halten diesen Begriff für irreführend, Melzack selbst hatte von Neuromatrix gesprochen und es als ein allgemeines Warnsystem charakterisiert – es ist ein Unterschied, der im weiteren Verlauf noch bedeutsam werden wird. Schmerz ist zunächst ein Warnsignal, und so verwundert es nicht, dass die Aufmerksamkeit und die Erwartung des Probanden entscheidend dafür ist, wie schmerzhaft er einen Reiz empfindet.

In fast jedem Schmerzexperiment im Kernspintomographen

leuchtet auf den produzierten Bildern der Thalamus auf, die Zentrale für die Lokalisation von Schmerzreizen (S1), darüber hinaus die Regionen für die negative emotionale Einfärbung solcher Empfindungen, der Anteriore cinguläre Cortex (ACC) und die Inselrinde (IC), und zusätzlich das Gebiet für die kognitive Verarbeitung, der präfrontale Cortex (PFC). Damit lassen sich die Verarbeitung der neutralen Wahrnehmung des potenziell schädlichen Reizes, der Nozizeption, und die emotionale Reaktion deutlich unterscheiden. Durch die angemessene Einordnung des Schmerzes lernen wir, wie wir uns unbeschadet durch die Umgebung bewegen. Die Erwartung ist in diesem Lernprozess eine Annahme über die Auswirkung einer kommenden Handlung, die hinterher unter Umständen angepasst werden muss. Dass positive Erwartungen ein potentes Analgetikum sind, hatte schon der amerikanische Anästhesist Henry K. Beecher im Zweiten Weltkrieg in italienischen Lazaretten beobachtet und ein machtvolles Placebo genannt: Bereits die Ankündigung einer Morphininjektion lindert selbst ohne wirksamen Inhaltsstoff den Schmerz erheblich. Doch schürt die Erwartung nur die Einbildung, oder schlägt sich dieser Effekt in den Schmerzmodulen des Gehirns nieder?

Der italienische Neurowissenschaftler Fabrizio Benedetti aus Turin war in den 1990er Jahren auf das Placebo-Phänomen gestoßen. Damals hatte er verblüfft festgestellt, dass manche Testpersonen nach Einnahme eines wirkstofflosen Präparats weniger Schmerzen hatten als diejenigen, die ein echtes Schmerzmittel bekamen. Placebo-Effekte galten als Zeichen der Neurose und Ärgernis der Forschung. Doch gegen alle Widerstände verfolgte Benedetti Beechers Arbeit weiter und verwandelte die Placebo-Beobachtungen in eine heute respektierte neurowissenschaftliche Disziplin. Wenn die Schmerzerfahrung sich aus vielen Quellen speist, postulierte Benedetti, dann müssten beschädigte Verbindungen zwischen bestimmten Hirnarealen den Placebo-Effekt mindern. Oft wird der Placebo-Effekt mit der offenen oder verdeckten Gabe von Schmerzmitteln getestet. Können die Probanden sehen, dass ihnen ein Analgetikum gegeben wird, erwarten sie große Schmerzlinderung für den angekündigten Reiz. Tatsächlich senkt die positive Erwartung die Schmerzintensität stärker, als wenn die Testperson im Unklaren darüber gelassen wird, was durch den Tropf läuft. In einem aufsehenerregenden Experiment wiederholte Benedetti diesen Versuch mit Patienten mit Alzheimer-Krankheit.[278] In ihren Gehirnen bilden sich Eiweißablagerungen, was die kognitive Leistungsfähigkeit beeinträchtigt. War die Verbindung zwischen den präfrontalen Anteilen des Gehirns, in dem Erwartungen aufgebaut werden, und den Endorphin-Zentren durch die Ablagerungen gestört, funktionierte der Placebo-Effekt nicht mehr. Das Schmerzmittel wirkte deutlich schlechter.»Deshalb sind Placebos und placeboähnliche Effekte, welche die Erwartungen nutzen, wahrscheinlich Phänomene, die auf die Fähigkeit des präfrontalen selbstregulatorischen Netzwerks, negative Emotionen zu unterdrücken, zurückgehen«, schloss Benedetti.[279] Sein Experiment war nicht nur eine handfeste Bestätigung für die These, dass die Verbindungen verschiedener Hirnzentren für das Schmerzerleben zentral sind, sondern auch ein Hinweis darauf, dass bei Menschen mit Demenzerkrankungen die Medikamentendosis manchmal höher ausfallen sollte.

Schon auf der Ebene des Rückenmarks ändert der Placebo-Effekt die Physiologie des zentralen Nervensystems.[280] Weiter oben gibt es ebenfalls Hinweise auf eine veränderte Biochemie durch positive Erwartungen. Naloxon, ein Gegenspieler bestimmter Endorphine im Höhlengrau, hebt den Placebo-Effekt auf. Tor Wager, Neurowissenschaftler an der University of Colorado in Boulder, ist Anhänger von Benedettis Forschungen und einer der prominenten fMRI-Zauberer, die dem Schmerz in das Gehirn folgen. Er ging der These nach, ob positive Erwartungen die Aktivitäten in den Hirnarealen dämpfen, die am Schmerzempfinden beteiligt sind. Zunächst bestätigte Tor, dass die bekannten Zentren im fMRI anspringen, wenn man Testpersonen elektrische Stromstöße auf das rechte Handgelenk gibt. Die Erwartung des Schocks aktivierte unter anderem S1, S2 und die Amygdala, die sowohl für Angst als auch für die emotionale Bewertung von Situationen steht. Dann erhielt eine Hälfte der Probanden eine angeblich schmerzlindernde Creme auf die Haut aufgetragen. Die zweite Gruppe erhielt ebenfalls eine Creme, doch diesmal angeblich ohne schmerzlindernden Wirkstoff. Weder in der einen noch in der anderen Salbe steckte in Wirklichkeit ein Analgetikum, und doch gab die Gruppe mehr Schmerzen an, der gesagt worden war, sie habe die Salbe ohne Wirkstoff erhalten. Zusätzlich waren noch Hirnabschnitte beteiligt, die für die kognitive Komponente und das Lernen stehen, wie der präfrontale und der oribitofrontale Cortex. In der ersten Gruppe war die Aktivität in der »Schmerzmatrix« deutlich geringer als in der zweiten Gruppe – die Erwartung eines durch die Creme ungebremst schmerzhaften Reizes hatte in den Gehirnen der Probanden der zweiten Gruppe heftige Reaktionen in allen bekannten Hirnzentren, verbunden mit Schmerz, hervorgerufen. Die Untersuchungen hatte Tor Wagers These untermauert, dass es sich um eine echte Reaktion schmerzsensibler Areale im Gehirn handelt und nicht um Einbildung oder andere verzerrende Untersuchungsartefakte.

Allein die Ankündigung von Schmerzen kann dieses System in Alarmzustand versetzen. Der selbstsichere Arzt, der unerwartet die Nadel der Spritze in die Armbeuge versenkt, wirkt wie ein starkes Analgetikum. Der blutige Anfänger, der aber zitternd die Spritze zum Stich ansetzt und sagt »Gleich wird es weh tun«, erweist dem Patienten einen schlechten Dienst. Am Helsinki Medical Imaging Center legten sich vierzehn gesunde Probanden in die Röhre eines Kernspintomographen und ließen sich ihre linke Hand fünfundzwanzig Sekunden lang mit wirklich heißen Laserimpulsen traktieren oder aber unter Hypnose nur die Imagination von Schmerzen in das Gehirn einpflanzen.[281] Mit einer Fußbewegung signalisierten sie die maximal tolerierbare Hitze. »Das Gefühl auf dem Handrücken beginnt zu schmerzen, und es wird immer schmerzhafter«, raunten die Experimentatoren im Nebenraum in das Mikrofon. »Die unangenehme Empfindung wird immer stärker, und wenn die gerade noch erträgliche Grenze erreicht ist, dann bleibt er so lange konstant, bis ich Ihnen sage, dass alle Schmerzen verschwinden.« Dreißig Sekunden nachdem die Probanden den maximalen Schmerzreiz angegeben hatten, erteilten die Forscher das erlösende Kommando. Sowohl der physische als auch der psychisch implantierte Schmerz hatten den somatosensorischen Cortex sowie den ACC und IC aktiviert. Wobei unter der Suggestion die emotionale Reaktion etwas stärker war und unter den echten Hitzereizen die Nozizeption. Allein die gespannte Erwartung und Suggestion können in suggestiblen Menschen Schmerzen auslösen – völlig ohne physischen Reiz. Der Glaube an die Realität des Schmerzes war stärker als die Realität selbst. »Ereignisse ›fühlen‹ sich häufig real oder irreal an, ohne dass jemand weiß, ob sie real oder irreal sind«, folgerten die Wissenschaftler ganz philosophisch. Wie die Versuche von Tor Wager zeigen, kann der umgekehrte Fall ebenfalls eintreten. Schon die Erwartung einer wirksamen schmerzlindernden Therapie aktiviert im Gehirn Bereiche wie das Höhlengrau, in dem die körpereigenen Endorphine andocken und auf diese Weise überschießende Schmerzempfindungen dämpfen. Je nachdem, wie gespannt oder negativ besetzt die Erwartung ist, fällt die Reaktion empfindlicher oder weniger empfindlich aus.

Neben der Erwartung ist die emotionale Bewertung eines Reizes maßgeblich dafür, wie unangenehm dieser Reiz empfunden wird. Der argentinische Neurochirurg Marcelo Berthier hatte bei einigen Patienten mit Schmerzasymbolie in der Computertomographie gesehen, dass die Inselrinde in ihren Gehirnen beschädigt gewesen war. Wie sehr diese Hirnstruktur in Zusammenarbeit mit einer weiteren wichtigen Struktur der Schmerzverarbeitung bei Gesunden die emotionale Seite des Schmerzes prägt, enthüllte später erst das fMRI. So legten Wissenschaftler Probanden Fotos von angstverzerrten Gesichtern vor, was verständlicherweise dazu führte, dass sie sich etwas unwohl fühlten. Gleichzeitig reizten die

Forscher die Speiseröhre der Untersuchten und protokollierten unterdessen mit Hilfe des fMRI die Hirnaktivitäten. Die provozierte negative Stimmung brachte im Zusammenhang mit dem eigentlich schmerzlosen Reiz zwei Gehirnzentren in Wallung: den Anterioren cingulären Cortex und die Inselrinde.[282] Unangenehme Gerüche konnten diese Reaktion ebenso auslösen wie traurige Musik oder traurige Nachrichten. Immer wieder waren der ACC und andere Teile des limbischen Emotionssystems involviert. Gedämpfte oder traurige Stimmung färbt äußere Reize negativ ein. Dauerhafte Schmerzen führen zu Depressionen, und dies steigert wiederum die Empfindlichkeit gegenüber schmerzhaften Reizen. Je aktiver die Hirnrinde im vorderen Teil des Gehirns von Patienten mit Rheumabeschwerden ist, in dem Gedächtnisinhalte mit emotionalen Bewertungen verbunden werden, desto depressiver waren diese Patienten und desto mehr Schmerzen hatten sie. Ein Teufelskreis. Schon deshalb können Antidepressiva eine doppelte Wirkung bei manchen Menschen mit chronischen Schmerzen entfalten.

Schmerz ist ein Lehrmeister. So war es nur eine Frage der Zeit, dass im fMRI auch die Areale im Gehirn aufgespürt wurden, die für körpereigene Belohnung stehen. Schon früh war entdeckt worden, dass die Endorphine mit etwas Wohlgefühl nach dem Schmerzreiz ihren Teil im Höhlengrau beitragen. Umgekehrt war bei Patienten mit Fibromyalgie erkennbar, dass das Dopamin-System nicht adäquat arbeitet.[283] Dopamin ist ein Nervenbotenstoff, der oft in Zusammenhang mit Antrieb und Motivation genannt wird. Im Schmerz ist auf der einen Seite der Nucleus accumbens aktiv, der Belohnungen für gelungene Vermeidungsstrategie in Form einer Prise Dopamin ausschüttet. Auf der anderen Seite die Amygdala, der Mandelkern, der Furcht- und Angstprozesse im Schmerz sät. Oder der Hippocampus, das Seepferdchen, das kurzzeitige Gedächtnisinhalte in langfristige überführt – aber im Schmerz auch an der schmerzinduzierten Angst beteiligt ist. Schließlich wollen wir von der Erfahrung einer verunglückten

Grätsche auf Dauer profitieren. Auf eine erfolgreich bewältigte Schmerzerfahrung folgt Wohlgefühl – wenn diese Reaktion im chronischen Schmerz aber ausbleibt, dann bleibt nur noch die unangenehme Seite. Es gibt den Vorschlag, chronische Schmerzen als Belohnungs-Defizienz-Syndrom zu bezeichnen.[284] Je länger die neuen bildgebenden Verfahren existieren, desto mehr Wissenschaftler stürzen sich darauf und leuchten auch noch die entlegensten Winkel des Gehirns aus. Die Indizien verdichten sich, dass vier Hauptregionen im Gehirn bei akuten Schmerzen regelmäßig im fMRI aufleuchten. Es sind Regionen, die das normale Schmerzerleben mit allen seinen erwarteten Qualitäten zusammensetzen. Der Thalamus leitet die Signale an die Stellen, die den Reiz lokalisieren, der ACC und die Insel bewerten den Schmerz und färben ihn emotional ein, der präfrontale Cortex bekommt alle notwendigen Informationen samt Gedächtnisinhalten präsentiert und trifft Entscheidungen. Im Kern umfassen sie den eigentlichen Schmerzreiz und das Leiden daran. Ist die Schmerzmatrix damit endgültig gefunden und das Rätsel Schmerz gelöst und der Pfad von der Peripherie des Körpers bis in die Zentrale an sein Ende gekommen? Welche Auswirkungen haben die Erkenntnisse über die am Schmerz beteiligten Strukturen für die Therapie? Wissenschaftler und Industrie erwarten große Fortschritte, denn endlich sollte der Schmerz im Gehirn objektiv vermessen werden können.

Gerade bei Medikamenten, die den Schmerz im Gehirn bekämpfen, ist die Unsicherheit groß, wie sie am besten eingesetzt werden. Sechzig Prozent der Wirkstoffe, die an dieser Stelle angreifen, scheitern in der Entwicklung, weil sie nicht besser funktionieren als Placebos,[285] und wenn sie spezifisch wirken, haben sie nur eine geringe Effizienz. Tiermodelle geben keine Auskunft darüber, was ein Medikament im Gehirn eines Menschen anstellt. Da aber inzwischen die Gehirnzentren bekannt sind, die im Schmerz aktiv werden, müsste sich im Prinzip messen lassen, wo ein Medikament und vor allem wie gut es dort wirkt. Solche Tests wären wie ein Antibiogramm, mit dem sich für jeden Patienten mit einer bakteriellen Infektion im Labor zielgenau bestimmen lässt, welches Antibiotikum am besten gegen den Keim hilft. Eine eigene Variante des fMRI wird auf solche Fragestellungen angesetzt, und weil es die Auswirkungen von pharmazeutischen Produkten testet, heißt es phMRI. Bisher waren die Forscher auf die subjektiven Angaben von Patienten angewiesen, jetzt müsste die Schmerzreaktion im Gehirn direkt messbar sein. »Wir glauben, dass uns die Anwendung der funktionellen Bildgebung in die Lage versetzt, Schmerzformen auf objektive Weise einzuordnen, die zugrunde-liegenden Schaltkreise besser zu verstehen und Ziele für eine neue Generation von Analgetika zu finden«, frohlockte 2006 David Borsook vom Brain Imaging Center in Belmont, Massachusetts.

Die meisten Experimente mit fMRI testen das Empfinden gegenüber akuten Schmerzreizen von gesunden Probanden. Für die Praxis interessanter und für das phMRI notwendig ist indes, inwieweit das Gehirn von Menschen mit chronischen Schmerzen vom Normalzustand abweicht. Vieles spricht dafür, dass chronische Schmerzen eine eigenständige, degenerative Erkrankung des Gehirns sind. Schon normale kernspintomographische Aufnahmen zeigen, dass chronische Schmerzen die Hirnsubstanz dramatisch umbauen. Die graue Hirnsubstanz, also die Zellkörper der Nerven- und Gliazellen, nimmt vor allem in den Gehirnzentren ab, die mit der Schmerzverarbeitung beschäftigt sind. Der Thalamus schrumpft, der Hippocampus und Teile des vorderen Hirns. Je länger die Schmerzen andauern, desto größer der Schwund. Diese Umbauten wirken sich auf das Empfinden von Patienten mit chronischen Schmerzen aus. Besteht der Schmerz bereits lange Zeit, reagieren die Gehirnzentren empfindlicher, und die Fähigkeit zur Schmerzdämpfung des Gehirns nimmt ab. Viele Provokationstests, die Gesunde noch nicht als schmerzhaft einstufen, aktivieren bei Menschen mit chronischen Schmerzen bereits die Gehirnzentren, die sonst nur im Schmerz aktiv sind. Nur eine Region ist im Vergleich mit der Reaktion bei Gesunden bei chronische Kranken besonders aktiv: das Stirnhirn.[286,287] Dort wird gedacht, geplant, dort stecken die Persönlichkeit und das Sozialverhalten. Es ist der Bereich im Gehirn, den der russisch-amerikanische Neuropsychologe Elkhonon Goldberg einmal »das Organ der Zivilisation genannt hat«. Bei Menschen mit chronischen Beschwerden nimmt die akute Verarbeitung von Schmerzreizen ab, dafür nimmt die emotionale und kognitive Analyse zu. Der Schmerzkranke grübelt über seine Existenz. Die Lage ist nicht hoffnungslos. Bei Patienten, die jahrelang unter Hüftbeschwerden gelitten hatten und nach der Implantation eines künstlichen Hüftgelenks beschwerdefrei waren, bildete sich der Schwund an Gehirnmasse wieder zurück.[288] Auch bei Menschen mit chronischen Rückenbeschwerden normalisieren sich die lädierten Regionen unter einer erfolgreichen Behandlung.

Mit den Kernspintomographen sind Veränderungen des Gehirns schon vor den ausgedehnten Umbauprozessen erkennbar. Außerdem führt dieses Instrument objektiver als bisher auf die Spur der besten Strategie gegen diese krankhaften Veränderungen. Schon ordnen Wissenschaftler Fibromyalgie, chronischen Kreuzschmerzen oder neuropathische Schmerzen je nach Aktivierung bestimmter Hirnareale ein und testen entsprechend Medikamente. David Borsook verglich das stark wirksame Buprenorphin mit Aprepitant, das in mehreren klinischen Tests durchgefallen war. Vierundzwanzig gesunde Probanden erhielten die eine oder andere Substanz, kamen verkabelt in die Röhre eines Kernspintomographen und wurden Hitzereizen mit siebenundvierzig Grad Celsius jeweils auf den linken Fuß ausgesetzt. Beide Substanzen beruhigten offenbar die gewünschten Zielstrukturen im Gehirn. Aber im Unterschied zum durchgefallenen Aprepitant aktivierte nur das Buprenorphin stark den Nucleus accumbens, ebendie Struktur, die für Belohnungen zuständig ist.[289] Buprenorphin steht bei der Weltgesundheitsorganisation auf der Liste der unentbehrlichen Arzneimittel. Für die Pharmaindustrie sind die Ergebnisse der phMRI indes noch zu schwankend und inkonsistent, um allein auf dieser Basis Milliarden in die Entwicklung neuer Medikamente zu investieren. Immer häufiger prüfen Wissenschaftler mit bildgebenden Verfahren, wie und wo Medikamente im Gehirn wirken; sie nutzen die Gerätschaften gleichsam als Biomarker. Die Aufnahmen überzeugen selbst Skeptiker, dass es sich lohnt, mit Medikamenten oder mit nicht-medikamentösen Therapieformen viele Schmerzaspekte im Gehirn zu korrigieren. Ob und wo eine Therapie wirkt, kann mit dem Instrument schon beobachtet werden, bevor der Patient die Wirkung selbst spürt. Im Prinzip wäre es schon jetzt möglich, mit Hilfe eines fMRI-Scans vor der Gabe eines Opioids vorherzusagen, ob es überhaupt etwas für den Patienten bringt und ob er ein Risiko hat, davon abhängig zu werden.

Sind die neuen Techniken endlich das Thermometer für den Schmerz, mit dem sich die Existenz von Schmerzen in einem Menschen ohne Zweifel beweisen und quantifizieren lässt? Werden mit diesem »Lügendetektor« Menschen mit unerklärlichen Schmerzen vom Verdacht befreit, dass sie simulieren?

Ohne computergenerierte Bilder gab es erste Annäherungen an dieses Problem über die charakteristischen Grimassen, die Menschen und Tiere schneiden, wenn sie sich weh getan haben. Schmerz mag in erster Linie ein Warnsignal für das Individuum sein. In jedem Schmerz aber steckt möglicherweise auch eine nützliche Information für die Umgebung: Hilf mir oder bring dich in Sicherheit. Der Ausdruck von Schmerz ist also ein Warnsignal für die soziale Umgebung. Das Gesicht ist allgemein eines der machtvollsten Ausdrucksmittel für alle Arten von Gefühlen, Angst und Furcht. Über diesen Kommunikationskanal teilen wir der Umwelt in Bruchteilen von Sekunden unsere Grundstimmung mit. Schon kleine Kinder proben das Repertoire möglicher Gesichtsausdrücke. Dabei spiegelt sich ihr eigener Gesichtsausdruck in der Miene des Gegenübers. Wie wichtig diese Gruppenkommunikation ist, belegt schon der Umstand, dass die Amygdala, die bei einer Verletzung Furcht im Gehirn sät, mit den Hirnzentren für die Erkennung von Gesichtern verknüpft ist. Noch vor dem

Schmerzschrei prüfen kleine Kinder blitzschnell den Gesichtsausdruck des herbeieilenden Elternteils und urteilen danach, wie schlimm der Sturz wohl gewesen sein mag und welche Reaktion jetzt angemessen sein könnte. Wenn die Eltern selbst ängstlich und furchtsam reagieren, sind die Tränen unvermeidbar. Reagieren die Eltern indifferent, gelassen oder sogar gleichgültig, ist die Botschaft wohl: Unterdrück den aufkeimenden Schmerz. Der traurige, furchtsame Gesichtsausdruck eines nahen Menschen vermittelt auf der einen Seite Furcht – aber auch mitfühlende Solidarität. Es heißt, der eigentliche Grund dafür, dass Sigmund Freud die Patienten während der psychoanalytischen Sitzungen auf der Couch liegen ließ und sich hinter das Möbel setzte, war der, dass er den emotionalen Gesichtsausdruck der Patienten nicht ertragen konnte.[270]

Im Grunde steckt in jedem menschlichen Gehirn ein organisches fMRI, das die kleinste Hirnregung automatisch registriert. Allerdings lässt sich der Gesichtsausdruck auch künstlich manipulieren, und so formt dieses Kommunikationsinstrument eine Art spontane moralische Übereinkunft über das Verhalten, das im entsprechenden Kontext angemessen erscheint. Die steife Oberlippe der Briten steht in starkem Kontrast zu den zerfurchten, verzerrten Gesichtern trauernder Frauen im Irakkrieg. Auf welche Weise die Leiden an die Oberfläche dringen dürfen, ist ein Teil der kulturellen Übereinkunft, die Gruppen formt. Schon im Alter von zwei Monaten zeigen Kinder von Eltern aus unterschiedlichen Kulturkreisen unterschiedliche Gesichtsausdrücke.[66] Damit ist Schmerz nicht nur mehr eine Kaskade von Nervenbotenstoffen, die Folge elektrischer Entladungen und von Netzwerkaktivität. In seinem körperlichen Ausdruck ist er eine Form des Dialogs, und jede Gruppe pflegt ihre eigenen Dialekte. Es ist der Beginn der Kultur. Für die Schmerzforschung und auch für die Kommunikation mit Menschen anderer Kulturkreise bedeutet dies: Vorsicht vor der Interpretation der Schmerzäußerungen und vor Schnellschlüssen. Und noch etwas folgt aus dem Gesichtsausdruck: Ein entspanntes Lächeln ist ein potentes Therapeutikum, Grabesmiene versetzt das Gegenüber hingen in finstere Stimmungen und kann auf diese Weise Schmerz verstärken. Diese Dimension der non-verbalen Schmerzmodulation ist selbst Ärzten auf ihren Wegen von Bett zu Bett nicht bewusst. Es würde sich lohnen, die Mimik eines Arztes mit dem Schmerzmittelverbrauch seiner Patienten ins Verhältnis zu setzen. Die Kunst der Interpretation der Gestik und Mimik von Menschen im Schmerz ist verlorengegangen. Charles Bell, jener schottische Physiologe, der die Verbindung von bestimmten Schmerznerven mit dem Gehirn entdeckt hatte und damit die materielle Theorie des Schmerzes vorantrieb, verfasste ein Buch über die Gesichtsausdrücke als Ausdruck der Emotionen und als Kommunikationsmittel. Ende des 19. Jahrhunderts waren in Lehrbüchern besonders für Krankenschwestern, aber auch für Ärzte noch grimassierende und gestikulierende Menschen mit Schmerzen abgebildet. Britische Schwestern waren angehalten, zwischen Schmerzen, die echt, aber unwichtig waren, eingebildeten Schmerzen und solchen, die ein ernsthaftes Symptom darstellten, zu unterscheiden – alles anhand des Gesichtsausdrucks.[66] Es ist eine Unterteilung, die bisweilen heute noch auf Krankenstationen stattfindet und manche Patienten untertherapiert lässt. Ein kalifornischer Arzt beichtet noch 1951, dass er ein schlechter Beobachter sei und deshalb die Mimik von Patienten systematisch erfasst habe. War ihm ein Gesichtsausdruck unklar, stellte er sich vor den Spiegel und verzog das Gesicht, wie er es beim Patienten gesehen hatte, um das entsprechende Gefühl nachempfinden zu können.

Das subjektive Beurteilen von Schmerzen anhand von Fotografien in Lehrbüchern gilt heute als hoffnungslos veraltet. Inzwischen vertrauen moderne Wissenschaftler und Ärzte lieber der Technik. Ingenieure registrieren die minimalen Zuckungen, sogenannte Aktionseinheiten (AU), im Gesicht als Anhalt für die Stärke des empfundenen Schmerzes. Es geht um Menschen, die aufgrund von geistigen Einschränkungen oder Lähmungen keine

Auskunft über ihr Leiden geben können. Grundlage ist das Facial Action Coding System (FACS), ein Katalog von Mikroausdrücken der Gesichtsmuskeln im Schmerz, die an die US-amerikanische Fernsehserie *Lie to Me* erinnern: Augenbrauen gesenkt, Augen geschlossen, Wangen angehoben, Mundwinkel nach oben, Augenlider verengt, Nase in Falten gelegt, die obere Lippe nach ob gezogen, das ist das Gesicht des Schmerzes. Die zugehörige Schmerzformel lautet: Schmerz = AU4 + (AU6||AU7) + (AU9||AU10) + AU43. Mittlerweile ist ein Psychologe wie der Held von *Lie to Me*, Dr. Cal Lightman gar nicht mehr nötig. Ein automatisiertes System nimmt die Aktionseinheiten per Videokamera auf und wertet sie automatisiert aus.[290] Die Forscher mussten allerdings zugeben, dass sie Schwierigkeiten mit der Analyse hatten, da sich die Patienten stark bewegten. Außerdem sei das System nicht geeignet bei sehr mobilen und ausdrucksstarken Personen. Die Automatik würde schnell verwirrt durch mannigfaltige Emotionen wie Furcht, Traurigkeit und Überraschung, die Menschen für gewöhnlich ausdrücken. Und es verwundert gar nicht, dass es ähnliche Gesichtsausdrücke für Schmerz und Wohlgefühl gibt, sind doch beide Aufwallungen durch Hirnzentren moduliert, die Endorphine (Wohlgefühl) und Dopamin (Belohnung und Wohlgefühl) ausschütten.[291] Der beste Ort für die automatische Auswertung von Schmerzausdrücken sei die Intensivstation, folgern die Erfinder, in der die Patienten still liegen und sich nicht äußern können.

Je tiefer der Einblick in die Schmerzvorgänge in einem einzelnen Menschen gelingt, desto größer die Wahrscheinlichkeit, das subjektive Erleben einer objektiven Kennziffer zuordnen zu können. Im Jahr 2003 beschloss der Bundesstaat Kalifornien neue Regeln für die Unterstützung von Unfallopfern mit chronischen Schmerzen. Fortan mussten Antragsteller objektive Beweise für ihre Schmerzen beibringen. Mr. Koch war einhundertachtzig Grad heißer Asphalt auf die Brust und die Arme gespritzt. Danach behauptete der Arbeiter, er habe chronische Schmerzen und forderte im Jahr 2008 Entschädigung von seinem Arbeitgeber, der Western Emulsion. Seine Rechtsanwälte kontaktierten Neurowissenschaftler an der amerikanischen Ostküste. Diese ließen fMRI-Aufnahmen seines Gehirns anfertigen, während sie seine Hände leicht berührten und ihn dann einen Ball drücken ließen. Die bekannten Zentren der Schmerzmatrix flammten auf. »Insgesamt weist dieser Befund auf ein Nervensystem hin, das Mr. Kochs Wahrnehmung von Schmerzen entspricht«, schloss die Expertin. Der Fall kam nicht vor Gericht, weil die beiden Seiten sich vorher einigten.[292] Doch der Anfang war gemacht.

Der kalifornische Orthopäde Robert England war fast dreißig Jahre lang beim Militär gewesen und hatte anschließend Arbeiter für Kompensationszahlungen nach Unfällen begutachtet. Er wusste, dass Schmerz eine sehr subjektive Angelegenheit ist. Aber der Stanford-Absolvent hatte von dem neuen Instrument fMRI gehört und davon, wie es die Spuren des Schmerzes im Gehirn sichtbar machen konnte. Der Orthopäde absolvierte einen Crashkurs über fMRI an der University of Wisconsin und brachte seine Idee zu Papier. Am 9. Dezember 2008 hatte der zweiundsiebzigjährige Robert England ein neunzehnseitiges Patent mit der Nummer US 7,462,155 B2 für die »Objektive Bestimmung von chronischen Schmerzen bei Patienten« eingereicht und erhalten.[293] »Die Methode kann genutzt werden«, schrieb er in die Patentschrift, »um Versicherungsansprüche oder andere Kompensationsforderungen durch Personen zu verifizieren, die behaupten, dass sie so sehr unter chronischen Schmerzen leiden, dass sie bestimmten Dingen wie ihrer Arbeit nicht mehr nachgehen können.« Obwohl noch immer gute wissenschaftliche Belege für die Tauglichkeit der fMRI als objektiver Schmerztest fehlten, bot schon ein Jahr später die erste Firma ihre Dienste an. *No Lie MRI* aus Tarzana in Kalifornien ist der bezeichnende Name dieses Dienstleisters. Inzwischen sind noch Cephos in Tyngsboro und *Truth Test Technologies* (T3) in Philadelphia hinzugekommen. T3 behauptet, sie könne mit Hilfe des fMRI mit fünfundneunzigprozentiger Sicherheit sagen, ob jemand die Wahrheit sagt. Es sei dieselbe Genauigkeit, lässt T3 wissen, die auch genetische Profile haben, die vor Gericht als Beweismittel zugelassen sind.

Tor Wager von der University of Colorado in Boulder hatte nicht nur den Placebo-Effekt im Gehirn erforscht und wie Erwartungen die Hardware Hirn verändern. Seine Forschung lieferte in gewisser Weise den letzten Baustein für die juristische Verwertung des fMRI. Schmerzen lassen sich auf sehr unterschiedliche Weise erfassen. Jemand verzieht das Gesicht, beginnt zu schwitzen, erzählt wortreich, wo und wie stark es weh tue, oder vermeidet bestimmte Bewegungen. Für Wager war das nicht genug. »Selbstaussagen sind eine Art kommuniziertes Verhalten und deshalb unzuverlässig«, sagt der Psychologe. Die Menschen versuchten sich zum Beispiel konform zu verhalten oder mit ihren Angaben bestimmte Ziele zu erreichen. »Es ist eben nicht dasselbe wie objektive Daten.« Also fasste Wager einen Plan: Er wollte Karten des Gehirns erzeugen, mit denen sich sagen lässt, wie viel Schmerz jemand gerade fühlt. Das wäre nicht nur objektiver, sondern in bestimmten Fällen auch der einzige Weg. Wenn jemand im Koma liegt oder dement ist. Wenn man wüsste, welche Hirnzentren bei jemandem im Schmerz besonders aktiv sind, wären gezieltere Eingriffe am Gehirn möglich. Und schließlich ließe sich endlich sagen, ob die Gehirne von Tier und Mensch den Schmerz ähnlich verarbeiten und Tiere also in Experimenten ein gutes Modell abgeben.

Mit vier Versuchen an insgesamt hundertvierzehn gesunden Studenten suchte Wager Antworten auf zwei grundsätzliche Fragen: Lässt sich mit dem fMRI ein Aktivitätsmuster im Gehirn ausmachen, das zuverlässig anzeigt, ob und wie viel Schmerzen jemand gerade erleidet, und unterscheidet sich dieses Muster von anderen Reaktionen des Gehirns, ist es also eindeutig? Die jungen Frauen und Männer bekamen eine Hitzesonde auf den linken Arm geschnallt und legten sich in die Röhre eines Kernspintomographen. Im ersten Test zeigten die üblichen Verdächtigen

Schmerzaktivität: der Thalamus, die Insel, der sekundäre somato-sensorische Cortex, der Anteriore cinguläre Cortex und das Höhlengrau. Dies sollte die Signatur für den folgenden Versuch sein. Nun ging es darum, ob diese Signatur in der Lage sein würde, Schmerzen eindeutig zu entdecken. Tatsächlich verriet das Aktivitätsmuster mit vierundneunzigprozentiger Sicherheit, ob die Probanden gerade harmlose Wärme (einundvierzig Grad Celsius) spürten oder schmerzhafte Hitze (siebenundvierzig Grad Celsius) aushalten mussten. Und die Stärke der Hirnaktivität stand in direkter Korrelation zur Höhe der Temperatur. ,

Doch es gab Bedenken, ob das Muster wirklich auf die Temperatur reagierte oder etwas anderes der Grund war. »Hirnzentren wie der Anteriore cinguläre Cortex oder die vordere Insel sind nicht nur bei schmerzhaften Ereignissen aktiv«, sagt Tor Wager, »sondern auch, wenn man schwierige Entscheidungen trifft, Matheprobleme löst oder emotionale Erfahrungen macht. Es gibt also wirklich ein Spezifitätsproblem.« Deshalb folgte noch ein weiterer, gemeiner Test. In der Umgebung von New York hatten die Forscher nach Studenten gefahndet, die gerade eine schwierige Trennung hinter sich hatten. Die Verlassenen sollten Fotos von ihrem oder ihrer Ex und von engen Freunden mitbringen. »Wir hatten keine Probleme, solche Probanden zu finden«, erinnert sich Wager. Diesmal verabreichten die Forscher nicht nur Hitzereize, sondern ließen die Probanden in der Röhre auf die Fotos schauen. War das fMRI in der Lage, zwischen physischem und seelischem Schmerz im Gehirn zu unterscheiden? Bei den frisch Getrennten reagierten verschiedene Zentren, die mit Emotionen verbunden sind. Doch die Reaktion auf Wärme und vor allem auf Hitze war erheblich heftiger, und das Verteilungsmuster unterschied sich ein klein wenig. Schließlich prüfte Wager noch, ob sich die aufgebrachten Hirnzentren mit einem Opioid wieder beruhigen ließen und die Probanden dann weniger Schmerzen empfanden. Beides war der Fall. Wager schloss aus der Testserie, dass er eine in hohem Maße zuverlässige Methode zur Messung von körperlichen Schmerzen gefunden hatte. War das subjektive Phänomen Schmerz wirklich zum ersten Mal objektiv vermessen worden? Konnten jetzt Pharmafirmen und Versicherungsunternehmen aufatmen, weil sie ein reproduzierbares Maß für die Wirkung ihrer Medikamente in die Hände bekamen?

Im Lauf der Jahre hat sich die fMRI zum Forschungsinstrument Nummer eins für Schmerzforscher entwickelt. Doch die Zweifel an der Aussagekraft dieser Technik wachsen. Manchmal gerät in Vergessenheit, dass diese Methode keineswegs die elektrische Aktivität einzelner Neurone darstellt. Es ist die regionale Zunahme des Blutflusses innerhalb von Gehirnwürfelchen von einem Millimeter Kantenlänge. In jedem dieser Voxel stecken mehrere zehntausend Nervenzellen. Zwischen neuronaler Aktivität und der Veränderung des Blutflusses vergeht jedes Mal rund eine Sekunde. Manche Skeptiker sagen, dass die Signale noch nicht einmal direkt die neuronale Aktivität abbilden, sondern eigentlich den Stoffwechsel der Glia, der Stütz- und Hausmeisterzellen im Gehirn. Auch wenn die eingesetzten Magnetfelder in jüngster Zeit in schwindelerregende Höhen von sieben Tesla gestiegen sind und die Auflösung damit noch einmal stieg, liefern die fMRI-Bilder nur Hinweise auf die wahren Ereignisse im Gehirn. Selbst Tor Wager sieht die Grenzen des fMRI. Es könne sein, dass die Gehirne mancher Menschen den Schmerz einfach auf andere Weise verarbeiten. Deshalb könne man zwar sagen, dass jemand Schmerz erleidet, wenn bestimmte Hirnzentren aktiv sind, aber man könne eben nicht sagen, dass jemand keinen Schmerz erleidet, wenn die Hirnzentren stumm bleiben. »Als Lügendetektor für Schmerzen eignet sich das Verfahren nicht«, betonte Wager. »Ich kann tausend Menschen untersuchen und vielleicht in neunundneunzigkommaneun Prozent aller Fälle sagen, wer wie viel Schmerzen hat, und trotzdem könnte es einen geben, der Schmerzen auf eine andere Weise empfindet.« Darüber hinaus sind akute Schmerzen durch Hitzereize bei Gesunden nicht dasselbe wie chronischer Schmerz bei einem Menschen mit langjähriger Neuropathie.

»Man findet zwar verschiedene Gehirnzentren, die mit Schmerzen in Verbindung stehen, aber das bedeutet nicht, dass das diagnostisch genutzt werden kann«, räumt Wager ein. Die Gehirne von Menschen mit chronischen Schmerzen verändern sich, formen sich um. Bis jetzt ist noch kein Fall mit Hilfe des fMRI vor Gericht entschieden worden. Amerikanische Juristen aber sind keine skrupulösen Wissenschaftler, was die Beweisführung angeht, und ein Bild, auf dem ein paar glühende Flecken Schmerz signalisieren, kann große Überzeugungskraft entfalten. Es ist nur eine Frage der Zeit, bis es doch geschieht. Für Adam Kolber, Jurist von der University of San Diego, war der Einsatz des fMRI als Lügendetektor vor Gericht bereits 2007 nur eine Frage der Zeit.[294] Wahrscheinlich würde die Anwendung des fMRI als Schmerzdetektor das Verfahren hoffähig machen, weil auf diesem Feld Milliardensummen auf dem Spiel stehen. »Schmerz ist eine der medizinischen Beschwerden, die sich am leichtesten vortäuschen lassen.«

Immerhin, einmal hat das fMRI tatsächlich schon die Schmerzfrage beantworten können. Allerdings nicht, indem es die Aktivität von Schmerzzentren nachwies. Im November 2012 fragte der britische Neurowissenschaftler Adrian Owen den neunundreißigjährigen Scott Routley, der nach einer Kollision mit einem Polizeiwagen seit zehn Jahren im Wachkoma lag und sich nicht äußern konnte, ob er Schmerzen habe. Die Antwort lieferte das fMRI. Routley hatte gelernt, mit der Imagination eines Tennisspiels den Blutfluss in seinem Gehirn so zu steuern, dass er auf diese Weise »Ja« oder »Nein« signalisieren konnte. »Nein« signalisierte die Aufnahme aus dem fMRI. Routley litt nicht unter Schmerzen.

Die Kernspintomographie mag noch nicht genügend ausgereift sein für die Pharmaforschung oder als Instrument für die objektive Beurteilung von Schmerzen bei einzelnen Patienten. Zumindest in der Grundlagenforschung lassen sich mit dem fMRI viele Annahmen überprüfen, die Psychologen bisher allein mit den Angaben von Patienten und raffinierter Statistik ermittelt haben.

Ganz allgemein können sie die Hirnareale für die Intensität und Qualität des Schmerzreizes unterscheiden, von den Arealen für die emotionale Färbung und den Einflüssen auf die Schmerzweiterleitung im Hinterhorn. Spätestens seit der Zeit, als John Bonica die erste interdisziplinären Schmerzklinik gegründet hat, ist bekannt, dass Schmerzen am besten aus unterschiedlichsten Richtungen angegangen werden. Was erst nur ein pragmatischer Ansatz war, konnte nach und nach mit statistischen Studien erhärtet werden. Doch wenn Psychotherapie, Sport oder Entspannungsübungen wirklich etwas bewirken, müssten sie im Hirn chronisch Kranker deutliche Spuren im fMRI hinterlassen.

Schon die einfache Kernspintomographie zeigt, wie Psychotherapie (aber auch erfolgreiche chirurgische Eingriffe) den Schwund der grauen Hirnsubstanz bei chronischen Schmerzen verbessern oder sogar rückgängig machen kann. Chronischer Schmerz ist das Ergebnis fehlerhafter unbewusster Lernprozesse, und so ist die Verhaltenstherapie wenigstens nach statistischen Auswertungen eine der wirksamsten Psychotherapieformen. Idealerweise senkt sie die angespannte Erwartung und die negativen emotionalen Auswirkungen von Schmerzen. Forscher von der University of Maryland fragten sich, ob eine Verhaltenstherapie über elf Wochen die Strukturen im Gehirn umformt, die in der Verhaltenstherapie angesprochen werden.[199] Wie wirkt sich also eine psychotherapeutische Korrektur der Interpretation von Schmerzen, Entspannungstechniken und Techniken zur Ablenkung und besseren Kontrolle von Schmerzzuständen zum Beispiel auf den präfrontalen und auf den Anterioren cingulären Cortex aus. Dreizehn Patienten mit unterschiedlichsten Schmerzformen legten sich einmal vor und einmal nach den elf Wochen Verhaltenstherapie in den Kernspintomographen. Und wie erwartet hatte die graue Substanz im präfrontalen Cortex zugenommen. Die Patienten konnten wieder klarer denken. Die Veränderungen betrafen die vorderen Gehirnanteile, in denen der Schmerz bewertet wird, aber auch das Zentrum für die Gedächtnisbildung und Teile des Anterioren cingulären Cortex. Das Gehirn der betroffenen Patienten sah die Lage nicht mehr ganz so schwarz, das sogenannte Katastrophisieren, das die Tendenz zu chronischen Schmerzen verstärkt, hatte abgenommen. Das Gespräch mit dem Therapeuten, die neuen Einsichten und Entspannungsübungen in der Verhaltenstherapie hatten das Gehirn physisch umgeformt und wie einen trainierten Muskel anschwellen lassen. Interessanterweise hatte indes die Bewertung der Schmerzintensität im Schnitt wenig abgenommen, die Patienten konnten vor allem besser mit dem Schmerz umgehen, und er traf sie emotional nicht mehr so hart. Elf Wochen sind keine lange Zeit. Die Frage ist, wie sich die Umbauvorgänge auf Dauer auswirken und ob die Psychotherapie auch gegen jede Art von Schmerz hilft. Das Schmerzempfinden zerfällt grundsätzlich in zwei Kategorien: die Nozizeption, die das Gehirn einfach nur darauf hinweist, wo im Körper etwas geschieht, das möglicherweise schädlich ist, und das eigentlich unangenehme Schmerzempfinden, das uns zur Handlung zwingt. Es gibt Spekulationen über ein Zentrum für nozizeptive Reize in einem Hirngebiet namens Operculum, das die seitliche Hirnfurche überdeckt. Schmerzen, die in diesem sogenannten seitlichen Schmerznetzwerk stattfinden, lassen sich schwer durch kognitive Verfahren beeinflussen, sie würden also vor allem für sehr körperliche Schmerzen sprechen. Während die weiter innen gelegenen mittleren Bereiche des Netzwerks mehr für die emotionalen Anteile stehen.

Ein weiterer Baustein der nichtpharmakologischen Hilfe bei chronischen Schmerzen ist Bewegung. Im Gegensatz zur landläufigen Meinung, dass Schmerzen mit Ruhe gelindert werden müssten, hilft Sport. Für eine kurze Weile mag eine Schonhaltung angebracht sein, doch gerade bei Rückenschmerzen gilt: runter vom Sofa und rein in den Trainingsanzug. Doch auch wenn eine Fitnesskette mit dem Slogan wirbt, dass ein starker Rücken keinen Schmerz kenne, ist die positive Wirkung der Bewegung keine Folge gestählter Muskeln. Es ist fast gleich, welche Übungen oder Bewegungen jemand macht, die Wirkung kommt aus dem Gehirn.

Endorphine im Gehirn vermitteln das Gefühl, wieder Kontrolle zu haben, und damit lösen sich die Muskelverspannungen.[295] Bonner Hirnforscher schoben Sportler vor und nach Läufen und Spaziergängen in den Kernspintomographen und prüften die Empfindlichkeit auf verschiedene Temperaturreize. Gehen allein reichte nicht, um die Schmerzreaktion zu mindern, es musste schon etwas mehr Tempo sein.[296]

Dass Beruhigung und Entspannung bei Schmerzen helfen, klingt plausibel. Aber gibt es neben dem angenehmen Gefühl noch eine nachprüfbare Wirkung? Entspannungsübungen und Meditationen sind Bestandteil der Verhaltenstherapie. Wenn es eine Leidensphilosophie gibt, dann den Buddhismus. Die verschiedenen Varianten dieser Lehre wollen das immerwährende Leiden im Dasein überwinden und das schon weit vor irgendeiner Schmerztherapie. Die Erleuchtung erlangt der Mensch durch Selbstdisziplin und Meditation. Im Zen-Buddhismus ist die Meditationspraxis das Zazen, das stundenlange Ausharren auf einem dicken Kissen im Lotussitz. Die innere Versenkung soll die Gedankenflut eindämmen. In einer weltlichen Form hat sich diese Praxis in den vergangenen Jahren in Form von sogenannten Achtsamkeitsübungen einen Namen gemacht. Tatsächlich sind viele langjährig praktizierende Zen-Buddhisten sowohl im Hinblick auf Schmerzempfindlichkeit als auch in Bezug auf die emotionale Komponente des Schmerzes widerstandsfähiger. Und so lag es nahe, sich ihre Gehirne im Kernspintomographen genauer anzusehen. Die Strukturen, in denen die emotionalen Anteile verarbeitet werden, wie der Anteriore cinguläre Cortex, und solche, welche die Intensität des Schmerzes bewerten, waren bei ihnen stärker entwickelt. Je länger sie praktiziert hatten, desto mehr Zellkörper tummelten sich in den Arealen.[207] Schon vier Tage Meditation können die Widerstandsfähigkeit gegenüber Schmerzreizen deutlich erhöhen.[297,298]

Meditation und Achtsamkeitstraining ähneln in gewisser Weise einer Selbsthypnose. Und Hypnose wirkt, vorausgesetzt, man gehört zu denen, die empfänglich dafür sind. Der Hypnotiseur fordert den Patienten in seiner Trance zum Beispiel auf, sich vorzustellen, wie er die Kontrolle über den Schmerz wiedererlangt oder dass der Schmerz ihn nicht berührt. Die Patienten fühlen sich unterdessen entspannt, sind völlig absorbiert von wenigen Gedanken, hören auf, sich selbst zu überprüfen und zu beurteilen, die Konzentration auf das Selbst und das Vergehen der Zeit werden nicht mehr wahrgenommen. Und all das fühlt sich an, als seien es die ureigensten, selbst gefassten Gedanken und Handlungen. Kurz, die Patienten sind ganz entspannt im Hier und Jetzt. Es ist der angenehm selbstvergessene Zustand, wie er manchmal auftritt, wenn man völlig fasziniert ist von einem Film oder den Wellen, die sich auf der Oberfläche eines Sees kräuseln. Fünfundsiebzig Prozent der Bevölkerung sprechen auf Schmerzlinderung durch Hypnose an.[223] Je nachdem, welchen Aspekt der Hypnotiseur mit seinen Suggestionen in den Mittelpunkt rückt, reagieren die entsprechenden Hirnzentren. Zielt er mehr auf die emotionale Seite, das Leiden am Schmerz, dann reagiert der Anteriore cinguläre Cortex. Säuselt der Therapeut »Sie schweben aus dem Körper in die Luft, der Schmerz bleibt zurück im Körper« und spricht damit die Intensität des Schmerzreizes an, reagiert der somatosensorische Cortex. Im Experiment mit Hitzereizen konnten die empfundene Reizstärke um fünfzig Prozent, das unangenehme Gefühl um neunzig Prozent gesenkt werden.[223] Je stärker der Schmerz war, desto ausgeprägter musste indes die Empfänglichkeit für Hypnose sein. Erfolgreich angewandt wurde die Technik bereits bei vielen operativen Eingriffen wie Herz-Bypass-Operationen, gynäkologischen Eingriffen, Geburten oder der sehr schmerzhaften Versorgung von Brandwunden. Die Hypnose dauerte jeweils dreißig bis sechzig Minuten.[299] Die Frage bleibt, ob das Verfahren tauglich ist für chronische Schmerzen. Dreihundert Näher und fünfzig Zuschneider von litauischen Textilfabriken mit Muskel- und Skelettschmerzen erhielten eine Hypnotherapie. Sie hatten wegen der monotonen Arbeit seit mehr als drei bis vier

Monaten Beschwerden, und Medikamente halfen ihnen nicht mehr. Die Intensität der Schmerzen nahm bei allen Teilnehmern ab, sie waren nicht mehr so deprimiert, bewegten sich mehr, hatten weniger müde Muskeln und fühlten sich insgesamt besser.[300] Und wenn es noch eines Beweises bedarf, dass der Schmerz im Kopf entsteht, dann liefert ihn die Hypnose. Fünf Frauen und drei Männer legten sich hypnotisiert in den Kernspintomographen. Zunächst verabreichten die Wissenschaftler auf die rechte Handfläche Hitzereize. Nach einer Pause sollten sich die Probanden die Hitze auf der Hand so deutlich wie möglich vorstellen. Die ganze Zeit zeichnete der Scanner die Hirnaktivitäten auf. Das Ergebnis: Der Hypnotiseur kann den Schmerz in den Kopf pflanzen, es aktiviert im Gehirn dieselben Zentren wie physischer Schmerz.[301]

Durch die handfesten Belege, dass die Psyche über das Gehirn die materielle Schmerzweiterleitung beeinflusst, löst sich die künstlich geschaffene Grenzziehung zwischen Körper und mentalen Prozessen endgültig auf. Die Einheit dient einer Aufgabe: die Bedürfnisse des Individuums zu befriedigen.[302] Außensensoren für Berührungen, Hitze, Kälte, Licht oder Geräusche transportieren Nachrichten aus der Umwelt in das zentrale Nervensystem. Dieses sortiert und wertet die Botschaften aus, und das Ergebnis ist vielleicht ein lautes »Autsch!«. Wenn aber Körper und Geist so miteinander verwoben sind, stellt sich die Frage, auf welche Weise und nach welchen Kriterien das Gehirn Bewertungen vornimmt und welche Eigenschaften uns empfindlicher oder resistenter gegen Schmerzen machen? Auf der Suche nach Antworten löst sich die Neurowissenschaft immer mehr von der Vorstellung einer verteilten Schmerzmatrix mit festen Modulen, die sich nach Bedarf zusammenschalten. Das Gehirn organisiert sich flexibel nach Bedarf selbst für das Überleben des Individuums in einer Gesellschaft.

10
Hinab in die Emotionen

Der Schmerz entsteht im Gehirn. Er setzt die Fähigkeit zur Emotion und zur Wahrnehmung voraus. Doch wie wach und bewusst muss ein Lebewesen sein, damit wir ihm die Fähigkeit für eine Schmerzempfindung zutrauen? Kann ein Fötus Schmerz empfinden?

E INE EXTREME Diät hatte den Stoffwechsel der jungen Frau völlig durcheinandergebracht und einen Herzstillstand ausgelöst. Durch den extremen Sauerstoffmangel war ihr Gehirn erheblich geschädigt worden. Theresa Marie (Terri) Schiavo aus Saint Petersburg im US-Bundesstaat Florida lag im sogenannten vegetativen Status oder Wachkoma. In diesem Zustand gelten Menschen zwar als wach, aber ohne Bewusstsein. Ihr Mann hatte entschieden, dass die lebenserhaltenden Maschinen abgeschaltet werden, aber ihre Eltern und eine aufgebrachte Schar von Lebensaktivisten protestierte dagegen – schließlich könne Terri noch bei Bewusstsein sein. Wenn Ärzte wissen wollen, wie tief jemand in das Reich der Bewusstlosigkeit hinabgesunken ist, kneifen sie in die vordere Achselfalte oder drücken einen Stift auf das Nagelbett. Keinerlei Reaktion deutet auf eine tiefe Bewusstlosigkeit hin. In Terris Fall war selbst die kleinste Reaktion für die Aktivisten noch ein Indiz, dass die Patientin noch bewusst an der Welt teilnahm. Wer Schmerz empfinden kann, so die Logik, besitzt die Fähigkeit zu komplexer Wahrnehmung. Solch ein Mensch hat Emotionen, ist sich seiner selbst bewusst, lebt und darf deshalb nicht getötet werden. Solange du noch Zahnschmerzen hast, raunte man sich im Mittelalter gegenseitig zu, weißt du wenigstens, dass du noch lebst. Doch niemand kann sagen, wie weit jemand, der nicht ansprechbar ist, noch an der Welt teilnimmt. Und niemand kann mit hundertprozentiger Sicherheit sagen, was alles zu einem legitimen Schmerzempfinden gehört. Ließe sich mit absoluter Sicherheit nachweisen, dass jemand in diesem Zustand keinen Schmerz empfindet, dann wäre der vollständige Ausfall höherer Gehirnfunktionen wahrscheinlich, und man dürfte die Beatmungsmaschine abstellen. Terri Schiavo, hieß es in den Medien, hänge an einem Morphintropf. Wer Morphin bekommt, so die Argumentation der Aktivisten, hat Schmerzen, ist also bei Bewusstsein. Die Ärzte beschwichtigten und sagten, es seien nur minimalste Dosen verabreicht worden. Alle Beteiligten bewegten sich in gewisser Hinsicht mit ihren Annahmen auf wackeligem Boden. Denn was ist Bewusstsein wirklich? Was sind Emotionen? Was ist Schmerz? Und inwieweit definieren alle diese Zustände das Leben?

Für René Descartes war der Schmerz eine Provokation. Wie kann ein Mensch etwas in einem Arm empfinden, der ihm amputiert worden ist? Wenn sich diese Wahrnehmung so leicht austricksen ließ, dann konnte man keinem Sinneseindruck mehr trauen. Das Einzige, worauf er sich noch verlassen wollte, waren deshalb seine eigenen Gedanken. »Ich denke, also bin ich«, schrieb er in seinen *Meditationes de Prima Philosophia*. Die Sprache der Mathematik, das vorurteilsfreie Betrachten von natürlichen Vorgängen und das systematische Studium der Natur wiesen den Weg zur Erkenntnis der Welt. Nun wissen wir spätestens seit der *Gate-Control*-Theorie, dass die verkörperte Erfahrung Schmerz eine Mixtur aus Biologie, kulturell bedingten Haltungen und Emotionen ist, die bis ins Bewusstsein vordringt und uns zu Handlungen zwingt. Wenn Schmerz und Bewusstsein sich aus demselben Modulbaukasten des Gehirns bedienen, ist die Frage nach dem Sitz des Schmerzes eine Frage nach dem Ort und dem Wesen des Bewusstseins. Auf diese Weise führt das Nachdenken über das Symptom zurück zum Ursprung der uralten philosophischen Frage nach der Realität, dem Bewusstsein und der Vertrauenswürdigkeit unserer Wahrnehmung. So werden aus Neurowissenschaftlern wieder Philosophen, und die streiten sich noch immer darüber, was eigentlich dieses Bewusstsein sein soll.

Für Descartes war Bewusstsein gleichbedeutend mit dem immateriellen Denken und dem Selbst. Bis heute folgen einige Denker dieser Idee. Der österreichisch-britische Philosoph Karl R. Popper und der australische Neurophysiologe John Carew Eccles lehnten den puren Materialismus in den 1990er Jahren ab und argumentierten im Geiste Descartes'. »Es gehört zu den wichtigsten Aufgaben dieses Buches, den Materialismus herauszufordern, vom Thron zu stoßen und das geistige Selbst als Herrscher im Gehirn wiedereinzusetzen«, ist die Kampfansage des gläubigen Eccles in seinem Buch *Wie das Selbst sein Gehirn steuert*. Wenn es eine mentale Aktivität gäbe, dann müsse diese offen sein für Einflüsse, die nicht physisch sind. Popper und Eccles nennen die beiden Sphären nüchtern *Welt 1* und *Welt 2*. Die *Welt 1* steckt voller Dinge und Organismen, mit denen man interagieren kann. Zu dieser Welt gehört als biologisches Ereignis und physisches Warnsignal auch die neutrale Wahrnehmung von schmerzhaften Reizen, die Nozizeption. Auf der anderen Seite steht als Teil der mentalen *Welt 2* unter anderem das Schmerzempfinden samt Emotionen, Gedanken und Erwartungen. Aber woraus besteht das Mentale, wenn nicht aus der Aktivität von Neuronen? Nach Eccles aus mentalen Einheiten, sogenannten *Psychons,* die mittels massenloser quantenmechanischer Wahrscheinlichkeitsfelder mit den körperlichen Dendrons in der Hirnrinde kommunizieren – was sehr nach Descartes' Zirbeldrüse als Begegnungsort von Geist und Materie klingt. Die Wahrscheinlichkeit einer Nervenübertragung in der Hirnrinde würde wiederum durch das immaterielle Wollen des Gehirnträgers beeinflusst. Existierte dieser Psychon-Geist bereits irgendwo, bevor sich in der Evolution entsprechende Hirnstrukturen beim Menschen entwickelten? Die *Welt 2* habe begonnen, windet sich Eccles, als die Evolution eine Hirnrinde hervorgebracht hatte, in der die Psychons mit den Dendrons interagieren konnten. Obwohl John Eccles für seine Arbeiten über die Hemmung von Nervensignalen am synaptischen Spalt 1963 den Nobelpreis bekam, wurden seine späteren dualistischen Ideen nie akzeptiert. Das heißt nicht, dass sich nicht weitere Wissenschaftler am Immateriellen und Geisterhaften versuchten. Jüngst wilderte Robert Lanza, eigentlich Biotechnologe und Klon-Experte, im Jenseits. In seinem Buch *Biocentrism: How Life and Consciousness Are the Keys to Understanding the True Nature of the Uni-*

verse entwickelte Lanza mit Hilfe der Quantenphysik die Idee, dass unser Bewusstsein das materielle Universum erschafft und nicht umgekehrt. Der Tod des Bewusstseins ist in diesem Konzept nicht vorgesehen. Descartes, dem sehr viel an der Unsterblichkeit der Seele lag, wäre zufrieden gewesen.

Idealistische Erklärungen des Bewusstseins sind heute die Ausnahme. Die meisten Neurowissenschaftler sind Materialisten oder materialistische Monisten. Sie gehen davon aus, dass Gedanken und Bewusstsein Ausdruck der großen Anzahl von Neuronen-Aktivitäten im Gehirn sind. Viele Hirnzentren produzieren zusammen die grundlegenden Funktionen höherer Denkleistungen wie Gedächtnis, Lernen, Sprechen oder einfache Bewegungen; zusammengeschaltet zu Netzwerken, schaffen sie komplexere Fähigkeiten des Gehirns wie die Ratio, Strategien oder komplexe Verhaltensweisen. Und diese höheren Gehirnfunktionen sind in der grauen Substanz, der nur wenige Millimeter dünnen Hirnrinde, angesiedelt. Bewusstsein und das Empfinden von Schmerz sind also nur zwei Seiten derselben Konstruktion der Wirklichkeit.[303]

Inzwischen weiß die Neurowissenschaft, dass Schmerz fast alle Areale und Netzwerke des Gehirns aktiviert. Er leiht sich gewissermaßen die vorhandene Infrastruktur für die Abwehr von Gefahren, seien sie physischer oder psychischer Natur. Die vielen Netzwerke und Module im Gehirn liefern den Nervenzellen in der äußeren Hirnrinde die notwendigen Informationen, und dort entsteht daraus das bewusste Schmerzempfinden. »Ohne Gehirn kein Schmerz« ist das Credo des Hirnzeitalters. Gemeint ist eigentlich »ohne Bewusstsein kein Schmerz«. Aber ist die Hirnrinde wirklich der Hort des Bewusstseins, des empfindungsfähigen, fühlenden Selbst? Gern wird die Hirnrinde als die Krönung des Menschseins betrachtet, als Hort des Intellekts und der Planung. Diese »kortikozentrische« Sichtweise ist zwar seit Sigmund Freud weit verbreitet, aber es gibt inzwischen sehr viele Hinweise, dass sie nicht stimmt. Noch zu Zeiten von Sigmund Freud war die Behauptung, dass die meisten mentalen Vorgänge unbewusst geschähen, ein Affront. Heute ist bekannt, dass nur fünf Prozent unserer Handlungen auf bewusste Entscheidungen zurückgehen, fünfundneunzig Prozent aller Prozesse in diesem Zentralorgan finden unbewusst statt.[304]

Die Neurologen Hanna und António Damásio sind berühmt für ihre Bewusstseinsforschung und lehrreiche Geschichten über seltsame Fälle wie den folgenden. Eine Infektion mit Herpesviren hatte 1975 die Inselrinde in beiden Seiten des Gehirns des Patienten B. zerstört. Im Alter von achtundvierzig Jahren bekam er plötzlich hohes Fieber, war verwirrt und hatte Krampfanfälle. Drei Tage lang lag B. im Koma, erlangte das Bewusstsein wieder und erholte sich rasch. Aber er war völlig verändert. Die Inselrinde verarbeitet normalerweise Körpergefühle wie Schmerz, Wohlgefühl, Temperatur und Emotionen. Lange Zeit nahm man an, dass ohne Signale aus dieser Struktur der höher gelegenen Hirnrinde die notwendigen Informationen für die Generierung eines fühlenden Selbst-Bewusstseins fehlen. Nach dem Ausfall der Inselrinde sollte der Betroffene sein Selbst nicht mehr erkennen können, also in gewissem Sinne Ich-blind und unbewusst sein. Aber das war nicht der Fall. Sicher hatte B. kognitive Einschränkungen. Er konnte sich zum Beispiel nicht daran erinnern, dass er verheiratet war, konnte aber trotzdem detailliert den genauen Ablauf einer Hochzeit wiedergeben. Menschen, die von seiner Erkrankung nichts wussten, hielten ihn für zugewandt, freundlich und im Wesentlichen für normal. Nur wenn sie sich länger mit ihm unterhielten, wurde ihnen klar, dass jemand vor ihnen saß, der sich oft wiederholte und etwas ungenau argumentierte – wie jemand, der ein schlechtes Gedächtnis hat.[305] Über zwanzig Jahre lang stellte sich B. als Untersuchungsobjekt den Forschern zur Verfügung und beantwortete gewissenhaft viele Fragen. »Haben Sie ein Selbstgefühl?« – »Ja.« – »Was wäre, wenn ich Ihnen sagte, dass Sie jetzt, in diesem Moment, gar nicht hier sind?« – »Ich würde sagen, dass Sie blind und taub sein müssen«, antwortete er. Obwohl B.'s Inselrinde nicht mehr intakt war, besaß er offenbar ein klares Bewusstsein von sich selbst. Entweder war die Inselrinde doch nicht so wichtig für die Erzeugung eines Bewusstseins, oder das Bewusstsein steckte nicht in der Hirnrinde. Der ultimative Beleg dafür, dass ein Cortex nicht notwendig für ein Bewusstsein ist, sind die bedauernswerten Fälle, bei denen Föten noch im Mutterleib durch ein Blutgerinnsel die gesamte Hirnrinde abstirbt. Manche dieser Kinder überleben und sind nach der Geburt blind. Aber sie zeigen normale emotionale Reaktionen, lächeln, lachen, weinen und nehmen Kontakt mit ihrer Umwelt auf. Sie lernen die Auswirkungen ihrer Verhaltensweisen und freuen sich darüber, wenn ihnen etwas gelingt. Die Kinder sind wach, haben Emotionen und äußern diese. Alles Eigenschaften, die man einer bewussten Person zuordnen würde – selbst ohne Cortex. Manchmal muss Patienten eine Hälfte des Gehirnes operativ entfernt werden. Auch in diesen Fällen bleibt das Bewusstsein völlig intakt – was fehlt, sind einige Gedächtnisinhalte. Im Cortex abgespeicherte Schmerzerfahrungen können den Schmerz dämpfen. Der Cortex scheint nicht so sehr der Produzent des Bewusstseins, sondern der Verwalter des Gedächtnisses zu sein.

Im Grunde dient die Funktion der Hirnrinde auch nur dazu, die unbewussten Bedürfnisse des Individuums zu befriedigen und das Überleben zu sichern. Tiefer im Gehirn, im Hirnstamm, wachen verschiedene Hirnzentren unbewusst über das innere Milieu und halten es automatisch in Balance. Fehlt Nahrung oder Wasser, droht Gefahr oder lockt eine Gelegenheit für Sex und Fortpflanzung, dann senden diese Zentren entsprechende Signale über den oberen Hirnstamm in die Hirnrinde, erzeugen dort das Gefühl, der Körper möge sich in Bewegung setzen, um das Bedürfnis zu befriedigen. Es ist das, was Sigmund Freud noch das »Es« genannt hat – darüber schwebt das Bewusstsein, das »Ich«. »Bewusste Gefühle«, schreibt der südafrikanische Neurowissenschaftler und Psychoanalytiker Mark Solms, »sagen dem Subjekt, wie gut es seine Sache macht.« Das Ich, das Bewusstsein, ist damit abhängig von körperlichen Empfindungen. »Es kann kein kortikales Bewusstsein ohne Hirnstammbewusstsein geben«, schreibt Solms. »Es kann kein Ich ohne ein Es geben.« Im Grunde, sagt der Südafrikaner Mark Solms, ist der Cortex und das, was wir für Bewusstsein halten, nur eine raffinierte Methode, unbeschadet durchs Leben zu kommen. Das Bewusstsein formt aus den Eindrücken und Informationen aus dem Hirnstamm Bilder der Umwelt, damit wir nicht mit Gegenständen zusammenstoßen. Es generiert Gefühle, damit wir uns in unserer sozialen Umwelt sicher bewegen, und es erzeugt Schmerzempfinden, damit wir Tischkanten aus dem Weg gehen. Unterhalb dieses generierten Bewusstseins, sammeln Sensoren aller Art die wirklichen Informationen dieser Welt und formen daraus grundsätzliche Abneigungen oder Hinwendungen – die Emotionen. Nach Mark Solms ist diese Welt des Es die eigentliche Wirklichkeit. Damit hat er Sigmund Freud auf den Kopf gestellt. Für den Fall von Terri Schiavo hieße dies, dass ihre Hirnrinde und ihre Kognition nicht mehr funktionierten – aber sie dennoch bewusst gewesen wäre, sofern ihr Hirnstamm noch gearbeitet hätte. Wenn aber die Kognition eine untergeordnete Rolle spielt, dann ist die wortreiche Aufklärung über den Schmerz vielleicht nur ein sehr indirekter Weg zur Beeinflussung des Schmerzempfindens. Möglicherweise ist das Zielen auf die Emotionen direkter und effektiver.

Der Hirnstamm hat etwa die Größe eines Daumens. Im obersten Abschnitt des Hirnstamms liegt das Höhlengrau. Das Höhlengrau ist dieselbe Struktur, die über Endorphine selbst stärkste Schmerzen dämpft. In Zusammenarbeit mit dem limbischen System erzeugt diese Hirnregion die grundlegendsten Emotionen, also starke Lust oder unlustbetonte Bedürfnisse und Handlungen. Im Bewusstsein machen sich diese körperlichen emotionalen Reaktionen als Gefühle bemerkbar. Ist dieses Zentrum Hirnstamm beschädigt, dann fällt der Mensch in Bewusstlosigkeit. »Bewusstsein wird nicht im Cortex erzeugt«, folgert der Südafrikaner Solms, »es entsteht im Hirnstamm.« Im Hirnstamm-Bewusstsein geht es nicht um Kognition, Logik, knifflige Entscheidungen, sondern um Furcht, Wut, Fröhlichkeit, Traurigkeit, Verachtung, Ekel und Überraschung. Schon 1943 hatte William Livingston, der spätere Lehrer von Ronald Melzack, beklagt, dass die Bezeichnung von bestimmten Schmerzformen als psychogen schon deshalb abwegig sei, weil jede Art von Wahrnehmung durch die Psyche stattfinde. Seit den 1960er Jahren freunden sich Wissenschaftler nun mit der Idee an, dass Schmerz nicht nur eine Wahrnehmung ist, sondern selbst eine Emotion.[133]

Seit zwanzig Jahren erleben wir ein neues Zeitalter der Emotionen und Gefühle. Die Gesellschaft ist liberaler, die Bürger sind weniger autoritätshörig und selbstbewusster. Heute muss kein Junge mehr den Spruch »Ein Indianer kennt keinen Schmerz« erdulden. Hat das Kind Kopfschmerzen, bekommt er eben eine Aspirin. Selbst in Deutschland dürfen starke Gefühle gezeigt werden, was die Welt spätestens 2006 bei der Fußballweltmeisterschaft in Deutschland erleben durfte. »Erkenne deine eigenen Gefühle und die der anderen und handele danach«, war das Motto des amerikanischen Psychologen und Wissenschaftsjournalisten Daniel Goleman. Er verkaufte weit über die 1990er Jahre hinaus sein Buch *Emotionale Intelligenz* prächtig. Seither ergründen Ökonomen die Gefühle der Spekulanten und Konsumenten. Denn alles lässt sich besser an den Konsumenten bringen, wenn es emotional aufgeladen ist. Personalplaner suchen nach emotional intelligenten Abteilungsleitern. Und Historiker gehen der Geschichte der Gefühle nach.[306] Die Optimierung des Selbst zielt nicht mehr auf die Hirnrinde, größere Merkfähigkeit und schärferen Verstand, sondern auf das Es. Und nach dem etwas trocken-intellektuellen Papst Benedikt XVI. feiert die Welt jetzt den weniger verkopften als vielmehr gefühlvollen Papst Franziskus. Douglas Barnett und Hilary Horn Ratner von der Wayne State University prägten einen neuen Begriff, in dem Bewusstsein (Cognition) und Emotion harmonisch vereint sind: Cogmotion. Und die Computerwissenschaftlerin Rosalind Picard vom MIT Media Lab fordert, dass künstliche Elektronenhirne, wenn sie wirklich intelligent sein sollen, nicht nur Logik benötigen, sondern auch Emotionen. Schon allein deshalb, weil Emotionen und besonders der Ausdruck von Emotionen ein Weg der Kommunikation sei und sich Mensch und Roboter auf diese Weise besser verständigen könnten.

Als die Psychosomatik tonangebend in der Behandlung chronischer Schmerzen war, galt chronischer Schmerz als körperlicher Ausdruck unbewusster emotionaler Konflikte. Es war eine Behauptung, der keine empirischen Daten zugrunde lagen. Im Zeitalter der Neurowissenschaften verschwand der unscharfe Begriff Emotion lange Zeit aus dem Vokabular der Schmerzforscher. Die Internationale Gesellschaft zur Erforschung des Schmerzes definiert diese Empfindung entsprechend farblos neutral als »unangenehmes Sinnes- oder Gefühlserlebnis«. Manche Experten sperren sich gegen die Aufwertung dieses Symptoms zur Emotion. »Schmerz ist ein Erlebnis, keine Emotion«, formuliert der Orthopäde Peter A. Moskovitz, »Überraschung, Furcht, Trauer oder Wut, die durch Schmerz ausgelöst werden, sind Emotionen, Schmerz ist es nicht. Schmerz ist deshalb eine Form des Bewusstseins, eine subjektive Erfahrung.«[307] Es mag sein, dass die Zurückweisung Ergebnis der seltsamen Mischung aus körperlichen Aspekten des Schmerzes (Nozizeption), emotionaler Färbung der Nozizeption und Bewusstsein (Kognition) ist. Allenfalls im Begriff »emotionaler Schmerz« kommt sich das Duo etwas näher. Wobei Emotion immer nur die Rolle als Faktor im Schmerzempfinden zugewiesen wird und niemals selbst eine Emotion darstellt. Dabei ist Schmerz eine normalerweise körperlich ausgelöste Reaktion auf unangenehme Reize, die sich anderen deutlich im Verhalten und im Gesicht des Verletzten mitteilt. Schmerz ist eine Empfindung, die wie Emotionen das Überleben sichern soll. »Schmerz ist eine homöostatische Emotion«, formuliert ein anderer Experte, das heißt, er wacht über das innere Gleichgewicht und leitet notwendige Schutzreaktionen ein. Schlüsselstelle für diese innere Regulation ist die Inselrinde. Der vordere Teil der Insel empfängt aus dem Körper sowohl Informationen über den Zuckerspiegel oder die Pulsfrequenz wie auch über mögliche Schadenreize und verteilt diese an andere Hirnstrukturen. Ist alles im grünen Bereich, empfinden wir diesen Zustand als »normal«. Der ACC sendet keine unangenehmen Gefühle, die Amygdala keine schlechten Erinnerungen, alles ist unter Kontrolle. Wenn irgendeine Information unstimmig ist, dann schlägt der ACC Alarm, damit das Gleichgewicht wiederhergestellt wird. Der destabilisierende Input erscheint dann plötzlich im Bewusstsein als Schmerz, und der wird zu einer Emotion, die durch einen Handlungsimpuls zur Wiedererlangung der Balance beiträgt. Das kann eine Ausweichbewegung sein, aber auch die Kontaktaufnahme zu anderen. Indem die Inselrinde auf Erfahrungen zurückgreift, agiert sie ausgleichend, nicht jeder Schmerz erfordert schließlich die volle Aufmerksamkeit. So verwundert es nicht, dass Menschen mit einer ausgedehnten Schädigung der Inselrinde nicht weniger schmerzempfindlich sind, sondern im Gegenteil sensibler.[308]

Als allgemeines Verteidigungssignal ist der Schmerz überall und nirgendwo im Gehirn. Noch bis in die 1970er Jahre gingen Neurowissenschaftler davon aus, dass von Geburt an im Gehirn ein Schmerzzentrum existiert ähnlich den Zentren für das Sehen und für das Hören. So wie Signale aus den Augen in der Sehrinde im hinteren Pol des Gehirns verarbeitet werden, sollten nach dieser Vorstellung schädliche Reize aus der Haut in den jeweils gegenüberliegenden seitlichen Arealen des Gehirns landen. Nach und nach zeigt sich indes, dass das Gehirn nicht nur in Bezug auf die Schmerzverarbeitung viel flexibler aufgebaut ist. Auch die Hirngebiete für das Sehen und das Hören sind nicht so scharf umgrenzt wie einst angenommen. Das Sehen aktiviert große Teile des Gehirns. Und fällt ein Hirnbereich aus, übernehmen bis zu einem gewissen Grad andere Teile deren Funktion. Dabei lässt sich der Schmerz mit seinen vielen Qualitäten am wenigsten einem Zentrum zuordnen. »Es wird jetzt immer deutlicher, das so gut wie das gesamte Gehirn eine Rolle bei Schmerzen spielt«, schrieben Ronald Melzack und Patrick Wall bereits 1982 in ihrem Buch *The Challenge of Pain*.[309] Es ist, als bezögen Teile des Gehirns abhängig von der Situation Stellung zu einer möglichen Gefahr. Als übermittelten sie dem Bewusstsein mit mehr oder weniger Schmerzen ihr Votum. Dieses Nervennetzwerk nannte Ronald Melzack 1989 Neuromatrix. Bei diesem Nervenverbund handelt es sich nicht um eine Spezialabteilung im Gehirn für physischen Schmerz, sondern um eine sehr allgemeine Kontrolle des Körperselbstbewusstseins, in der die Inselrinde eine zentrale Rolle spielt. Teile der Schmerzforschung aber mochten sich nicht von der Idee eines Schmerzzentrums lösen, und so verwandelte sich die Idee von der Neuromatrix schleichend in eine Schmerzmatrix, gleichsam ein verteiltes Schmerzzentrum. Diese Annahme hat außerdem den Vorteil, dass es nur eine Handvoll Strukturen gibt, auf die man mit Wirkstoffen zielen könnte. Doch selbst schwache Schmerzreize aktivieren unterschiedslos große Teile des Gehirns. Rund zehn Prozent der Hirnrinde, das sind ungefähr acht bis zehn Milliarden Nervenzellen, brennen dann ein Feuerwerk ab.[196] Viele Ereignisse wie soziale Zurückweisung, ein unangenehmer Geruch oder eine volle Blase können ebenfalls Teile der Neuromatrix mobilisieren. Diese Beliebigkeit erschütterte in den vergangenen Jahren die Idee von einer spezifischen Schmerzmatrix. Vielleicht findet sich die besondere Signatur des Alarmsignals Schmerz irgendwo zwischen den Hirnstrukturen. Die Spur führt zu den Verbindungen zwischen den Hirnarealen, der weißen Hirnsubstanz, die den Dänen Nicolaus Steno schon vor dreihundertfünfzig Jahren fasziniert hatte.

Heute muss niemand mehr wie Steno mit ruhiger Hand Nervenfasern im Gehirn verfolgen. Die fMRI-Technik hat sich inzwischen rasant weiterentwickelt. In den vergangenen dreihundertfünfzig Jahren haben die Nachfolger des Dänen mit modernsten Techniken viele Hirnzentren entdeckt, die mit Schmerzen in Verbindung stehen, und jetzt beobachten sie auch die Datenautobahnen zwischen diesen Zentren. Das Diffusion Tensor Imaging (DTI) kann die Gesamtheit aller Verbindungen zwischen den

Hirnzentren, das sogenannte Connectom, bildlich darstellen. Dabei kristallisieren sich vier zentrale Netzwerke heraus, die vor allem in Ruhe Moment für Moment unsere Umgebung abtasten: das Normalnetzwerk, das Bewegungsnetzwerk, das Aufmerksamkeitsnetzwerk und ein Erkennungs- und Bewertungssystem für Auffälliges aller Art, sei es im oder außerhalb des Körpers (englisch *salience*). Wenn wir tagträumen, wenn die Gedanken anlasslos in das Bewusstsein aufsteigen, schwingen die Ruhenetzwerke einmal in zehn Sekunden gemeinsam, ordnen vergangene Erfahrungen neu ein und nehmen zukünftige Reaktionen gedanklich vorweg. Auf diese Weise bereitet diese Wächtergarde die angemessene Reaktion auf zukünftige Ereignisse vor. Für Schmerzforscher ist besonders das *Salience*-Netzwerk interessant, das vor allem aus zwei Meldestellen besteht: wieder einmal der Inselrinde (zuständig für die Bewertung der Intensität eines schmerzhaften Reizes und die Verteilung solcher Informationen an andere Hirnzentren) und dem Anterioren cingulären Cortex (der Bewertung dieser Informationen).

Signalisiert die Insel an alle angeschlossenen Netzwerke »Schmerz«, dann weicht der langsame gemeinsame Takt einer sehr viel höheren Frequenz.[310] Bleibt der Schmerz dauerhaft bestehen, justiert das ganze System immer wieder nach und versucht die Störung einzuordnen: Was bedeuten die unablässigen Signale? Was muss getan werden? Nach und nach saugt diese Dauerbelastung Energie von vielen anderen Hirnprozessen ab. Der Mensch kann nicht mehr schlafen, nicht mehr klar denken, es verdirbt die Laune. Nach dieser Theorie sind chronische Schmerzen Ausdruck einer Verbindungsstörung. Und weil das *Salience*-Netzwerk Teil eines übergeordneten Warnsystems ist, das nicht nur über körperliche Reize wacht, reagiert es mitunter auch auf Stress oder soziale Bedrohungen. Es ist die anatomische Brücke zum seelischen Schmerz.

Schmerz ist ein sehr allgemeines Warnsignal. Er ist das Ergebnis einer Bewusstwerdung von potenziell schädlichen Reizen, verbunden mit einer emotionalen Reaktion, und ist womöglich selbst eine Emotion. Die Nähe von Schmerz und Emotion macht sich sehr konkret bemerkbar. Die Hälfte der Menschen, die den Arzt wegen chronischer Schmerzen aufsuchen, weisen Anzeichen einer Depression, also einer emotionalen Störung, auf. Manche Ärzte gehen davon aus, dass die Depression zuerst vorlag und deshalb vordringlich behandelt werden müsse. Andere sind der Ansicht, dass die Schmerzen auf Dauer Depressionen auslösen und sie deshalb hier ansetzen müssen. So zerfällt das Problem in der Praxis oft wieder in eine dualistische Trennung. Das Problem ist, dass die Behandlung eines einzelnen Faktors oft fehlschlägt.[311] Wenn Schmerz in gewissem Sinne gleich Emotion gleich Bewusstsein ist, dann kann in schwierigen Fällen nur ein umfassendes Programm, das auch die Emotion mit einbezieht, erfolgreich sein. Zunehmend erscheinen Publikationen darüber, wie aus dem Gleichgewicht geratene, gestörte Emotionen wieder stabilisiert werden können. So lassen sich negative Effekte zum Beispiel durch Ablenkung, Entlastung, kognitive Neubewertung von Situationen, Rückzug oder Selbstbelohnung mindern oder durch Aktivitäten, die die Stimmung heben oder die anderen Menschen helfen. Es sind fast alles bewährte Strategien, die Menschen, auch ohne neurowissenschaftliches Vorwissen, instinktiv gegen den Schmerz setzen. Auch in der Psychologie ist das Interesse an der Regulation von Emotionen in den vergangenen Jahren gestiegen. Ein Resultat davon ist die Akzeptanz- und Commitment-Therapie (ACT).[312] Die Therapeuten unterstützen die Patienten darin, fehlgeleitete Kontrollversuche einer aus dem Ruder gelaufenen Emotion aufzugeben und wieder unangenehme Empfindung zuzulassen. Am Ende geht es wie in der Verhaltenstherapie vor allem um eine gedankliche Korrektur falscher Annahmen. Manche interdisziplinäre Schmerzkliniken setzen diese Therapieform inzwischen erfolgreich ein, und es wird untersucht, ob sie als Therapiehilfe im Internet taugt.

In Montreal, an der McGill University, geht die schmale Ann Gamsa mit ihren Patienten ungewöhnliche Emotionswege. Die

Psychologin beschäftigt sich bereits seit Jahrzehnten mit Schmerzen und ist mit Ronald Melzack befreundet. Es habe den psychoanalytischen Ansatz gegeben, und dann stand eine Weile erlerntes Verhalten wie bei Iwan Pawlow in der Behandlung chronischer, nicht erklärbarer Schmerzen im Vordergrund. Es folgten die *Gate-Control*-Theorie und die interdisziplinären Schmerzzentren, und alles schien besser zu werden. Heute seien die Psychologie und die Psychiatrie selbst materialistisch. Dort geht es um Botenstoffe, Gene, Rezeptoren und so weiter. »Das ist an sich nicht falsch«, sagt Ann Gamsa, »aber ein wichtiger Teil sei darüber verlorengegangen.« Sie kann sich nicht anfreunden mit der reduktionistischen Mode, den Schmerz im Gehirn in immer kleinere Einheiten zu zerlegen. »Wir schauen in das Gehirn und sehen uns die Funktion jedes Einzelteils an«, sagt sie. »Aber das erzählt uns nicht die Geschichte eines Menschen. Und wenn wir noch so viel über das Bewusstsein forschen und so tun, als könnten wir damit das Bewusstsein erklären – so können wir es doch nicht. Schmerz ist offensichtlich Teil einer bewussten Erfahrung. Man kann noch so viele Hirnaufnahmen anfertigen, wenn man die nicht mit den Erfahrungen eines leidenden Menschen in Verbindung bringen kann, dann versäumt man etwas sehr Wichtiges.« Was sei mit all den Dingen, die nicht in Rezeptoren steckten, wie das soziale Umfeld der Menschen oder seine Kultur? Sigmund Freuds Theorien mögen abgegriffen, unwissenschaftlich, ja manche sogar falsch sein. »Man bekommt ein paar Ideen, wie die Umwelt auf das Gehirn einwirkt«, sagt Gamsa, »und wie dies den Schmerz selbst verändert und die Erfahrungen, die man damit macht.«

Von der abstrakten Vermittlung von Bewältigungstechniken im Rahmen einer Verhaltenstherapie hält sie wenig. Gamsa praktiziert instinktiv, was die neuesten Forschungsergebnisse von Neurowissenschaftlern wie Mark Solms nahelegen. Sie zielt auf die Emotionen. In ihrer Gruppe für Emotionale Gesundheit versucht die Psychologin nicht nur mit Worten die negativen Gedankenspiralen ihrer Patienten zu durchbrechen, sondern mit sinnlicheren Mitteln positive Gefühle in ihnen auszulösen. In ihrem Behandlungszimmer musizieren, tanzen und vor allem lachen die Menschen mit chronischen Schmerzen. Die Psychologin erzählt von Gruppentherapien und Fibromyalgie-Patienten, die unter ihresgleichen endlich aufleben können. »Wenn diese Patienten unter Verwandten oder Freunden sind«, sagt die Psychologin, »dann fürchten sie sich zu lachen, weil es dann heißt, ›du hast wohl gar keine Schmerzen mehr‹.« Manchmal lässt sich der Teufelskreis aus chronischem Schmerz und Depression mit der Lieblingsaktivität eines Patienten durchbrechen. Ein Musiker hatte extreme Rückenschmerzen und konnte deshalb nicht mehr spielen. Anstatt ihm mit einer Kognitiven Verhaltenstherapie neue Gedanken in den Kopf zu pflanzen, brachte Gamsa ihn zum Musizieren. Seine Stimmung hellte sich auf, und die negativen Gedanken verschwanden. Der Schmerz ist noch da, aber er kontrolliert das Leben des Musikers nicht mehr. Gamsa hat in der Sprache der Neurowissenschaftler das limbische System der Patienten manipuliert, das dem Schmerz lange Zeit die peinigende Note verliehen hat. »Vielleicht ist es manchmal besser, die emotionale Seite des Schmerzes anzusprechen, das hilft, damit die Kognition nachzieht.« Mittlerweile ist Musik als Schlüssel zur Emotion und damit auch zur Schmerzbewältigung gut untersucht. Die richtigen Melodien halfen schon Krebspatienten, Verbrennungsopfern und Menschen nach operativen Eingriffen.[313] Auch in anderen Weltregionen beginnt man sich für die rein emotionale Seite des Schmerzes zu interessieren. Die japanische Bevölkerung leidet wie die Menschen der übrigen Industrieländer in großer Zahl unter Rückenschmerzen. Wenn Sport, ein schönes Bild anschauen oder sogar ein Bad Schmerz lindern kann, löst dann eine Achterbahnfahrt eventuell Rückenschmerzen, fragten sich zum Beispiel japanische Wissenschaftler aus der Hafenstadt Tsu in der Präfektur Mie auf Honshū. Für ihren Test luden die Wissenschaftler dreiundzwanzig Studenten zu einem kostenlosen Ausflug ein. Alle Teilnehmer liebten Freizeitparks. Die Studenten sollten eine Ach-

terbahn besuchen und sich in einem »verwunschenen Haus«
amüsieren. Vorab unterzogen sie sich einer Kernspintomographie, beantworteten zahlreiche Fragen und gaben im Stundentakt vor, während und nach dem Freizeitparkbesuch Speichelproben ab, mit denen sich der Körperstress einstufen lässt. Studenten, die unter milden Rückenschmerzen litten, verspürten zumindest für die Zeit nach dem Ausflug eine Besserung. Was die Forscher indes nicht geprüft hatten, war, ob die Aufregung einer Achterbahnfahrt den Ausschlag gab oder das soziale Ereignis selbst. Doch was ist, wenn ein Bewusstsein fehlt oder eingeschränkt ist? Was ist mit Menschen, die nicht mehr ansprechbar im Koma liegen wie Terri Schiavo aus Saint Petersburg? Mehrfach wurde in ihrem Fall die künstliche Ernährung ab- und dann per Gerichtsbeschluss wieder angesetzt. Einmal intervenierte sogar der konservative Gouverneur von Florida, Jeb Bush, der Bruder des ehemaligen Präsidenten George W. Bush, und ordnete die Wiederaufnahme der Ernährung an. Schließlich wurde die Sonde entfernt, und fünfzehn Jahre nachdem ihr Herz für einen Moment stehen geblieben war, starb Terri Schiavo.

Doch was ist mit einem Fötus, dessen Gehirn noch nicht ausgereift ist? Inwieweit empfinden Menschen mit starker Demenz noch Schmerzen? Und wie steht es mit Tieren? Niemand möchte unfreiwillig Schmerzen erleben, und das wird auch anderen Lebensformen zugestanden, sofern gesichert ist, dass sie in ihren Erlebnismöglichkeiten den gängigen Vorstellungen von Bewusstsein genügen. Auf diese Weise ist der nachvollziehbare bewusste Schmerz zum Gradmesser geworden für die Grenzen der Medizin. An dieser Frage entzünden sich erbittert geführte Auseinandersetzungen um Hirntod und Organspende, die Zulässigkeit von Tierversuchen und Abtreibungen. Auf der einen Seite stehen Lebensaktivisten, religiös bewegte Menschen, und auf der anderen Seite viele Mediziner, Atheisten und andere säkulare Denker. Früher wurde in vielen Fällen, in denen einem Lebewesen höhere kognitive Fähigkeiten abgesprochen wurden, davon ausgegangen, dass diese keine Schmerzen empfinden können. Dann bekamen sie einfach keine Analgetika. Aber wie viel Schmerz empfindet jemand wirklich, der auf der Intensivstation liegt und dessen Hirnströme nahelegen, dass er hirntot und deshalb schmerzfrei ist? Mit Hilfe der fMRI lassen sich im Prinzip verschiedene Formen und Tiefen der Bewusstlosigkeit unterscheiden. An dieser Stelle kommen die Verbindungen zwischen den verschiedenen Hirnzentren ins Spiel. Denn die Intensität der Aktivitäten im Normalnetzwerk (DMN) und dort die Aktivität des hinteren cingulären Cortex spiegelt in gewissem Sinne den Grad des Bewusstseins wider.[223] Und weil Schmerzen ein Bewusstsein voraussetzen, gehen gestörte, entkoppelte Aktivitäten des DMN mit der Abwesenheit von Schmerzerleben einher.[223] Doch was, wenn das Ruhenetzwerk keine gesunde Aktivität mehr zeigt, aber die »Schmerzmatrix« auf Reize hin aktiv wird? Brauchen solche Patienten keine Schmerzmedikamente? Die Frage beschäftigt auch deutsche Mediziner. Immer dann, wenn sie ein Organ aus einem lebenden, aber bewusstlosen Körper entnehmen wollen. In der Diskussion um Organspenden geht es immer wieder um die richtigen Kriterien für die Feststellung des Hirntods. Einer der Hinweise, dass jemand unwiederbringlich alle Hirnfunktionen verloren hat, sind seine Schmerzreaktionen. Wenn man jemanden im Koma kräftig kneift und derjenige keinerlei Reaktionen in der Form von Muskelzuckungen in der Kopf- und Halsregion zeigt und sein Herz nicht schneller schlägt, wird dies als Hinweis auf den Hirntod gewertet, und Hirntote stehen im Prinzip für eine Organspende zur Verfügung. Dabei ist das Kriterium »Muskelzuckungen« extrem vorsichtig gewählt. Im Grunde ist es die neutrale Antwort des Hirns auf einen nozizeptiven Reiz, dem in der tiefen Bewusstlosigkeit die unangenehmen Komponenten des Schmerzes fehlen und der deshalb im eigentlichen Sinne nicht Schmerz genannt werden dürfte. Alexandra Markl von der Schön Klinik in Bad Aibling untersuchte weltweit zum ersten Mal dreißig Patienten, die im Wachkoma lagen.[314] Sie legte die Patienten in die Röhre eines Kernspintomographen und befestigte ein Stromkabel am linken Zeigefinger. Sechzig Sekunden lang schickte sie jede Sekunde fünf Milliampere durch die Sonde und registrierte die Reaktionen des Gehirns im fMRI. Das Ergebnis: In den gesunden Kontrollpersonen aktivierten die Stromstöße die üblichen Zentren der Schmerzwahrnehmung und Intensitätseinstufung, aber auch die üblichen Zentren, zuständig für die unangenehme emotionale Färbung des Reizes. Es war das typische Bild eines echten Schmerzes. Üblicherweise gilt, dass Patienten wie Terri Schiavo keine Schmerzen empfinden, sondern ihre Gehirne allenfalls die Reize registrieren. Doch in Bad Aibling war es anders. Vierzehn Patienten zeigten, wie die Definition nahelegt, keinerlei Hirnreaktion auf die Reize. Aber bei neun Patienten reagierten auch die Hirnzentren, die normalerweise für emotionale Komponenten des Schmerzes verantwortlich gemacht werden, wie der Anteriore cinguläre Cortex und der vordere Anteil der Inselrinde. UWS-Patienten heißen Menschen in diesem Zwischenstadium zwischen Leben und Tod, Syndrom nichtreaktiver Wachheit. Manche hatten bei den Reizen äußerlich nicht auf Schmerzreize reagiert. »Unsere Befunde unterstreichen, dass die klinische Untersuchung von UWS-Patienten schwierig sein kann«, schlossen die Autoren, »und einige Patienten übersehen werden, die bewusster sind, als sie scheinen.« Der Cortex cerebri von Terri Schiavo, das hatte die Autopsie ergeben, war fast völlig verschwunden. Aber sollten die verschiedenen Netzwerke und Zentren im Gehirn den Signalen eine emotionale Komponente hinzufügen, dann hätte Shiavo eben doch Schmerzen haben können. Doch noch immer ist fraglich, ob das fMRI oder andere bildgebende Verfahren überhaupt wirklich Schmerz anzeigen oder ob sie in Wirklichkeit nur eine universelle Antwort des Gehirns auf außergewöhnliche Sinnesreize darstellen. Vielleicht ist Schmerz auch nur ein irreführender Begriff für die allgemeine Fähigkeit des Menschen, Bedrohungen auf allen Ebenen flexibel begegnen zu können. Die Bad Aiblinger Ärztin ist auf jeden Fall zurückhaltend mit der Interpretation ihrer eigenen Ergebnisse. »Die Diagnose von Bewusstsein ist ein philosophisches Problem, nicht nur ein neurologisches. Die Zunahme von Hirnaktivitäten in einigen Gehirnregionen kann nicht als letzter Beweis für das Vorliegen von subjektivem Erleben dienen.« Inzwischen mögen bildgebende Verfahren wie das fMRI das Fenster zu einer objektiven Messung des Schmerzes ein klein wenig geöffnet haben. In der Praxis aber hängt die Einschätzung, wer wie viel Schmerz erleidet und aus diesem Grund Hilfe braucht, noch immer von den Angaben des Patienten ab. Ungeborene, Kinder, Alte, geistig Behinderte, demenzkranke Menschen – alle, die sich nicht adäquat äußern können, sind gefährdet, aus dem Raster zu fallen. Weil es schwer ist, sich in einen anderen Menschen wirklich hineinzuversetzen, ohne sich selbst zum Maßstab zu nehmen, und der eigene letzte Schmerz schnell vergessen ist, sind solche Menschen schnell unterversorgt. Am Beispiel der Demenzkranken zeigt sich überdeutlich, dass sich seit dem 19. Jahrhundert nicht viel geändert hat. In unserer Gesellschaft ist Schmerz ein subjektives Symptom. Nur wer sich dazu äußern kann, erfährt Hilfe. Nach der Formel funktionierender Cortex gleich Bewusstsein gleich Fähigkeit zum Schmerzempfinden wird nur denjenigen ein Schmerzempfinden zugetraut, die intelligent sind, über ausreichend Gedächtnis verfügen und zu rationalem Denken fähig sind.

Wenn die Gehirnsubstanz schwindet, bedeutet das nicht, dass weniger Schmerzen die Folge wären. Nach einer Münsteraner Studie leiden bis zu siebzig Prozent der Pflegeheimbewohner mit schweren kognitiven Einschränkungen unter Schmerzen.[315] Weil das Gehirn nicht nur Schmerzen generiert, sondern auch Schmerzen selbst dämpfen kann, besteht der Verdacht, dass zum Beispiel Menschen mit Alzheimer-Erkrankung sogar unter mehr Schmerzen leiden. Nur können sie sich nicht mehr richtig dazu äußern, können nicht mehr genau beschreiben, wo es ihnen weh tut. Manche Unruhe von Menschen in dieser Situation ist eben nicht die Folge des geistigen Abbaus, sondern Ausdruck von Schmerzen. Wenn sie wieder einmal den ganzen Tag unruhig über die Flure gelaufen sind, bekommen sie vielleicht ein beruhigendes Medikament. Oft würde ein Schmerzmedikament das Problem eher lösen. Drei Viertel aller Schmerzkranken in Pflegeeinrichtungen sollen nicht ausreichend Analgetika erhalten.[316] Französische Forscher analysierten 2013 die Daten von über sechstausend Pflegebedürftigen, die Hälfte von ihnen war dement. Fast siebenhundert hatten Schmerzen, aber nur zwei Drittel bekamen ein schmerzlinderndes Medikament – wesentlich weniger als die geistig fitten Bewohner mit Schmerzen.[317] Im Gegenzug erhielten die Demenzkranken mehr Antidepressiva als die geistig Gesunden.

Dabei braucht es keine Hightech-Maschinen, um sich einen Überblick von der Schmerzsituation eines demenzkranken Menschen zu verschaffen. Seit medizinischen Urzeiten beobachten Ärzte einfach die Mimik ihrer Patienten: Rümpft er die Nase, ziehen sich die Augen mehr als einen Wimpernschlag zusammen, ist die Falte zwischen den Augenbrauen besonders tief? Wie bewegen sich die Menschen? Für diese Situation gibt es entsprechende Erhebungsbögen – nur müssen sie auch eingesetzt werden. Und wenn die Demenz noch nicht fortgeschritten ist oder der Patient schlicht Schwierigkeiten hat, seine Beschwerden in Worte zu fassen, reicht manchmal die einfache Frage: »Warum gehen Sie nicht mehr einkaufen?« Eine Schmerzdiagnostik im Alter aber braucht Zeit, und die ist im Gesundheitswesen notorisch rar. Selbst wenn es Hinweise auf häufige Schmerzen gibt, was im Alter bei einem Großteil der Menschen der Fall ist, bleibt der Fall knifflig. Meist schlucken die Patienten bereits viele weitere Medikamente für das schwache Herz, gegen zu hohen Blutdruck, wegen der Zuckererkrankung. In der Summe kann dieser Cocktail ungesund sein. Wenn dann noch ein Schmerzmedikament, das bei Dauergebrauch häufig erhebliche Nebenwirkung hat, dazukommt, läuft die Therapie völlig aus dem Ruder. Nach Opioiden zum Beispiel stürzen die Senioren häufiger. Meistens brauchen ältere Menschen eine etwas niedrigere Dosierung als jüngere. Aber auch im höheren Alter bleibt der Schmerz ein Symptom, das nicht nur ein neutrales Warnsignal ist, sondern emotionale und gedankliche Komponenten hat. Eine aufwendige multimodale Therapie mit Psychotherapie mag nicht mehr möglich sein. Oft hilft einfach Zuwendung, hinhören oder etwas Berührung, zum Beispiel eine Lymphdrainage.

Wie viel Bewusstsein ist notwendig, um Schmerz erleiden zu können? Besonders an Kindern hat sich diese Frage immer wieder entzündet. Die Diskussion darüber, ob und wie viel Schmerz Ungeborene, Neugeborene und Kinder erleiden, hat im Laufe der vergangenen zweihundert Jahre Haken geschlagen. Noch bis Anfang des 19. Jahrhunderts galten Kinder als genauso schmerzempfindlich wie Erwachsene. Ja manche Ärzte wie der französische Begründer der Neugeborenenmedizin, Charles-Michel Billard, waren der Ansicht, dass Schmerz überhaupt die einzige Empfindung sehr kleiner Kinder sei.[66] Doch die Ansicht änderte sich bald und für lange Zeit. Im 19. Jahrhundert zerlegten die Anatomen den menschlichen Körper immer weiter und enthüllten die Strukturen des werdenden und des erwachsenen Gehirns. Der Leipziger Psychiater und Hirnforscher Paul Emil Flechsig hatte in den zerlegten Hirnen von verstorbenen Neugeborenen und Föten entdeckt, dass Nerven sich mit unterschiedlichen Geschwindigkeiten entwickeln. Das aber hieß, dass das Gehirn der Kinder mit der Geburt in gewisser Weise noch unreif war. Der Thalamus, das Tor zum Bewusstsein, war noch gar nicht mit dem Rest des Gehirns verbunden. Daraus schlossen der Wissenschaftler und seine Nachfolger, dass Neugeborene weder Schmerz spüren noch ein Gedächtnis haben oder bewusst sind. Das Zurückzucken des Fußes nach einem Stich sei nur ein Reflex. Kinder galten als besonders robust, was Schmerzen anging. So fanden Operationen auch völlig ohne Narkose oder Betäubung statt – eine Praxis, die sich noch heute bei Beschneidungen findet. Doch vor allem aus der Ecke der Abtreibungsgegner formierte sich besonders in angelsächsischen Kreisen Widerstand. Und besonders der Umstand, dass Föten doch ganz offensichtlich mit Schmerzen reagierten, machten in ihren Augen die abtreibenden Ärzte zu Mördern. *Stummer Schrei* hieß ein amerikanischer Film, der 1985 auf drastische Weise darstellen sollte, was die Ungeborenen durchlitten, und der Eindruck auch auf den amerikanischen Präsidenten Ronald Reagan machte. Ein Kommentator griff das Thema anlässlich des Films im *Deutschen Ärzteblatt* auf: »Warum ist noch niemand auf die Idee gekommen, vor einer Abtreibung sichere Schmerzfreiheit für Embryo oder Fötus zu verlangen? Sollte nicht die Tötung des ungeborenen Menschen, wenn sie schon zulässig ist, mindestens so ›human‹ vor sich gehen müssen, wie unsere Werteordnung (!) es auch für jeden Tierversuch verlangt?«

Doch was bedeuten die Zuckungen und Bewegungen in einem Wesen, dem die heute angenommenen entscheidenden Hirnzentren für den Schmerz noch fehlen? Das britische Royal College of Obstetricians and Gynaecologists sah sich 2010 genötigt, einen umfassenden Report zu der allgemeinen Frage des fötalen Bewusstseins zu verfassen. Darin gehen die Neurowissenschaftler davon aus, dass die notwendigen Nervenverbindungen erst ab der vierundzwanzigsten Schwangerschaftswoche geknüpft sind, wenn die Hirnrinde und die Nervenbahnen von der Peripherie zum Gehirn entwickelt sind.[318] Das ist der Zeitpunkt, ab der früh geborene Föten außerhalb des Mutterleibs überleben können. Wenn man das Kind in der 24. bis 25. Schwangerschaftswoche an der Ferse reizen würde, dann könnte man eine entsprechende Reaktion in der somatosensorischen Hirnrinde auf der gegenüberliegenden Seite des Gehirns beobachten. Doch dieses Ereignis gilt noch nicht eigentlich als Schmerz, sondern als nozizeptive Reaktion – eine Art neutrale Abwehrreaktion. Das alles basiert auf einer Annahme: dass der Schmerz allein durch Nerven und ihre Verbindungen bedingt ist.

Aber Schmerz hat auch etwas mit Erfahrung und Lernen zu tun. Die Hunde, die Ronald Melzack fasziniert in den Laboren von Donald Hebb erlebte hatte, waren in vollständiger Reizarmut aufgewachsen. Sie wichen schmerzhaften Reizen nicht aus und verbrannten sich ihre Schnauzen an der Flamme eines Feuerzeugs, das ihnen Melzack entgegenhielt. Dies heißt, dass ein Fötus oder ein Neugeborener erst die grundsätzliche Erfahrung des Schmerzes machen muss, um ihn als etwas Unangenehmes, das man meiden sollte, zu begreifen. Der Umgang mit der Welt lehrt das Neugeborene und später das Kind die Bedeutung des Schmerzes. Das Schmerzempfinden reift mit dem Gehirn und dem Bewusstsein eines Selbst. Wissenschaftler des französischen CNRS-Labors für kognitive und psycholinguistische Wissenschaften stellten 2013 durch Hirnstrommessungen fest, dass Säuglinge ab fünf Monaten über eine ähnliche Form von Bewusstsein verfügen wie Erwachsene.[319] Sie mögen noch nicht viele Erfahrungen gemacht haben, aber das muss nicht heißen, dass sie nicht entsprechende Reize meiden sollten. Drastische, traumatische Erfahrungen in der Kindheit prägen das kindliche Gehirn – manchmal auf Dauer. Schmerzlinderung ist sicher notwendig. Die Frage ist, ob ein Fötus vor der Abtreibung besser betäubt werden sollte? Inzwischen werden manche Föten noch innerhalb des Uterus operiert. Die Chirurgen geben wie bei jeder Operation dem ungeborenen Patienten Narkose- und Betäubungsmittel. »Wenn ein Kind, das auf eine Operation wartet, Schmerz fühlen kann, dann kann das Kind, dass auf eine Abtreibung wartet, auch Schmerz fühlen«, sagte Mary Spaulding Balch, Direktorin des National Right to Life Kommitees. Fötalchirurg Scott Adzick antwortete darauf, dass die Schmerzmittel für die Mutter und nicht für das Kind seien, und ein Kollege sprang ihm bei und wies darauf hin, dass ein Fötus allenfalls nach dem Eingriff Schmerzen hätte, weil während des Eingriffs die Schmerzdämpfung durch den mütterlichen Organismus so ausgeprägt sei.[320]

An der Frage, wem zugestanden wird, Schmerz zu empfinden, entzündet sich ebenfalls die Debatte darum, ob Tiere Schmerzen empfinden können? Vor René Descartes hatten Philosophen den Tieren zwar Vernunft abgesprochen, nicht aber Gefühl und Bewusstsein. Der Vorreiter einer neuen Empfindsamkeit ging einen

Schritt weiter. Der Jurist, Philosoph und Schriftsteller Michel de Montaigne befand, dass Tiere dem Menschen überlegen seien. Er schwärmt von loyalen und gefühlvollen Hunden, von Löwen, die lieber verhungern würden als einen freundlichen Sklaven zu verspeisen, über Fische als Mathematikexperten und die ausgeprägte Kommunikationsbegabung von Tieren. Menschen seien einfach nur nicht in der Lage, ihre Sprache zu verstehen. William Cavendish, der erste Duke von Newcastle, wollte von Descartes wissen, ob Tiere denken könnten. Das nahm Descartes zum Anlass, seinem empfindsamen Landsmann Montaigne vehement entgegenzutreten. Descartes besaß zwar einen Hund, aber dass dieser zu sprechen in der Lage sein sollte, ging ihm zu weit. Tiere seien nur zu einfachen Lautäußerungen wie ein Papagei fähig. Also zog Descartes eine neue Grenzlinie zwischen Mensch und Tier: Menschen haben Gefühle und ein Bewusstsein, Tiere nicht; menschliche Wesen haben einen freien Willen, Tiere nicht. Obwohl sie komplexes Verhalten zeigten, seien sie nichts weiter als gefühllose, hydraulische Maschinen. Tiere könnten zwar reflexhaft auf Schmerzreize reagieren, aber weil sie nicht denken und darüber reflektieren, könnten sie keinen Schmerz empfinden. Diese Ansicht blieb Jahrhunderte bestehen und ist auch heute noch weit verbreitet. Obwohl sie nicht nur von Tierschützern angezweifelt wird.

Die Strukturen, die den Menschen befähigen, Schmerzen zu empfinden, sind im Lauf der Evolution nicht mehrfach erfunden worden, sondern haben sich allenfalls weiterentwickelt. Fast alle Organismen verfügen über irgendwelche Mechanismen, die sie vor schädlichen Reizen schützen, und sei es, indem sie sich zurückziehen. Wir Menschen teilen nicht nur viele Gene mit Tieren, sondern auch die grundlegende Verschaltung und Funktionsweise von Nerven. Menschen, Säugetiere, Vögel, ja sogar Fische haben spezialisierte Nervenfasern, die sie vor Giften sowie mechanischen und thermischen Schäden bewahren sollen. Im Experiment zeigen Fische Stressreaktion bei bestimmten Stimuli, und sie verändern ihr Verhalten wenn sie Schmerzmedikamente erhalten. Vielleicht sollte man einen Fisch elektrisch betäuben, bevor man ihn tötet, schlug Victoria Braithwaite, Professorin für Biologie und Fischerei an der Penn State University, vor. Braithwaite war in ihrem Buch *Do Fish feel Pain?* der Frage nachgegangen, inwieweit die schuppigen Wasserbewohner, die sonst in der menschengemachten Schmerzhierarchie ganz unten stehen, vielleicht doch leiden. Fische grimassieren nicht, sie geben keine Laute von sich, die anzeigen würden, ob es ihnen weh tut, wenn ein Angler den Haken aus ihrem Maul windet. Der Tierforscher Joseph Garner hat Goldfischen temperierbare Folien auf die Schuppen geheftet und langsam die Temperatur erhöht. Eine Gruppe Fische erhielt Morphin gespritzt, eine andere Kochsalzlösung. Zunächst sah es so aus, als würden beide Gruppen gleich auf den Temperaturanstieg reagieren. Bei näherer Betrachtung aber zeigten die Fische, die kein Morphin erhalten hatten, später ein Vermeidungsverhalten und waren insgesamt furchtsamer als ihre Artgenossen, die Morphin genossen hatten. Garner schloss daraus, dass das Morphin das Schmerzerleben blockiert und dass es sich nicht um einen einfachen Reflex gehandelt habe. »Für mich klingt das sehr danach, dass es genauso ist, wie wir Schmerz erleben.«

Im Labor ist die ungelöste Herausforderung, ob die Reaktion der Tiere Nozizeption anzeigt oder Schmerz, und umgekehrt, ob das Verschwinden der Reaktion bedeutet, dass die Tiere keine Schmerzen empfinden. Grundlage für das Empfinden von Schmerz in Abgrenzung zur Nozizeption wäre das Vorhandensein von Bewusstsein und Emotionen. Wenn beim Menschen das Bewusstsein eher im Hirnstamm angesiedelt ist und Emotionen den Unterschied zwischen körperlicher Nozizeption und Schmerzempfinden ausmachen, wie verhält es sich dann bei Tieren? Sie reagieren ganz eindeutig auf nozizeptive Reize, ziehen die Pfote weg, quietschen oder zeigen andere Reaktionen, die sie vor körperlichem Schaden bewahren sollen. Das können selbst Amöben. Aber haben Tiere auch Emotionen, die wie beim Menschen aus dieser Nozizeption einen Schmerz formen? Zumindest ein einfaches Bewusstsein für die neutrale Wahrnehmung der Sinnesreize wird den Tieren zugestanden. Bei Ratten zum Beispiel reagieren dieselben Hirnzentren, die bei Menschen für die emotionale Färbung der schmerzhaften Reize verantwortlich sind.[321] Doch haben Mäuse und Ratten Gefühle? Bisher konnten die Tiere keine Antwort darauf geben. Sie zeigten allenfalls durch ihr Verhalten Abneigung gegen äußere Reize, und selbst dies ist nicht besonders zufällig, weil zum Beispiel Ratten und Mäuse ein Schmerzverhalten möglichst unterdrücken, weil sie sonst Räuber alarmieren. Doch die bildgebenden Verfahren wie das fMRI machen es heute möglich, in die Hirne der Nager zu sehen. Und tatsächlich aktivieren schmerzhafte Reize auf die Pfoten von Mäusen in ihren Gehirnen den Anterioren cingulären Cortex (ACC), während sie gleichzeitig als Zeichen für Stress spitze Schreie von sich geben.[322] Der ACC aber steht im Menschen für emotionale Bewertung von Schmerzreizen. Tiere mit Schäden in diesem Hirnzentrum zeigen weniger affektive Schmerzreaktionen, wie beispielsweise die konditionierte Vermeidung von Orten. Dieses Zentrum ist außerdem beteiligt beim Abmildern von Trennungsschmerz bei Muttertier und Nachwuchs. Fische, Vögel, Reptilien und Amphibien unterscheiden sich darin. Ihnen fehlt die Reaktion im Frontalhirn, und Reptilien fehlt das ACC gleich ganz. Und bei Wirbellosen hören die Ähnlichkeiten im Schmerzsystem vollends auf. Sie haben allenfalls noch ähnliche Nervenbotenstoffe wie der Mensch. Da niemand mit letzter Sicherheit sagen kann, ob die Tiere Emotionen haben, sprechen die Tierforscher lieber von Affekten. Zusammengenommen ergibt sich eine sehr unscharfe Vorstellung darüber, ob Tiere wirklich wie Menschen Schmerzen empfinden, und deshalb taugen sie nur begrenzt als Versuchsobjekte für Medikamentenversuche.

Nach den aktuellen Untersuchungen mag es zwar so scheinen, als hätten die Tiere ebenso ein Bewusstsein, Emotionen und somit die Fähigkeit zur Schmerzempfindung wie Menschen. Schließlich aber gilt dasselbe wie für den Menschen selbst: Ob fMRI, EEG, MEG oder PET wirklich Schmerzen protokollieren oder eine diffuse Reaktion auf ungewöhnliche Reize, ist nach wie vor offen. Bewusstsein ist kein digitales Phänomen, das man hat oder nicht hat. So wie ein Kind langsam in diesen Zustand hineinwächst, haben Lebewesen unterschiedlicher Komplexitätsstufen mehr oder weniger Bewusstsein. Auf der Ebene der zerstörerischen Reize sind die Reaktionen noch vergleichbar, was uns auch veranlasst, zu meinen, dass der Hund, der jault, dasselbe empfinde wie wir. Auf der Ebene der »Emotionen« mag es schon ganz anders aussehen. Emotionen, also innere Triebe, die sie zu etwas hinziehen oder von etwas abstoßen, ergeben sich aus den Bedürfnissen der jeweiligen Art. Was einen Hund »schmerzt«, muss einen Menschen noch lange nicht kümmern. Deshalb sind Vergleiche naheliegend, aber nicht eindeutig. Selbst Descartes war sich seiner Sache, was das Bewusstsein von Tieren angeht, nicht ganz sicher. Viele ihrer Reaktionen ähnelten doch sehr menschlichen Reaktionen, und ihre Körper waren in vielen Aspekten ähnlich aufgebaut. In seiner Antwort an den Duke von Newcastle räumte er ein, dass Tiere vielleicht doch denken könnten, wenn auch etwas weniger perfekt als der Mensch. »Wenn sie so denken würden wie wir, dann hätten sie eine unsterbliche Seele, genau wie wir.« Die Seele aber sollte dem Menschen vorbehalten sein. Aber was die Unwägbarkeiten der Beurteilung von Schmerzen bei Tieren anbetrifft, ist es zwischen Menschen nicht anders. Tiere und Menschen mögen Gründe haben, warum sie ihre Schmerzäußerungen übertreiben oder unterdrücken. Solange es kein objektives Maß für Schmerz gibt, muss man sich auf die mündlichen Angaben verlassen oder bestimmte Verhaltensweisen interpretieren.

Damit hat die lange Reise von der Peripherie des Schmerzes bis hinauf zu seiner Quelle im Gehirn sein vorläufiges Ende erreicht. Je genauer die Forscher die Karte zeichneten, desto mehr lösten sich die vermeintlich scharfen Konturen auf. Einst hatte René Descartes noch die Vorstellung vom Seilzug geprägt, der im Gehirn eine Glocke klingeln lässt. Jetzt entpuppt sich die Glocke eher als hochflexibler Synthesizer. Die Glocke ist das Bewusstsein selbst. So wie es im Gehirn nicht nur einen Ort für den Schmerz gibt, sondern viele, existiert nicht nur ein Schmerz. Dieses Empfinden bewegt sich auf einem Kontinuum zwischen körperlichen Beschwerden und im Kopf verankerten Warnsignalen und führt im chronischen Schmerz ein Eigenleben. Der Schnitt in den Finger, das entzündete Knie, der durch einen Krebstumor angegriffene Nerv vertritt in diesem Spektrum eher den nozizeptiven, also körperlichen Reiz. Der chronische Rückenschmerz, der Kopf- und Nackenschmerz und die allgemeine Gelenk- und Muskelschmerzen stehen eher für chronische Veränderungen im zentralen Nervensystem – ohne dadurch rein psychisch bedingt zu sein. Wie viel von den beiden Anteilen im individuellen Schmerzerleben steckt, hängt von der auslösenden Erkrankung ab, von der genetischen Ausstattung des Menschen, seinen Erfahrungen und seiner allgemeinen und aktuellen Stimmung. Am Ende stellt sich individuell eine Mischung ein zwischen der Stärke der aufsteigenden Schmerzreize, der Intensität des Alarms im Gehirn und der Stärke der absteigenden körpereigenen Schmerzdämpfung. Selbst kleine Verletzungen können zum Beispiel in Kombination mit großer Schreckhaftigkeit und einer gering ausgeprägten Schmerzhemmung große Schmerzen auslösen. Erst die genaue Analyse der Faktoren weist den Weg zur richtigen Therapie. Nicht für jedes schmerzhafte Knie und für jeden peinigenden Rücken ist die schnelle Operation das richtige Verfahren. Liegen die Schmerzen zentral, ist das Problem nach dem Eingriff so groß wie vorher.

Allein die körperliche Untersuchung und die genauen Schilderungen des Patienten verraten schon viel über die Mischung. So lässt sich heute vor einem chirurgischen Eingriff sagen, wer gefährdet ist, chronische Schmerzen zu entwickeln. Die Patienten benötigen vielleicht etwas mehr Medikamente. Mit Hilfe neuer technischer Verfahren wie des fMRI lassen sich einzelne Aspekte zumindest im Labor noch besser voneinander abgrenzen. Möglicherweise leitet dies ein Zeitalter der individualisierten Schmerz-therapie auf der Grundlage objektiver Daten ein. Mit Hilfe von fMRI-Aufnahmen lassen sich besser wirksame Medikamente ent-wickeln. Und mit Hilfe von genetischen Profilen ließe sich viel-leicht schon vor Operationen klären, wer besonders gefährdet ist, chronische Schmerzen zu entwickeln. Im Prinzip ließe sich mit den Maschinen sogar die individuelle Wirkung von Therapien – auch Psychotherapien – objektiv überprüfen und notfalls anpas-sen. Aber eines macht der komplexe Schmerz im Gehirn auch deutlich: Eine einfache Wunderpille, die nur den Schmerz im Kopf ausschaltet und ansonsten keine Nebenwirkung hat, kann es nicht geben. Immer würden auch Hirnzentren angegriffen, die andere, wichtige Funktionen haben. Aus diesem Grund wird es auch immer wieder Zwischenfälle geben wie mit der Opioid-Krise in den USA, in der Tausende ihr Leben verloren haben, weil bei ihnen nicht nur der Schmerz ausgeschaltet, sondern die Sucht an-gekurbelt wurde. Weil unser allgemeines Bewusstsein und überle-benswichtige Alarmsysteme an dieser Struktur hängen, lässt sich dieser übergeordnete Schmerzsensor nur um den Preis der Be-wusstlosigkeit abstellen. Und dies ist tatsächlich das letzte Mittel bei Schwerverletzten oder Sterbenden, die sonst unter übelsten Schmerzen leiden würden: Sedierung bis in die Bewusstlosigkeit.

Die Erkenntnisse der Neurowissenschaften, der Genetik und der Molekularbiologie werden noch viele interessante und wirksa-me Substanzen hervorbringen. Ein Medikament, das nur auf den Anterioren cingulären Cortex wirkt, eine Substanz, die einen Io-nenkanal in einem Nerv noch etwas gezielter blockiert, und einen Cannabis-Abkömmling, der nicht die suchterzeugende Lernma-schine im Gehirn ankurbelt. Aber allzu viel Hoffnung, dass Schmerzen dereinst ausgerottet sein werden, darf man sich nicht machen. Diese Emotion bahnt sich immer ihren Weg. Deswegen ist es gut zu wissen, dass es in weniger schweren Fällen auch gute Möglichkeiten jenseits der Biomedizin gibt. Die Nähe von Schmerz, Bewusstsein, Lernprozessen und Emotionen hat einen entscheidenden Vorteil: Das System lässt sich völlig ohne Medizin und Pharmaka austricksen.

Und doch ist das uralte Rätsel, was das Unangenehme im Schmerz bewirkt, noch nicht gelöst. Ein feuriges indisches Curry oder eine kräftige Massage ist ein ungewöhnlicher Reiz und ruft doch noch nicht das Gefühl der Unannehmlichkeit wie bei Zahnschmerzen oder einem Schlag gegen das Schienbein hervor. Welche Struktur im Gehirn muss anspringen, damit aus der Vielfalt der Informationen ein Es-tut-weh-Erlebnis wird oder umgekehrt: Wäre es möglich, einen Schmerz zu empfinden, ohne dass es weh tut, ohne dass für einen Augenblick alle Aufmerksamkeit darauf gerichtet ist und sich die Stimmung schlagartig eintrübt? Als Wegweiser durchs Leben muss dieses System abgestuft reagieren. Wie aber muss ein Reiz beschaffen sein, der dem Gehirn sagt, dieser Knall, diese Berührung tat wirklich weh? Sicher, die Inselrinde ist mit dem limbischen System verbunden, das für die emotionale Einfärbung des Reizes sorgt. Aber warum und wann färbt das limbische System einen nozizeptiven Reiz negativ ein – und wann nicht? Es gibt viele Momente im Leben, die einen erschrecken: ein Horrorfilm, der Moment, in dem man fast ein Auto gerammt hätte oder in dem man verlassen wird. Vielleicht steigt für einen Augenblick unser Blutdruck, der Puls schlägt etwas schneller, aber es tut nichts weh. Diese manchmal extrem unangenehme Empfindung macht erst die eigentliche Qualität des Schmerzes aus – und die Neurowissenschaftler mühen sich, den Sitz dieses Es-tut-weh im Gehirn zu orten. Denn wo müssen neue Medikamente angreifen, die gezielt an den richtigen Stellen im Gehirn wirken sollen?

11
Unter Strom

Wenn gar nichts mehr hilft, dann greifen Mediziner wie vor hundert Jahren auch heute noch zum Skalpell oder bekämpfen den Schmerz mit Strom.

Bis zum 26. Januar 2008 um zwanzig Uhr vierzehn war die Welt für den damals fünzigjährigen Hermann Jaeger noch in Lot – eine Minute später geriet sie aus den Fugen.

Der Thüringer sitzt in Jena in einem Lokal und erzählt bedächtig, wie er nach und nach alle Methoden und Segnung der modernen Schmerzmedizin am eigenen Leib erfahren hat und sich schließlich für einen extremen Schritt entschied. Hermann Jaeger hatte bis zu seinem Unfall an jenem Januartag in seinem Leben weder unter Schmerzen gelitten noch jemals Tabletten dagegen geschluckt. »Ich bin nicht einer, der bei jedem Schmerz oder Husten irgendwo hinrennt«, sagt er. »Bei uns in der DDR gab es ja Spalt, die anderen haben das ja kiloweise geschluckt.« Damals hatte der Jenaer mit ein paar Freunden bereits seit vier Stunden gekegelt und dabei ein paar Bier getrunken. Dann kippte er auf der Bahn einfach um und stürzte mit der rechten Gesichtshälfte auf die Rücklaufbahn für die Kugeln. »Ich hab nicht die Kugel vor die Birne gekriegt«, sagt er in breitem Thüringisch., »Aber wie es genau passiert ist, daran kann ich mich einfach nicht mehr erinnern. Mir fehlt da ein bisschen der Film.« Erst im Krankenhaus wachte er mit zerschmetterten Knochen wieder auf. Zwei Tage später holten ihn die Chirurgen morgens um sieben Uhr für eine Operation ab. Danach erhielt er bis zum Abend desselben Tages Infusionen und wurde entlassen. »In der folgenden Nacht hat es seinen Lauf genommen«, sagt er und streicht sich mit dem Zeigefinger über die rechte Wange. »Da fingen die Schmerzen an, punktgenau, als würde jemand drinnen sitzen und mit Nadeln stechen.« Auf einer Skala von eins bis zehn stuft er das Stechen in seiner rechten Gesichtshälfte mit einer Neun ein. Noch am selben Tag musste er von zu Hause aus den Notarzt rufen.

Über Jahrhunderte hinweg hat sich in der Wissenschaft ein biomedizinisches Bild des Schmerzes entwickelt. Nach der *Gate-Control*-Theorie war ganz allmählich auch das Wissen um den Einfluss der Psyche hinzugekommen. Die Evolution der Schmerzmodelle bedeutete indes nie, dass alte Vorstellungen vollständig aufgegeben wurden. Sei es, weil ein Körnchen Wahrheit in den alten Konzepten steckt oder weil es Vertreter gibt, die Gefallen an den Ideen gefunden haben, oder weil die Bevölkerung sie für überzeugend hielt. So haben alte Schmerzkonzepte wie ein Echo aus vergangenen Zeiten überlebt. Die Idee einer gestörten Balance, die wieder ins Gleichgewicht gebracht werden muss, hält sich auf ihre Weise ebenso wie Varianten der Säftelehre von Galen. Manche Geistestradition bewahrt Therapiekonzepte, für die es keine oder nur schlechte Belege der Wirksamkeit und kein überzeugendes Wirkprinzip gibt. Auch die alte christliche Vorstellung vom Schmerz, der tapfer ertragen werden müsse, ist in katholischen Gegenden nicht selten. Auf der Suche nach Erklärungen für das Unfassbare erstellen viele Laien (aber auch Ärzte) aus diesen Versatzstücken ihr individuelles Schmerzmodell und favorisieren ihre individuell-pragmatischen Lösungen. Ein wenig Ablenkung tut ihnen gut, ein wenig Bewältigungsstrategie, ein paar homöopathische Kügelchen und in moderaten Mengen Schmerzmedikamente. Ärzte in ihren Hausarztpraxen setzen nicht nur streng geprüfte und naturwissenschaftlich gut erklärbare Methoden ein, sondern versuchen den Vorstellungen der Patienten entgegenzukommen. Manchmal entpuppt sich eine alte Technik als brauchbar und eine totgesagte Theorie in Abwandlung als doch nicht so verkehrt. Allein die positive Erwartung, dass etwas wirken wird, kann erhebliche Wirkungen hervorrufen. Durch diesen wirkmächtigen Placebo-Effekt sind viele Maßnahmen erfolgreich, die als physiologischer Humbug gelten müssten. Placebo wirkt auf das Gehirn, wenn auch nicht durch den verabreichten Wirkstoff. Doch was ist, wenn jemandem die herkömmliche Biomedizin nicht hilft? Wenn jemand Mühe mit dem Konzept des Einflusses der Psyche auf den Schmerz hat und gleichzeitig nicht zur Esoterik neigt. In ihrer Verzweiflung ist für diese Menschen eine materialistische Lösung der einzig mögliche Ausweg. Auch ihnen bietet sich eine alte, neu entdeckte Methoden aus dem materialistischen 19. Jahrhundert an: dem Schmerz mit gezielten Stromstößen den Garaus zu machen. Schon Patrick Wall, der Mitentwickler der *Gate-Control*-Theorie, hatte postuliert, dass sich mit elektrischen Impulsen das Schmerztor im Rückenmark manipulieren lassen müsste – schon bald nach der Veröffentlichung der Theorie gab es entsprechende technische Apparate. Wall hatte auf diese Weise die Tradition des Galvanismus aus dem 18. Jahrhundert in das 20. Jahrhundert verlängert. So leistete das Forscherduo Wall und Melzack, das für den Einfluss der Psyche auf den Schmerz steht, dem Inbegriff eines materialistischen Ansatzes Vorschub.

Eher zufällig wurde Strom schon in der Antike Teil des therapeutischen Repertoires der Ärzte. Um das Jahr 15 nach Christus forderte der römische Arzt und Pharmakologe Scribonius Largus Patienten mit extrem schmerzhafter Gicht an der britischen Atlantikküste dazu auf, sich auf einen elektrischen Marmor-Zitterrochen zu stellen oder sich entsprechende Exemplare auf die Stirn zu legen – in den meisten Fällen mit Erfolg. Der berühmte griechische Arzt und Anatom Galen von Pergamon linderte etwas später auf diese Weise ebenfalls Kopfschmerzen. Und dann verschwand dieses Wissen für lange Zeit wieder von der medizinischen Bildfläche.

Im 18. und 19. Jahrhundert etablierte sich eine weniger animalische Stromerzeugung. Mit Hilfe von Reibung erzeugten elektrostatische Generatoren Hochspannung. Es war die Zeit der großen Namen, die auch noch heute das Gebiet der elektrischen Phänomene beherrschen: Alessandro Volta, Michael Faraday, André-Marie Ampère. In sogenannten Leidener Flaschen, und etwas später in den ersten Batterien, ließ sich sogar etwas Elektrizität speichern. Frei verfügbar war Strom gleichermaßen Partyspaß, der Menschen die Haare zu Berge stehen ließ, wie auch ein ganz neues Feld für ernsthafte wissenschaftliche Untersuchungen.

Durch Zufall hatte der italienische Anatom und Geburtshelfer Luigi Galvani von der Universität Bologna 1786 den Zusammenhang von Biologie und Elektrizität entdeckt. Während er in seinem Labor die Muskeln eines toten Frosches freilegte, experimentierte sein Assistent mit der Elektrisiermaschine am anderen Ende des Tisches. Galvani berührte gerade einen Nerv, wobei sein Finger teilweise auf der Klinge ruhte, als ein langer Funke übersprang. Der Schenkel des Frosches zuckte zusammen. Damit war der Zusammenhang zwischen Elektrizität, Nerven und Bewegung hergestellt, und obskure Lebensgeister waren nicht mehr nötig, um die Funktionsweise von Nerven zu erklären. Nach Galvanis Tod tingelte dessen Neffe durch Europa und setzte Hingerichtete effektvoll unter Strom, so dass ihre Gesichter grimassierten. Überhaupt war man im folgenden Jahrhundert von der elektrischen Methode begeistert und beängstigt zugleich. Mary Wollstonecraft Shelley veröffentlichte 1816 ihr *Frankenstein oder Der moderne Prometheus,* in dem der genialische Victor Frankenstein mit Strom ein Monstrum zum Leben erweckte. Überall behandelten Ärzte jetzt Nervenleiden von der Hysterie bis zur Lähmung mit Strom. 1874 bemerkte der amerikanische Arzt Robert Bartholow während einer Operation am geöffneten Schädel, wie die Muskeln eines wachen Patienten sich bewegten, wenn Strom auf dessen Hirnrinde geleitet wurde.

Die neue Technik zog nicht nur Wissenschaftler und Ärzte an, sondern auch Quacksalber. Der deutsche Arzt und Heiler Franz Anton Mesmer glaubte, dass himmlische Wesen auf die Körper einwirkten und dort unsichtbare Flüssigkeiten in Bewegung setzten. Es war eine Art Brückentechnologie zwischen einem alten Verständnis von Körpervorgängen und neuen Theorien und Erfindungen. Mit Magnetkuren wollte Mesmer diese Fluide durch den Körper kanalisieren und ein elektrisches Feld erzeugen. Der Mesmerismus nährte die Skepsis gegen die elektrischen Behandlungen sowohl unter Forschern wie auch unter Laien. Zu Beginn des folgenden Jahrtausends kam das erste Gerät für die therapeutische elektrische Stimulation, das Electreat, auf den Markt. Der batteriebetriebene Apparat sah aus wie ein altmodisches Stabtelefon mit einem Stempel am langen Kabel anstelle eines Hörers. Eine Broschüre heizte die Sorgen über anhaltenden Schmerz verkaufsfördernd an: »Schmerz ist der Bote des Todes, und er wird immer durch die sensiblen Nerven weitergeleitet.« Mit ihrer eigenen, zwingenden Logik boten die Hersteller des Electreats ihren Ausweg aus der todbringenden Situation an: »Zwei Dinge können nicht gleichzeitig denselben Platz zur selben Zeit besetzen. Schieß Elektrizität rein, das zwingt den Schmerz raus.« Electreat löst Kopfschmerzen, Nervenschmerzen, Rückenschmerzen, Ischiasbeschwerden, rheumatische Knieschmerzen und belebt müde Füße.[323] »Electreat relieves pain« lautete unter dem Abbild der Freiheitsstatue der Werbeslogan für das ein Dollar teure Gerät.

In jener Nacht im Kegelclub geriet für Hermann Jaeger die Welt aus den Fugen. Seitdem hatte er mehrmals am Tag sekunden- bis minutenlange Attacken. »Das konnte sogar beim Essen losgehen«, sagt Hermann Jaeger. Hinterher fühlte er sich jedes Mal wie zerschlagen. Medikamente brachten kaum Linderung. Bald wussten die Chirurgen und Internisten nicht mehr weiter. Sieben Monate später nahmen sich die Kollegen der Schmerzambulanz an der Universitätsklinik Jena der Sache an und stellten fest, dass der zweite Ast des Nervus trigeminus durch den Kegelunfall geschädigt worden war. Der fünfte Hirnnerv steuert und überwacht normalerweise die Gesichtsmuskulatur. Jetzt aber feuerte das Nervenbündel chaotische Störsignale direkt in das Gehirn. Zwanzig Sekunden bis eine Minute lang dauerten die Anfälle auf der rechten Gesichtshälfte. »Es war, als würde man sich unter kaltem Wasser und mit einer stumpfen Klinge beim Rasieren jedes Barthaar einzeln rausziehen.« Jaeger erhielt eine Kokainlösung, das dämpfte die quälenden Nadelstiche ein wenig, wirkte aber ansonsten wie ein schlechter Trip. »Da ist man weit weg von Gut und Böse«, sagt Jaeger. »Die Zeit dehnt sich.« Dann folgten Opioide in hohen Dosen. Doch auch sie lösten das Problem nicht. Kurz entschlossen

499

injizierte ein Arzt mit einer langen Nadel ein Medikament in die Nähe des marodierenden Nervs. »Sie mussten mich zu dritt festhalten«, erinnert sich Jaeger. »Mir kamen die Tränen.« Der Schmerz begann das Leben des früher optimistischen Jenaers zu beherrschen. Er zog sich zurück, traf sich aus Furcht vor Schmerzattacken seltener mit Freunden. Jaeger verbarg sein Leiden, so gut er konnte, vor der Umwelt. »Ich bin kein Mensch, der das überallhin erzählt, das kann keiner verstehen.« Seine Freunde und seine Familie ahnten nur, was in ihm vorging, wenn er wieder mitten im Satz innehielt und minutenlang kaum ansprechbar war. »Da wolltste keinen hören und keinen sehn«, sagt Jaeger. Er wollte nur Ruhe, allein sitzen bleiben, und irgendwann würde es hoffentlich aufhören. Jaeger begann mit der Medizin zu hadern, die ihm offensichtlich nicht helfen konnte. Inzwischen waren auch die Ärzte in der Schmerzambulanz mit ihrem Latein am Ende und überwiesen den kniffligen Fall weiter zu den Kollegen in die Neurochirurgie.

Wer die Idee vom Schmerz als dem Klingelzeichen am Ende eines Seilzugs strikt auslegt, hat im Extremfall eine naheliegende Antwort: die Leitung kappen. Nach vielen vergeblichen Therapieversuchen hatte sich die syphiliskranke dänische Autorin Karen Blixen 1946 einem solchen Eingriff namens Chordotomie unterzogen. Eine nachhaltige Linderung des Schmerzes war indes ausgeblieben. Eleganter, weil reversibel, ist die Manipulation der Nervenleitung mit Strom. Mitte der 1960er Jahre hatte eine ganze Reihe von Studien gezeigt, dass sich Patienten mit Strom narkotisieren und betäuben ließen.[324] In einem heroischen ersten Selbstversuch hatten die Bostoner Neurochirurgen William H. Sweet und James Wepsic 1967 Nerven unter ihren Augen gereizt und mit Stromimpulsen über dem Rückenmark betäubt. Also müsste es möglich sein, mit Elektrizität eine Gegenstimulation zu simulieren. Weil aber meistens gleich größere Areale betroffen sind, wäre es günstig, nicht nur einzelne Nerven zu blockieren, sondern gleich ganze Gruppen. Ein günstiger Angriffspunkt, meinte der

Neurochirurg Norman Shealy Mitte der 1960er Jahre, wäre zum Beispiel genau die Stelle, an der die Schmerznerven von der Haut in das Rückenmark eintreten: im Hinterhorn. Zusammen mit seinen Mitarbeitern testete er seine Hypothese an fünfunddreißig ausgewachsenen Katzen. Die Wissenschaftler fixierten ihre Köpfe und entfernten die Schädeldecken. Sie betäubten die Tiere und beatmeten sie mit einem Gerät für Kinder: achtzig Prozent Stickstoff, zwanzig Prozent Sauerstoff. Für die Schmerzreize wurden an den Hinterläufen der Katzen Nerven freigelegt, mit Platinelektroden bestückt und mit einem Stimulator der American Elektronic Laboratories verbunden (»Für jeden Zweck. Für jeden Geldbeutel«). Während der Stimulator die Nerven mit Schmerzreizen traktierte, rubbelten Shealys Kollegen an verschiedenen Stellen die Haut der Tiere. Elektroden registrierten in den freigelegten Gehirnen die ankommenden blockierenden Nervenimpulse im Tor zum Bewusstsein, dem Thalamus. Die Blockade an der Wirbelsäule schien zu funktionieren. Der größte blockierende Effekt stellte sich ein, als die Wissenschaftler über eine Sechs-Volt-Blockbatterie Strom in Höhe von rund zwei Milliampere auf eine Platinplatte über dem Rückenmark schickten. Dann wiederholten die Wissenschaftler die Strombetäubung an wachen und nicht fixierten Katzen. »Die Tiere ließen dauerhaftes Zwicken und Hitze bis zur Gewebeschädigung zu ohne ein Anzeichen von Unbehagen«, protokollierten die Forscher. Sie seien aufmerksam geblieben und hätten sich das Fell geleckt. Eine elektrische Hemmung von Schmerz ohne die Notwendigkeit von zerstörerischen chirurgischen Eingriffen beim Menschen schien möglich. Zwei Monate später publizierten die Wissenschaftler die weltweit ersten Ergebnisse eines entsprechenden Versuchs am Menschen. 1967 implantierte Norman Shealy den ersten elektrischen Stimulator gegen extreme Schmerzen.[325] Im März hatte sich ein siebzigjähriger Herr mit heftigen Schmerzen in der rechten unteren Lungenpartie in der Notaufnahme des Lutheran Hospitals in La Crosse, Wisconsin, eingefunden. Kurz zuvor war bei dem Patienten ein Lungenkrebs diagnostiziert worden, der Metastasen in die Leber und ins Rippenfell abgesetzt hatte. Ein bedauernswerter, aber hoffnungsloser Fall. Man gab ihm noch ein bis zwei Monate. Die Ärzte schlugen die experimentelle Elektrotherapie vor, den Ausschlag in der Überzeugungsarbeit gab die Tochter des Patienten. Sie selbst war eine Anästhesieschwester. Am 24. März öffneten die Chirurgen den Brustkorb des Patienten und versenkten darin ganz hinten am Rückenmarkskanal zwei drei mal vier Millimeter große Vitallium-Elektroden. Die Operation gelang, der Patient war wach, beschwerte sich aber zusätzlich zu den noch immer bestehenden Schmerzen in der Brust über Wundschmerzen. Am Abend des 24. März, um achtzehn Uhr, begann die elektrische Stimulation mit zehn bis fünfzig Impulsen, Spannungen von 0,8 bis 1,2 Volt und Stromstärken von 0,36 bis 0,52 Milliampere. Der Patient bemerkte ein Kribbeln im Rücken, das sich bis auf die Brust, aber nicht bis in die Beine ausbreitete. Und dann waren auf einen Schlag Wund- und Tumorschmerzen verschwunden. Nach fünf bis fünfzehn Minuten tauchten sie wieder auf, aber eine minimale Anpassung der Frequenz stellte den Effekt wieder her. Eine Stunde lang hielten die Ärzte die Pein auf diese Weise unter Kontrolle. Am folgenden Tag begannen die Ärzte die Stromblockade um neun Uhr fünfundvierzig und ließen sie bis in den späten Abend hindurch bestehen. Auch diesmal waren gelegentlich kleine Anpassungen der Frequenz nötig, ansonsten lief die elektrische Schmerzbremse tadellos. Am folgenden Tag fanden die Ärzte den älteren Herrn desolat vor. Er konnte nicht mehr sprechen, war ganz offensichtlich verwirrt, und seine rechte Körperhälfte war gelähmt. Am 30. März 1967, nur sechs Tage nach dem epochalen Eingriff starb der Patient. Eine Autopsie zeigte, dass er nicht an der Strombehandlung gestorben war, sondern an einer bakteriellen Entzündung des Herzens. Ein Gerinnsel war von dort in das Gehirn des Mannes geschossen und hatte dort einen tödlichen Hirninfarkt ausgelöst.»Das Rückenmark und die Elektrode waren intakt«, notierten die Forscher. Immerhin, eineinhalb Tage seiner restlichen Lebenszeit hatte der todkranke Mann ohne Qualen erlebt. Es war ein Triumph der technischen Schmerztherapie und der Beginn einer stürmischen und für die Medizintechnikindustrie lukrativen Entwicklung. Auf die simplen Elektroden folgten die Hochfrequenz-Ein-Elektroden-Systeme. 1981 gab es das erste voll implantierbare System, Mehrelektrodensysteme und ein aufladbares System folgten. Schwer behandelbarer neuropathischer Schmerz wurde damit angegangen, seltene, schwerste Schmerzen in Form des »Complex Regional Pain Syndrome« (CPRS) und häufige Kopf- und Herzschmerzen, bedingt durch verengte Herzkranzgefäße. Und es galt als letzte Maßnahme, wenn, wie oft geschehen, eine Rückenoperation nicht den gewünschten Erfolg hatte, ein Krankheitsbild, das den passenden Namen »Failed Back Surgery Syndrome« trägt.

Drei Jahre nach seinem Unfall übernahmen die Neurochirurgen des Universitätskrankenhauses in Jena den komplizierten Fall des Hermann Jaeger. Eine gut verheilte, circa fünf Zentimeter lange Narbe schimmert noch auf der linken Seite seines Kopfes durch sein schütteres Haar. Eine Spur der großen Hoffnung und weiterer Enttäuschungen, die Jaeger im Kampf gegen den Schmerz erlebt hat. Ein Neurochirurg schlug vor, den chaotisch funkenden Nerv direkt in seinem Ursprungsgebiet im Gehirn abzutöten. Der Plan wurde verworfen. Eine weniger radikale und endgültige Lösung schien geeigneter. Warum nicht Strom mit Strom bekämpfen. Nerven leiten Impulse über geladene Moleküle weiter. Wenn auch langsamer als in einem Kupferkabel, so fließt doch ein Strom. Und wie bei vielen elektrischen Leitern, so lässt sich auch der Stromtransport in den Nerven durch elektrische Felder von außen manipulieren. Jaeger hat eine sehr genaue Vorstellung davon, wann ein Schmerz eher psychologisch bedingt ist oder psychotherapeutisch bekämpft werden sollte. Die Psyche ist für ihn nur dann wesentlich beteiligt, wenn es sonst keine klare Beziehung zwischen Ursache und Wirkung gibt. Ja, eine Psychologin sei einmal bei ihm vorbeigekommen. »Da ich aber genau sagen konnte, wie das losging, war ich nicht der Richtige dafür«, sagt Jaeger. Also waren die chronischen Schmerzen zurückzuführen auf eine konkrete akute Störung, die realer medizinischer Intervention bedurfte.»Bei anderen geht das ja langsam los«, sagt Jaeger,»und entwickelt sich dann über Jahrzehnte.« So stellt sich Jaeger Schmerzen vor, um die sich die Psychologen kümmern sollten. Dass ein physisch bedingter Schmerz auch die Psyche verändern kann, oder dass mit der Psyche effektiv gegen den Schmerz angegangen werden kann, findet der Jenaer wenig plausibel.»Die wollten mich in eine Tagesklinik schicken«, sagt er.,»Das habe ich aber abgelehnt. Was soll ich denn da?« Hermann Jaeger ist gelernter Elektriker. Die Anwendung von Strom erschien ihm plausibler. Also pflanzten die Neurochirurgen ihm einen Satz Elektroden unter die linke Schädeldecke. Links, weil viele Empfindungen im Kopf auf die gegenüberliegende Gehirnseite laufen und bei dem Patienten der Trigeminusnerv auf der rechten Seite geschädigt war. Die Chirurgen bohrten Hermann Jaeger bei vollem Bewusstsein ein paar Löcher in die Schädeldecke –»ein Höllenlärm im Kopf« – und versenkten durch die Bohrlöcher ein paar Elektroden auf die harte Hirnhaut über der Hirnrinde. Langsam tasteten sie sich immer präziser an die richtige Stelle heran, fragten Jaeger immer wieder, wo im Gesicht er etwas spüre. Nachdem die Sonde wie gewünscht ein Kribbeln über der rechte Oberlippe auslöste, montierten sie unter das linke Schlüsselbein einen elektrischen Taktgeber und verbanden Elektroden und Stimulator mit einem ummantelten Kabel, das unter die Haut verlegt wurde. Wenige Volt Spannung reichten aus, um Hermann Jaeger mit dieser Motor-Cortex-Stimulation endlich etwas Erleichterung zu verschaffen.

Der Erfolg hielt nicht lange an. Immer wieder vernarbte das Gewebe um die Elektroden, der Strom konnte nicht mehr in das Gehirngewebe durchdringen. Auch wenn Jaeger an seinem Stimulator höchste Spannungen einstellte, verschwand der Schmerz nicht mehr. Die Chirurgen verlegten neue Elektroden auch unter die harte Hirnhaut, direkt auf die Hirnrinde. Gelegentlich verrutschten die Kabel. »Und dann kam der Punkt, wo auch das nicht mehr ging.« Das war im Jahr 2012. Epileptische Anfälle stellten sich ein. Am 4. Mai bekam er plötzlich extreme Rückenschmerzen. »So etwas kannte ich nicht. Ich konnte nicht sitzen, nicht liegen, nicht stehen. Krankenwagen, Notaufnahme. Die sagten, ich hätte was mit den Nieren, und schickten mich nach Hause.« Fünf Tage später, in der Nacht von Mittwoch auf Donnerstag konnte er plötzlich nichts mehr trinken und nicht mehr sprechen. Eine Infektion hatte einen weiteren, den siebten Hirnnerv angegriffen. Bei jedem Schluck lief ihm die Flüssigkeit aus den Mundwinkeln. Alles tat ihm weh, er war teilweise gelähmt. Jaeger war am Ende seiner Kräfte und wollte aus dem Fenster springen. Er war bereit für den nächsten Schritt.

Robert Galbraith Heath war von 1949 bis 1980 Leiter der Abteilung für Psychiatrie und Neurologie an der Tulane University in New Orleans. Im Grunde forschte der Arzt über Schizophrenie, doch sein spezielles Interesse galt dem Lustzentrum im Gehirn. Heath' Forschung wäre wahrscheinlich nur eine weitere Randnotiz auf dem Gebiet der fruchtlosen Experimente zur Manipulation der Gedanken geworden, wenn der Wissenschaftler nicht ein aus heutiger Sicht befremdliches Ziel verfolgt hätte: Er wollte einen schwulen Mann mit Stromimpulsen »kurieren«. Anfang der 1950er Jahre hatte Heath versucht, beim Menschen angenehme Gefühle mittels dreier ins Gehirn gepflanzter Elektroden zu erzeugen. Patient B-7 arbeitete Teilzeit in einem Nachtclub, schlief dort aber aufgrund einer Erkrankung namens Narkolepsie oft spontan ein. Nachdem die Sonden in sein Gehirn gepflanzt waren, brachte er sich mit Knopfdrücken auf seinem tragbaren Stimulationsgerät immer wieder bis kurz vor den Orgasmus.[326] Kandidat B-10 litt unter Epilepsie und erzeugte mit dem »Glücksknopf« anregende sexuelle Phantasien in seinem Gehirn, und so versuchte Heath bei Patient B-19 etwas Unerhörtes. Der Vierundzwanzigjährige offen homosexuelle Mann hatte mehrere Suizidversuche hinter sich und wartete auf einen Prozess wegen Marihuanabesitzes. Sein Vater war ein tyrannischer, gewalttätiger Trinker und die Mutter extrem distanziert. Ständig hatte der Teenager ergebnislos versucht, zwischen seinen Eltern zu vermitteln. Die Schule war die Hölle, die anderen Jungen schubsten ihn herum. Er konnte sich nicht wehren. Die Einzige, mit der er seine Ängste und Sorgen teilen konnte, war seine Schwester. Er ging zur Armee, wurde aber nach einem Monat wegen »homosexueller Tendenzen« entlassen. Es folgten Jobs in einer Fabrik, ein Leben auf der Straße, viel Drogen, Alkohol und Sex. Heath' Plan: Den Patienten mit Stromstößen in das Wonnezentrum so zu konditionieren, dass dieser von Männern ablässt und sich zu Frauen hingezogen fühlt. Also bohrte Heath dem Patienten Löcher in die Schädeldecke und implantierte mehrere rostfreie Stahlelektroden mit Teflonbeschichtung in verschiedene Hirnregionen. Mittels dreier Knöpfe an seinem tragbaren Impulsgeber durfte sich der Patient anschließend selbst stimulieren. Nach drei Monaten sah er sich ohne Stimulation einen fünfzehn Minuten langen Film mit expliziten heterosexuellen Sexszenen an, während gleichzeitig ein EEG seine Hirnströme registrierte und die Forscher die Szene durch ein verspiegeltes Fenster beobachteten. Das EEG verriet, dass B-19 die Situation feindselig und ärgerlich machte und sich die Anspannung erst beim Abspann des Filmes löste.[327]

Am nächsten Tag schalteten die Wissenschaftler den Stimulator ein. B-19 berichtete über angenehme Gefühle, und bald hämmerte er geradezu manisch auf den Knopf, tausendfünfhundert Mal löste er eine Stimulation aus, weil ihn ein geradezu überwältigendes Gefühl der Euphorie überkam. Die Ärzte schalteten den Apparat trotz heftiger Proteste ihres Probanden ab. In den nächsten Tagen war der Patient kooperativer und, wie die Forscher hinterher protokollierten, »berichtet über ein zunehmendes Interesse am weiblichen Personal sowie sexuelle Erregung mit dem Drang zu masturbieren.« Wieder sah er sich den Sexfilm an und setzte seinen Drang in die Tat um. »Am Ende dieser Sitzung sagte der Patient, dass er sich großartig fühle und sehr zufrieden mit sich sei.« Auf Drängen des Patienten organisierten die Wissenschaftler eine einundzwanzigjährige Prostituierte. Die EEG-Haube war mit extralangen Kabeln ausgestattet, als die junge Frau zwei Stunden im Labor bei dem Patienten blieb. In der ersten Stunde passierte nicht viel. Die beiden sprachen über seine Homosexualität, seine Drogenerfahrung und seine Charaktereigenschaften. Die Prostituierte hörte aufmerksam zu und rückte näher. Er duldete dies, vermied indes Augenkontakt. Sie zog sich bis auf die Unterwäsche aus.»Als die zweite Stunde begann«, notierten die Wissenschaftler,»und sie meinte, dass er interessierter sei, zog sie den Büstenhalter und Slip aus und legte sich neben ihn.« Dann habe sie ihn geduldig ermuntert, ihren Körper zu erkunden, speziell sensible Areale. B-19 wurde nervös, fragte, wie er sich mache. Nach zwanzig Minuten setzte sich die Prostituierte auf ihn, und er hatte etwas widerstrebend Geschlechtsverkehr mit ihm. Die EEG-Zeiger ratterten über das Papier und zeigten Delta-Wellen als Zeichen der sexuellen Erregung. Er wollte lieber oben liegen, verzögerte den Orgasmus und ejakulierte dann doch – das EEG registrierte Entladungen, die an einen epileptischen Anfall erinnerten.»Hohe und langsame Wellenaktivitäten mit einer beträchtlichen Anzahl überlagerter schneller Frequenzen bis zum Augenblick des Orgasmus.« Er verabschiedete sich freundlich und sagte ihr noch, dass er hoffe, dass sie bald wieder miteinander schlafen würden.»Die Daten unterstreichen die Beziehung zwischen Aktivitäten in der septalen Region und der Lustreaktion«, resümierten die Wissenschaftler hinter ihrem Spiegel. B-19 kehrte zu Gelegenheitsjobs zurück und hatte für zehn Monate Sex mit einer verheirateten Frau. Den Forschern erklärte er, er habe nur noch zweimal Sex mit Männern gehabt – weil er Geld brauchte. Doch B-19 beteuerte, dies sei nicht als Ersatz für Geschlechtsverkehr mit Frauen gedacht. Der Patient hatte gelernt, was seine Wohltäter hören wollten.»Der Erfolg deutet auf eine zukünftige effektive Nutzung der Septum-Aktivierung zur Verstärkung gewünschten Verhaltens und Löschung unerwünschten Verhaltens«, fasste Robert Heath zusammen. Die Selbststimulation könne ganz allgemein dazu genutzt werden, neue Verhaltensweisen einzuüben oder Ängste, Anspannungen oder Erregungen abzubauen.

Elektroden im Gehirn, Gedankenkontrolle, solche Techniken faszinierten das Militär und die Geheimdienste im kalten Krieg, als Gerüchte umgingen, die Sowjets und die Chinesen hätten entsprechende Instrumente für die Gehirnwäsche von Agenten entwickelt. 1949 hatte die CIA ein eigenes Programm unter dem Code-Namen »Bluebird« aufgelegt, das später unter dem Namen »Artischocke« firmierte; es war dasselbe Programm, an dem schon der Placebo-Forscher Henry K. Beecher maßgeblich beteiligt gewesen war. Und so verwundert es nicht, dass das amerikanische Militär und die CIA am Labor von Robert Heath interessiert waren, nachdem dieser gerade versucht hatte, einen schwulen Mann »umzuprogrammieren«. Der CIA-Arzt E. Manfield Gunn sprach Robert Heath 1962 nach einer Konferenz in New Orleans an und fragte ihn, ob er an der Erforschung des Schmerzzentrums im Gehirn interessiert sei. Am Experiment mit Patient B-19 hatte Heath nichts Anstößiges sehen können. Das CIA-Ansinnen aber fand er, verstoße gegen den hippokratischen Eid, nachdem diese Forschung weder dem Patienten noch der Menschheit einen Gewinn brächten.[328]

In den späten 1960er Jahren hatten die ersten Versuche mit der Tiefenhirnstimulation gegen die Parkinson-Erkrankung und gegen Schmerzen begonnen. 1969 nahm Yoshio Hosobuchi aus San Francisco Kontakt mit dem amerikanischen Medizingerätehersteller Medtronic auf und schlug die Therapie von Schmerzen mittels Stromimpuls vor. Zugrunde lag die Technologie der Herzschrittmacher – nur dass in diesem Fall nicht stolpernde Herzmuskeln, sondern schmerzende Hirne stimuliert werden sollten. Zuvor hatten die Forscher operativ Teile des Thalamus bei Patienten entfernt. Als Orientierungshilfe im Gehirn diente ihnen eine Sonde, die einen schwachen elektrischen Strom von sich gab, auf den die Patienten mit einem Kribbeln reagierten. Einige Patienten empfanden allein diese Stimulation als sehr angenehm. Warum also sollte man Teile des Thalamus zerstören, wenn allein die elektrische Stimulation wirkte – zumal bekannt war, dass die radikale Lösung meist nur kurze Zeit funktionierte. 1969 implantierte Hosobuchi zum ersten Mal Elektroden bei einem Patienten mit Gesichtsschmerz.

Die Tiefenhirnstimulation für die Behandlung von zahlreichen Erkrankungen wie der Schüttellähmung nahm in den 1980er Jahren einen regen Aufschwung. Mehr als hunderttausend Menschen erhielten mittlerweile dies- und jenseits des Atlantiks Elektroden ins Gehirn gepflanzt. Die meisten zur Behandlung von physischen Erkrankungen wie Parkinson, andere zur Verhaltensmodifikation wie Zwangshandlungen oder Depressionen. Bei bis zu sechzig Prozent der Patienten mit Depressionen verbesserten sich die Symptome – über Erfolg oder Misserfolge entscheidet die millimetergenaue Platzierung der Elektroden. Doch was genau die Tiefenhirnstimulation im Gehirn bewirkt, ist noch immer Gegenstand lebhafter Debatten. Auf irgendeine Weise unterbrechen die hochfrequenten Stromimpulse die ungesunde Kommunikation verschiedener Hirnregionen – etwas, das auch bei chronischem Schmerz funktionieren sollte.

Um Hermann Jaegers Elektrode auf der Hirnrinde hatte sich Narbengewebe gebildet, in der Zwischenzeit hatte er einen epileptischen Anfall erlitten. Die oberflächliche Stimulation funktionierte nicht mehr. Das Problem war das Narbengewebe. Die Ärzte entfernten alle Elektroden aus dem Schädel und schlugen etwas Drastischeres vor. Wo vorher lediglich an der Oberfläche des Gehirns gearbeitet worden war, wollten die Chirurgen nun über zwei Bohrlöcher bis tief ins Mittelhirn eindringen und dort Sonden platzieren. Im ungünstigsten Fall drohte eine vollständige Lähmung des Körpers. »Das war schon ein wenig haarsträubend«, sagt Jaeger. »Mir ging vieles durch den Kopf.« Würde er sich hinterher noch bewegen können? Am 2. Oktober 2013 schoben die Neurochirurgen die Sonde an ihren Zielort in die Nähe des Höhlengraus, der Struktur, in der die körpereigenen Endorphine den Schmerz betäuben, und in die Nähe der flüssigkeitsgefüllten Hirnkammern. Als Jaeger zu sich kam, war die erste Aufforderung des Arztes:»Bewegen Sie Ihre Arme und Beine.«Es funktionierte, es hatte geklappt. Anders als B-19, der unglückliche homosexuelle Proband, bekam Jaeger keine Lustelektrode implantiert. Die neue Technik reagierte allerdings sehr viel langsamer als die alte Stimulation an der Hirnrinde, die den Schmerz sofort nahm. Der schmerzstillende Effekt der Tiefenhirnstimulation stellte sich jedes Mal erst mit acht bis vierzehn Tagen Verzögerung ein. Er ist dann nicht völlig verschwunden. Jaeger stuft ihn auf drei von zehn möglichen Punkten ein. Die Attacken folgen nur noch in Wochenabständen. Doch sein behandelnder Neurochirurg Rupert Reichart hatte ihn gewarnt.»Geht ein Tor zu, öffnet sich irgendwo anders ein anderes Tor.« Jetzt plagen Hermann Jaeger Kopfschmerzen, die er vorher nie hatte. Und wenn er sich an der rechten Oberlippe berührt, tut es an der rechten Schläfe weh. Seinen Stimulator kann er nur aus- und einschalten. Mehr möchte er nicht. Die Stromstärke verändern?»Davor hätte ich Angst, man weiß ja nicht, was man da drinnen im Gehirn alles kaputt machen kann.« Er hat die Kontrolle über seinen Schmerz an die Medizin abgegeben.»Aber ich denke, die neuen Schmerzen werden sie im nächsten viertel bis halben Jahr auch noch wegkriegen«, sagt er fast beschwörend.

Ganz vergessen sind die Gedankenspiele des Robert Heath nicht. Zu verlockend ist die Aussicht, mittels Elektroden das Verhalten von Menschen zu steuern. Im Jahr 2013 lobte die *Defense Advanced Research Projects Agency* (DARPA), eine Behörde des Verteidigungsministeriums der Vereinigten Staaten, siebzig Millionen Dollar für ein fünfjähriges Programm namens Subnets (Systems-Based Neurotechnology for Emerging Therapies) zur Erforschung neuer Tiefenhirnstimulatoren aus. Im Rahmen des ehrgeizigen *Brain Research through Advancing Innovative Neurotechnologies Initiative*-Programms (BRAIN) will man mit Hilfe von Hirnimplantaten das Posttraumatische Stresssyndrom, Ängste, Hirntraumata und chronische Schmerzen bei verletzten Soldaten behandeln. Diesmal sollen nicht nur Impulse in das Gehirn hinein-, sondern auch aus ihm herausgeleitet werden. In einem weiteren Projekt namens RAM *(Restoring Active Memory)* planen die Militärs darüber hinaus ein drahtloses Gerät, das Hirnschäden reparieren und Gedächtnisverluste beheben soll. Was mit elektronisch kontrollierten, künstlichen Gliedmaßen inzwischen gut funktioniert, sollte doch auch mit dem Gehirn möglich sein. »Jetzt, wo wir Herzen und schwer beschädigte Knochen reparieren können, warum sollten wir nicht Teile des Gehirns reparieren können?«, sagte Geoffrey Ling vom Verteidigungsministerium, der verantwortliche Manager für das Programm.[329] Es klingt wie Science-Fiction ganz nach *RoboCop* oder dem Spielfilm *Transcendence*, in dem Johnny Depp einen genialen Wissenschaftler mimt, der sein Gehirn in einem Supercomputer transferiert. Über erste Erfolge berichtete sogleich die Mayo Clinic in Rochester. Den Neurowissenschaftlern war es gelungen, elektrische und neurochemische Daten aus dem Gehirn aufzuzeichnen. Das ultimative Ziel dieses Lauschangriffs: psychiatrische Erkrankungen.[330] Wozu Verhaltenstherapie, die Veränderung des Arbeitsplatzes oder eine gesundes soziales Klima, wenn ein Stromimpuls die Weichen in die richtige Richtung stellen kann? Ist chronischer Schmerz eine psychiatrische Erkrankung?

Rupert Reichart behandelt viele Patienten wie Jaeger. Gerade hat der Oberarzt mit den kurzen Haaren und der eckigen Brille drei Kabelspiralen um den stricknadeldicken Nervus vagus am Hals eines Patienten geschlungen, über die sich mit induzierten Stromimpulsen sowohl epileptische Anfälle als auch Schmerzen unterdrücken lassen. Noch immer erscheint es selbst vielen Medizinern wie Magie, dass Stromimpulse den chronischen Schmerz im zentralen Nervensystem bändigen sollen. Aber die von der *Gate-Control*-Theorie postulierten Veränderungen sind biochemisch in den Nerven im Hinterhorn bis hinauf in das Gehirn nachweisbar.»Auf diese Weise kann man also sehr elegant von der Peripherie aus bis in das Gehirn wirken«, sagt Reichart. Nicht rückgängig zu machende Nervendurchtrennungen, wie sie die dänische Autorin Karen Blixen 1946 noch über sich ergehen lassen musste, führe das Haus nicht mehr durch. Wenn die Nervenstimulation nicht funktioniert, dann entfernt Reichart das Gerät einfach wieder. Allerdings müsse man sich das zweimal überlegen. Ein Stimulator ist teuer. Siebentausend Euro kostet das einfache Modell, die Luxusversion, die je nach Körperlage ein anderes Programm wähle, sogar neunzehntausend Euro. Bei einem Drittel der Eingriffe stellten sich hinterher Komplikationen ein: Entzündungen, das Kabel löst sich, oder die Elektroden verrutschen. »Wir versprechen den Leuten nichts, sagen ihnen, dass die Schmerzen vielleicht nur um fünfzig Prozent zurückgehen«, erklärt Reichart.»Aber die Patienten sind oft trotzdem enttäuscht«. Wer zum Neurochirurgen geht, erwartet effektive technische Lösungen. Inzwischen sei man dazu übergegangen, sich alles schriftlich bestätigen zu lassen.»Aber selbst das hilft nicht.« Reichart verlegt jetzt zunächst nur das Kabel und schickt die Patienten erst einmal nach Hause. Der teure, nur einmal verwendbare Stimulator könne dann später unter die Haut an der Brustwand eingesetzt werden. Auf einen zweiten Termin verzichten Patienten oft. Häufig hat schon die Operation am Hals eine deutliche Besserung der Symptome bewirkt. Der Placebo-Effekt ist überall.

Mit seiner Stromtherapie praktiziert der Neurochirurg den am wenigsten psychologischen und am meisten biologischen Ansatz in der Schmerzmedizin. Und doch ist er offen geblieben für das Rätsel Schmerz. Wer etwas länger im Geschäft ist, dem kann nicht entgehen, wie sehr der Erfolg von psychischen Faktoren abhängig ist und wie sehr das Leiden das Wesen der Menschen verändert. Vor einer Stimulation führen die Jenaer deshalb psychologische Tests durch. Besteht der Verdacht auf eine ausgeprägte psychische Störung, operieren sie nicht, denn ein Erfolg ist unter diesen Umständen unwahrscheinlich.

Hier gerät der Neurochirurg in eine moralische Klemme. Je länger die Schmerzen den Patienten schon plagen, desto dringender bräuchte er eine wirksame Therapie, desto wahrscheinlicher aber sind auch psychische Störungen. Als Vorbereitung für die Operation muss dann erst einmal der Psychiater oder Psychotherapeut ran. Eine psychotherapeutische Kurzintervention vor dem Eingriff verbessert das Ergebnis.

Die Begleitumstände von chronischen Schmerzen beschäftigen Oberarzt Reichart immer mehr. Obwohl manche Eingriffe technisch optimal verlaufen, lösen sie das eigentliche Problem nicht. Er, der vor allem im biologischen Zweig der Schmerzmedizin unterwegs ist, hat die psychosoziale Dimension des Leidens für sich entdeckt.»Ich frage die Leute immer nach ihrem Einkommen, und da kommen dann sofort die Tränen«, sagt Reichart,»die haben dreihundert Euro im Monat. Für die sind die drei Euro achtzig für die Fahrt hierher und zurück viel Geld.« Diese Menschen seien die ganze Zeit damit beschäftigt, vor Sozialgerichten um ihre Rechte zu kämpfen,»das schlaucht«. Reichart ist weder Mitglied der Linken, noch stammt er aus der ehemaligen DDR. Der Neurochirurg stammt aus Bayern.»Ich bin für ein bedingungsloses Grundeinkommen, dann hätten wir fünfzig Prozent weniger Schmerzpatienten.« Auf dem Flur des gläsernen Gebäudes zeigt er in Richtung der Plattenbauten, die in diesem Stadtteil das Bild prägen.»Für die Jenaer war das früher ein begehrtes Wohngebiet«, sagt er,»und heute ist es das auch noch.« Der Katholik Reichart findet, dass der Sozialismus die Haltung zur Medizin und zu Schmerzen ganz allgemein beeinflusst habe.»Hier in Jena sind alle Atheisten«, sagt er.»Mit Spiritualität können die Menschen nichts anfangen, und wenn sie erzählen, sie hätten Akupunktur ausprobiert, dann entschuldigen sie sich fast dafür.« Dann erzählt der Neurochirurg die Geschichte von einem Patienten mit chronischen Schmerzen, der völlig geheilt entlassen wurde und dann in ein Loch fiel. Der Schmerz war sein Lebensinhalt geworden.»Schmerz hat immer auch etwas mit Lust zu tun«, sagt

Reichart. »Wer Schmerzen hat, bekommt auch etwas dafür.« In seiner Heimat München würden sich die gläubigen Patienten eher mit dem Schmerz arrangieren, rängen ihm eine Bedeutung ab, und sei es, dass ihr Leiden ein gottgegebener Plan sei, den man eben aushalten müsse.

12
Geselligkeit statt Aspirin

Der Glaube an die Lösung aller Leiden durch die Medizin ist zum Problem geworden. Gute Antworten liegen jenseits des Gesundheitssystems. Nach der geistig-religiösen, der materialistischen und der neurowissenschaftlichen Phase wäre jetzt die Stunde der Gemeinschaft als Therapeutikum. Es wäre die Rückeroberung des existenziellen Erlebnisses Schmerz aus der Umklammerung der Medizin.

S EIT GERAUMER Zeit wölbte sich seine rechte Wange immer weiter nach außen. Die Stelle tat weh. Ein guter Freund nahm den
Anfangsfünfziger beiseite. Ob er sich die Sache einmal ansehen
könne? Der Freund war der berühmte Psychoanalytiker und Philosoph Erich Fromm und sein Patient der nicht minder bekannte
österreichisch-amerikanische Theologe Ivan Illich. Die Szene zwischen den Weggenossen Anfang der 1980er Jahre war für Ivan Illich der Beginn einer selbst auferlegten harten Probe. Der katholische Theologe und Philosoph beklagte, wie Experten in modernen
Gesellschaften den Menschen die Hoheit über ihre ureigensten
Angelegenheiten aus den Händen wanden. Nachdem Illich sich
am US-amerikanischen Schulsystem kritisch abgearbeitet hatte,
war das Gesundheitssystem dran. »Die Zunft der Ärzte ist zu einer
Hauptgefahr für die Gesundheit geworden«, lautete der nicht zim-
perliche erste Satz in der Einleitung zu *Enteignung der Gesundheit*
(im Original: *Medical Nemesis*). Der 1975 erschienene Entwurf
sorgte später unter dem Namen *Die Nemesis der Medizin* auch in
Deutschland für Furore. Illich beschrieb in seiner geharnischten
Analyse, wie die Medizin Menschen dazu zwinge, die eigene Geschichte und Körperlichkeit an lizenzierte Professionelle zu dele-
gieren. Und jetzt empfahl ihm Fromm angesichts der wuchernden
Schwellung: »Mein Lieber, du gehst jetzt zu einem ganz normalen
Doktor.« Wie würde der Medizinkritiker sich verhalten? Er suchte
einen befreundeten Chirurgen in Chicago auf. Dieser diagnosti-
zierte einen zwar nicht bösartigen, aber doch aggressiv wuchernden Tumor. Wenn sich Illich nicht sofort operieren ließe, dann
bestünde wenig Hoffnung, dass er mehr als zwei Jahre überlebe,
mit einer Operation und Bestrahlung wären durchaus noch sechs
Jahre drin. Den ersten Schritt in die medizinische Welt hatte Illich
getan, doch nun musste er entscheiden, wie weit er eine existen-

zielle Angelegenheit an die kritisierten Experten überantworten wollte. Im Laufe der Jahrhunderte haben sich sehr unterschiedliche Institutionen für Schmerzfragen zuständig gefühlt. Einst hatte die Kirche die Definitionshoheit, gab diese notgedrungen an die Naturwissenschaften ab, und dann übernahmen die pharmazeutische Industrie und die Ärzte das Kommando. Mittlerweile sind die Mediziner selbst Fremde in ihrem eigenen Beruf: Sie müssen effizient sein, den Profit von Klinikketten mehren und ihre Entscheidungen strikt nach statistisch abgesicherten Leitlinien ausrichten. Ihre Erfahrung zählt in diesem Umfeld wenig, die Zeit für längere Gespräche fehlt. Hartnäckige Schmerzen – immerhin der häufigste Grund, aus dem Menschen Ärzte aufsuchen – lassen sich in diesem Korsett oft nicht bändigen. Das Symptom entzieht sich einfach standardisierten, auf Medikamenten basierenden Therapieschemata. Gleichzeitig sind der Bedarf und das Verlangen der Patienten nach schnellen Lösungen gestiegen. Die Folgen sind zunehmender Konsum von Schmerzmitteln und häufige chirurgische Eingriffe bei Rücken-, Knie- und Wirbelsäulenbeschwerden. So wurde aus dem Schmerz als Glaubens- und Erkenntnisprobe zunehmend der medizinische Kampf gegen eine lästige Plage. Bei akuten Schmerzen helfen Tabletten oft, doch hält der Schmerz an, lindern sie ihn immer seltener. Dafür sind dann Nebenwirkungen immer häufiger ein ungeladener Gast. Es herrscht Aktionismus, und die Patienten und ihre Ärzte sind dennoch unzufrieden. Die Pharmaindustrie tut sich schwer mit Neuentwicklungen. Die Ärzte sind frustriert, weil viele gute Ideen auf dem Weg vom Labor in die Praxis scheitern. So haben die unendlich vielen Erkenntnisse über die molekularen und neurowissenschaftlichen Zusammenhänge nur sehr begrenzten Fortschritt gebracht. Es ist, als arbeiteten hinter einer sichtbaren Oberfläche, generiert von bildgebenden Verfahren und molekularen Sonden, unsichtbare Kräfte gegen den leidenden Menschen. Gleichzeitig ist das Gefühl für den Sinn und den Zweck von Schmerzen verlorengegangen. In der westlichen Welt, aber zunehmend auch in anderen Kulturkreisen können sich Menschen nicht mehr vorstellen, dass dieses Symptom positive Aspekte haben kann.

Die 1960er Jahre hatten ein neues Schmerzmodell hervorgebracht, das den Menschen umfassender in den Blick nahm. In interdisziplinären Schmerzkliniken rückten neben Medikamenten die Psyche und Bewegung in den Fokus der Behandlung. Einige Menschen finden in solchen interdisziplinären Schmerzkliniken inzwischen eine gute Hilfe. Doch das Angebot ist sehr begrenzt, und außerdem schlägt diese Art der Unterstützung nicht bei allen Patienten an. Bildungsferne Schichten, Menschen aus anderen Kulturkreisen oder sehr alte Menschen sind damit häufig überfordert. Und neuropathische oder Krebsschmerzen sind sehr körperliche Störungen, die sich nur begrenzt mit multimodaler Unterstützung lindern lassen. So erscheint die Lage für nicht wenige Menschen hoffnungslos.

Der Mensch sollte vielleicht nicht so sehr fragen, was er gegen den Schmerz tun kann, sondern, was der Schmerz für ihn tun kann. Die jüngsten Erkenntnisse der Neurowissenschaften zeigen, dass diese Emotion ein allgemeines Warnsignal ist, das nicht nur eine Reaktion auf physische, sondern auch auf psychische Bedrohungen ist. Schmerz will etwas mitteilen, er ist Bestandteil einer wichtigen non-verbalen Kommunikationsform. Die schmerzfreien Kinder von Be'er Scheva sind nicht nur verstümmelt, sondern wirken befremdlich distanziert. Und umgekehrt belegen viele Experimente, dass die Familie, zwischenmenschliche Beziehungen und das gesellschaftliche Klima das Schmerzempfinden beeinflussen. Auf diese Weise ist die Summe der Schmerzen in einer Gruppe ein Indikator für den Zustand dieser Gemeinschaft. Bisher aber blieb die soziale Dimension des chronischen Schmerzes unberücksichtigt. Ein großes Versäumnis, denn hier liegen einerseits die Ursachen des grassierenden Schmerzes und gleichzeitig Lösungen jenseits des Gesundheitswesens. Was nützen die besten gelernten Bewältigungsstrategien, wenn die alten Probleme im Alltag wieder auftreten? Der erste Schritt aus dem angespannten Verhältnis von Schmerzpatient und Medizin ist deshalb die Rückverwandlung des Patienten in einen Menschen mit seinen Kollegen, Verwandten und Freunden.

Der erkrankte Ivan Illich stand vor einem Dilemma. Sollte er konsequenterweise ohne die Hilfe der Medizin auskommen und sich stoisch in sein Schicksal fügen? Oder sollte er die harsche Therapie der Onkologen über sich ergehen lassen? »Wenn ich das tue, dann werden diese sechs Jahre eine Katastrophe«, sagte Illich, »dann bin ich permanent in ärztlicher Behandlung. Was habe ich davon?« In dieser Situation traf er auf seinen pakistanischen Freund Said Mohammed, den Leiter der weltweiten Vereinigung der Unani-Mediziner, einer alten Form der gräko-arabischen Medizin. Wie die antike griechische Medizin sucht Unani das Gleichgewicht der Säfte im Körper wiederherzustellen. Der Tumor gehöre zu Illichs Person, befand Mohammed, der *hakim*. Ließe er sich das Gewächs entfernen, würde ihn dies aus dem Gleichgewicht werfen.[331] Ivan Illich nahm sich den Rat zu Herzen und verzichtete auf weitere medizinische Behandlung. »Dann sterbe ich eben in zwei Jahren«, sagte er. Illich war nicht aus Prinzip konsequent. Er hatte sich schon einen Leistenbruch operieren und einen Zahn ziehen lassen. Die neue Herausforderung sah er als eine Übung in Askese, eine Form disziplinierter Selbstkontrolle, und ein klein wenig Schicksalsergebenheit steckte auch in seiner Entscheidung. Als gläubigem Christen war das Sterben für ihn nicht das Ende. Für ihn war der Tumor keine Krankheit. »Es ist das, was ich habe«, sagte er Freunden, »und der Schmerz gehört dazu.« In einer Zeit, in der jeder mit einer schweren und zumal schmerzhaften Krankheit den Arzt aufsucht und tut, was dieser empfiehlt, war Illichs Verhalten eine Provokation. Es stellte alle Gepflogenheiten auf den Kopf. Als der Tumor zur Größe einer Grapefruit herangewachsen war, drängten Freunde, ihn doch operieren zu lassen. Dann wies Illich gelassen auf die falsche Prognose der Ärzte hin, die ihm allenfalls zwei Jahre gegeben hatten und jedes Jahr ein

wenig mehr danebenlagen – am Ende überlebte er trotz Therapie-
verweigerung zwanzig Jahre.

Die Hilfe der Medizin hatte er weitgehend ausgeschlagen. Illich
ging zur Akupunktur und praktizierte Yoga. Am Anfang mag es
noch eine Selbstüberschätzung gewesen sein. Die Schmerzen im
Gesicht nahmen zu, steigerten sich ins Extreme. Sie raubten ihm
den Schlaf und griffen sein Gehör an. Dann bekämpfte er seine
Pein nicht mit künstlichen Opioiden, die bei ihm Übelkeit auslös-
ten. Pillen schlucken kam also nicht in Frage, und bis zu seinem
Ende wehrte er sich dagegen, die schmerzlindernde Substanz zu
injizieren. Dem Theologen war es wichtig, den Stoff in Jahrtausenden erprobter Weise einzunehmen, also rauchte er bestes Rohopium aus Afghanistan.»Auf dass die Schmerzen Engelsmusik hören«, sagte er dann. Der Theologe verheimlichte seine ungewöhnliche Therapieform nicht. Selbst in Vorlesungssälen verschwand
er für fünf Minuten hinter dem Stehpult, kleine Rauchwölkchen
stiegen auf, und fast jeder im Saal wusste, was dort geschah. Als in
London einmal der Zoll das Opium in seinem Gepäck entdeckte,
konnte er die Beamten mit dem Hinweis auf Selbsttherapie be-
schwichtigen.[331] Das Opium war nur eine Stütze. Was Illich vor
allem half, waren Geselligkeit, Freundschaft und etwas, das weit
über die Verbindung zwischen zwei Menschen hinausgeht: Philia.

Unsere Spezies kommt unreif auf die Welt und ist auf die Hilfe
und den Schutz anderer angewiesen. Der Mensch ist nicht besonders schnell, nicht herausragend stark, noch sind seine Sinne au-
ßergewöhnlich scharf. Es sind nicht gerade günstige Voraussetzungen, wenn es für das Überleben darauf ankommt, das Opti-
mum aus den begrenzten Ressourcen wie zum Beispiel Nahrung
zu bekommen. Jede Handlung kostet Energie, falsche Entscheidungen, die zu fehlerhaften Handlungen führen, sind Energieverschwendung. Wenn wir aus Unwissenheit auf eine heiße Herdplatte gefasst haben, gibt es hinterher Brandblasen, und der Körper muss das zerstörte Gewebe mühsam ersetzen. Das Individuum
ist geschwächt und ein leichteres Ziel für Gegner. Schmerzen sind

in diesem Konzept eine Möglichkeit, die Vorhersagefehler zu minimieren und auf diese Weise möglichst viel Energie zu sparen. In einem fort vergleicht das Gehirn unbewusst die Erwartung mit den gemachten Erfahrungen und aktualisiert aufgrund dessen die möglichen Handlungsmuster. Heiße Herdplatte ist fortan unter der Kategorie »gefährlich« abgespeichert, diese Form der Energieverschwendung werden wir kein zweites Mal begehen. Noch effektiver und energieschonender ist es indes, wenn man zusätzlich von den Fehlern und Bedrohungen der anderen profitieren kann. Schon als Säugling lernen wir eine Art von wortloser Gefahrenkommunikation. Wer sich im Ernstfall auf jemanden anderes verlassen muss, sollte dessen Fähigkeiten und aktuelle Verfassung möglichst genau taxieren können. Eine Emotion ist ein Impuls, der uns weg von unangenehmen Veränderungen innerhalb und außerhalb des Körpers in Richtung Triebbefriedigung drängt. Unsere emotionale Verfassung teilen wir der Umwelt kontinuierlich mit wenigen Bewegungen oder Gesichtsausdrücken mit und empfangen ebensolche Botschaften. Als Menschen sind wir anders als viele Tiere mit einem reichhaltigen Schatz an unwillkürlichen, aber auch willkürlichen Gesichtsausdrücken für Freude und Schmerz ausgestattet. Die Schmerzmimik entsteht aus sogenannten *facial action units* (FAU oder kurz AU): Augenbrauen senken (AU4), Wangen nach oben und Lider schmälern (AU6 und AU7), Nase rümpfen und Oberlippe hochziehen (AU9 und AU10) und Augen schließen (AU43). Diese Kombination von Aktionseinheiten kann von anderen Kombinationen, die Ärger, Furcht oder Traurigkeit ausdrücken, unterschieden werden und je nach Reizintensität unterschiedlich kräftig ausfallen. Zusätzlich kann der Gesichtsausdruck auch noch bewusst verstärkt und gebremst werden. Auf diese Weise sendet das Gesicht im Verletzungsfall ohne einen Laut einen kompletten Zustandsbericht an die Umwelt.[332]

Das offene Zeigen von Schmerzen verrät dem Feind die eigene Schwäche, weswegen es in manchen Kulturkreisen eher unterdrückt wird. Aber es mobilisiert gleichzeitig die schützende Solidarität der Umstehenden. In der Wahrnehmung der gegenseitigen emotionalen Lage inklusive des aktuellen »Schmerzstatus« synchronisieren die Gehirne ihre Alarmsysteme und erzeugen so ein Gefühl von Zugehörigkeit und Sicherheit. Der Tübinger Kunsthistoriker und Ästhetiker Robert Vischer hat 1873 als Erster eine Theorie dieser Empfindung entwickelt. In beobachteten Formen erkennt der Betrachter seine eigenen Gefühle.[333] Empathie wird diese Fähigkeit zum Mitfühlen genannt. Wer seinen Schmerz hingegen nicht ausdrücken kann, weil er ihn zum Beispiel wie die Kinder von Be'er Scheva genetisch bedingt nicht spürt, stirbt früher zum Beispiel an Infektionen, weil sich niemand aufgefordert fühlt zu helfen. Bleibt der Begleiter trotz Bedrohung völlig gelassen, beruhigt dies das eigene Gemüt und stärkt das Sicherheitsgefühl. Ist die Krise gemeinsam bewältigt, belohnt das Gehirn die Beteiligten mit dem Wohlfühl-Nervenbotenstoff Dopamin und Endorphinen, und für die gelungene Gruppenbildung gibt es noch einen Bonus in Form des hormonellen Bindungsklebstoffs Oxytocin.[334] Auf diese Weise fördern Emotion, Empathie und Belohnungen die Kontaktaufnahme zur schützenden Gemeinschaft. Damit steigt die Wahrscheinlichkeit für einen effizienten Umgang mit den Ressourcen, und weil viele Gehirne mit unterschiedlichen Erfahrungen beteiligt sind, ist die Wahrscheinlichkeit für eine erfolgreiche Anpassung auf veränderte Umweltbedingungen größer. So schützt uns das soziale Umfeld bestenfalls vor Verletzungen und spart auf diese Weise Energie.

Deshalb verwundert es nicht, dass in unseren Körpern viele Mechanismen existieren, die die Verbindung zu anderen Menschen belohnen und Isolation und vor allem Zurückweisung bestrafen. Wobei Schmerzen und andere Emotionen nach demselben Grundmuster arbeiten und dafür weitgehend dieselben Strukturen im Gehirn nutzen. Folglich beruhigt die Bindung zu anderen Menschen die Nerven und dämpft den Schmerz. Der Zuchtmeister Schmerz ist also ein Kuppler, denn wer verständnisvolle Beziehungen pflegt, wird mit weniger Schmerzempfinden und Empfindlichkeit belohnt. Gesellige Tiere gebären mit größerer Wahrscheinlichkeit Nachkommen. Nachwuchs von sozial stark integrierten Pavianen hat eine höhere Chance, das erste Lebensjahr zu überleben als Nachwuchs von weniger gut integrierten Müttern. Rhesusaffen, die kaum Interesse an sozialem Verhalten zeigen, sterben, in der Wildnis ausgesetzt, früher als sozial aktive Affen.[182] Auch menschliche Babys sind auf intensive Zuwendung durch ihre Eltern angewiesen. Sie können zwar ihre Bedürfnisse nicht in Worte fassen, sich aber mit Schreien und Wimmern bemerkbar machen. Wie eng verzahnt Schmerzverarbeitung und eine gelungene frühe Bindung sind, belegt der Effekt des Trosts durch die Eltern. Hat sich ein Kind verletzt, kann die streichelnde Hand eines Elternteils den Schmerz dämpfen. Das ist nicht nur eine nette Geste. Es gibt sogar anatomische Strukturen für diese Art von sozialer Schmerzberuhigung.

In der Nähe von Montreal lebt eine Frau, die nur als Patientin G. L. bekannt ist und Neurowissenschaftler seit Jahrzehnten fasziniert. Vor mehr als dreißig Jahren musste sie wegen Husten und Fieber Penicillin einnehmen. Nach einer Weile fühlten sich große Teile ihrer Haut taub an, sie konnte weder Druck noch Nadelstiche oder Schläge mehr spüren, also Reize, die langsame C-Fasern von der Haut in das Hinterhorn im Rückenmark leiten. Die Empfindung von Druck ist eine wichtige Voraussetzung für einen sicheren Stand, ohne diesen Input ist die Patientin G. L. auf einen Rollstuhl angewiesen. Aber sie spürte nach wie vor Wärme und angenehme Berührungen. Unter den C-Fasern verstecken sich nämlich Fasern, die aktiviert werden, wenn mit einer bestimmten Geschwindigkeit warme Haut auf Haut reibt.[335] Leichte, langsame Berührungen des Unterarms mit einer Geschwindigkeit von einem bis zehn Zentimetern pro Sekunde durch einen Gegenstand mit Hauttemperatur aktivieren im Gehirn die vordere Inselrinde (unter anderem zuständig für die emotionale Bewertung von Reizen) und führen zum Wohlgefühl.[336,337] In der Kernspintomographie aktivierte Streicheln bei der Patientin G. L. zwar die Inselrinde, aber nicht die Areale, die für die Lokalisation von Schmerzreizen zuständig sind.

Die Wissenschaftler glauben auf der Spur eines fünften Hautsinns zu sein – neben Tast-, Temperatur-, Schmerz- und Juckreizsinn. Diese angenehme Berührung – Laien nennen es Streicheln – wird genau in dem Areal hinter der Stirn verarbeitet, das auch den Verzehr eines Stücks Schokolade mit Wohlgefühl belohnt.[338] Offenbar hat die Evolution den Menschen mit den Schmerzsensoren in der Haut einen Tröstmechanismus installiert, der aktiviert wird, wenn wir uns physisch sanft umeinander kümmern. Kinder in rumänischen Heimen, die ohne diese angenehme Berührung auskommen mussten, waren in ihrer Entwicklung deutlich verzögert. Durch das Streicheln beruhigt sich das Baby und begreift ohne Worte, dass die Anwesenheit von anderen lohnend ist. Im Gegenzug erhalten die Eltern ein hormonell gefüttertes Glücksgefühl. Die Bindungs- und Belohnungsbotenstoffe Oxytocin, Vasopressin, Dopamin und Serotonin sorgen für das kleine Glück, Endorphine für den dauerhaften Erhalt der Beziehung. Körpereigene Opioide gelten bereits seit mehr als dreißig Jahren als sozialer Klebstoff. *Brain Opioid Theory of Social Attachment* (BOTSA) wurde dieser Mechanismus später genannt. Diese molekülgebundene Verzahnung von empfindungsfähigen Gehirnen spielt im Zusammenhang mit seelischem Schmerz und der Linderung des Schmerzes durch Nahestehende eine große Rolle. Wobei Nahestehende durchaus auch Haustiere sein können oder sogar trostspendende Charaktere aus Romanen oder einer Seifenoper.[339] Viktor von Weizsäcker beschrieb einmal die Hinwendung zwischen Menschen und die Berührung als heilsames Prinzip. »Es ist ein ungeheures Rätsel, dass die berührende Hand den Schmerz verdrängen kann, aber die Tatsache, dass sie es kann, begründet fast die ganze Heilkunst.« Aber heute gilt es als unpassend und paternalistisch, sollte ein Arzt im Trost die Hand eines Patienten streicheln.

Menschen, die sehr lange unter Schmerzen gelitten haben, verspannen sich leicht im Gespräch. Einerseits sind sie voller Bedürfnisse, andererseits wissen sie, dass die Solidarität vieler Menschen nur begrenzt ist. Ärzte könnten das Potenzial der kognitiven Empathie nutzen, indem sie sich wirklich auf ihre Patienten einlassen und ihnen entgegenkommen. Fassen Menschen zueinander Vertrauen und entsteht eine starke Bindung, stärkt dies die Gruppe und erhöht damit die Überlebenswahrscheinlichkeit. In dieser Annäherung spielt das Neuropeptid Oxytocin eine große Rolle, denn es fördert Empathie, Vertrauen und soziales Lernen. Über diese Brücke dämpft es offensichtlich auch den Schmerz. An der Hamburger Universitätsklinik Eppendorf stellten sich achtzig männliche Probanden für eine Art chemischen Vertrauenstest zur Verfügung. Eine Gruppe erhielt das »Bindungshormon« Oxytocin, die Kontrollgruppe eine Kochsalzlösung. Danach erhielten beide Gruppen jeweils mit Ankündigung erst eine Salbe auf den Unterarm geschmiert, die angeblich eine schmerzlindernde Substanz enthielt, und danach eine Salbe ohne Wirkstoff. Dann mussten die Studenten Hitzereize über sich ergehen lassen. Wie erwartet gaben beide Gruppen bei der vermeintlichen Schmerzsalbe weniger Schmerzintensität an. Die Schmerzlinderung war in der Oxytocin-Gruppe indes noch viel höher. Auf chemische Weise hatten die Forscher die Glaubwürdigkeit des Behandlers verstärkt.[340] Ein paar einfache Fragen brechen das Eis: »Wie geht es Ihnen gesundheitlich?«, »Wie fühlen Sie sich?«, »Was haben Sie selbst gegen die Schmerzen unternommen?« Das Interesse wiegt den Patienten in Sicherheit, entspannt ihn, schürt positive Erwartungen und schafft perfekte Voraussetzungen, damit die Analgetika ihr volles Potenzial entfalten können.

Zumindest in vorgeschichtlichen Zeiten waren Verbündete überlebenswichtig, gemeinsam ließen sich zeitraubende und kräftezehrende Bedrohungen besser meistern. Wie stark eine Gruppe ist, hängt vom Befinden Einzelner und von den Beziehungen untereinander ab. Begegnet man sich in der Gruppe eher misstrauisch, oder ist der Umgang vertrauensvoll? Enge Beziehungen sind günstig für die geistige *und* die physische Gesundheit inklusive

Schmerz. Umgekehrt sorgen soziale Isolation und schwierige Beziehungen für Stress, schaden der Gesundheit, führen zu mehr Schmerzen und höherer Schmerzempfindlichkeit. Der Kontext, in dem ein körperlicher Schmerz auftritt, beeinflusst die Intensität der Empfindung. Verletzt sich jemand allein im Wald, ist das etwas völlig anderes, als wenn man im Kreis der Freunde stürzt. Körperliche Schmerzen und seelisches Leid im Zusammenhang mit anderen Menschen liegen offensichtlich nahe beieinander. Die deutsche Sprache kennt viele Begriffe, die die Nähe der beiden Leidensformen nahelegen: »Herzschmerz«, »Trennungsschmerz«, »Ein Schlag ins Gesicht« und »Du hast mich verletzt!«. Weltweit drücken Menschen ihren Beziehungsfrust mit Worten physischer Verletzung aus: französisch »blessé«, griechisch »pligomenos« oder kantonesisch »siong sum«, »das verletzte Herz«.[182] Diese Ausdrücke sind nicht nur die Umschreibung einer unangenehmen Empfindung, sondern Aussagen über eine Zurückweisung durch einen anderen Menschen oder eine Kränkung. »Schmerz« beschreibt gut, was dabei im Gehirn vorgeht. Es ist die evolutionäre Endstrecke einer negativen Empfindung, die uns in Bewegung setzt. Wenn man Schmerz als ein übergeordnetes Warnsystem begreift, das sogar auf ähnliche Gehirnstrukturen zugreift, wird die Unterscheidung von seelischem und körperlichem Schmerz spätestens an dieser Stelle überflüssig. »Zeit heilt alle Wunden« heißt es. Das trifft so oder so nicht immer zu. Wenn chronischer körperlicher Schmerz eine Fehlfunktion dieses Warnsystems ist, dann ist zum Beispiel die posttraumatische Belastungsstörung nach einem emotional extrem belastenden Ereignis der jenseits einer Notwendigkeit bestehende chronische seelische Schmerz.

Am Anfang des Lebens stand ein grundlegendes System für Schädliches. Selbst Amöben können auf »unangenehme« Säure oder Hitze reagieren, und das Darmbakterium Escherichia Coli registriert Überdruck in der Zelle und entleert wie ein Mensch über seine schmerzende volle Blase überschüssige Flüssigkeit in die Umwelt. Im Laufe der Evolution hat sich dieses Alarm- und

Reaktionssystem für zerstörerische physikalische Reize weiterentwickelt. In sozialen Lebewesen entstand daraus ein universelles Instrument für die Abwehr innerer und äußerer Störer. So wie das menschliche Gehirn über die reibungslosen Abläufe im Körper wacht und notfalls mit einer Schmerzempfindung Alarm schlägt, meldet es Gefahr in zwischenmenschlichen Beziehungen. Normalerweise dämpfen Analgetika akuten Schmerz am Ort der Verletzung, manche Wirkstoffe wie Acetaminophen (besser bekannt unter dem Namen Paracetamol) wirken vor allem im Gehirn. Der Psychologe Nathan DeWall von der University of Kentucky in Lexington untersuchte, ob Probanden, die für drei Wochen täglich zwei Mal fünfhundert Milligramm Acetaminophen schluckten, weniger empfindlich auf soziale Zurückweisungen reagierten. Schon nach zwei Wochen stellte sich der entsprechende Effekt ein.[341] »Unsere Daten legen nahe, dass ein frei verkäufliches Schmerzmittel, das normalerweise körperliche Schmerzen lindert, zumindest zeitweilig Stress lindern kann, der durch sozialen Schmerz verursacht wurde.« In einem weiteren Versuch konnten die Autoren zeigen, dass ängstliche Menschen an Selbstbewusstsein gewannen. Die Ähnlichkeit der beiden Warnsysteme geht also sogar so weit, dass sich mit Paracetamol seelischer Schmerz lindern lässt.[342] Vor einem leichtfertigen Umgang mit Acetaminophen sei indes gewarnt: Der Stoff kann Leberschäden hervorrufen.

Eine Schmerzerfahrung setzt sich zusammen aus zwei Komponenten: dem sensorischen Anteil, der Auskunft gibt über die Intensität und die Lokalisation des Reizes, und dem affektiven Teil, der für das unangenehme Gefühl steht. Das eine wäre vergleichbar mit der Lautstärke und das andere mit dem Maß, wie sehr jemanden die Lautstärke quält. Manche Menschen reagieren bereits auf Zimmerlautstärke sehr empfindlich. Übertragen auf zwischenmenschliche Beziehungen, bedeutet dies, dass schon die Möglichkeit der Ablehnung bei manchem Redner mitunter Übelkeit auslöst. Der Tod eines Angehörigen, Statusverlust, Neid, Kinderlosigkeit oder die Zurückweisung durch wichtige Bezugspersonen wirken auf solche Menschen wie ein Schlag auf den Alarmknopf. Der emotionale Schmerz kann stärker ausfallen als viele körperliche Malaisen. Beide Schmerzformen sind starke Emotionen, das heißt, sie führen durch Unwohlsein eine Verhaltensänderung herbei. Entweder flüchten wir, oder wir suchen Verbündete, holen uns auf diese Weise eine Belohnung in Form von Bindungsbotenstoffen und lernen aus dieser Erfahrung. Es ist eine Reaktion, die körperlicher Schmerz ebenfalls auslösen kann. Das emotionale/soziale Warnsystem soll uns vor körperlichem Schaden schützen, indem es uns in den sicheren Hafen der Gemeinschaft treibt. Das seelische Alarmsystem hat sich im Laufe der Evolution große Teile des körperlichen Warnsystems wie den dorsalen Anterioren cingulären Cortex geliehen. Die Lektion heißt nicht nur: »Fasse keine heißen Herdplatten an«, sondern: »Wenn du sie angefasst hast, lerne daraus und suche Hilfe.« Als Belohnung gibt es körpereigene Opioide wie das β-Endorphin und die Enkephaline, die den Schmerz dämpfen und gleichzeitig die Bindung zu anderen Menschen festigen. Umgekehrt gleicht eine Trennung mit ihrem schlagartigen Entzug von körpereigenen Opioiden in vielen Symptomen dem Entzug von Heroin.

Nun gibt es nicht nur günstige Reaktionen der Umwelt. Unfreiwillige Einsamkeit und Zurückweisungen aktivieren weitgehend dieselben warnenden Hirnzentren wie ein Schlag mit dem Hammer auf den Daumen, weshalb vom sozialen Schmerz gesprochen wird. Im ersten Augenblick kann dies die Schmerzempfindlichkeit sogar senken. Wie im Kampf sind wir für einen kurzen Notfallmoment gefeit gegen weitere unangenehme Reize. Kommt es aber zu wiederholten oder dauerhaften Zurückweisungen, stockt die Tröstmaschinerie. Purer Stress setzt ein. Die Folgen sind Schlaflosigkeit, eine Erhöhung des Stresshormons Cortisol, eine insgesamt gesteigerte Ängstlichkeit und Symptome der Depression. Die Betroffenen schlafen schlechter und machen weniger Sport und sind ganz allgemein gestresst. Weniger körpereigene Opioide docken am Höhlengrau an und dämpfen aufkommende

Schmerzreize nicht mehr. Es ist gleichsam die Alarmglocke für eine mögliche gefährliche Ausgrenzung von der schützenden Gruppe. Unfreiwillige Einsamkeit ist Stress, der sich massiv nicht nur auf die mentale, sondern auch auf die körperliche Gesundheit auswirkt. In den ersten zwei Jahren nach dem Tod des Partners ist das Sterberisiko für den Überlebenden erhöht. Ohne soziale Unterstützung steigt die Komplikationsrate bei Schwangerschaften, und es soll sogar eine Verbindung geben zwischen häufigem Schnupfen und Einsamkeit.[343] In einer Untersuchung verfolgten Wissenschaftler über fünfunddreißig Jahre hinweg das Schicksal von Harvard-Studenten. Bis zur Mitte ihres Lebens erkrankten von denjenigen, die ihre Beziehung zu den Eltern als herzlich bezeichnet hatten, ungefähr die Hälfte ernsthaft. Unter denen, die ihr Elternhaus als kalt und abweisend beschrieben hatten, war jeder irgendwann schwer krank. Soziale Isolation steigert das Risiko für Depressionen, für Stress, und damit steigt die Schmerzempfindlichkeit. Frauen, die eine Brustkrebserkrankung überlebt haben und sich einsam fühlen, leiden unter deutlich mehr Schmerzen und Müdigkeit als diejenigen in einer Partnerschaft oder mit vielen Freunden.[344] Fehlt die Wertschätzung durch wichtige Bezugspersonen oder wird sie als ungenügend wahrgenommen, ist die Folge sozialer Schmerz.

Wie stark indes jemand die Ablehnung empfindet, ist ebenso wie das Leiden am körperlichen Schmerz sehr individuell ausgeprägt. Gene, Erfahrungen oder kulturelle Besonderheiten prägen die Sensibilität ebenso wie die Persönlichkeit. Weniger ängstliche und extrovertierte Zeitgenossen, die auf andere zugehen, sind unempfindlicher und leiden seltener unter chronischen Schmerzen. Weil die Alarmsysteme für körperlichen und seelischen Schmerz miteinander verschränkt sind, sind Individuen, die auf das eine empfindlich reagieren, auch für das andere empfänglicher.[345] Wer bereits bei einem mittelstarken Druck aufschreit, reagiert auch heftiger auf den bissigen Kommentar eines Kollegen. Frauen reagieren auf soziale Zurückweisung oder einen abwertenden Kommunikationsstil des Partners beispielsweise deutlich intensiver mit der Aktivierung des Stresssystems und der Ausschüttung des Stresshormons Cortisol als Männer.[346] Dazu passend leiden Frauen häufiger als Männer unter Schmerzen – die Anwesenheit anderer Menschen dämpft bei ihnen den Schmerz besonders gut.

Neurowissenschaftler haben den Einfluss von Partnern und Fremden auf Probanden in unendlichen Variationen getestet. Häufig mussten die Testpersonen Hitze-, Kälte- oder Stromreize ertragen, sich schreckliche Bilder ansehen oder schlimme Geschichten anhören. Entweder maßen die Forscher dann, wie lange die Testkandidaten die Torturen aushielten, sie zeichneten die Hirnstromkurven auf oder protokollierten mit einem Kernspintomographen die Aktivität verschiedener Hirnstrukturen. Im Lauf der Jahre kristallisierte sich ein Muster heraus: Es geht nicht nur um Einsamkeit. Allein die Nähe anderer Menschen reicht nicht als Beruhigung. Ohne echte Intimität oder das Gefühl der Zugehörigkeit beruhigt sich das Alarmsystem nicht.[347] Je näher ein Partner dem Probanden stand, desto größer war der schmerzdämpfende Effekt. Fremde oder Bekannte halfen weniger. Wacklige Beziehungen sind abträglich. Und es ist entscheidend, ob der Partner prinzipiell eingreifen kann oder nur zusehen darf. Eindeutige und nachvollziehbare Reaktionen des Partners wirken besser als kopflose Hilfe. Wer noch die Kontrolle über den Schmerz hat, leidet weniger darunter, und das gilt übertragen auch für die Gruppe. Der gemeinsame Nenner vieler solcher Versuche ist, dass es für eine starke Schmerzdämpfung darauf ankommt, wie präzise das Gegenüber die Entwicklung einer Situation durch verbale oder non-verbale Hinweise vorhersagt, denn jeder Irrtum bedeutet unnötigen Energieverlust. Günstig ist es deshalb, wenn die Situation und der Partner einerseits das Gefühl der Sicherheit vermitteln können und andererseits von der Konzentration auf potenziell schädliche Reize ablenken. Ob die Zuwendung positiv wirkt, hängt also davon ab, ob die Freunde den richtigen Ton treffen und sich der Erkrankte wirklich verstanden fühlt. Versteht das Gegenüber wirklich die eigenen Absichten, hat er oder sie die Fakten über ein persönlich wichtiges Ereignis richtig eingeordnet? Im Wesentlichen ist es eine empathische Überzeugungsarbeit. Unverständnis aktiviert die Zentren im Hirn, die negative Gefühle und sozialen Schmerz widerspiegeln, Verständnis hingegen aktiviert die Hirnzentren, die für soziale Bindung und Belohnung stehen.[348] Sind zwei im guten Einklang miteinander, wird die Distanz zwischen zwei Strecken als kürzer empfunden, ein Berg, den man gemeinsam erklimmt, als wesentlich weniger steil, und der Schmerz schwindet.[349] Der Beistand von geliebten Partnern und besten Freunden lindert Krebsschmerzen,[350] Patienten benötigen weniger Schmerzmittel nach Bypass-Operationen und bei der Geburt.

Es gibt zwei Arten von Empathie: Die eine ist im Zusammenhang von Schmerz gefährlich, die andere nützlich. Kognitive Empathie heißt gedanklich die Perspektive des Gegenübers einnehmen, seine Lage verstehen. Das Gehirn vollzieht die Bewegungen nach, spekuliert über die Konsequenzen der beobachteten Handlung und versetzt sich auf diese Weise in die Lage des anderen. Der Beobachter bleibt unterdessen handlungsfähig und kann die Erfahrungen und Bedenken des Betroffenen nachvollziehen und dies auch vermitteln. Emotionale Empathie ist hingegen die eigene, gleichsam stellvertretende Gefühlsreaktion, ausgelöst durch die Emotionen des Gegenübers. Wenn wir sehen, wie das Gesicht eines Kindes hart auf den Lenker seines Fahrrads schlägt, holen wir tief Luft, schlagen die Hände vor das Gesicht, verziehen das Gesicht oder schreien sogar. Wir erstarren für eine Schrecksekunde, als seien wir selbst gestürzt. Rationale Überlegungen, welche Folgen die Verletzung für das Kind hat, sind in diesem Augenblick zweitrangig. Dieses»Einfühlen« aktiviert fast alle Gehirnzentren, die ein schmerzhaftes Ereignis bei einem selbst aktivieren würde. Im Labor zucken Probanden zusammen, wenn ihr Partner einen Elektroschock erhält und das Gesicht verzieht. In der Kernspintomographie»flackern« dann ihre Emotionszentren, der Anteriore cinguläre Cortex (ACC) und die Inselrinde. Mütter, die aufgezeichnete Kinderschreie hören, reagieren besonders heftig. Beide Arten der Empathie sprechen die unterschiedlichen Aspekte jedes Schmerzempfindens an: die Emotion und die kognitive Bewertung eines schmerzhaften Ereignisses. Ein gewisser Anteil beider Formen tritt immer auf. Was überwiegt, ist abhängig vom Verhältnis zwischen Verletztem und Beobachter. Kognitive Empathie entspricht dem professionellen Blick des Mediziners; die emotionale Empathie eher der Reaktion nahestehender Menschen.

Wie jede Kommunikation ist auch der non-verbale Schmerzdialog störanfällig. Nicht nur gegenseitiges Unverständnis kann die schmerzlindernde Wirkung zwischenmenschlicher Beziehungen aufheben. Wenn den Partner nicht so sehr das kognitive Verständnis, sondern das Mitleiden überwältigt, kippt die Stimmung, und der Schmerz nimmt noch zu.[351] Besorgte Anteilnahme führte bei Patienten, die wegen einer Schmerzerkrankung Opioide nahmen, dazu, dass sie eine höhere Dosis benötigten als Patienten mit einem etwas distanzierteren Partner. Ist der Angehörige indes ablehnend, nimmt die Toleranz gegenüber Schmerzreizen ebenfalls ab, und die Erkrankten nehmen eine Schonhaltung ein.[352] Wenn die Beteiligten die Qualen sehr unterschiedlich bewerten, kann das in eine Negativspirale führen. Der eine muss die eigenen Nöte noch etwas dringlicher machen, um noch etwas Aufmerksamkeit zu erhalten, der andere zieht sich immer weiter zurück und hat ein schlechtes Gewissen dabei.[353] Selbst besorgte Nachfragen können dann aggressiv klingen oder gemeint sein.[351] In einer Studie nahm die Intensität von Rückenschmerzen jeweils innerhalb von drei Stunden deutlich zu, nachdem die Betroffenen fanden, sie seien von ihrem Partner kritisiert worden.[354] Einerseits müssen Angehörige lernen, den richtigen Ton zu treffen, andererseits muss der Patient seine Erwartungen zurückschrauben und seinerseits mehr Verständnis für seinen Partner aufbringen. Das richtige Maß zwischen zu viel besorgter Aufmerksamkeit und angemessener Distanz ist schwer zu treffen. Von der Medizin wird diese schwierige

Konstellation, aber auch die Chance, die in einer gelungenen Partnerhilfe liegt, bisher kaum beachtet. Partnerassistiertes Schmerzbewältigungstraining, in dem Angehörige geschult werden, ist extrem rar. Ein nahestehender Partner kann im Schmerz sehr helfen, aber in dieser Konstellation drohen auch viele Fallstricke. Manchmal ist es daher besser, den Kreis auf die Freunde oder völlig Unbekannte zu erweitern.

Um einen Tisch in geselliger Runde sitzen, von interessanten Menschen umgeben sein, mit denen er über Gott und die Welt diskutieren konnte – der krebskranke Ivan Illich liebte die Gesellschaft anderer, und sie half ihm über die Schmerzen hinweg. »Philia« nannte er diese intensive Form der Freundesliebe und bezog sich dabei auf den griechischen Philosophen Plato, der in seinem *Symposion* die nichterotische Liebe als einen Weg zur Erkenntnis beschrieben hat.[355] Gern brachte Illich Unbekannte in seiner Wohnung in Bremen zusammen. »Auch wollte ich zeigen«, schrieb er in *In den Flüssen nördlich der Zukunft*, »wie die Suche nach Wahrheit nicht im Vorlesungssaal, sondern auf einzigartige Weise um einen Esstisch herum oder über einem Glas Wein betrieben werden kann.« Wenn er dann im Kreis von Menschen saß, die er gut »leiden« konnte, dann brauchte er weniger Schmerzmittel. Zur Not zerbröselte Illich einen Brocken Opium auf ein Stanniolpapier, hielt eine Kerze darunter und inhalierte den aufsteigenden Rauch durch einen Strohhalm. Auf diese Weise saßen die anwesenden Freunde ebenfalls in den betäubenden Schwaden, und die Stimmung war entsprechend gelöst und anregend. Häufig wird der Lebensweg eines Menschen mit einer Fußwanderung verglichen. »Mein Weg«, sagte Illich, »war einer der Freundschaft.«

Anfang des 19. Jahrhunderts bezeichnete der britische Schriftsteller Thomas de Quincey Opium als seinen »wahren und einzigen Freund«. Das mag wie eine trunkene Metapher klingen, aber es beschreibt eine wichtige Eigenschaft des Stoffs. Opium und die daraus abgeleiteten Opioide machen nicht nur schläfrig, glücklich oder Schmerzen besser erträglich. Sie machen auch unsozial, weil sie künstlich Bedürfnisse des Gehirns sättigen, die sonst durch den Kontakt mit anderen Menschen gestillt werden. Bereits 1981 veröffentlichte Marsha Rosenbaum einen Artikel über das veränderte Sozialverhalten von Drogensüchtigen mit einem sprechenden Titel: »Kommen Drogen ins Spiel, fliegt die Liebe aus dem Fenster«.[339] Die liberale Drogenaktivistin hatte beschrieben, wie der Konsum von Heroin und ähnlichen Drogen soziale Bindungen schwächt und Kontakte weniger lohnend erscheinen ließ. Ein gutes Gespräch, die warme Hand auf der Schulter oder die gemeinsam durchgestandene Prüfung lässt in unseren Gehirnen körpereigene Endorphine aufbranden, die μ-Opioid-Rezeptoren besetzen. Für einen Augenblick stellt uns der innige Kontakt zufrieden und schürt das Verlangen nach mehr. In Affen stärkt das gegenseitige Lausen den sozialen Zusammenhalt, badet die Gehirne in Endorphinen und senkt das Stressniveau.[339] Wird dieses System gestört, führt dies zu ernsthaften Bindungsproblemen bei Mensch und Tier. Liebeskummer, der Tod eines geliebten Menschen oder eine Zurückweisung führt zu einem Endorphin-Entzug samt Schlaflosigkeit, Depression und Appetitlosigkeit. Ein Schuss Opioid kann diese Symptome beseitigen. Die chemische Blockade von Opioid-Rezeptoren bei Lämmern wenige Stunden nach der Geburt unterbindet die Präferenz der Neugeborenen für ihre Mutter, und Mäusen, denen die Gene für diese Rezeptoren fehlen, können sich nicht an ihre Mutter binden. Heroin, das vielleicht berühmteste und berüchtigtste Opioid, lässt die Menschen gleichgültiger gegen andere werden – außer es geht um den nächsten Schuss. Die Nutzer werden in ihren sozialen Kontakten träge und nachlässig – obwohl der Opiumfreund de Quincey beteuerte, dies sei entgegen verbreiteten Vorurteilen bei ihm nicht der Fall gewesen.

So ist der Drang zu den Opioiden ein Hinweis auf individuelle psychische Probleme, soziale Zurückweisung und als Massenphänomen möglicherweise sogar ein Indiz für die zunehmende soziale Kälte. Scott Murray von der University of Edinburgh befragte

2004 sterbenskranke Lungenkrebspatienten in Kenia und in Schottland darüber, was ihr größtes Problem sei. Die Kenianer antworteten: Der Schmerz, weil es in ihrem Land so gut wie keine Analgetika gab, und was vorhanden war, konnte niemand bezahlen. Einsamkeit war indes nicht die Sorge der Kenianer. Jeden Tag waren sie umgeben von ihren Angehörigen, gelegentlich schaute die Kirchengemeinde vorbei, und man stimmte ein gemeinsames Lied an. Die Schotten verfügten über ausreichend Schmerzmittel, doch sie litten unter Ängsten und Vereinsamung. Ein Patient wünschte sich dringend, vor seinem Lebensende noch zu heiraten. In Kenia war die physische Dimension das Hauptproblem, in Schottland die Isolation. Und wenn Menschen nicht im Schmerz zusammenrücken können, dann übernehmen die Opioide oder ein Paracetamol eben die Doppelrolle als Schmerzlöser und Seelentröster. Es kann um den sozialen Zusammenhalt nicht gut bestellt sein, wenn erstens Schmerzen weit verbreitet sind und zweitens Opioide als probates Gegenmittel gelten und gern und häufig genommen werden. Noch mehr Opioide bedeuten noch mehr soziale Isolation und nachlassende Wirkung. Dann geht es nur noch um die Angst vor dem Absturz in die Kälte der Schmerzgesellschaft. Es ist das Ende eines langen Wegs von der Kirchengemeinde als dem Kern der Gesellschaft in die säkulare Demokratie.

Den Aufbruch in die Moderne begleitete die Abkehr von der Kirchengemeinde hin zu einem intensiven Individualismus und Hedonismus. In seinem Buch *Bowling Alone* beschrieb der Harvard-Soziologe Robert Putnam das Zerfallen der sozialen Strukturen in den USA.[356] Die Menschen glaubten nicht mehr oder praktizierten ihren Glauben außerhalb der Kirchen, sie gingen nicht mehr in Vereine, und junge Leute engagierten sich nicht mehr in den Kirchengemeinden. Der gesellschaftliche Zusammenhalt, die sogenannte soziale Kohäsion, hatte in den USA deutlich abgenommen. Die Auflösung geschah zu der Zeit, als die Ärzte immer mehr Opioide in den USA verschrieben und die Zahl der Todesfälle explodierte. »Amerikaner sind gesünder als je zuvor, aber die Selbstauskünfte zeigen, dass wir uns schlechter fühlen«, konstatierte Putnam. Es ist eine emotional sehr anstrengende Zeit. Verbreitetes gegenseitiges Misstrauen, Zukunftsängste, eine unübersichtliche politische Lage senken die Wahrscheinlichkeit, dass Voraussagen eintreffen. Die allgemeine Verunsicherung erzeugt Druck, und die Solidarität nimmt ab. Gleichzeitig grassiert die emotionale Erschöpfung, weil viele die Emotionen für sich instrumentalisieren, um uns mehr oder weniger bewusst in Bewegung zu setzen. Die Warenhäuser, die Medien, die bittenden Hilfsorganisationen, die Werber, die Spammer im Internet oder der bedürftige Humpelnde auf der Straße. Fußball der Emotionen, Auto Emocion, Emoticons in Textnachrichten. Viele mögen ein berechtigtes Interesse vertreten, andere missbrauchen die emotionale Empathie für ihre Zwecke. Eine ganze Industrie verwandelt den Drang zu anderen Menschen in Profit. Auf der Straße, in der U-Bahn oder auf dem Gehsteig hängen Jugendliche an den virtuellen Tastaturen ihrer Smartphones, weil sie nichts mehr fürchten, als von der Gruppe abgehängt oder gar ausgeschlossen zu werden, und jedes Mal, wenn eine Textnachricht eintrifft, glücklich sind, dass sie noch dazugehören. Dieses Verhalten ähnelt jemandem, der eine Tablette nach der anderen schluckt aus Angst, gleich könnte die nächste Schmerzattacke kommen. Doch wo jeder ruft, müssen bald alle schreien. Der Missbrauch der emotionalen Warnsysteme, die zunehmende Isolation und die gleichzeitig empfundene oder reale Unsicherheit führen zu einem emotionalen Burn-out. Die Warnsysteme in unseren Gehirnen antworten mit sozialem oder körperlichem Schmerz, der uns im besten Fall wieder ins Gleichgewicht lenken könnte. Wenn jemand noch auf die Botschaften hören würde, die diese Schmerzen in das Gehirn funken. Aber dazu kommt es nicht mehr. Diese Aufgabe ist jetzt an die Medizin, die Psychologie und die Pharmazie delegiert.

Lange Zeit hat auch in Deutschland der soziale Zusammenhalt abgenommen. Eine Trendwende zu mehr Wir-Gefühl setzte Anfang der 1990er Jahre ein.[357] In Hamburg, Bremen und in den südlichen Bundesländern Bayern und Baden-Württemberg ist der Zusammenhalt besonders ausgeprägt, und insgesamt ist er im Westen höher als im Osten. Die Verteilung der Fehltage wegen Rückenschmerzen entspricht dem Muster der sozialen Kohäsion: Am seltensten fehlen die Arbeitnehmer wegen dieses Leidens in Baden-Württemberg, am häufigsten in Mecklenburg-Vorpommern.[358] In den vergangenen fünfundzwanzig Jahren hat die soziale Kohäsion in Deutschland zwar wieder zugenommen – aber geistige und körperliche Schmerzen ebenfalls. Nach einer Erhebung des Müttergenesungswerks stieg die Zahl der Mütter mit Erschöpfungssyndrom, Schlafstörungen und Kopfschmerzen in den vergangenen zehn Jahren erheblich. Zeitdruck und zu wenig Anerkennung belasteten die Mütter am meisten und führten zum Burnout. »Höchster Krankenstand seit vierzehn Jahren« titelte die *Süddeutsche Zeitung* im Juni 2014 auf der ersten Seite, »oft waren Rückenschmerzen der Grund.«[359] All dies könnten Anzeichen eines beginnenden Zerfalls sozialer Strukturen und Indizien für eine verbreitete emotionale und empathische Überlastung sein. Gepaart mit körperlicher Inaktivität, die das Gefühl der Selbstunwirksamkeit erhöht, Endorphin-Entzug nach sich zieht und die Stressachse destabilisiert, bricht die gesunde Schmerzregulation vollends zusammen. Sechzig Prozent der Deutschen kommen weniger als zweieinhalb Stunden in der Woche ins Schwitzen,[360] das ist die Belastung, die die Weltgesundheitsorganisation als Minimum ansieht.

Nicht jeder leidet gleichermaßen unter den Herausforderungen der westlichen Lebensart. Drei Viertel aller Menschen erleben mindestens einmal in ihrem Leben Rückenschmerzen. Wer sonst keinerlei mentale oder körperliche Gebrechen hat, ist nach ein paar Tagen Ruhe wieder auf dem Damm – so ist es in fünfundneunzig Prozent aller Fälle. Doch bei fünf Prozent der Betroffenen wollen die Rückenschmerzen nicht mehr abklingen, und in neunzig Prozent dieser Fälle lässt sich kein körperlicher Schaden entdecken.[361] Die Wahrscheinlichkeit, dass aus der akuten Episode irgendwann chronischer Schmerz entsteht, ist unter emotional angeschlagenen Menschen besonders hoch. Wer Probleme am Arbeitsplatz hat oder sich um seine körperliche Unversehrtheit sorgt, ist besonders gefährdet. Plagen jemanden zusätzlich Ängstlichkeit, depressive Verstimmungen und Schlaflosigkeit, ist das Risiko für einen sehr langen Arbeitsausfall hoch. Diejenigen, die mit den besten Absichten auf das Mitgefühl setzen, sind besonders gefährdet, wenn sie allzu freigiebig mit ihrer emotionalen Empathie um sich schleudern. Dazu gehören Ärzte, Lehrer und die Lebenspartner von Menschen mit chronischen Schmerzen. Die eigenen Ansprüche sind hoch, die Stressresistenz wird überschätzt, die Abgrenzung fällt schwer, und das Gespür für den Sinn des Schmerzes ist ihnen verlorengegangen.

Lange Zeit hat sich die Psychologie auf ungünstige Faktoren wie das »Katastrophisieren«, das Schwarzmalen konzentriert. Das verengte die Perspektive auf den Einzelnen und blendete die Umwelt aus. Denn diese Warnsignale sollen das Individuum wieder in eine stabile, vorhersagbare Situation drängen. Nur dann ist gewährleistet, dass jede Handlung die begrenzten Ressourcen optimal nutzt. Was aber, wenn die gesellschaftlichen Kräfte zu stark sind oder das eigene Vermögen zu schwach? Wer von der gesellschaftlichen Teilhabe abgeschnitten ist oder sich abgeschnitten fühlt, hat häufiger gesundheitliche und psychische Probleme. Die Isolierten sind ängstlicher, schlafen schlechter, ihre kognitive Leistungsfähigkeit nimmt ab, und sie leiden häufiger unter Schmerzen.

Nur eines steht häufiger mit dem Risiko für chronische Schmerzen im Zusammenhang als emotionaler Stress: das nagende Gefühl von Ungerechtigkeit, die Wut. Es sind die bohrenden Fragen. Warum treffen die Rückenschmerzen gerade mich? Warum hat der Idiot nicht früher gebremst? Warum muss ich leiden und nicht der andere? Warum verdiene ich weniger Geld als mein Nachbar? Angefacht wird das Gefühl, auf der Schattenseite des Lebens zu stehen, durch Werbung, Medien, medizinische Versprechen und große soziale Unterschiede. Auf diese Weise ist Schmerz ein Indikator für die verbreitete Diskrepanz zwischen den Erwartungen an das Leben und deren Erfüllung. Der direkte Zusammenhang ist für den Einzelnen schwer nachweisbar, das ganze Bild ergibt sich aus vielen Einzelbeobachtungen. In der Wirtschaftskrise stiegen die Arbeitslosenzahlen in vielen westlichen Industrieländern, und mit ihnen nahm die Zahl der Depressionen zu. In den USA war die Zunahme besonders ausgeprägt. Die Aussicht auf lange Arbeitslosigkeit, eine schmale Rente und eine schlechte Gesundheitsversorgung schlug den neuen Arbeitslosen mehr als den Europäern aufs Gemüt.[362] Gleichzeitig beklagt das Land die höchsten Raten an Opioid-Missbrauch. In Europa federten die Sozialsysteme viele materielle Härten der Finanzkrise ab, in Deutschland sank die Arbeitslosigkeit, und doch stieg die Zahl der Rückenschmerzpatienten. In einer Gesellschaft, die auf sozialen Ausgleich bedacht ist, signalisieren soziale und körperliche Schmerzen Ungleichheit und damit indirekt eine schwindende soziale Kohäsion. In dieser Situation wirkt die empfundene Ungerechtigkeit wie ein Brandbeschleuniger, der Schmerzen anfacht und depressive Symptome hervorruft. Gesunde und Patienten, die provoziert wurden, reagierten nicht mehr normal auf Schmerzreize. Das Endorphin-System in ihren Gehirnen war gestört.[363] Kurzfristige Ausbrüche von Ärger mögen normal und gesund sein. Hört aber jemand nicht mehr auf, sich über die Unbill des Lebens, den fetten Nachbarn, dessen Töle und den Schwachkopf von Chef zu ärgern, dann ist der Körper im Daueralarm.

Die Lage der Wütenden verschärft sich dadurch, dass sie sich überall für ihre Schmerzen rechtfertigen müssen und auf diese Weise soziale Zurückweisung erfahren. Die Zeiten der Inquisition mit ihren Foltermethoden sind vorüber. Der Kindsmörder Magnus Gäfgen durfte dreitausend Euro Entschädigung behalten, weil ihm im polizeilichen Verhör Folter angedroht worden war.[364] Dennoch ist der Schmerz ein Werkzeug der Moral geblieben. Früher, so Ivan Illich, hörten die Ärzte den Geschichten ihrer Patienten zu und halfen ihnen, wieder ins Gleichgewicht zu kommen. Heute würden Ärzte in den Geschichten nach aussagekräftigen Zeichen suchen, die sie dann mit diagnostischen Tests bestätigen oder widerlegen. Nur wer in diesem Raster eine valide Diagnose vorweisen kann, darf auf Wohlwollen hoffen. In diesem Umfeld gelten bestimmte Schmerzäußerungen als akzeptabel und andere als übertrieben, unbegründet oder sogar verdächtig. Passen die Vorstellungen, die sich meinungsführende Gruppen vom Schmerz machen, nicht zu den dargebotenen Äußerungen, wenden sich die Angehörigen ab, der Arzt runzelt die Stirn, und der Arbeitgeber macht Druck. Die billige Losung »Entspannen Sie sich, gehen Sie zur Arbeit« verfängt in dieser Lage genauso wenig, wie einem Menschen mit echter Depression die Aufforderung »Reiß dich zusammen« nicht hilft. Schlimmstenfalls bewirkt die Unterdrückung der Wut nur, dass die Patienten soziale Situationen meiden, in denen sie sich aufregen könnten. Sie isolieren sich, was seinerseits die Depressionen und die Schmerzempfindlichkeit erhöht.

Menschen mit chronischen Schmerzen können so wütend über die Ungerechtigkeit der Welt sein, dass sie bei Ärzten gefürchtet sind. Michael Sullivan von der McGill University in Montreal schlägt deshalb eine Therapie vor, die schon Verbrechensopfern geholfen hat: eine Vergebungsintervention, mit der Empathie und Mitgefühl gegenüber den Tätern geweckt werden sollen. Es klingt wie eine Anleitung zur spirituellen Runderneuerung. Das Problem ist, dass die Schmerzen das Unfallopfer unentwegt an den Unfallgegner erinnern.

In anderen Fällen kehrt der Patient nach dem Aufenthalt in einer interdisziplinären Schmerzklink in die belastende Situation zu Hause oder am Arbeitsplatz zurück und soll dort möglichst wieder tadellos funktionieren. Dieses deutsche »Gar nicht oder ganz« ist zum Scheitern verurteilt. In den Niederlanden läuft es etwas sanfter bei häufiger schmerzbedingter Abwesenheit. »Da ruft der Arbeitgeber den Kranken an und fragt ihn, was er noch leisten könne oder möchte und was er zur raschen Wiedereingliederung brauche«, sagt Wout de Boer, ein niederländischer Versicherungsmediziner aus Basel. Veränderungen an den Lebensumständen sind eine Möglichkeit, der schwierigen Situation zu begegnen, das Nachdenken über neue Lebensziele eine andere. Selbst der chronische Schmerz ist nicht sinnlos, er ist eine Herausforderung an das Leben.

Wie anders war es noch, als der Schmerz und seine Behandlung einen Platz in der Gesellschaft hatten. Es hat einen guten Grund, warum früher der Gebrauch von Opium in Rituale eingebunden war, warum der Einsatz dieses kräftigen Mittels erst in einen Bedeutungszusammenhang gestellt werden musste. Es ließ den Einzelnen innehalten und führte die Gruppe zusammen. Im antiken Ägypten schluckte jemand, der unter heftigen Kopfschmerzen litt, nicht nur die Medizin, sondern nahm erst einmal spirituellen Kontakt zum Gott Horus auf, um mit seiner und der Hilfe anderer Götter die entfesselten Kopfschmerzdämonen auszutreiben. Erst am Ende des geistigen Ringens stand dann die Order an die Ministranten für den erlösenden Extrakt aus Schlafmohn.[215] Es war eine Art antiker psychosomatischer Therapiesitzung. In Indien und China war das Rauchen von Opium in Form einer schwarzen Paste namens Chandu ein Zeremoniell für Gruppen.[365] Man traf sich zur gemeinsamen Pfeife in sogenannten Dens, einer Art Bar, nur dass nicht Alkohol floss, sondern der Zeremonienmeister die Opiumpille und das edle Besteck für die Inhalation derselben reichte. Wie in einer Bar löste das die Zungen der Beteiligten. Bis heute pflegen viele Kulturen gemeinschaftliche Antischmerzrituale. Auf den Philippinen etwa pilgern jedes Jahr Tausende Menschen nach San Fernando, siebzig Kilometer nördlich von Manila. Dort nehmen sie an einer Zeremonie teil, die eine Mischung aus katholischen Bräuchen und Volksglauben ist. Teilnehmer geißeln sich und lassen sich ans Kreuz nageln und unterstreichen auf diese Weise ihre Glaubensfestigkeit.[366] Bis auf den heutigen Tag gehen bei chronischen Schmerzen fast die Hälfte aller Patienten in Mosambiks Hauptstadt Maputo lieber zum traditionellen Heiler Nyanga. Dort werden die Dämonen mit Ritzungen bezwungen.[367]

Solche Praktiken muten dem aufgeklärten Betrachter wie archaische Grausamkeiten an. Sie gelten als Zeichen der Unwissenheit, der Armut und des Mangels an moderner Medizin. Die Behandlung durch den Nyanga ist indes oft genauso kostspielig wie der Besuch eines normalen Arztes. In Mosambik reicht es nicht, die Krankheit zu behandeln und den Patienten zu heilen. Das soziale Gleichgewicht muss wiederhergestellt werden, und das bedeutet, die Verbindung mit den Ahnen herzustellen. In Maputo leiden Menschen mit chronischen Schmerzen seltener unter Depressionen als im biomedizinisch orientierten Westen. Die Wahrnehmung der afrikanischen Zustände ist in Europa indes eine andere. »Afrikaner sterben mit Schmerzen, weil sie sich vor Opiatabhängigkeit fürchten«, titelte das *British Medical Journal* in einem Aufruf für eine bessere Opioid-Versorgung des Kontinents.[368] Natürlich sollte sich die Versorgung mit Analgetika in Afrika verbessern! Aber wie weit darf das gehen? Und was verlieren diese Gesellschaften dann?

Die Medizinzivilisation verwandele den Schmerz in eine technische Frage und beraube das Leiden seiner wesentlichen persönlichen Bedeutung, schrieb Ivan Illich in *Die Nemesis der Medizin*.[47] »Die medizinische Zivilisation wird geplant und organisiert, um Schmerz abzutöten, Krankheit zu eliminieren und das Verlangen nach einer Kunst des Leidens und des Sterbens abzuschaffen.« Die Menschen wüssten jeden Schmerz nur noch als Zeichen ihres Bedürfnisses nach Schonung und Rücksichtnahme zu deuten. In einem Gesundheitssystem, das auf Geschwindigkeit getrimmt ist, ist diese Bindungsarbeit oft wegrationalisiert. Es ist einer der Gründe, warum viele Menschen sich in ihrem Leid an Heilpraktiker, Naturheilkundler und andere esoterische Praktiker wenden. In diesem Kontext ist gewährleistet, dass sowohl der Therapierte wie auch der Therapeut mit positiver Erwartung an die Sache herangehen. In vielen Fällen reicht diese optimistische Haltung aus, und die Schmerzen lassen nach.

Aus den modernen Praxen und Kliniken sind nach und nach

die Riten verschwunden. Kein Arzt legt mehr die Hand beruhigend auf die Schulter eines Patienten. Wie einsam ist heute die medizinische Zeremonie: Der Patient bekommt vom Arzt oder von der Sprechstundenhilfe ein Rezept überreicht und schluckt die Pille allein zu Hause vor dem Fernseher. Die gesamte, wirkmächtige Kommunikation ist ausgeklammert oder wird dem Zufall überlassen. Die Details der Aufklärung werden dem Beipackzettel mit seinen Warnungen überlassen. Aus der Perspektive der Placebo-Forschung sind frei verfügbare Schmerzmittel, die fast nichts kosten, Geldverschwendung. Denn es gibt Untersuchungen, die zeigen, dass teure Therapien wirksamer sind als günstige. Schlimmer noch, der Patient, der unter chronischen Schmerzen leidet, erlebt immer häufiger, dass die Tabletten in seinem Fall nichts mehr ausrichten. Er hat schon zehnmal die Erfahrung gemacht, dass er einen Aktenstapel zu seinem Arzt trägt und nichts dabei herauskommt. Sein ganzes Erleben ist nur noch eine einzige Enttäuschung und ihm kann sowieso niemand helfen. Nicht selten versuchen Ärzte in dieser Lage eine Art unlauteren Placebo-Griff. Sie reden den vorhergehenden Kollegen schlecht und hoffen damit ein Klima positiver Erwartungen zu erzeugen. Was für ein Desaster, wenn die zu großen Versprechen dann scheitern. In der Klinik kippt dann eine Aushilfskraft das Medikament irgendwo auf den Tisch. Achtlos kullern die Pillen zwischen der *Bunten*, der *Gala* und ein paar Toffifee-Pralinen herum. Oder am Galgen über dem Bett hängt ein nichtssagender Beutel, auf dem irgendein unbekannter Medikamentenname gekritzelt steht. Wozu die Substanz gut sein soll, erschließt sich dem Patienten nicht. Es ist indes bekannt, dass Medikamente, wenn sie »versteckt« gegeben werden, keine positiven Erwartungen mobilisieren können. Die Magie verfliegt.

Ulrike Bingel vom Universitätsklinikum Essen beschäftigt sich seit Jahren mit dieser Art von Negativ-Effekten durch fehlgesteuerte Erwartungen. Dieser Nocebo-Effekt kann alles zunichtemachen. Medikamente büßen bis zu fünfzig Prozent ihrer Wirkung ein, wenn der Patient nicht richtig aufgeklärt ist oder die falschen Erwartungen hat. Ist das Marketing für die Tabletten schlecht, dann lässt sich, wie Ulrike Bingel in einem Versuch nachweisen konnte, sogar die Wirkung eines Opioids auf null bringen. »Die abgehenden Ärzte kennen die Pathophysiologie und die Leitlinien rauf und runter«, sagt Bingel. »Aber was eine gute Kommunikation bedeutet, wird ihnen nicht vermittelt.« Die Berufsanfänger sitzen dann in der Notaufnahme einer Klinik und sagen zu dem neu eingetroffenen Patienten: »Das ist interessant, das habe ich ja noch nie gesehen. Ich hole mal den Oberarzt.« Sie signalisieren damit: »Ich bin das letzte Glied in der Kette und habe hier gar nichts zu sagen.« Kein Wunder, wenn dann der nächste Schmerz aufflackert. Vielleicht wäre ein »Wir besprechen das im Team« hilfreicher. Wenig hilfreich ist es auch, wenn der Arzt sich vor dem Durchleuchtungskasten in seinem Sprechzimmer aufbaut, mit einer schnellen Bewegung eine Kernspintomographie-Aufnahme an das Leuchtpult heftet und erklärt: »Wir haben alles untersucht und nichts gefunden – auch keinen Krebs.« Das einzig Spektakuläre in diesem Satz ist das Wort »Krebs«, es bleibt garantiert haften.

Beim Placebo-Effekt geht es um positive Erwartungen und das Lernen. In früheren Zeiten haben erfahrene Ärzte mangels potenter Medikamente diese Instrumente instinktiv gespielt. Diese Kunst ist verlorengegangen. Ulrike Bingel plädiert dafür, diesen Schatz zu heben. Der Einsatz von Ritualen ist auch jenseits von Voodoo-Zauber und mittelalterlichen Praktiken heute möglich und sogar naturwissenschaftlich gut begründet. Seitdem Henry K. Beecher im Zweiten Weltkrieg beobachtet hat, dass verletzten Soldaten sogar eine injizierte Kochsalzlösung gegen starke Schmerzen half, hat die Neurowissenschaft erheblich dazugelernt. Die schmerzstillende Wirkung von Placebos geht auf die Aktivierung des präfrontalen Cortex (Kognition), des Anterioren cingulären Cortex (Gefühl), der Amygdala (Furcht) und des Höhlengraus (Wohlgefühl) zurück. »Die meisten Dinge, die man tun kann«, sagt Bingel, die selbst lange über Placebos geforscht hat,

»sind ziemlich trivial.« Die Hälfte aller Patienten verließen die Arztpraxis und könnten nicht adäquat wiedergeben, was sie mit ihrem behandelnden Mediziner besprochen haben. Ärzte müssten zum Beispiel vernünftig über die Behandlung aufklären.»Welche Medikamente nehmen Sie?«, möchte Bingel, die in Essen die Schmerzambulanz leitet, von ihren älteren Patienten wissen.»Oh, das sind viele, und die große Grüne ist schwer zu schlucken«, antworten die dann.

»Man sollte die Wirksamkeit und den Sinn einer Therapie zunächst in den Mittelpunkt der Aufklärung stellen, bevor man auf siebenundzwanzig Seiten über unerwünschte Wirkungen spricht.« Viele Menschen wissen nicht, dass der menschliche Körper ein System birgt, das Schmerzen hemmen kann.»Aber nur dann verstehen sie, warum sie so etwas wie Amitriptylin einnehmen sollen«, sagt Bingel.»Die Patienten denken oft, man hält sie für depressiv, weil sie ein Antidepressivum bekommen.« Also beginnt die Ärztin ihr medizinisches Marketing mit einem Kugelschreiber.»Das ist ihr Pregabalin«, sagt Bingel, zückt einen Stift und skizziert dann mit schnellen Strichen das grundlegende Wirkprinzip auf ein Blatt Papier.»Ich bin ein ganz schlechter Zeichner«, sagt sie entschuldigend. Dort sei das Hirn, hier die Wirkung auf das Rückenmark und da auf die Nervenendigungen.»Das ist ihr Amitriptylin«, erklärt die Ärztin ihren Patienten,»und das stärkt die körpereigene Schmerzhemmung. Es ist das System, das aktiv ist, wenn sie jemanden, der blutet, aus dem Auto ziehen und er sagt, er habe keine Schmerzen.«

Die angemessene Aufklärung solle eine positive und realistische Therapieerwartung im Patienten wecken. Das heißt indes nicht, dass die Therapie schöngeredet wird. Natürlich sollten Therapieversagen und mögliche Nebenwirkungen zur Sprache kommen – aber eben in den richtigen Dimensionen. Viele Patienten – aber auch Ärzte – können mit abstrakten Wahrscheinlichkeiten wie eins zu hunderttausend nichts anfangen. Dann muss vielleicht eine anschauliche Grafik die wahren Risiken verdeutlichen. In der

Behandlung des überbordenden Cholesterins mit Statinen sind solche Grafiken bereits weit verbreitet. Der Arzt solle das Medikament auch nicht beiläufig verschreiben, sondern es präsentieren, auf diese Weise mit positiver Bedeutung aufladen und die Erwartung der Wirksamkeit schüren. Ein großes grünes Etikett mit dem Wort »Schmerzmedikament« auf dem Infusionsbeutel kann Wunder wirken. Einige Kliniken schicken inzwischen spezielle Pain Nurses über die Stationsflure, welche die Tabletten eigens in einem roten Becherchen kredenzen.

Im Idealfall hört der Arzt seinem Patienten als Erstes zu. Doch wie bei vielen Dienstleistungen kippt das Verhältnis, wenn ein bestimmtes Quantum überschritten wird. Ab diesem Moment verfolgen bestimmte Strukturen andere Ziele als die ursprünglich ins Auge gefassten. Dann wird aus dem Arzt ein Sachwalter der Medikamente und medizinischen Instrumente. Institutionen wie Krankenkassen drängen in die intime Beziehung hinein, sitzen mit im Sprechzimmer. So wird aus dem Heiler ein institutioneller Mediziner. »Und führe uns nicht in die Diagnose, sondern erlöse uns von dem Streben nach Gesundheit« ist der Titel einer Rede, die Ivan Illich an der Universität Bologna 1998 gehalten hat. Ausgerechnet von der dortigen medizinischen Fakultät hatte der vehemente Medizinkritiker die Ehrendoktorwürde verliehen bekommen. In seiner Ansprache ergänzte er seine alte Kritik an der Medizin. In gewissem Sinne seien die Ärzte nun selbst zu einem Opfer der Institutionen geworden. Inzwischen sei den Ärzten das »Ruder der ›Biokratie‹« aus der Hand genommen worden.[369] Mittlerweile hätten die Statistiker, die Molekularbiologen, die Genetiker und viele andere Experten die Medizin immer weiter verändert. »Wenn doch noch ein Mediziner im ›Bio-Team‹ sitzt, so ist seine Funktion symbolisch: Sein weißer Kittel dient dem Mythos, dass hier industriell Gesundheit verbessert werden könnte.« Gesundheit sei nicht mehr etwas, was als Wohlsein erlebt wird, sagte Illich. »Sie wird als die optimale Einstellung individueller Subsysteme auf den ökologischen und ökonomischen Rahmen verstanden. Die Einwilligung in dieses Einstellungsbedürfnis läuft auf das Erlöschen der Subjektivität hinaus.« Das Individuum verschwinde im Sprechzimmer. »Das gesellschaftliche Streben nach Gesundheit ist zum vorherrschenden pathogen Faktor geworden«, proklamierte Illich in Bologna.

Für Ivan Illich steckte in der *Philia,* dem Akt der empathischen Zuwendung, eine selbstbestimmte, freie Wahl. Zwei Menschen sind mitfühlend einander zugetan, ihre gegenseitige Unterstützung ist unmittelbar, und keine übergeordnete Institution verfälscht die Absichten. Gern hat der Theologe das Verhältnis von Selbst- und Fremdbestimmung am Beispiel der Parabel vom barmherzigen Samariter und ihrer schleichenden Umdeutung verdeutlicht. Illich bevölkerte die Geschichte mit modernem Personal. Ein Palästinenser kommt daher und sieht im Straßengraben einen zusammengeschlagenen Juden. Das erschüttert ihn. Er leidet nicht nur mit. Es ist sein eigenes Leiden, es rührt ihn bis ins Gedärm. Zwischen dem Palästinenser und dem Juden steht niemand: keine Institution, kein Experte, kein Ratgeberbuch und kein Arzt. Der Palästinenser holt den Verwundeten aus dem Graben und schafft ihn zum nächsten Ort, wo ihm geholfen werden kann. »Wer ist dein Nächster?«, hätten die Pharisäer von Jesus wissen wollen. Die dich im Gedärme rühren, das sind deine Nächsten, habe Jesus geantwortet. Im Mittelalter sei aus dieser Parabel fälschlicherweise eine Art Benimmregel gegenüber Fremden geworden. Diese Umdeutung war der Beginn der Caritas, einer Institution, die sich zuständig fühlt für die Nächstenliebe. Die delegierte Nächstenliebe entlastete die Menschen zwar von der Notwendigkeit, sich gegenseitig direkt zu helfen, aber dafür wurde aus Empathie ein Almosen. Ein kleiner Betrag in den Klingelbeutel reichte, und die Nächstenliebe war abgegolten. Später erwuchs aus den Klöstern die Armen- und Gesundheitsfürsorge. Heute ist die Verschreibung eines Schmerzmedikaments eine Art Ablasshandel des Gesundheitswesens. Du bezahlst deine Krankenkassenbeiträge, wir nehmen dir das Leid. Das ist der Deal, und er geht immer häufiger nicht auf. Die Antwort auf viele Schmerz-probleme liegt jenseits des Gesundheitswesens. Das heißt, unsere Hoffnung sollte nicht auf dem besseren Schmerzmedikament ruhen, einer weiteren Kernspintomographie oder der ultimativen Kniespiegelung. Stattdessen sollten wir besser dem Schmerz zuhören, den Stress überdenken, uns bewegen, in angenehmer Gesellschaft Dinge zu tun, die positive Emotionen wecken, kurz die Ohnmacht vor dem Schmerz in Kontrolle über das eigene Leben verwandeln. Wenn sich schon nicht die Gesellschaft ändern lässt, dann sollte es zumindest möglich sein, Inseln der Schmerzarmut zu schaffen.

Die Zutaten für eine solche bessere Strategie sind inzwischen bekannt. Wenn positive Stimmung Schmerzen dämpft und gute Beziehungen den Schmerz lindern, ist anzunehmen, dass beides zusammen eine noch größere Wirkung entfaltet. In einer engen Partnerschaft kann die emotionale Empathie, das Mitfühlen problematisch ausgeprägt sein. Menschen, die größtes Mitgefühl empfinden und zeigen, sind für jemanden mit chronischen Schmerzen nicht unbedingt hilfreich, wie wir gesehen haben. Eine naheliegende Alternative wäre eine Selbsthilfegruppe, in der sich Leidensgenossen gegenseitig stützen. Das funktioniert in vielen Fällen gut. Die Gefahr besteht indes, dass das gemeinsame Thema eine verzweifelte Grundstimmung setzt und sich dadurch alle gegenseitig negativ beeinflussen. Die Spiegelung der eigenen Pein verstärkt mitunter den eigenen Schmerz. Eine äußerst betroffene Selbsthilfegruppe kann auf diese Weise tiefer und tiefer in die Malaise führen. Alle fühlen sich als Opfer und ungerecht behandelt. Wenn Aktivitäten, die einem Spaß machen oder ablenken, den Schmerz abmildern, dann kann das gemeinsame Musizieren, der gemeinsame Sport oder eine Tanzgruppe das noch bessere, weil weniger besetzte Therapeutikum sein. Nicht umsonst sind die Patienten in Schmerzkliniken wie in Mainz in Gruppen organisiert. In den vergangenen Jahren sind viele Aktivitäten auf ihr Potenzial für die Schmerzlinderung untersucht worden.

Seit Urzeiten stärken Menschen den Zusammenhalt mit emotional intensiven gemeinschaftlichen Beschäftigungen wie Musik, Tanz und Gesang. Ein Lied in Dur, in schnellem Tempo geträllert, sorgt für Glücksgefühle, getragenes Tempo in Moll stimmt traurig. Kein religiöses Ritual kommt ohne Lied aus. Das löst die Spannung und steigert die Kooperationsbereitschaft unter den Gemeindegliedern. Auf dem Weg in die Industriegesellschaft sind solche Rituale weitgehend verlorengegangen. Allenfalls Zahnärzte nutzen neuerdings schwungvolle Musik als Ablenkungsmanöver. Mit Erfolg: In einer Untersuchung mit fünftausend beschallten Patienten auf dem Zahnarztstuhl gaben neunzig Prozent an, dass ihre Schmerzen dank der Musik geringer waren.[370] Nur ganz allmählich gewinnen hartgesottene Wissenschaftler und Ärzte Interesse an solchen vermeintlich unwissenschaftlichen Heilmethoden. Überall stoßen sie auf Hinweise, dass Musik hilft: Untersuchungen berichten, dass sie die Schmerzen nach Operationen spürbar lindern half, andernorts steigerte sie die Lebensqualität von todgeweihten Menschen mit Krebs und oder die Leistungsfähigkeit von Sportlern – die oft durch Schmerzen begrenzt wird.[371] Auch neurobiologisch gibt es erste Hinweise, dass Musik die schmerzdämpfenden Systeme im Gehirn und im Rückenmark in Gang setzt. An der University of British Columbia wies die Neurowissenschaftlerin Christine Dobek im kanadischen Vancouver zum ersten Mal mit Hilfe der funktionellen Kernspintomographie nach, auf welche Weise angenehme Musik die empfundene Schmerzintensität senkt. In den Aufnahmen leuchteten genau die Zentren auf, die für die emotionale Bewertung von schmerzhaften Reizen zuständig sind, wie das limbische System und der frontale Cortex, darüber hinaus waren Areale wie das Höhlengrau stimuliert. Zur Erinnerung: Im Höhlengrau docken Endorphine an, und die hemmen durch absteigende Nervenfasern im Rückenmark die Weiterleitung von schmerzhaften Nervenimpulsen.[370] Im Chorsingen müsste nach all diesen Erkenntnissen das Erleben von Gemeinschaft die positive Wirkung von Musik noch verstärken. Der frischgebackene

Psychologe Nick Stewart von der Oxford Brookes University befragte online dreihundertfünfundsiebzig Menschen über ihr Wohlbefinden und ihre sozialen Aktivitäten: ob sie Mitglied einer Sportgruppe seien, ob sie allein sängen oder mit anderen zusammen. Die Chorsänger unter den Befragten fühlten sich insgesamt am wohlsten.[372,373] Sie fanden selbst im Vergleich zu den Mitgliedern von Sportgruppen, dass der Chor ein besonders starkes und gutes Gemeinschaftsgefühl vermittelt. Ist also das Singen der Schlüssel zum Glück oder die Gemeinschaft?

Nun sind dreihundertfünfundsiebzig Menschen in einer Online-Befragung nicht repräsentativ, aber eine ganze Reihe von Untersuchungen kam zu einem ähnlichen Ergebnis: Chorsingen senkt die Ängstlichkeit und verbessert das Wohlbefinden auch von erkrankten Menschen. Von Schmerzen war in diesen Erhebungen nicht die Rede. Die australischen Psychologen Dianna Kenny und Gavin Faunce von der University of Sydney untersuchten, wie das gemeinschaftliche Singen den Umgang mit Schmerz und das Schmerzempfinden verändert. Sie teilten siebenundsiebzig Patienten einer interdisziplinären Schmerzklinik des Royal North Shore Hospitals in Sydney zwei Gruppen zu: einer aktiven Gesangsgruppe und einer Hörergruppe, die nur passiv dem Gesang lauschte und währenddessen sportliche Übungen machte. In jeder der neun Sitzungen à dreißig Minuten schmetterten die Sänger, begleitet von einem Piano, muntere, einfache Weisen. Sechs Monate nach dem Test empfanden Teilnehmer des Chors weniger Schmerzen als die Sportgruppe.[313] Doch beiden Gruppen ging es besser, und die Unterschiede waren gering. Was auch in diesem Fall dafür spricht, dass nicht das Singen, sondern die gemeinschaftliche Aktivität oder die Bewegung den Schmerz gelindert hatte. Eine weitere Studie kam zu dem Schluss, dass die Bewegung und die dadurch ausgeschütteten Endorphine verantwortlich für eine höhere Schmerzschwelle seien.[371] In Deutschland machte im Jahr 2013 die Fernsehmoderatorin Anke Engelke die Nagelprobe. Für eine Reportage auf der Suche nach dem Glück gründete sie

unter anderem einen Chor für Menschen, denen es aus vielfältigen Gründen miserabel ging. Das Projekt wurde wissenschaftlich
begleitet. Drei Monate lang probte der »Chor der Muffeligen« und
trat zum Abschluss in der Philharmonie Köln auf. Das Ergebnis
auch in diesem Fall: Singen (oder das Gruppenerlebnis) steigert
das Wohlbefinden. Nach Schmerzen hatten die Forscher, die das
Projekt begleiteten, nicht explizit gefragt. Aber es gab eine vielsa-
gende Rückmeldung. Ein Teilnehmer hatte sich nach dem Tod
seiner Frau einen Wirbel gebrochen und litt unter starken Schmerzen in einem Bein. Er war Dauergast bei verschiedenen Ärzten,
doch keine der zahlreichen Therapien half. Die Orthopäden warnten davor, die Medikamente abzusetzen, da sonst die Schmerzen
chronisch würden. Er setzte sie trotzdem ab, ertrug die Qualen
und schleppte sich zu den Chorproben. Einige Wochen nach dem
großen Auftritt war die Pein von einem auf den anderen Tag wie
weggeblasen. Ob es einen Zusammenhang mit dem Singen und
dem Verschwinden der Schmerzen gab, war schwer zu sagen. Der
Sänger war indes davon überzeugt: Er fühle sich befreiter, gelöster,
sicherer.

Das gemeinsame Musizieren löst Spannungen und wahrscheinlich auch den Schmerz. Aber auch andere Aktivitäten, die die
Emotion ansprechen und Menschen miteinander verbinden, sind
geeignet. Lachen beispielsweise ist eine indirekte Belohnung dafür, dass jemand anderes es geschafft hat, mich für einen Moment
in den Bann zu ziehen. Es sorgt für Wohlgefühl, verstärkt auf diese
Weise das soziale Verhalten und stärkt die Gruppe. Es liegt nahe,
dass sich diese Mischung im Schmerzempfinden niederschlägt.
Evolutionsanthropologen von der Universität Oxford gingen in
sechs Versuchen der Frage nach, ob Lachen die Empfindlichkeit
für Schmerzreize senkt.[179] Erste Hinweise darauf gab eine Studie,
die gezeigt hatte, dass Patienten, die sich Videos mit Komödien angesehen hatten, weniger Schmerzmittel benötigten als eine Kontrollgruppe. Ob sie wirklich gelacht hatten, war allerdings nicht
explizit Gegenstand der Untersuchung gewesen. Die Forscher aus

Oxford wollten aber den analgetischen Effekt eines brüllenden Gelächters isolieren. Nun sind Menschen, wenn sie allein sind, schwer zum Lachen zu animieren. Deshalb teilten die Wissenschaftler die fünfundvierzig Teilnehmer zunächst in Gruppen ein, die sich gemeinsam entweder neutrale Videos oder die neuesten Komödien ansahen. Die Probanden aus der dritten Gruppe mussten sich allein vor dem Fernseher amüsieren. Die Forscher protokollierten die individuelle Lachdauer, ermittelten Lachraten und testeten anschließend die Schmerzempfindlichkeit der Zuschauer mit Hilfe einer Vakuummanschette für Weinflaschen, die sie auf minus sechzehn Grad Celsius herunterkühlten und über die Oberarme der Probanden stülpten. Das Ergebnis: Nur echtes, soziales Gelächter – erkennbar am Zusammenkneifen der Augen – hob die Schmerzschwelle erheblich an. Ausgelöst durch die rhythmischen Kontraktionen im Zwerchfell hätten Endorphine direkt im Gehirn die Schmerzempfindlichkeit gesenkt, so die Forscher. Das gruppenbildende Kichern wurde vom Gehirn mit einem Quantum Schmerzunempfindlichkeit belohnt. Wer allerdings nicht zur Gruppe gehört, kann sich durch das Lachen der anderen besonders ausgegrenzt fühlen und dann sozialen Schmerz empfinden. Für Mediziner sind Humor und Lachen deshalb eine Strategie mit hohem Risiko. Schön, wenn der Krebspatient und sein Arzt eine heitere gemeinsame Minute haben, doch ein Desaster, wenn der Patient das Gefühl hat, hier werden Witze auf seine Kosten gerissen.

Nicht alle nichtmedizinischen Interventionen gegen den Schmerz sind so edel oder romantisch wie das gemeinsame Singen. In kapitalistischen Gesellschaften lassen sich grundlegende Bedürfnisse auch schlicht mit Geld befriedigen. Chinesische und amerikanische Psychologen untersuchten an zweiundsiebzig Studenten, ob der Motor der kapitalistischen Welt soziale und physische Schmerzen dämpfen kann. »Geld zu haben ist offensichtlich von Vorteil«, resümierten die Forscher. »Schon allein die Vorstellung von Geld bringt Vorteile.« Soziale Zurückweisung und der

Gedanke an körperliche Schmerzen hatten in den Probanden den Wunsch nach Geld ausgelöst. Ein paar Scheine und die Möglichkeit, sich dafür etwas Schönes kaufen zu können, beruhigen den Geist – wie jeder nachvollziehen kann, der schon einmal aus Frust in einen Kaufrausch geraten ist. Allerdings droht dieses »Therapeutikum« wie Schmerzmittel, die Sucht erzeugen, in Abhängigkeit und in diesem Fall in die Verarmung zu führen. Das Überraschende war indes, dass allein das Zählen von Geldscheinen sozialen und körperlichen Schmerz dämpfen konnte.[374] Wo soziale Unterstützung fehle, folgerten die Autoren, könne Geld als Puffer gegenüber sozialem und physischem Schmerz dienen.

Im Grunde fügen sich alle nichtmedizinischen Teile der Schmerzbewältigung zu dem zusammen, was eine Religion ausmacht: gemeinsames Singen, der Zusammenhalt der Gruppe, Empathie und Sinnstiftung. Nur muss sich heute – zumindest in den westlichen Industriestaaten – niemand mehr einem Dogma oder einer höheren Macht unterwerfen. René Descartes und die Aufklärung haben dazu beigetragen, dass die Macht der Kirche schwand und die Naturwissenschaften den Schmerz immer besser erklären konnten. Das hat zeitweilig zu einer Erleichterung, dann aber zu einer Abspaltung und Missachtung vieler Aspekte im Schmerzerleben geführt, die einst religiöse Rituale vermittelt haben. Durch die Erkenntnisse der Neurowissenschaften wäre jetzt eine undogmatische Wiedervereinigung von geistigen, körperlichen und sozialen Anteilen im Schmerz wissenschaftlich begründet, und zwar ohne missbrauchsanfälligen religiösen Überbau. Jeder kann sich eine Gruppe nach eigener Fasson suchen und sie zur Not verlassen. Wer indes wirklich zum Glauben findet, der kann darin in Gemeinschaft mit Gleichgesinnten ebenfalls gute Antworten auf sein Leben und sein Leiden finden. In den besonders religiösen USA ist Beten eine der häufigsten Bewältigungsstrategien von Menschen mit chronischen Schmerzen, für siebzig Prozent der Patienten ist wichtig, dass ihr Arzt mit ihnen in spirituellem Einklang steht.[375] Hier enthüllt sich eines der zugrundeliegenden Motive für die Gründung von Religionen, der Trost und die Überwindung des Leids, sei es durch Einsamkeit oder durch physischen Schmerz, wie Jesus es vorgemacht hat. Gebete und Kirchenbesuche konnten bei Menschen mit Sichelzellanämie die Schmerzen lindern und die Aufenthaltsdauer nach Herzoperationen verkürzen. Die religiöse Praxis half bei Arthritis, chronischen Schmerzen, Migräne, Kopf- und akutem Schmerz.

Doch die Ergebnisse sind uneinheitlich – in manchen Untersuchungen führte Religiosität sogar zu mehr Schmerzen. Der entscheidende Unterschied ist der, wie jemand glaubt. Glaubt jemand an einen Gott, der Sicherheit vermittelt und gütig ist, oder an einen furchteinflößenden Gott, der seine Schafe bestraft? Die Vorstellung vom strafenden Gott kann Schmerzen sogar noch verschlimmern. Und es besteht gesundheitliche Gefahr. Menschen mit einem sehr rigiden Glaubenskonzept unterlassen in ihrer Schicksalsergebenheit mitunter Maßnahmen, die Schmerzen lindern können oder überlebenswichtige Eingriffe. Sie gehen nicht zum Arzt, verweigern Bluttransfusionen oder Impfungen und ersetzen psychologische Hilfe durch Religion. Außerdem kommt es darauf an, ob jemand sich dem vermeintlich göttlich verfügten Schicksal ergibt oder ein Problem wie Schmerz gleichsam als gemeinschaftliche Herausforderung begreift. Das alles mag dem Arzt, einem aufgeklärten Akademiker, vorsintflutlich erscheinen. Aber Religion kann ein wichtiger Faktor sein, der das Schmerzempfinden mit beeinflusst. Manchmal reicht es, wenn der behandelnde Arzt das Thema Spiritualität einfach anspricht. Die Patienten fühlen sich als ganze Person wahrgenommen, und schon das hilft.

Normalerweise wird Schmerz mit Leid verbunden. Die norwegische Psychologin Siri Leknes sucht indes nach den Vorteilen von Schmerz. »Das kommt in der Schmerzszene überhaupt nicht gut an«, sagt sie. »Die Leute sagen, das sei respektlos gegenüber Menschen mit chronischen Schmerzen.« Doch die Psychologin möchte nur ein vollständiges Bild zeichnen. »Schmerz ist eben nicht immer gefährlich«, sagt sie. »Und der akute Schmerz ist nicht immer der erste Schritt in die Chronifizierung.« In Wirklichkeit sei das Symptom zunächst nur ein relativ neutraler Wegweiser für ein günstigeres Verhalten. »Ich habe mir gerade mit einem neuen Messer beim Gemüseschneiden tief in den Finger geschnitten«, sagt Leknes. Sie habe kein Analgetikum geschluckt. »Jedes Mal, wenn ich mit dem Finger irgendwo gegenstoße, erinnere ich mich, dass ich demnächst vorsichtiger sein sollte.« Sind die Umstände günstig, dann wird der Schmerz vielleicht kurzfristig als unangenehm empfunden, aber er löst kein Leiden aus. Unter Umständen kann diese Erfahrung sogar eine Bereicherung des Lebens sein. Der Schmerz ist die dunkle Seite des Lebens, ohne die die weiße Seite, das angenehme Gefühl, weniger angenehm ausfiele.

Das Spiel mit intensiven Reizen ist in der menschlichen Kultur weit verbreitet. Sei es die spürbare Säure in den Muskeln, wenn anschließend die bessere Kondition oder ein Sieg lockt, oder der kräftige Massagegriff, der hinterher wohlige Entspannung verheißt, oder die scharfe thailändische Suppe, eine kleine gustatorische Mutprobe. Erst der Kontrast erzeugt das Hochgefühl. Manche Menschen mit unerträglichem Juckreiz halten ihre Hände unter heißes Wasser, weil ihnen der Schmerzreiz angenehmer ist als der Juckreiz. Nachdem Probanden im Labor ihre Unterarme in eiskaltes Wasser getaucht hatten, schmeckte ihnen Schokolade besonders gut. Der Schmerz ist eine Gelegenheit zum Innehalten, er macht uns wach und schärft die Sinne. »Eine Peitsche ist ein wunderbares Mittel, um jemanden ins Hier und Jetzt zu bringen«, schrieb der texanische Schriftsteller Patrick Califia. Viele Menschen kratzen, beißen oder schlagen sich gern beim Sex. Es ist ein Akt der Selbstvergessenheit und gesteigerten Aufmerksamkeit. Der Sexualforscher Volkmar Sigusch findet, dass an die Stelle von Sex mittlerweile die Gewalt getreten ist, weil sich viele Menschen in diesen schmerzlosen Zeiten sonst nicht mehr spüren. Also bohren sich Jugendliche und Heranwachsende allenthalben Piercings durch alle möglichen Körperpartien.

Der Schmerz treibt uns an, wieder die Kontrolle über unseren

Körper zu erlangen. Geht der Plan auf, sind die Tätowierten stolz. Sie haben sich erfolgreich über einen der stärksten Weglaufimpulse hinweggesetzt, die Trophäe ist das Bild auf dem Arm, das stärkt das Selbstbewusstsein. Mit dem Thrill durch physischen Schmerz lässt sich auch die emotionale Taubheit durch psychische Verletzungen zeitweise aufheben, weil im Gehirn die gleichen Belohnungssysteme wie bei einer befriedigenden Beziehung aktiviert werden. Fokussiert auf den Augenblick treten unangenehme Gedanken in den Hintergrund. Ein Halbmarathon fesselt die Aufmerksamkeit, aktiviert das Belohnungssystem und sorgt für gesteigertes Selbstbewusstsein. Er ist ein perfektes Therapeutikum gegen den sozialen Schmerz durch Liebeskummer. Und schließlich löst der Ausdruck von Schmerz im Gegenüber Empfindungen aus und stärkt auf diese Weise den Gruppenzusammenhalt. In vielen Kulturen sind, wie wir gesehen haben, religiöse Rituale schmerzhaft: Die Schiiten geißeln sich beim Aschurafest, Hindus bohren sich während des Thaipusam-Festivals Eisenstangen durch die Wangen und andere Körperteile, und im philippinischen San Fernando lassen sich jedes Jahr am Karfreitag Katholiken ans Kreuz nageln.

Ein Dasein ohne Schmerzen, das zeigen die Beispiele von Menschen die keinen empfinden können, ist schwer mit dem Überleben vereinbar. Ohne Schmerz wäre unser Leben ärmer. Wenn so viel Gutes, Verbindendes im Schmerz steckt, lautet die eigentliche Frage: Wie viel Schmerzen sollte jemand aushalten? Per aspera ad astra, durch das Rauhe zu den Sternen, war die Losung der antiken Römer. Zu Zeiten des berühmten Chirurgen Ferdinand Sauerbruch lautete die Antwort: »So viel, wie wir Ärzte benötigen, um die richtige Diagnose stellen zu können – und das ist im Zweifelsfall etwas mehr als zuträglich.« Doch die Glorifizierung der Schmerzen ist vorüber, und die meisten Ärzte, Psychologen und Wissenschaftler sind heute der Ansicht, dass besonders akute Schmerzen möglichst schnell abgestellt werden müssen. Sie sehen keinen Sinn darin, länger als notwendig zu leiden. Allenfalls im chronischen Schmerz, wenn die Gewohnheit, sofort ein Schmerzmittel einzunehmen, das Verhalten steuert, mahnen sie zur Zurückhaltung oder zumindest zu einem Modus, der nicht die Konditionierung auf die Tablette verstärkt.

Die norwegische Psychologin Siri Leknes ist ebenfalls skeptisch. Sie spürt zwar den positiven Seiten des Schmerzes nach, aber das heißt nicht, dass sie meint, chronische Schmerzen seien ein Spaß, oder man solle sich nach Kräften nach schmerzhaften Erfahrungen umsehen. Es komme auf den zeitlichen Verlauf des schmerzhaften Ereignisses an. Der akute Reiz, der schnell wieder vorüber sei, sei eben etwas anderes als viele andere Schmerzen, die der Körper hervorbringt. »Kopfschmerzen schleichen sich heran und lösen sich ganz langsam wieder auf«, sagt sie. »Wie könnten diese Schmerzen das allgemeine Wohlbefinden steigern?« Die Psychologin gesteht indes zu, dass die Grenzen fließend sind. Ein kleines Kind fällt hin, der Schmerz ist kurz, die Erleichterung kommt sicher. »Hier in Norwegen gibt niemand seinem Kind deswegen ein Schmerzmedikament.« In den USA und in Kanada hingegen locken in Drogerien bunte Packungen für Paracetamol die Kinder, und zwar nicht nur, falls sie Fieber haben, und in Deutschland schlucken bereits Schulkinder regelmäßig Kopfschmerztabletten. Schon die vermeintlich harmlosen homöopathischen Globuli vermitteln die Botschaft, dass nach jeder Blessur etwas eingenommen werden müsse. Niemand hat je geprüft, inwieweit der eilige Griff zum frei verfügbaren Medikament eine Konditionierung auf Analgetika nach sich zieht, die später dem unkritischen Gebrauch von Schmerzmedikamenten Vorschub leistet. Denkbar ist dieser Zusammenhang. Die gelegentliche Aspirin wäre dann gleichsam die Einstiegsdroge zum Opioid.

Beugt man sich nicht allzu leicht dem Leistungsgedanken, wenn die Tablette nur dazu dient, möglichst schnell wieder ins Büro zu hasten? Nimmt nicht jede Tablette, die den Schmerz auf der Stelle abstellt, der Gruppe die Chance zu helfen? Raubt nicht ein Analgetikum den Triumph, über den Schmerz gesiegt zu haben? Vielleicht lassen sich ein paar positive Aspekte des akuten Schmerzes in den Umgang mit chronischen Schmerzen retten, ohne gleich das alte »per aspera ad astra« zu predigen. Es geht darum, mit dem Schmerz auf die eigene Weise ein wenig zu spielen, statt sich dem Dogma und der Illusion der Schmerzfreiheit hinzugeben. Auf diese Weise sind wir diesem unangenehmen Gefühl nicht mehr ohnmächtig ausgesetzt, sondern kontrollieren es. Das Unangenehme im Schmerz bleibt, aber das Leid nimmt ab oder verschwindet.

Für jemanden, der seit Jahren unter chronischen Beschwerden leidet, mögen Gedankenspiele über das Aushalten des Schmerzes zynisch klingen. Aber gerade im chronischen Schmerz haben sich Menschen oft an Reaktionen gewöhnt, die das Problem immer wieder anfachen. Sie schlucken Kopfschmerztabletten, die auf Dauer Kopfschmerzen auslösen, sie nehmen eine Schonhaltung ein, obwohl die Schonung die stabilisierenden Muskeln schwächt, und sie verfallen in Passivität, obwohl Aktivität die Kontrolle über den Schmerz zurückbringt. Günstigere Verhaltensweisen können spielerisch unter Ausnutzung von Emotionen und zusammen mit anderen erlernt werden. Aber es gibt Grenzen: wenn Nerven kontinuierlich schmerzhafte Signale funken, die Medikamente nicht helfen oder der modulierende Einfluss der Psyche ins Leere läuft. Manchen Menschen fehlt die Kraft, das Geld oder die Gelegenheit für soziale Kontakte. Dann verstärkt der unbedachte Rat, öfter unter Leute zu gehen oder sich weniger zu ärgern, den Schmerz nur. Die neuen Konzepte müssen akzeptiert sein. Für viele Menschen ist bereits die Andeutung einer Beteiligung der Psyche eine Zumutung. Darf man ihnen diese Abwehr in einer vorwiegend materialistisch geprägten Kultur vorwerfen? Die Vorstellungen über den Schmerz gehen weit auseinander, und es ist eine der ersten Aufgaben, sich vorsichtig über das gegenseitige Verständnis davon zu einigen. Schmerz ist subjektiv, und jeder hat das Recht auf eine eigene Lösung. Die Zeiten, in denen jemand sich durch eine Institution vorschreiben lassen muss, wie viel Schmerz akzeptabel ist und auf welche Weise er gestillt werden sollte, sind vorüber. »Niemand kann für seinen Schmerz verantwortlich gemacht werden – es sei denn, er hat ihn sich selbst zugefügt, und vielleicht nicht einmal dann«, schrieb der Philosoph Christian Grüny. »Aber der Versuch, die Verantwortung für ihn zu übernehmen, ist eine der wirkungsvollsten Strategien des Umgangs mit ihm.«[376] Lehnt jemand intensive Gespräche über Bewältigungsstrategien oder den Sinn des Schmerzes ab und fordert stattdessen ein Medikament oder gar eine Operation, ist dies legitim. Und im Krankenhaus sollte ein Patient mit Schmerzen ausreichend Analgetika erhalten und nicht dem zu schlichten Weltbild des Personals genügen müssen, das ein wenig Schmerz für akzeptabel hält. Vierzig Prozent der Patienten mit starken Schmerzen auf nichtchirurgischen und fünfzehn Prozent auf chirurgischen Abteilungen erhalten unzureichend Schmerzmittel.[377] Ein frisch operierter Patient hat ein Recht auf ausreichende Betäubung, zumal die Interpretation der Schmerzintensität anhand des Gesichtsausdrucks häufig hinter den wirklichen empfundenen Qualen zurückbleibt. Schwört jemand auf homöopathische Kügelchen, Akupunktur oder ayurvedische Massagen, dann mag das für denjenigen von Nutzen sein, und sei es allein aufgrund des potenten Placebo-Effekts. Es darf kein neues Dogma geben, dass etwas Schmerz zum Leben gehöre. Aber Aufklärung darüber, dass viele Tabletten und Operationen manche Probleme nicht lösen und ein gewisses Maß von Schmerz zum Leben gehört, ist erlaubt und mehr als bisher nötig. Ganz neu stellt sich die Frage nach der richtigen Strategie noch einmal, wenn Menschen alt werden oder am Ende ihres Lebens stehen.

Mit dem Alter nehmen die körperlichen Beschwerden zu. Zwei von drei alten Menschen haben andauernd Schmerzen, Frauen mehr als Männer. Ihr Körper hat sich verändert. In der Peripherie gibt es weniger Schmerzfasern; er reagiert weniger empfindlich auf Hitzereize, aber empfindlicher auf Druck; das schmerzdämpfende Endorphin-System arbeitet nicht mehr zuverlässig.[378] Die

Älteren ertragen ein wenig mehr Reizintensität, aber hat der Schmerz einmal eingesetzt, dann tut es ihnen länger weh.[379] Die schmerzhafte Gürtelrose, neuropathische und auch Krebsschmerzen kommen häufiger vor. Immerhin nehmen Rückenschmerzen jenseits der Siebzig deutlich ab.[380] Alle Gelenke tun weh, aus Angst vor weiteren Attacken bewegen sie sich weniger, das Gewicht steigt, und das belastet die zerschlissenen Knie und den Rücken mit Osteoporose noch mehr. Die Betroffenen schlafen schlecht, Depressionen stellen sich ein, und die Folge ist sozialer Rückzug. Bis zu dreißig Prozent der Senioren mit andauernden Schmerzen leiden unter Niedergeschlagenheit. Ein Viertel der Älteren benötigt Hilfe, um nicht in den Teufelskreis von Schmerz und Depression zu rutschen. Solange noch ein Rest Mobilität vorhanden ist, sind gemeinsame Aktivitäten wie Wassergymnastik außerhalb des Medizinbetriebs eine Möglichkeit. Aber irgendwann geht es nicht mehr. Einer Frau schmerzt wegen einer ausgeprägten Osteoporose der Rücken, ihre Beine sind schlecht durchblutet, sie kann nicht gut gehen, Sport fällt als Therapeutikum aus, ihr Gehör ist nicht mehr das beste, Schwermut plagt sie, und Psychotherapie ist ihr suspekt. Sie lebt allein und fürchtet die Einsamkeit. Diese schwierige Kombination gleich mehrerer belastender Faktoren ist in höherem Alter nicht selten. Dann müssen, so gut es eben geht, Tabletten helfen. Doch leider steht in ihrer Hausapotheke bereits eine ganze Batterie von Medikamenten, die sich gegenseitig beeinflussen. Bestimmte Mittel, die gegen Depressionen helfen, sind nicht günstig für das schwache Herz, andere belasten die ohnehin schlechter arbeitende Niere, und weitere schlagen auf den Magen. Der Ratschluss einer Übersichtsstudie für die Behandlung von alten Menschen mit andauernden Schmerzen ist wohlfeil, sie liest sich wie eine Bankrotterklärung:»Der Arzt sollte prompt und zuverlässig auf die Anrufe der Patienten antworten und für Vertretung sorgen, falls er abwesend ist; jede Anmerkung des Patienten ernst nehmen; und Hoffnung verbreiten, ohne zu große therapeutische Erfolge zu versprechen.«[381] In Wirklichkeit haben die Ärzte oft keine Zeit, und ihre Patienten driften an den Rand der Verzweiflung.

Das verheißt finstere Aussichten. Aber das Verblüffende ist, wie viele alte Menschen trotz andauernder Schmerzen *nicht* depressiv sind. Obwohl der Anteil an chronisch Kranken im Alter ansteigt, ist die Intensität der Schmerzen im mittleren Alter zwischen fünfundvierzig und fünfundsechzig Jahren am höchsten.[382] Obwohl der Anteil von Menschen mit chronischen Schmerzen in der älteren Generation am höchsten ist, suchen die wenigsten von ihnen professionelle Hilfe. Man mag einwenden, dass sie aus einer Generation stammen, in der Schmerz eben stoisch ertragen wurde. Aber vielleicht sind auch andere Gründe für diese Haltung verantwortlich. Mancher Schmerz relativiert sich im Alter. Was bedeuten schon Kniebeschwerden, wenn die Luft zum Atmen knapp ist oder wenn es dem gleich alten Nachbarn noch sehr viel schlechter geht. Oder der Schmerz drückt nicht so sehr auf die Stimmung, weil man ohnehin nichts anderes erwartet hat. Insgesamt gibt es weniger Anlässe für Frustrationen und Wut. Es ist etwas anderes, wenn ein Dreißigjähriger als Ausgleich für den Bürojob dringend Joggen möchte, es aber wegen seines schmerzenden Knies seit Jahren nicht mehr kann. In einer britischen Studie berichteten sechzig Prozent aller befragten Betagten mit Knieschmerzen, sie erfreuten sich guter oder sogar exzellenter allgemeiner Gesundheit.[383] Viele ältere Menschen haben gelernt, mit dem Schmerz umzugehen, und schwören auf bewährte Methoden. Sie warten zum Beispiel nicht, wie Jüngere, bis der Schmerz einsetzt, sondern planen für jeden Tag prophylaktisch Pausen ein. Es ist ein einfaches Überlebensmotto: Überraschungen vermeiden, ein berechenbarer Tag, das beruhigt die Sinne. Wie gut jemand mit den Widrigkeiten des Schmerzes im Alter umgehen kann, hängt wieder einmal von den sozialen Kontakten und der Einstellung zum Leben ab.[383] Wer in späten Jahren noch dem Ideal der körperlichen Fitness und unbegrenzten Möglichkeiten anhängt oder hinterhertrauert, läuft eher Gefahr, unter den Schmerzen zu leiden.

»Ich fühle mich gut. Ich weiß nicht, ob ich den Eindruck erwecke, aber mein Verstand ist klar, mein Gedächtnis ist so weit in Ordnung«, gab ein Teilnehmer einer langjährigen Untersuchung mit Knieschmerzen an. »Mein Körper ist nicht mehr so gut, wie er mal war, das ist mir bewusst. Aber alles in allem, wenn man es in die richtige Perspektive setzt – ich werde nächsten Monat achtzig –, dann fühle ich mich ziemlich gut.« In Wirklichkeit waren die Knie des Teilnehmers unbeweglich und taten weh, aber das gab sich nach vierzig Minuten Bewegung. Die größeren Leiden bringen in diesem Alter nicht mehr zwingend körperliche Beschwerden. Der soziale Schmerz durch den Verlust des Partners ist deutlich schwerwiegender. Ein Trauerfall ist ein so heftiger Einschnitt ins Leben, dass die Überlebenden überproportional gefährdet sind, in dieser Zeit selbst zu sterben. Besonders hoch ist dieses Risiko, wenn sie allein leben und vielleicht ins Pflegeheim müssen. Glücklich schätzen kann sich, wer in diesem Moment noch Angehörige oder enge Freunde hat oder durch ein gutes soziales Netz aufgefangen ist.[384] Und am Ende des Lebens verschieben sich die Prioritäten dann noch einmal.

Die Britin Cicely Saunders hat die Idee von einem würdigen Sterben verfolgt und Hospize gegründet. In diesen Häusern gilt nicht das Diktat der üblichen Medizin. Die »Gäste«, wie sie an diesen Orten genannt werden, entscheiden darüber, ob und wie viel Schmerzen sie aushalten wollen. Das Israelitische Krankenhaus in Hamburg unterhält neben dem Haupthaus eine kleine Abteilung, in der das würdige Sterben möglich ist. Die Flure sind freundlich und ruhig, und wäre am Ende des Gangs nicht ein Andachtsraum mit einer flackernden Kerze davor, könnte man es für ein angenehmes Hotel halten. Für viele der neun Gäste ist es die letzte Unterkunft. In einer Art Wohnküche mit modernem Interieur sitzen an diesem Tag sechs Frauen, die mit Rottönen – Himbeerfarben, Brombeere, Bordeauxrot, Pink – jedem Anflug von Schwermut zu trotzen scheinen. Die Schwestern machen die Übergabe. Ihr konzentriertes Gespräch kreist um die vergangene

Nacht. Ein Gast hatte morgens extreme Atemnot, ein anderer brauchte ein Beruhigungsmittel, und einem Dritten ging es wider Erwarten sehr gut, ein weiterer allerdings ist in der Nacht zuvor gestorben. »Er hat es geschafft«, sagt eine Schwester. Jetzt geht es darum, wann das Bestattungsunternehmen kommt. Andere haben es noch nicht geschafft, manche hoffen vielleicht sogar noch, dass sie das Hospiz noch einmal verlassen können – was vorkommt. Ob Elke Schmidt eine von ihnen sein wird, ist ungewiss.

Auf dem Motorrad sitzen, zusammen mit ihrem Lebensgefährten eine Ausfahrt genießen, das ist für Elke Schmidt der Inbegriff des unbeschwerten Lebens. Mit der sechzig Jahre alten Moto Guzzi gemächlich flussaufwärts hinter den Elbdeichen fahren, der Geruch von frischem Gras liegt in der Luft, der milde Frühsommerwind bläst ihr ins Gesicht; sich mit Freunden unter die Biker auf dem Parkplatz am Zollenspieker Fährhaus mischen und ein Fischbrötchen essen – das wäre es. Seit Jahrzehnten fährt die Fünfzigjährige leidenschaftlich gern Motorrad, auch lange Touren nach Österreich, ins Rheingebiet. In ihrer Garage steht seit Jahren unbenutzt eine historische britische Triumph Bonneville. »Meine Zeitmaschine«, wie sie sagt. Im Moment aber überbrückt Elke Schmidt nur mit größter Mühe den einen Meter bis zu ihrem Rollstuhl. Es hatte scheinbar harmlos begonnen. Lange Zeit waren die Ärzte der Meinung, es handele sich lediglich um einen Riss an der Innenhaut des Analkanals. Doch wie sich erst nach und nach herausstellte, war es Darmkrebs, und es sieht nicht gut aus.

Die vergangenen Jahre waren eine Tortur für die Unternehmerin. »Manchmal«, sagt sie, »bin ich auf Toilette gegangen, habe mir ein Handtuch genommen und darauf gebissen, weil ich es nicht mehr ausgehalten habe.« Nach der Bestrahlung lösten sich beim Stuhlgang Schleimhautschichten von der Darmwand, und Schmidt war drauf und dran, nichts mehr zu essen. Doch die Chirurgen gaben ihr nur Ibuprofen, ein leichtes, frei verkäufliches Medikament. »Ich hatte doch wirklich starke Schmerzen, und das habe ich auch gesagt«, erinnert sie sich. Auf der anschließenden Tumorkonferenz waren keine Schmerztherapeuten anwesend, die den Kurs hätten ändern können.« Viele Ärzte kennen solche Qualen nur aus dem Lehrbuch«, sagt sie verbittert. »Oder sie können sich selbst nicht vorstellen, was das für Schmerzen sind.« Selbst später, als sie schon Opioide erhielt, musste sie bei akutem Bedarf lange Zeit auf einen Termin warten. Im Hospiz ist sie erheblich besser versorgt. Dort erhält sie jederzeit ausreichend Opioide. Gerade erst musste sie sich eine zusätzliche Injektion setzen lassen. Sie spricht sehr langsam und stockend, die Worte gehen ineinander über.

Über die Flure vor ihrem Zimmer schwebt keine »weiße Wolke«. Die Mitarbeiter tragen ausnahmslos zivil. Alle Gäste haben irgendeine Form von Krebs: Leberkrebs, Nierenkrebs, Lungenkrebs, Darmkrebs. Manche Sterbende dämmern vor sich hin, andere sind noch mobil und gehen für eine Zigarette vor die Tür. Wie es den Bettlägerigen im Augenblick geht, lässt sich an der Dosis der Medikamente ablesen, die sie in den vergangenen Tagen erhalten haben. Jeder Gast auf dieser Station braucht irgendeine Form von Opioid und viele zusätzliche Medikamente, die die Schmerzen zusätzlich im Gehirn bekämpfen. »Die meisten wollen so wenig Schmerzen wie möglich ertragen«, sagt eine Schwester. »Aber manchmal lehnen sie die Schmerzmedikamente auch ab.« Opioide können nicht nur Übelkeit auslösen und zu Verstopfungen führen, sie trüben das Bewusstsein ein. Gerade für viele jüngere Gäste ist der Kontakt mit den Angehörigen das Wichtigste. Sie tarieren die Medikamente so aus, dass sie nicht den Tag im Dämmerschlaf zubringen und nicht mehr aufnahmefähig sind, wenn die Angehörigen kommen. »Die Älteren und Alten«, sagt eine Schwester, »wollen eher allein gelassen werden. Zu viel Besuch strengt sie an.« Ein Grieche wurde wochenlang von seiner umfangreichen Familie fürsorglich belagert. Der Sterbende war jedes Mal erleichtert, wenn er wieder allein war. Mancher Besuch ist schon deshalb anstrengend, weil die Angehörigen in ihrem Mitgefühl und ihrer Sorge ebenso Zuspruch brauchen wie die Gäste selbst. Die Sterbenden sind erschöpft, die Niedergeschlagenheit ihrer Partner und Verwandten entkräftet sie vollends. Was in diesem Fall manchmal besser hilft, ist die einfache Anwesenheit der Schwestern. Eine beiläufige Berührung, eine herzliche Umarmung und schlicht das Gefühl, gut aufgehoben zu sein. Schon allein das lindert Schmerzen. In der Isolation der eigenen vier Wände wäre es unerträglich.

Ihr Motorradclub, das war Elke Schmidts Heimat für fünfundzwanzig Jahre. Mit den zum Teil hochbetagten Fahrern machte sie Ausflüge. Sie ist ein geselliger Mensch. »Mir ist wichtig, dass ich Menschen habe, die um mich herum sind und die mich stärken«, sagt sie. Der Besuch der Freunde ist für sie ein Gradmesser ihres Zustands. »Wenn die vierzehn Tage nicht da waren, dann sehen sie, ob es mir besser oder schlechter geht. Wenn sie dann sagen ›Oh, toll, du hast ein wenig zugenommen, deine Haare sind ein Stück gewachsen, und du siehst gut aus‹, dann fühle ich mich wohl.« Wenn die Schmerzen übermächtig sind, dann möchte sie lieber allein sein. Viele Besucher würden das Mitleiden auch nicht ertragen. Als Elke Schmidt wieder einmal eine Schmerzattacke überfiel, sagte ihr eine Freundin: »Süße, tut mir leid, ich kann das nicht sehen.« Sie nahm Elke Schmidt in den Arm und ging dann vor die Tür. »Ich liebe ehrliche Leute«, sagt Schmidt. »Ich sag ja auch, was los ist.« Sie hofft, dass sie die Station verlassen kann, plant den Umbau ihrer Wohnung. Gerade wurde sie noch einmal bestrahlt. Es ging nicht um Heilung, die Strahlen sollen den Tumor nur etwas einschmelzen und auf diese Weise den Ischiasnerv entlasten. Die Bestrahlung hat indes nur zwei Wochen gewirkt. Jetzt sind die Schmerzen wieder mit aller Macht da. Sie macht einen angestrengten, aber keinen unglücklichen Eindruck. Schmidt hat sich mit der Situation arrangiert, lebt für ihren Lebensgefährten und ihre Freunde, stellt keine Fragen, die unangenehme Antworten bringen könnten. Sie wünscht sich einen Ausflug in den nicht weit entfernten Park Planten und Blomen. Eine Hilfsorganisation wird ihr den Wunsch erfüllen.

Am Ende des Lebens verliert der Schmerz seinen Sinn als Lehrmeister, aber er scheint nicht mehr so beherrschend. In jeder Sekunde bekommt er seinen Wert beigemessen, und dann folgt eine ausgewogene Reaktion. So könnte es auch mitten im Leben sein. Der Schmerz fordert uns heraus, Stellung zu beziehen, Abkürzungen rächen sich. Er steht an der Schnittstelle zwischen innen und außen, zwischen Körperfunktion und Kultur. Normalerweise bringt er die Dinge wieder in Einklang, indem er uns in die richtige Richtung drängt. An ihm können wir unsere Grenzen ausloten, bis er uns warnt. Ob wir diesen unangenehmen Selbsttest auf uns nehmen, ist abhängig von der Zeit und der Kultur, in der wir leben. Jede Gesellschaft fügt den Schmerz und das übergeordnete Leiden auf ihre Weise in ihr Weltbild ein und weist beidem einen Wert zu. In den materialistischen Gesellschaften gilt der Schmerz als ein biologisch bedingtes lästiges Übel, das möglichst rasch abgestellt gehört. Das Ertragen von Schmerz ist in die Ränder des Lifestyles abgewandert, als Bestandteil des normalen Lebens hat er keine Existenzberechtigung mehr. Kino und Fernsehen zelebrieren zwar Orgien der Gewalt, aber ein schmerzverzerrtes Gesicht oder ein Gespräch über chronische Schmerzen ist selten. Selbst im Fußball schwenkt die Kamera schnell weg, wenn sich ein Spieler auf dem Platz windet. Eine sehr unmittelbare und informative Form der Kommunikation will niemand mehr in ihm sehen. Wer den Schmerz als etwas beschreibt, das uns zusammenbringt, Kultur formt und erst den Kontrast herstellt, vor dem sich das schmerzfreie Leben genießen lässt, macht sich der romantischen Schwärmerei verdächtig. Der Schmerz muss sofort weg – schon um wieder funktionieren zu können. Der Ausdruck des physischen Schmerzes hat anders als in manchen nahöstlichen Ländern keinen Ort mehr in unserer Gesellschaft, das seelische Leiden ist kanalisiert in ritualisierte Trauerbekundungen mit Kerzenparade und Rosenmeer am Gartenzaun des Verstorbenen. Immerhin.

Die Geschichte, die der Schmerz erzählen könnte, über den Stress, den jemand gerade aushalten muss, über den Zustand seiner Ehe, seine finanziellen Sorgen, seine Angst vor dem Tod, verhallt ungehört. Wir verpassen die wichtigste Botschaft, die dieses Symptom hat: dass wir an und durch ihn etwas über das Leben lernen. Es ist ein Klima entstanden, in dem derjenige, der in seinem normalen Leben physische und seelische Schmerzen bis zu einem gewissen Grad willkommen heißt, als Sonderling gilt. Es herrscht das Diktum der Schmerzfreiheit und der Medizin. Dieses Aussperren des Schmerzes als Kommunikator und Sinnstifter hat gravierende Folgen. Denn das angenehme Leben um jeden Preis bereitet dem quälenden Schmerz erst den Boden. Wo der Schmerz als vollkommen sinnlos wahrgenommen wird, fühlt er sich wie ein übler Dämon eingeladen. Je mehr wir ihn fürchten, je radikaler wir ihn bekämpfen, desto herrischer gebärdet er sich. Der Patient glaubt, er sei emanzipiert, der Schmerz scheint aus der Definitionshoheit der Kirche und der Medizin befreit – aber wir machen keinen Gebrauch von dieser Freiheit. Man könnte sich auf beruhigende Rituale einlassen oder den Freunden die Chance zur Unterstützung geben, gemeinsam singen, schwimmen, tanzen oder Skat spielen. Es wäre ein weicher, spielerischer Widerstand gegen den Schmerz, wie ein tänzerischer Aikidogriff, der die zerstörerische Kraft in eine unschädliche Richtung umlenkt. Es scheint, als müssten wir diesen Quälgeist manchmal zulassen und herausfordern, um ihn unter Kontrolle zu bringen.

»Die medizinische Zivilisation wird geplant und organisiert, um Schmerz abzutöten, Krankheit zu eliminieren und das Verlangen nach einer Kunst des Leidens und des Sterbens abzuschaffen«, stellte Illich in der *Nemesis der Medizin* fest. »Diese zunehmende Verflachung des persönlichen Tugendverhaltens ist ein neues Ziel, das noch nie zuvor Leitlinie des sozialen Lebens war.«[385] Jeder hat heute die Freiheit, sich so weit wie möglich Schmerzen nehmen zu lassen. Die Palliativmedizin bietet in dieser Hinsicht viele Optionen. Ivan Illich indes wählte für sich einen radikalen Weg und verweigerte sich dem Medizinbetrieb. Er starb nicht im Krankenhaus, sondern bei sich zu Hause in der Kreftingstraße 16 in Bremen. Er wollte noch einmal mit einer seiner ehemaligen Studentinnen diskutieren. Sie sollte um zehn Uhr morgens kommen. Als sie kam, lag er friedlich eingeschlafen auf einer Couch im Wohnzimmer, eine Stelle, an der er sonst nie lag. Später wollte der Arzt von Illichs Lebensgefährtin Barbara Duden wissen, was er als Todesursache in die Todesurkunde eintragen solle. »Schreib hin – meinetwegen auf Latein – er ist aus Zartheit gestorben.«

Dank

Mein erster Dank gilt den Menschen mit zum Teil unerträglichen und chronischen Schmerzen, die mit mir gesprochen haben. Dass sie es taten, ist nicht selbstverständlich, denn chronischer Schmerz kann stigmatisieren. Ich nenne sie bewusst »Menschen mit chronischen Schmerzen« und nicht »chronische Schmerzpatienten«, kein Mensch ist chronisch und zum Patienten wird jemand erst wenn er sich der Medizin überantwortet – und dieser Schritt ist meines Erachtens nicht selbstverständlich. »Betroffene« hat ebenfalls einen Beigeschmack, denn nicht jeder Mensch mit andauernden Schmerzen wirkte betroffen. Im Gegenteil, meine Gesprächspartner kamen mir oft stark und kämpferisch vor. Darüber hinaus danke ich: Ronald Melzack, dafür, dass er sich in seinem hohen Alter durch tiefen Schnee zum Interviewtermin gekämpft und sich meinen Fragen gestellt hat. Der Neurowissenschaftlerin Petra Schweinhardt, die mir nicht nur eine wertvolle Beraterin war, sondern mir an der McGill University in Montreal viele Türen öffnete. Dies ermöglichte mir Gespräche mit vielen ihrer Kollegen: Fernando Cervero, Laura Stone, Mark Ware, Ann Gamsa, Yoram Shir und Jeff Mogil. Mein Dank gilt Lars Arendt-Nielsen vom Center for Sensory-Motor Interaction (SMI) in Aalborg für seine dänisch-erfrischende Art mich in Mailand und Aalborg über die knifflige Entwicklung neuer Medikamente ins Bild zu setzen. Arendt-Nielsens Kollegen am SMI, die mir mehrere Tage lang unermüdlich meine Fragen über viele Aspekte der Schmerzforschung auseinandersetzten: Parisa Gazerani, Pascal Madeleine, Winnie Jensen, Brian Cairns, Thomas Graven Nielsen, Thorvaldir Palsson, Ole Kæseler Andersen, Carsten Dahl Mørch. Ich danke dem Philosophen Theo Verbeek in Utrecht für seine Geduld. Zwei Tage lang ertrug er meine sicherlich naiven Fragen über René Descartes und beantwortete sie – wenn auch mit Stirnrunzeln.

Ruth McKernan von den Pfizer-Laboratorien in Granta Park bei Cambridge, die mir stets mit einem leicht ironischen Lächeln die Mühsal der industriellen Pharmaforschung nahebrachte. Der wunderbaren Kinderärztin Vered Pinsk vom Soroka University Medical Center in Be'er Scheva, die mich eine ganze Woche an der seltsamen Welt von Kindern mit angeborener Schmerzunempfindlichkeit teilhaben ließ. Den Eltern und Kindern in Be'er Scheva, die ihre schwierige Lebensgeschichte einem Unbekannten anvertrauen mochten. Ulrich Peschel vom Rückenzentrum St. Georg in Hamburg, der in bewundernswerter Weise orthopädisches und psychologisches Wissen vereint und damit seine Patienten umgarnt und ihnen hilft. Dem Psychologen Paul Nilges, der mir die Gelegenheit gab, mich in Mainz ein paar Tage an einer der frühesten interdisziplinären Schmerzkliniken in Deutschland umzusehen, und der mir mit vielen Anregungen und Ergänzungen zu diesem Buch half. Den Kollegen von Paul Nilges, die mit mir ausgiebig sprachen, speziell Bernd Nagel, dem Chefarzt der Tagesklinik, und Hans-Raimund Casser, den Ärztlichen Direktor des DRK Schmerz-Zentrums Mainz. Manfred Zimmermann, einem Urgestein der Schmerzforschung, der mir äußerst lebendig die Geschichte und die maßgeblichen Personen dieser Forschungsrichtung nahebrachte. Ich werde seinen laut kreischenden Papagei und die Lederhandschuhe, die er beim Fahren seines Mercedes trug, nicht vergessen. Rupert Reichart, dem sehr nachdenklichen und besonnenen Oberarzt an der Klinik für Neurochirurgie des Universitätsklinikums Jena. Dem Präsidenten des Bundesinstituts für Arzneimittel und Medizinprodukte (BfArM) Walter Schwerdtfeger, der sich lange Zeit nahm, um mir seine kritische Perspektive auf Schmerzmedikamente darzulegen. Der Hebamme Pia Steinbrück, die wirklich alle Seiten der Schmerzgeschichte kennt: Das Tätowieren, den Schmerz bei der Entbindung des eigenen Kindes und das unterschiedliche Schmerzerleben der Frauen, die sie begleitet. Johannes Beck, der mir bei einer Tasse Tee und etwas Gebäck in Bremen viel über seinen inspirierenden Freund Ivan Illich erzählte und der leider nur wenige Wochen nach dem Interview verstarb. Vielen weiteren Wissenschaftlern und Zeitzeugen: Walter Zieglgänsberger, Ernst Pöppel, Herta Flor, Jörn Lötsch, Martin Koltzenburg, Michael Pfingsten, Michael Zenz, Rolf-Detlef Treede, David Shelton. Der Hamburger Schmerztherapeutin Maja Falckenberg, die mit mir über ihre praktische Arbeit sprach und mich in Verbindung mit einem Hospiz brachte. Burkhard Straßmann, der mich mit unendlichen Fragen zum Thema löcherte und mich damit aus der Reserve lockte. Ulrich Schnabel, der mich wie kein anderer immer wieder motivierte und inspirierte. Den Kollegen in der ZEIT, die mir die Auszeit gewährt haben. Meiner Agentin Barbara Wenner, ohne die ich das Buch nie geschrieben hätte und die mich mit größtem Einfühlungsvermögen über die kritischen Klippen gehoben hat. Meinem Lektor Jürgen Bolz, der mir mit seinem Enthusiasmus und seinen einfühlsamen Redigaturen zum ersten Mal das Gefühl vermittelt hat, wirklich ein Buch geschrieben zu haben. Leon, der stets die richtigen Nachfragen stellte und Sebastian, der für mein körperliches Wohl sorgte. Meinen Eltern, meiner Schwester und Antje, die für meine Zurückgezogenheit in der Zeit großes Verständnis hatten und für die ich gerne häufiger präsent gewesen wäre.

Verzeichnis der Quellen

1 Morris, David B., *The culture of pain,* Berkeley, 1991, S. 70.

2 Nolano, M.; Crisci, C., et al., *Absent innervation of skin and sweat glands in congenital insensitivity to pain with anhidrosis,* in: Clin Neurophysiol, 111 (9), 2000, S. 1596–601.

3 Danziger, N.; Faillenot, I., et al., *Can we share a pain we never felt? Neural correlates of empathy in patients with congenital insensitivity to pain,* in: Neuron, 61 (2), 2009, S. 203–12.

4 Levy, Jaime; Monos, Tova, et al., *Intrasinus Wood Foreign Body Causing Orbital Cellulitis in Congenital Insensitivity to Pain with Anhidrosis Syndrome,* in: Ophthal Plast Reconstr Surg, 20 (1), 2004, S. 81–83.

5 Lenz, Siegfried, *Über den Schmerz. Essays,* Hamburg, 1. Aufl., 1998, S. 12.

6 *Chronic Pain Epidemiology. From Aetiology to Public Health,* Oxford, 2010, S. 84.

7 *Arzneimittel-Atlas 2014. Der Arzneimittelverbrauch in der GKV,* Berlin, Heidelberg, 2013, S. 267.

8 Reid, Kim J., *Epidemiology of chronic non-cancer pain in Europe: narrative review of prevalence, pain treatments and pain impact,* in: Current Medical Research & Opinion, 27 (2), 2011, S. 449–462.

9 Morris, David B., 1991, S. 31.

10 Dawkins, Richard, *The greatest show on earth: the evidence for evolution,* New York, 1st Free Press trade, ebook, 2010.

11 *Welche der folgenden Maßnahmen unternehmen Sie normalerweise als erstes, wenn Sie Schmerzen haben?,* Forsa, DAK, 2009.

12 Beynon, R.; Hawkins, J., et al., *The diagnostic utility and cost-effectiveness of selective nerve root blocks in patients considered for lumbar decompression surgery: a systematic review and economic model,* in: Health Technology Assessment, 17 (19), 2013, S. 1–88, v–vi.

13 Werner, Cornelia, *Streit um Spritze gegen Schmerz,* in: Hamburger Abendblatt, 25.05.2013.

14 Apkarian, A. V.; Baliki, M. N., et al., *Towards a theory of chronic pain,* in: Prog Neurobiol, 87 (2), 2009, S. 81-97.

15 Woolf, C. J., *Central sensitization: implications for the diagnosis and treatment of pain,* in: Pain, 152 (3 Suppl), 2011, S. S2–15.

16 Kordt, Martin, *Bedeutung von Einflussfaktoren bei Befragten mit hochgradigen Schlafproblemen,* DAK-Gesundheitsreport 2010, IGES, Institut, Berlin, 2010, S. 87.

17 Kofler, Birgit, *Jeder fünfte Europäer leidet an chronischen Schmerzen,* Press Release, B&K Kommunikationsberatung GmbH, 12.10.2012.

18   Ilgen, M. A.; Kleinberg, F., et al., *Noncancer pain conditions and risk of suicide,* in: JAMA Psychiatry, 70 (7), 2013, S. 692–7.

19   Scarry, Elaine, *The body in pain. The making and unmaking of the world,* New York, 1985, S. 4.

20   Kool, M. B.; van Middendorp, H., et al., *Understanding the lack of understanding: invalidation from the perspective of the patient with fibromyalgia,* in: Arthritis and Rheumatology, 61 (12), 2009, S. 1650–1656.

21   Fitzcharles, M. A.; Ste-Marie, Peter A., et al., *Fibromyalgia: evolving concepts over the past 2 decades,* in: CMAJ, 2013, S. E645–651.

22   *Fibromyalgia and the Brain. New Clues Reveal How Pain and Therapies Are Processed,* American College of Rheumatology Annual Meeting Washington D. C., 2012.

23   Uceyler, N.; Zeller, D., et al., *Small fibre pathology in patients with fibromyalgia syndrome,* in: Brain: A Journal of Neurology, 136 (Pt 6), 2013, S. 1857–1867.

24   Eldabe, Sam; Bjersing, Jan L., et al., *Profile of Cerebrospinal microRNAs in Fibromyalgia,* in: PLoS ONE, 8 (10), 2013, S. e78762.

25   Franklin, J. C.; Lee, K. M., et al., *Feeling worse to feel better: pain-offset relief simultaneously stimulates positive affect and reduces negative affect,* in: Psychol Sci, 24 (4), 2013, S. 521–529.

26   Franklin, Joseph C., *How Pain Can Make You Feel Better,* in: Scientific American, 2010, 16.11.2010.

27   Lembke, A., *Why doctors prescribe opioids to known opioid abusers,* in: N Engl J Med, 367 (17), 2012, S. 1580–1581.

28   Jahnke, Iris, *Zur Beeinflussung von Entbindungsmodus und Geburtserleben durch die geburtshilfliche Periduralanästhesie,* Doktorarbeit, Universität zu Lübeck, 2007.

29   Grüny, Christian, *Schmerz. Phänomenologische Ansätze,* in: Information Philosophie, 2007, März 2007.

30   Ritzert, Barbara, *Schmerzmittel-Doping beim Marathon,* Press Release, Deutsche Gesellschaft für Schmerztherpaie e. V., 15.03.2012.

31   Kuster, M.; Renner, B., et al., *Consumption of analgesics before a marathon and the incidence of cardiovascular, gastrointestinal and renal problems: a cohort study,* in: BMJ Open, 3 (4), 2013, S. e002090.

32   *Immer mehr Rückenschmerzen bei Kindern und Jugendlichen,* Press Release, European Federation of National Associationss of Orthopaedics and Traumatology (EFORT), 06.06.2013.

33   Balague, F.; Mannion, A. F., et al., *Non-specific low back pain,* in: Lancet, 379 (9814), 2012, S. 482–491.

34   Heidemann, Christin; Du, Yong, et al., *Wie hoch ist die Zahl der Erwachsenen mit Diabetes in Deutschland?,* DEGS-Symposium, Robert Koch-Institut Berlin, DEGS, Robert Koch-Institut, 2012.

35 Straßmeir, Wolfgang, »*Schutzraum Schmerztherapie*« *gefordert,* Press Release, Berufsverband der Ärzte und Psychologischen Psychotherapeuten in der Schmerz- und Palliativmedizin in Deutschland e. V., 14.06.2013.

36 Ritzert, Barbara, *Schmerzoffensive Deutschland,* Press Release, Deutsche Gesellschaft für Schmerztherapie e. V.

37 Breivik, H.; Collett, B., et al., *Survey of chronic pain in Europe: prevalence, impact on daily life, and treatment,* in: European Journal of Pain, 10 (4), 2006, S. 287–333.

38 Groopman, Jerome, *Superaspirin,* in: The New Yorker, 1998, 15.06.1998.

39 Jack, Andrew, *An end to the agony,* in: Financial Times, 19.11.2012.

40 Burgess, G.; Williams, D., *The discovery and development of analgesics: new mechanisms, new modalities,* in: J Clin Invest, 120 (11), 2010, S. 3753-9.

41 Nesi, Thomas J., *Poison pills. The untold story of the Vioxx drug scandal,* New York, ebook, 2008, S. 62.

42 Mukherjee, D.; Nissen, S. E., et al., *Risk of cardiovascular events associated with selective Cox-2 inhibitors,* in: JAMA, 286 (8), 2001, S. 954–959.

43 Meier, Barry, *A World of Hurt. Fixing Pain Medicine's Biggest Mistake,* New York, ebook, 2013.

44 Betses, M.; Brennan, T., *Abusive prescribing of controlled substances – a pharmacy view,* in: N Engl J Med, 369 (11), 2013, S. 989–991.

45 Garland, E. L.; Froeliger, B., et al., *The downward spiral of chronic pain, prescription opioid misuse, and addiction: Cognitive, affective, and neuropsychopharmacologic pathways,* in: Neuroscience and Biobehavioral Reviews, 2013, S. 2597–2607.

46 Gillette, Felix, *American Pain: The Largest U.S. Pill Mill's Rise and Fall,* in: Bloomberg Businessweek, 2012, 06.06.2012.

47 Illich, Ivan, *Die Nemesis der Medizin. Die Kritik der Medikalisierung des Lebens,* München, 5. Aufl., 2007, S. 94.

48 Kumar, V.; Mahal, B. A., *NGF – the TrkA to successful pain treatment,* in: J Pain Res, 5, 2012, S. 279–287.

49 Wood, J. N., *Nerve growth factor and pain,* in: N Engl J Med, 363 (16), 2010, S. 1572–1573.

50 Lane, N. E.; Schnitzer, T. J., et al., *Tanezumab for the treatment of pain from osteoarthritis of the knee,* in: N Engl J Med, 363 (16), 2010, S. 1521–1531.

51 Talkington, Megan, *Filling the Pain Drug Pipeline,* http://www.painresearchforum.org/news/22419-filling-pain-drug-pipeline (zugegriffen am 11.12.2012), 2012.

52 *Rofecoxib (Vioxx) u.a.. Aufstieg und Niedergang von Cox-2-Hemmern,* in: arznei-telegramm, 35 (11), 2004, S. 5.

53 Moore, A.; Derry, S., et al., *Expect analgesic failure; pursue analgesic success,* in: BMJ, 346, 2013, S. f2690.

54 Moore, R. A.; Derry, C., *Efficacy of OTC analgesics*, in: International Journal of Clinical Practice Supplement, (178), 2013, S. 21–25.

55 McKernan, Ruth, *Billy's halo. Love, science and my father's death*, Washington, D. C., 2006, S. 16.

56 Descartes, René, *Briefe – 1629–1650*, Köln und Krefeld, 1949, S. 69.

57 Schultz, Uwe, *Descartes*, Hamburg, 2001, S. 78.

58 Schiewer, Hans-Jochen, *Schmerz in der Literatur des Mittelalters und der Frühen Neuzeit*, Göttingen, 2010, S. 14.

59 Rey, Roselyne, *The history of pain*, Cambridge, Mass., 1995, S. 51.

60 Kathan, Bernhard, *Das Elend der ärztlichen Kunst. Eine andere Geschichte der Medizin*, Wien, 2003, S. 17.

61 Montaigne, Michel de, *Essays*, Altenmünster, ebook, 2012.

62 Rey, Roselyne, 1995, für S. 113: S. 63, für S. 138: S. 83.

63 Cohen, Esther, *The modulated scream. Pain in late medieval culture*, Chicago, 2010, S. 52 ff.

64 *Richard III may have gone through painful medical treatments to ›cure‹ his scoliosis*, Press Release, University of Leicester, 19.04.2013.

65 Kuhlen, Franz-Josef, *Zur Geschichte der Schmerz-, Schlaf- und Betäubungsmittel in Mittelalter und früher Neuzeit*, Stuttgart, 1983, S. 198.

66 Bourke, Joanna, *The story of pain. From prayer to painkillers*, New York, 2014, eBook.

67 Moscoso, Javier, *Pain. A cultural history*, Basingstoke, eBook 2012.

68 Wiech, K.; Farias, M., et al., *An fMRI study measuring analgesia enhanced by religion as a belief system*, in: Pain, 139 (2), 2008, S. 467–476.

69 Descartes, René, *Abhandlung über die Methode richtig zu denken und die Wahrheit in den Wissenschaften zu suchen*, Kirchmann, Julius Heinrich von, ebook, 2011.

70 Clarke, Desmond M., *Descartes. A biography*, New York, 2006, für S. 119: S. 82, für S. 136: S. 414f..

71 Grayling, A. C., *Descartes. The life of René Descartes and its place in his times*, London, 2005, S. 135.

72 Schultz, Uwe, 2001, S. 42.

73 Perler, Dominik, *René Descartes*, München, Orig.-Ausg., 2., erw. Aufl., 2006, für S. 120; S. 20, für S. 139: S. 245.

74 Shapin, S., *Descartes the doctor: rationalism and its therapies*, in: British Journal for the History of Science, 33 (116 Pt 2), 2000, S. 131–154.

75 Shapin, ebenda.

76 Schultz, Uwe, 2001, S. 78.

77 Schultz, Uwe, 2001, ebenda.

78 Martin, John Jeffries, *Myths of Renaissance individualism*, 2004, für S. 128: S. 19, für S. 150: S. 118.

79 Piller, Gudrun, *Private Körper. Spuren des Leibes in Selbstzeugnissen des 18. Jahrhunderts,* Köln, 2007, S. 108.

80 Verbeek, Theo, *Regius's Fundamenta Physices,* in: Journal of the History of Ideas, 55 (4), 1994, S. 533–551.

81 Descartes, René, *Meditationen. Abhandlungen über die Methode,* Schweizer, Frank, Wiesbaden, ebook, 2012.

82 Rothschuh, Karl E., *René Descartes: Über den Menschen (1632). Sowie Beschreibung des menschlichen Körpers (1648),* Heidelberg, 1962.

83 Porter, Roy, *Die Kunst des Heilens. Eine medizinische Geschichte der Menschheit von der Antike bis heute,* Darmstadt, 2000, S. 217.

84 Kardel, Troels; Maquet, Paul, *Nicolaus Steno Biography and Original Papers of a 17th Century Scientist,* Berlin, Heidelberg, 2013, S. 126.

85 Kardel, Troels; Maquet, Paul, 2013, ebenda.

86 Toelllner, Richard, *Klassiker der Medizin,* München, 1991, S. 215 ff.

87 Borgards, Roland, *Poetik des Schmerzes. Physiologie und Literatur von Brockes bis Büchner,* München, 2007, S. 19.

88 Bilger, Stefan, *Üble Verdauung und Unarten des Herzens. Hypochondrie bei Johann August Unzer (1727–1799),* Würzburg, 1990, S. 28.

89 Bilger, Stefan, 1990, S. 46.

90 Etzioni, Amitai, *Individualism – within history,* in: The Hedgehog Review, 4 (1), 2002, S. S. 49–56.

91 Bilger, Stefan, 1990, S. 33.

92 La Mettrie, Julien Offray de, *La Mettrie. Der Mensch als Maschine* [Aus. d. Franz. übers. von Bernd Lasksa], 1748, S. 26.

93 Dormandy, Thomas, *The worst of evils. The fight against pain,* New Haven, 2006, S. 127.

94 La Mettrie, Julien Offray de, 1748, S. 21.

95 Bergman, Ernst, *Die Satiren des Herrn Maschine,* Leipzig, 1913, S. 5.

96 Jauch, Ursula Pia, *Jenseits der Maschine. Philosophie, Ironie und Ästhetik bei Julien Offray de La Mettrie (1709–1751),* München u. a., 1998, S. 162.

97 La Mettrie, Julien Offray de, *Die Kunst, Wollust zu empfinden,* Nürnberg, 2007, S. 75.

98 La Mettrie, Julien Offray de, 2007, S. 65.

99 Master, Sarah L.; Eisenberger, Naomi I., *A Picture's Worth. Partner Photographs Reduce Experimentally Induced Pain,* in: Psychological Science, 2009, S. 1316–1318.

100 Wellman, Kathleen Anne, *La Mettrie. Medicine, philosophy, and enlightenment,* Durham, 1992, S. 193.

101 Jauch, Ursula Pia, 1998, S. 554.

102 La Mettrie, Julien Offray de, 2007, S. 41.

103   La Mettrie, Julien Offray de, 2007, S. 71.

104   Schott, Heinz, *Der sympathetische Arzt. Texte zur Medizin im 18. Jahrhundert,* München, 1997, S. 269.

105   Schott, Heinz, 1997, S. 196.

106   Schott, Heinz, 1997, S. 212.

107   Paulus, Walter, *Schmerztherapie aus der Steckdose,* http://www.gesundheitsforschung-bmbf.de/de/1873.php (zugegriffen am 17.01.2014), 2013.

108   Paullini, Franz Christian, *Neu-vermehrte, heylsame Dreck-Apotheke,* Franckfurth am Mayn, 1714, S. 20.

109   Donnelly, Mark; Diehl, Daniel, *The big book of pain. Torture and punishment through history,* Stroud, ebook, 2011.

110   Schott, Heinz, 1997, S. 88.

111   Wolfe, Charles T., *Kohtalokas Tryffelipatee: La Mettrie (1709–1751),* aus: *Filosofin Kuolema,* Helsinki, 2004.

112   Walther, Rudolf, *Weder Gott noch Zufall,* in: DIE ZEIT, 19.11.2009.

113   Damasio, Antonio R., *Descartes' Irrtum. Fühlen, Denken und das menschliche Gehirn,* München, 6. Aufl., 2010, S. 330.

114   Wolf, Jacqueline H., *Deliver me from pain. Anesthesia and birth in America,* Baltimore, ebook, 2009.

115   Pichot, Amédée, *The life and labours of Sir Charles Bell,* London, 1860, Preface u. S. 69.

116   Keele, Kenneth David, *Anatomies of Pain,* Oxford, 1957, für S.164: S. 103, für S. 205: S. 136.

117   Bell, Charles, *The hand. Its mechanism and vital endowments as evincing design,* London, 1834, S. 130.

118   Hodgkiss, Andrew, *From lesion to metaphor. Chronic pain in British, French and German medical writings, 1800–1914,* Amsterdam, 2000, S. 51, 52.

119   Stanley, Peter, *For fear of pain – British surgery, 1790–1850,* Amsterdam, 2003, S. 205.

120   Otis, Laura, *Müller's Lab,* New York, 2007, S. 330.

121   Jahn, Ilse, *Müller, Johannes,* ebook, 1997.

122   Otis, Laura, 2007, S. xii, S. 10.

123   Müller, Johannes, *Handbuch der Physiologie des Menschen für Vorlesungen,* Coblenz, Erster Band, dritte verbesserte Auflage, 1837, S. 192.

124   Müller, Johannes, 1837, S. 55–56.

125   Müller, Johannes, *Handbuch der Physiologie des Menschen für Vorlesungen,* Zweiter Band, Coblenz, 1840, S. 510.

126   Munk, Hermann, *Müller, Johannes,* aus: *Allgemeine Deutsche Biographie,* 1885, S. 625–628.

127   Frey, Max von, *Druckempfindung und Schmerz,* Leipzig, 1896, S. 239.

128 Rainsford, K. D., *Aspirin and Related Drugs,* London and New York, ebook, 2006.

129 Doyle, Derek, *Thomas MacLagan's 1876 demonstration of the dramatic effects of salicin in rheumatic fever* (jameslindlibrary.org, zugegriffen am 09.01.2014), 2011.

130 Maclagan, T., *The Treatment of Rheumatism by Salicin and Salicylic Acid,* in: Br Med J, 1 (803), 1876, S. 627.

131 Halpern, David, *Social capital,* Cambridge, UK; Malden, MA, 2005, S. 73.

132 *Careless use of drugs,* in: New York Times, 29.01.1893.

133 Boddice, Rob, *Pain and emotion in modern history,* Houndmills, Basingstoke, Hampshire, ebook, 2014.

134 Snow, Stephanie J., *Blessed days of anaesthesia. How anaesthetics changed the world,* Oxford, 2008, eBook.

135 Tuke, Daniel Hack, *Illustrations of the influence of the mind upon the body in health and disease,* Philadelphia, 1873, S. 134, 135.

136 Hodgkiss, Andrew, 2000, S. 110–114.

137 Dormandy, Thomas, 2006, S. 328.

138 Dormandy, Thomas, 2006, S. 319.

139 Playfair, William Smoult, *The Systematic Treatment of Nerve Prostration and Hysteria,* London, 1883, S. 12.

140 Griesinger, Wilhelm, *Die Pathologie und Therapie der psychischen Krankheiten, für Ärzte und Studierende,* Stuttgart, 1845, S. 25.

141 Schiffter, Roland, *Vom Leben, Leiden und Sterben in der Romantik. Neue Pathografien zur romantischen Medizin,* Würzburg, 2008, S. 144.

142 Kutzer, Michael, *»Psychiker« als »Somatiker« – »Somatiker« als »Psychiker«. Zur Frage der Gültigkeit psychiatriehistorischer Kategorien,* in: Medizinhistorisches Journal, 38 (1), 2003, S. 17–33.

143 Rüster, Detlef, *Alte Chirurgie. Legende und Wirklichkeit,* Berlin, 1. Aufl., 1984, S. 266 ff.

144 Dieffenbach, Johann Friedrich, *Der Aether gegen den Schmerz,* Berlin, 1847, S. 1.

145 Dieffenbach, Johann Friedrich, 1847, S. 5.

146 von Siebold, Eduard C. J., *Über die Anwendung der Schwefel-Äther-Dämpfe in der Geburtshülfe,* Göttingen, 1847, S. 4.

147 Kraus, Peter, *Chirurgie im 19. Jahrhundert. Am Beispiel der Ärztefamilie Palm in Ulm unter besonderer Berücksichtigung des Steinschnitts,* Doktorarbeit, Universität Ulm, 2010.

148 Dieffenbach, Johann Friedrich, 1847, S. 6.

149 Klein, Michael C., *Does epidural analgesia increase rate of cesarean section?,* in: Canadian Family Physician, 52 (April 2006), 2006, S. 419–421.

150 Abbe, Robert, *Intradural Section of the Spinal Nerves for Neuralgia,* in: Boston Med Surg J (135), 1869, S. 329–335.

151 Staehelin Jensen, Troel, *1st plenary session,* 14th World Congress on Pain – IASP, Mailand, 2012.

152 Kirkebøn, Geir, *Descartes' embodied psychology: Descartes' or Damasio's error?,* in: Journal of the History of the Neurosciences, 10 (2), 2001, S. 73–191.

153 Keele, Kenneth David, 1957, S. 181.

154 Keele, Kenneth David, 1957, S. 180 ff.

155 Babkin, B. P., *Pavlov, a biography,* Chicago, 1949, S. 275.

156 Pavlov, Ivan Petrovich; Anrep, G. V., *Conditioned reflexes,* Mineola, N.Y., 2003, S. 23.

157 Karwautz, A.; Wober-Bingol, C., et al., *Freud and migraine: the beginning of a psychodynamically oriented view of headache a hundred years ago,* in: Cephalalgia, 16 (1), 1996, S. 22–26.

158 Benzenhöfer, Udo, *Der Arztphilosoph Viktor von Weizsäcker. Leben und Werk im Überblick,* Göttingen, 2007, S. 61f.

159 Benzenhöfer, Udo, 2007, S. 67.

160 Schiltenwolf, Marcus, *Die Schmerzen,* Würzburg, 2011, S. 263–267.

161 Fiedler, Peter, *Verhaltenstherapie mon amour. Mythos – Fiktion – Wirklichkeit,* Stuttgart, 2010, S. 35.

162 Jackson, Marni, *Pain. The fifth vital sign,* New York, 2002, S. 22.

163 Melzack, Ronald, *From the gate to the neuromatrix,* in: Pain, Suppl 6, 1999, S. 121–126.

164 Melzack, Ronald; Jones, Carol, *The day Tuk became a hunter & other Eskimo stories,* New York, 1967.

165 Wall, Patrick D., *Trio. The revolting intellectuals organization,* New York, 1st, 1965.

166 Wall, Patrick D., *Patrick D. Wall,* San Diego, 2001, S. 486.

167 Wall, Patrick D., 2001, S. 482ff.

168 Wall, Patrick D., 2001, S. 489.

169 Melzack, Ronald; Wall, Patrick D., *Pain Mechanisms: A New Theory,* in: Science, 150 (3699), 1965, S. 971–979.

170 Koch, Egmont, *Folterexperten: Die geheimen Methoden der CIA,* Stuttgart, SWR, 2007.

171 CIA, *Kubark. Nachrichtendienstliche Vernehmungen,* http://www.cubafreundschaft.de/Hintergruende/USA% 20Kubark.pdf, 1963.

172 Melzack, Ronald; Wall, Patrick D., *The challenge of pain,* London, Rev. ed. 2008, 1982, S. 32.

173 Ghaemi, S. N., *The rise and fall of the biopsychosocial model,* in: Br J Psychiatry, 195 (1), 2009, S. 3–4.

174 Wordsworth, Harriet, *The History of ›Biopsychosocial‹ Pain – A Tale of Gladiators, War, Papal Doctrine and a Wrestler,* The Association of Anaesthetists of Great Britain and Ireland, 2011.

175 Müller, Matthias J., *Helplessness and perceived pain intensity: relations to cortisol concentrations after electrocutaneous stimulation in healthy young men,* in: BioPsychoSocial medicine, 5 (1), 2011, epub.

176 Melzack, Ronald; Wall, Patrick D., 1982, S. 138.

177 Frankl, Viktor E., *... trotzdem Ja zum Leben sagen. Ein Psychologe erlebt das Konzentrationslager,* München, 5. Aufl., 2009, S. 45.

178 Eisenberger, Naomi I.; Master, Sarah L., et al., *Attachment figures activate a safety signal-related neural region and reduce pain experience,* in: PNAS, 108 (28), 2011, S. 11721–11726.

179 Dunbar, R. I.; Baron, R., et al., *Social laughter is correlated with an elevated pain threshold,* in: Proceedings Biological sciences/The Royal Society, 279 (1731), 2012, S. 1161–1167.

180 Lamm, C.; Nusbaum, H. C., et al., *What are you feeling? Using functional magnetic resonance imaging to assess the modulation of sensory and affective responses during empathy for pain,* in: PLoS ONE, 2 (12), 2007, S. e1292.

181 Shafi, Heather; Selsor, Stephen R., *Social Modulation of Pain in Human Subjects. Effects of Empathy on Pain Perception,* Doktorarbeit, Haverford College, 2007.

182 Macdonald, Geoff; Leary, Mark R., *Why does social exclusion hurt? The relationship between social and physical pain,* in: Psychological Bulletin, 131 (2), 2005, S. 202–223.

183 Eisenberger, N. I., *Broken Hearts and Broken Bones: A Neural Perspective on the Similarities Between Social and Physical Pain,* in: Current Directions in Psychological Science, 21 (1), 2012, S. 42–47.

184 Sargent, C., *Between Death and Shame: Dimensions of pain in Bariba Culture,* in: Soc Sci Med, 19 (12), 1984, S. 1299–1304.

185 Basbaum, Allan I.; Fields, Howard L., *Endogenous Pain Control Systems: Brainstem Spinal Pathways and Endorphin Circuitry,* in: Ann Rev Neurosci, 7, 1984, S. 309–38.

186 Melzack, Ronald; Wall, Patrick D., 1982, S. xiv.

187 Melzack, Ronald; Wall, Patrick D., 1982, S. 262.

188 Gatchel, R. J.; McGeary, D. D., et al., *Interdisciplinary chronic pain management: Past, present, and future,* in: The American Psychologist, 69 (2), 2014, S. 119–30.

189 Keeser, Wolfgang; Pöppel, Ernst, et al., *Schmerz,* München u. a., 1982, Vorwort.

190 *Praktische Schmerzmedizin. Interdisziplinäre Diagnostik – multimodale Therapie,* Berlin u. a., 3., vollst. überarb. Aufl., 2013, S. 4.

191 *Praktische Schmerzmedizin interdisziplinäre Diagnostik – multimodale Therapie,* Berlin, Heidelberg, 2013, S. 316.

192 Finger, Stanley; Hustwit, Meredith P., *Five Early Accounts of Phantom Limb in Context: Paré, Descartes, Lemos, Bell, and Mitchell,* in: Neurosurgery, 2003, S. 675–686.

193   Descartes, René, *The philosophical writings of Descartes*, Cambridge, UK, New York, 1984, S. 283.

194   Rey, Roselyne, 1995, S. 73.

195   Melzack, Ronald, *Phantom Limbs, The Self and The Brain*, in: Canadian Psychology, 1989, S. 1–16.

196   Mansour, A. R.; Farmer, M. A., et al., *Chronic pain: the role of learning and brain plasticity*, in: Restorative Neurology and neuroscience, 32 (1), 2014, S. 129-139.

197   Makin, T. R.; Scholz, J., et al., *Phantom pain is associated with preserved structure and function in the former hand area*, in: Nature Communications, 4, 2013, S. 1570.

198   Song, Sun-Ok; Carr, D. B., *Pain and Memory*, in: Pain Clinical Updates, VII (1), 1999.

199   Seminowicz, D. A.; Shpaner, M., et al., *Cognitive-behavioral therapy increases prefrontal cortex gray matter in patients with chronic pain*, in: J Pain, 14 (12), 2013, S. 1573–1584.

200   Naugle, K. M.; Fillingim, R. B., et al., *A meta-analytic review of the hypoalgesic effects of exercise*, in: J Pain, 13 (12), 2012, S. 1139–1150.

201   Stagg, Nicola J.; Mata, Heriberto P., et al., *Regular Exercise Reverses Sensory Hypersensitivity in a Rat Neuropathic Pain Model*, in: Anesthesiology, V (114), 2011, S. 940–948.

202   Chen, Y. W.; Hsieh, P. L., et al., *Physical exercise induces excess hsp72 expression and delays the development of hyperalgesia and allodynia in painful diabetic neuropathy rats*, in: Anesthesia and Analgesia, 116 (2), 2013, S. 482–490.

203   Hagen, K. B.; Jamtvedt, G., et al., *The updated cochrane review of bed rest for low back pain and sciatica*, in: Spine (Phila Pa 1976), 30 (5), 2005, S. 542–546.

204   Foreman, Judy, *A nation in pain. Healing our nation's biggest health problem*, Oxford, ebook, 2014.

205   Ehde, D. M.; Dillworth, T. M., et al., *Cognitive-behavioral therapy for individuals with chronic pain: Efficacy, innovations, and directions for research*, in: The American Psychologist, 69 (2), 2014, S. 153–166.

206   Crettaz, B.; Marziniak, M., et al., *Stress-induced allodynia - evidence of increased pain sensitivity in healthy humans and patients with chronic pain after experimentally induced psychosocial stress*, in: PLoS ONE, 8 (8), 2013, S. e69460.

207   Grant, J. A.; Courtemanche, J., et al., *Cortical thickness and pain sensitivity in zen meditators*, in: Emotion, 10 (1), 2010, S. 43–53.

208   Kraus, Dagmar, *Rückenschmerzen: Multimodale Therapie zahlt sich aus*, in: Ärzte Zeitung, 04.12.2013.

209   Dietl, Markus; Korczak, Dieter, *Versorgungssituation in der Schmerztherapie in Deutschland im internationalen Vergleich hinsichtlich Über-, Unter- oder Fehl-*

versorgung, Health Technology Assessment (HTA) in der Bundesrepublik Deutschland, 2011, S. 66f.

210 Du Boulay, Shirley, *Cicely Saunders. Founder of the modern hospice movement,* London, 1984, S. 33.

211 Saunders, Cicely M. Dame, *Cicely Saunders. Selected writings 1958–2004,* Oxford, 2006, ebook.

212 Aristoteles; Rolfes, Eugen, *Nikomachische Ethik,* Köln, 2009, S. 38.

213 Ehrenberg, Alain, *Das erschöpfte Selbst. Depression und Gesellschaft in der Gegenwart,* Frankfurt am Main, 1. Aufl., 2008, S. 154.

214 De Quincey, Thomas, *Confessions of an English opium-eater,* London, 1886, ebook, ersch. b. Book Rix, München 2014.

215 Dormandy, Thomas, *Opium. Reality's dark dream,* New Haven, 2012, eBook.

216 Olsen, Yngvild; Sharfstein, Joshua M., *Chronic Pain, Addiction, and Zohydro,* in: N Engl J Med, 2014, S. 2061–2063.

217 Volkow, Nora D.; Frieden, Thomas R., et al., *Medication-Assisted Therapies – Tackling the Opioid-Overdose Epidemic,* in: N Engl J Med, 2014, S. 2063–2066.

218 Catan, Thomas; Perez, Evan, *A Pain-Drug Champion Has Second Thoughts,* in: Wall Street Journal, 2012.

219 Talkington, Megan, *Easing Pain the World Over: A Conversation with Kathleen Foley,* http://www.painresearchforum.org/forums/discussion/15815 -easing-pain-world-over (zugegriffen am 05.12.2013), 2012.

220 Lamas, Daniela; Rosenbaum, Lisa, *Painful Inequities – Palliative Care in Developing Countries,* in: New England Journal of Medicine, 2012, S. 199-201.

221 *Global State of Pain Treatment. Access to Palliative Care as a Human Right,* New York, USA, Human Rights Watch, 2011.

222 *Medicines for treatment of pain and illness must be available for all,* Press Release, United Nations Information Service.

223 McMahon, S. B., *Wall and Melzack's textbook of pain,* Philadelphia, PA, 6th Edition, 2013, eBook.

224 Schwabe, Ulrich; Paffrath, Dieter, *Arzneiverordnungs-Report 2012: Aktuelle Daten, Kosten, Trends und Kommentare,* Berlin, Heidelberg, 2012, S. 266.

225 Schiltenwolf, Marcus; Akbar, Michael, et al., *Evidence of Specific Cognitive Deficits in Patients with Chronic Low Back Pain under Long-Term Substitution Treatment of Opioids,* in: Pain Physician, 17, 2014, epub.

226 Fields, H. L., *The doctor's dilemma: opiate analgesics and chronic pain,* in: Neuron, 69 (4), 2011, S. 591–594.

227 Miech, R.; Bohnert, A., et al., *Increasing use of nonmedical analgesics among younger cohorts in the United States. A birth cohort effect,* in: J Adolesc Health, 52 (1), 2013, S. 35-41.

228 Thomson, S., *Failed back surgery syndrome – definition, epidemiology and demographics,* in: British Journal of Pain, 7 (1), 2013, S. 56–59.

229 Niethard, Fritz; Malzahn, Jürgen, et al., *Uneinheitliches Versorgungsgeschehen,* in: Deutsches Ärzteblatt, 08.07.2013.

230 Young, Arthur K.; Young, Benjamin K., et al., *Assessment of Presurgical Psychological Screening in Patients Undergoing Spine Surgery,* in: J Spinal Disord Tech, 27 (2), 2014, S. 76–79.

231 Dietl, Markus; Korczak, Dieter, 2011.

232 Schwaller, F.; Fitzgerald, M., *The consequences of pain in early life: injury-induced plasticity in developing pain pathways,* in: The European Journal of Neuroscience, 39 (3), 2014, S. 344–352.

233 McGrath, Patrick J.; Stevens, Bonnie J., et al., *Oxford textbook of paediatric pain,* Oxford, 2014, S. 31.

234 McGrath, Patrick J.; Stevens, Bonnie J., et al., 2014, S. 30.

235 Teutsch, S.; Herken, W., et al., *Changes in brain gray matter due to repetitive painful stimulation,* in: Neuroimage, 42 (2), 2008, S. 845–849.

236 Luchtmann, M.; Steinecke, Y., et al., *Structural brain alterations in patients with lumbar disc herniation: a preliminary study,* in: PLoS ONE, 9 (3), 2014, S. e90816.

237 Byrnes, N. K.; Hayes, J. E., *Personality factors predict spicy food liking and intake,* in: Food Quality and Preference, 28 (1), 2013, S. 213–221.

238 Palca, Joe; Lichtman, Flora, *Annoying. The science of what bugs us,* New Jersey, ebook, 2011.

239 Hewitt, Elizabeth, *Turkish Tears: How tear gas united Turkey's opposition against an increasingly authoritarian government,* http://www.slate.com/articles/news_and_politics/foreigners/2013/06/…p_erdogan_s_government_relies_on_tear_gas_turkey_is_constantly.html (zugegriffen am 07.06.2013), 2013.

240 Abdel-Salam, Omar M. E., *Capsaicin as a therapeutic molecule,* New York, ebook, 2014.

241 Meng, W.; Deshmukh, H. A., et al., *A genome-wide association study suggests an association of Chr8p21.3 (GFRA2) with diabetic neuropathic pain,* in: European Journal of Pain, 2014, epub.

242 Wade, Nicholas, *Researchers Find Gene Tied to Perception of Pain,* in: New York Times, 13.12.2006.

243 Pfaff, Donald W., *Man and woman. An inside story,* New York, 2011, S. 132.

244 Incayawar, Mario; Todd, Knox H., *Culture, brain, and analgesia. Understanding and managing pain in diverse populations,* Oxford, New York, 2013, S. 242 ff.

245 Holden, Constance, *Sex and the Suffering Brain,* in: Science, 308, 2005, S. 1574–1577.

246 Incayawar, Mario; Todd, Knox H., 2013, S. 243.

247 Incayawar, Mario; Todd, Knox H., 2013, S. 245.

248 *Sex Differences and Implications for Translational Neuroscience Research. Workshop Summary,* Washington D. C., 2011, S. 9.

249 Sorge, R. E.; LaCroix-Fralish, M. L., et al., *Spinal cord toll-like receptor 4 mediates inflammatory and neuropathic hypersensitivity in male but not female mice,* in: J Neurosci, 31 (43), 2011, S. 15450–15454.

250 *Sex Differences and Implications for Translational Neuroscience Research. Workshop Summary,* 2011, S. 10, 11.

251 Doleys, Daniel M., *Pain. Dynamics and complexities,* Oxford, 2014, S. 199.

252 Mura, E.; Govoni, S., et al., *Consequences of the 118A>G polymorphism in the OPRM1 gene: translation from bench to bedside?,* in: J Pain Res, 6, 2013, S. 331–353.

253 Ballina, Lauren E.; Ulirsch, J. C., et al., *μ-Opioid Receptor Gene A118G Polymorphism Predicts Pain Recovery After Sexual Assault,* in: The Journal of Pain, 14 (2), 2012, S. 165–171.

254 Doleys, Daniel M., 2014, S. 200.

255 Lessans, Sherrie; Dorsey, Susan G., *The Role for Epigenetic Modifications in Pain and Analgesia Response,* in: Nursing Research and Practice, 2013.

256 Géranton, Sandrine M., *Targeting epigenetic mechanisms for pain relief,* in: Current Opinion in Pharmacology, 12 (1), 2012, S. 35–41.

257 Perroud, N.; Rutembesa, E., et al., *The Tutsi genocide and transgenerational transmission of maternal stress: epigenetics and biology of the HPA axis,* in: World J Biol Psychiatry, 2014, S. 334–345.

258 Light, K. C.; White, A. T., et al., *Genetics and Gene Expression Involving Stress and Distress Pathways in Fibromyalgia with and without Comorbid Chronic Fatigue Syndrome,* in: Pain Res Treat, 2012, epub.

259 Low, L. A.; Schweinhardt, P., *Early life adversity as a risk factor for fibromyalgia in later life,* in: Pain Res Treat, 2012, epub.

260 Doleys, Daniel M., 2014, S. 196.

261 Crook, Robyn J; Dickson, Katharine, et al., *Nociceptive Sensitization Reduces Predation Risk,* in: Current Biology, 2014, S. epub.

262 Szallasi, Arpad, *Role of TRP Channels in Pain: An Overview,* aus: Vanilloid Receptor TRPV1 in Drug Discovery, 2010.

263 Watkins, Linda R.; Maier, Steven F., *When Good Pain Turns Bad,* in: Current Directions in Psychological Science, 12 (6), 2003, S. 232–236.

264 Ferrini, F.; Trang, T., et al., *Morphine hyperalgesia gated through microglia-mediated disruption of neuronal Cl(-) homeostasis,* in: Nat Neurosci, 16 (2), 2013, S. 183–192.

265 Beggs, S.; Currie, G., et al., *Priming of adult pain responses by neonatal pain*

experience: maintenance by central neuroimmune activity, in: Brain: A Journal of Neurology, 135 (Pt 2), 2012, S. 404–417.

266 Dib-Hajj, S. D.; Yang, Y., et al., *The Na(V)1.7 sodium channel: from molecule to man,* in: Nat Rev Neurosci, 14 (1), 2013, S. 49–62.

267 Ahmed, Abdul-Kareem, *Targeting the Trigeminal Nerve With Gene Therapy,* 2014.

268 Raz, M., *The painless brain. Lobotomy, psychiatry, and the treatment of chronic pain and terminal illness,* in: Perspect Biol Med, 52 (4), 2009, S. 555–565.

269 El-Hai, Jack, *The lobotomist. A maverick medical genius and his tragic quest to rid the world of mental illness,* Hoboken, N. J., ebook, 2005.

270 Coakley, Sarah; Shelemay, Kay Kaufman, *Pain and its transformations. The interface of biology and culture,* Cambridge, Mass., 2007, für S. 403: S. 218, für S. 426: S. 403.

271 Doleys, Daniel M., 2014, S. 53.

272 Dawson, M. Joan, *Paul Lauterbur and the invention of MRI,* Cambridge, Mass., 2013.

273 Bhala, N.; Emberson, J., et al., *Vascular and upper gastrointestinal effects of non-steroidal anti-inflammatory drugs: meta-analyses of individual participant data from randomised trials,* in: Lancet, 382 (9894), 2013, S. 769–779.

274 Raichle, M. E., *A brief history of human brain mapping,* in: Trends in neurosciences, 32 (2), 2009, S. 118–126.

275 Carey, Benedict, *Jack Belliveau, 55, Explorer of the Brain,* in: The New York Times, 10.03.2014.

276 Davis, K. D.; Wood, M. I., et al., *fMRI of human somatosensory and cingulate cortex during painful electrical nerve stimulation,* in: Neuroreport, 7 (1), 1995, S. 321–325.

277 Talbot, JD; Marrett, S, et al., *Multiple representations of pain in the human cerebral cortex,* in: Science, 251, 1991, S. 1355–1358.

278 Benedetti, F.; Arduino, C., et al., *Loss of expectation-related mechanisms in Alzheimer's disease makes analgesic therapies less effective,* in: Pain, 121 (1-2), 2006, S. 133-44.

279 Benedetti, Fabrizio, *Placebo Effects,* Oxford, ebook, 2014.

280 Atlas, L. Y.; Wager, T. D., *How expectations shape pain,* in: Neurosci Lett, 520 (2), 2012, S. 3, 7.

281 Raij, T. T.; Numminen, J., et al., *Brain correlates of subjective reality of physically and psychologically induced pain,* in: Proc Natl Acad Sci U S A, 102 (6), 2005, S. 2147–2151.

282 Schweinhardt, P.; Bushnell, M. C., *Pain imaging in health and disease – how far have we come?,* in: J Clin Invest, 120 (11), 2010, S. 3788–3797.

283 Loggia, M. L.; Berna, C., et al., *Disrupted brain circuitry for pain-related reward/ punishment in fibromyalgia,* in: Arthritis & Rheumatology, 66 (1), 2014, S. 203–212.

284 Elman, I.; Borsook, D., et al., *Pain and suicidality: insights from reward and addiction neuroscience*, in: Prog Neurobiol, 109, 2013, S. 1–27.

285 Borsook, David, *Imaging in Analgesic Drug Development (iADD)*, ADEPT2011, Southampton, Bermuda, 2011.

286 Wartolowska, Karolina; Tracey, Irene, *Neuroimaging as a Tool for Pain Diagnosis and Analgesic Development*, in: The Journal of the American Society for Experimental NeuroTherapeutics, 6, 2009, S. 755–760.

287 Apkarian, A. V.; Bushnell, M. C., et al., *Human brain mechanisms of pain perception and regulation in health and disease*, in: European Journal of Pain, 9 (4), 2005, S. 463–484.

288 Rodriguez-Raecke, R.; Niemeier, A., et al., *Structural brain changes in chronic pain reflect probably neither damage nor atrophy*, in: PLoS ONE, 8 (2), 2013, S. e54475.

289 Upadhyay, J.; Anderson, J., et al., *Imaging drugs with and without clinical analgesic efficacy*, in: Neuropsychopharmacology: official publication of the American College of Neuropsychopharmacology, 36 (13), 2011, S. 2659–26773.

290 Lucey, Patrick; Cohn, Jeffrey, F., et al., *Automatically Detecting Pain in Video Through Facial Action Units*, in: Journal of IEEE, 2011, epub.

291 Aviezier, Hillel; Trope, Yaacov, et al., *Body Cues, Not Facial Expressions, Discriminate Between Intense Positive and Negative Emotions*, in: Science, 338, 2012, S. 5.

292 Miller, Greg, *Brain Scans of Pain Raise Questions for the Law*, in: Science, 323, 2009, S. 195.

293 England, Robert I., Objective Determination of Chronic Pain in Patients, US, patent: US 7,462,155 B2, 09.12.2008.

294 Kolber, Adam, *Pain Detection and the Privacy of Subjective Experience*, in: American Journal of Law & Medicine, 33, 2007, S. 433–456.

295 Jensen, K. B.; Berna, C., et al., *The use of functional neuroimaging to evaluate psychological and other non-pharmacological treatments for clinical pain*, in: Neurosci Lett, 520 (2), 2012, S. 156–164.

296 Scheef, L.; Jankowski, J., et al., *An fMRI study on the acute effects of exercise on pain processing in trained athletes*, in: Pain, 153 (8), 2012, S. 1702–1714.

297 Flor, H., *Psychological pain interventions and neurophysiology: Implications for a mechanism-based approach*, in: The American Psychologist, 69 (2), 2014, S. 188–196.

298 Zeidan, F.; Grant, J. A., et al., *Mindfulness meditation-related pain relief: evidence for unique brain mechanisms in the regulation of pain*, in: Neurosci Lett, 520 (2), 2012, S. 165–173.

299 Gönna, Uta von der, *Meta-Analyse: Hypnose hilfreich bei chirurgischen Eingriffen*, Press Release, Universitätsklinikum Jena, 08.05.2013.

300 Roja, Zenija; Kalkis, Valdis, et al., *The effects of a medical hypnotherapy on clo-*

thing industry employees suffering from chronic pain, in: Journal of Occupational Medicine and Toxicology, 8 (25), 2013, epub.

301   Derbyshire, S. W.; Whalley, M. G., et al., *Cerebral activation during hypnotically induced and imagined pain,* in: Neuroimage, 23 (1), 2004, S. 392–401.

302   Wall, Patrick D., *Pain. The science of suffering,* New York, 2000, S. 25.

303   Tiengo, M., *Pain perception, brain and consciousness,* in: Neurological Sciences: official journal of the Italian Neurological Society and of the Italian Society of Clinical Neurophysiology, 24, Suppl 2, 2003, S. 76-79.

304   Solms, Mark; Turnbull, Oliver, *The brain and the inner world. An introduction to the neuroscience of subjective experience,* New York, ebook, 2002.

305   Damasio, A.; Damasio, H., et al., *Persistence of feelings and sentience after bilateral damage of the insula,* in: Cerebral Cortex, 23 (4), 2013, S. 833–846.

306   Frevert, Ute, *Was haben Gefühle in der Geschichte zu suchen?,* in: Geschichte und Gesellschaft, 35 (2), 2009, S. 183–208.

307   Doleys, Daniel M., 2014, S. 2.

308   Starr, C. J.; Sawaki, L., et al., *Roles of the insular cortex in the modulation of pain: insights from brain lesions,* in: J Neurosci, 29 (9), 2009, S. 2684–2694.

309   Melzack, Ronald; Wall, Patrick D., 1982, S. 132.

310   Doleys, Daniel M., 2014, S. 55.

311   Linton, S. J., *A Transdiagnostic Approach to Pain and Emotion,* in: Journal of Applied Biobehavioral Research, 18 (2), 2013, S. 82–103.

312   McCracken, L. M.; Marin, F. M., *Current and future trends in psychology and chronic pain: time for a change?,* in: Pain Manag, 4 (2), 2014, S. 113–121.

313   Kenny, Dianna T.; Faunce, Gavin, *The impact of group singing on mood, coping and perceived pain in chronic pain patients attending a multidisciplinary pain clinic,* in: Journal of Music Therapy, XLI (3), 2004, S. 241–258.

314   Markl, A.; Yu, T., et al., *Brain processing of pain in patients with unresponsive wakefulness syndrome,* in: Brain and behavior, 3 (2), 2013, S. 95–103.

315   Kolzsch, M.; Wulff, I., et al., *Deficits in pain treatment in nursing homes in Germany: a cross-sectional study,* in: European journal of pain, 16 (3), 2012, S. 439–446.

316   Wulff, I.; Könner, F., et al., *Interdisziplinäre Handlungsempfehlung zum Management von Schmerzen bei älteren Menschen in Pflegeheimen,* in: Zeitschrift für Gerontologie und Geriatrie, 45 (6), 2012, S. 505–544.

317   de Souto Barreto, P.; Lapeyre-Mestre, M., et al., *Potential underuse of analgesics for recognized pain in nursing home residents with dementia: a cross-sectional study,* in: Pain, 154 (11), 2013, S. 2427–2431.

318   Royal College of Obstetricians and, Gynaecologists, *Fetal Awareness. Review of Research and Recommendations for Practice,* London, Royal College of Obstetricians and Gynaecologists, 2010.

319 Chalup, Marie de, *Haben Babys ein Bewusstsein?*, Press Release, Französische Botschaft in Deutschland

320 Belluck, Pam, *Complex Science at Issue in Politics of Fetal Pain*, in: New York Times, 16.09.2013.

321 *Recognition and Alleviation of Pain in Laboratory Animals*, Washington D. C., 2009, S. 19.

322 Frankland, P. W.; Teixeira, C. M., *A pain in the ACC*, in: Mol Pain, 1, 2005, epub.

323 Behary, Jeff, *The Turn Of The Century Electrotherapy Museum*, http://www.electrotherapymuseum.com/Library/Electreat/, 2004.

324 Shealy, C. Norman; Taslitz, Norman, et al., *Electrical inhibition of pain: experimental evaluation*, in: Anesthesia and analgesia, 46 (3), 1967, S. 299–305.

325 Shealy, CN; Mortimer, JT, et al., *Electrical Inhibition of Pain by Stimulation of the Dorsal Columns*, in: Anesthesia and analgesia, 46 (4), 1967, S. 498–491.

326 Heath, Robert G., *Electrical Self-Stimulation of the Brain in Man*, in: Am J Psychiatry, 1963, S. 571–577.

327 Moan, Charles E.; Heath, Robert G., *Septal stimulation for the initiation of heterosexual behavior in a homosexual male*, in: J Behav Ther & Exp Psychiatr, 3, 1972, S. 23–30.

328 Crewdson, John M.; Horrock, Nicholas M., et al., *Private Institutions Used in C.I.A. Effort to Control Behavior*, in: New York Times, 02.08.1977.

329 Underwood, Emily, *DARPA Aims to Rebuild Brains*, in: Science, 342, 2013, S. 1029.

330 Shen, Helen, *Tuning the Brain*, in: Nature, 507, 2014, S. 290–292.

331 Illich, Ivan, *In den Flüssen nördlich der Zukunft. Letzte Gespräche über Religion und Gesellschaft mit David Cayley*, München, 2006, S. 60f.

332 Williams, Amanda C. de C., *Facial expression of pain: An evolutionary account*, in: Behavioral and Brain Sciences, 25, 2002, S. 50.

333 Glucklich, Ariel, 2001, S. 63.

334 Krahe, C.; Springer, A., et al., *The social modulation of pain: others as predictive signals of salience - a systematic review*, in: Frontiers in Human Neuroscience, 7, 2013, S. 1–21.

335 McGlone, F.; Reilly, D., *The cutaneous sensory system*, in: Neuroscience and Biobehavioral Reviews, 34 (2), 2010, S. 148–159.

336 Löken, L. S.; Wessberg, J.; et al., *Coding of pleasant touch by unmyelinated afferents in humans*, in: Nat Neurosci, 12 (5), 2009, S. 547–548.

337 Ackerley, R.; Backlund Wasling, H., et al., *Human C-tactile afferents are tuned to the temperature of a skin-stroking caress*, in: J Neurosci, 34 (8), 2014, S. 2879–2883.

338 Leknes, Siri; Tracey, Irene, *A common neurobiology for pain and pleasure*, in: Nature Reviews Neuroscience, 9 (4), 2008, S. 314–320.

339 Hall, Peter A., *Social Neuroscience and Public Health. Foundations of the Science of Chronic Disease Prevention,* New York, ebook, 2013.

340 Kessner, Simon; Sprenger, C., et al., *Effect of Oxytocin on Placebo Analgesia: A Randomized Study,* in: JAMA, 310 (16), 2013, S. 1734–1735.

341 Dewall, C. N.; Macdonald, G., et al., *Acetaminophen reduces social pain: behavioral and neural evidence,* in: Psychol Sci, 21 (7), 2010, S. 931–937.

342 MacDonald, Geoff; Jensen-Campbell, Lauri A., et al., *Social pain. Neuropsychological and health implications of loss and exclusion,* Washington, DC, 1st, 2011, S. 131ff.

343 Halpern, David, 2005, S. 80.

344 Jaremka, L. M.; Fagundes, C. P., et al., *Loneliness predicts pain, depression, and fatigue: understanding the role of immune dysregulation,* in: Psychoneuroendocrinology, 38 (8), 2013, S. 1310–1317.

345 Williams, Kipling D.; Forgas, Joseph P., et al., *The social outcast. Ostracism, social exclusion, rejection, and bullying,* New York, 2005, eBook.

346 MacDonald, Geoff; Jensen-Campbell, Lauri A., et al., 2011, S. 84.

347 MacDonald, Geoff; Jensen-Campbell, Lauri A., et al., 2011, S. 124.

348 Morelli, S. A.; Torre, J. B., et al., *The neural bases of feeling understood and not understood,* in: Soc Cogn Affect Neurosci, 2014, epub.

349 Oishi, S.; Schiller, J., et al., *Felt Understanding and Misunderstanding Affect the Perception of Pain, Slant, and Distance,* in: Social Psychological and Personality Science, 4 (3), 2012, S. 259–266.

350 Zaza, C.; Baine, N., *Cancer pain and psychosocial factors: a critical review of the literature,* in: J Pain Symptom Manage, 24 (5), 2002, S. 526–542.

351 Hadjistavropoulos, T.; Craig, K. D., et al., *A biopsychosocial formulation of pain communication,* in: Psychol Bull, 137 (6), 2011, S. 910–939.

352 McCracken, L. M., *Social context and acceptance of chronic pain: the role of solicitous and punishing responses,* in: Pain, 113 (1-2), 2005, S. 155–159.

353 Gauthier, N.; Thibault, P., et al., *Catastrophizers with chronic pain display more pain behaviour when in a relationship with a low catastrophizing spouse,* in: Pain Res Manag, 16 (5), 2011, S. 293–299.

354 Burns, J. W.; Peterson, K. M., et al., *Temporal associations between spouse criticism/hostility and pain among patients with chronic pain: a within-couple daily diary study,* in: Pain, 154 (12), 2013, S. 2715–2721.

355 Illich, Ivan, 2006, S. 172.

356 Putnam, Robert D., *Bowling alone. The collapse and revival of American community,* New York, 2000.

357 Dragolov, Georgi; Ignácz, Zsófia, et al., *Social Cohesion Radar: Measuring Common Ground,* Bertelsmann Stiftung, 2013.

358 Grobe, Thomas, *Risiko Rücken,* Gesundheitsreport, Hamburg, Techniker Krankenkasse, 2014.

359 *Höchster Krankenstand seit 14 Jahren: Im Durchschnitt fehlte 2013 jeder Beschäftigte 15 Tage. Oft waren Rückenschmerzen der Grund,* in: Süddeutsche Zeitung, 18./19.6.2014.

360 *Gesundheit in Deutschland aktuell 2010,* Beiträge zur Gesundheitsberichterstattung des Bundes, Lange, Cornelia, et al., Berlin, Robert Koch-Institut, 2012.

361 Koes, B. W.; Tulder, S van, et al., *Diagnosis and treatment of low back pain,* in: BMJ, 332, 2006, S. 1430-1434.

362 Müller, Thomas, *Amerikaner leiden unter Jobverlust stärker als Europäer,* http://www.aerztezeitung.de/extras/druckansicht/?sid=864448&pid=873391 (zugegriffen am 04.07.2014), 2014.

363 Scott, W.; Trost, Z., et al., *Anger differentially mediates the relationship between perceived injustice and chronic pain outcomes,* in: Pain, 154 (9), 2013, S. 1691–1698.

364 Süddeutsche.de/AFP/dpa/jst/mahu, *Kindsmörder Gäfgen darf 3000 Euro behalten* (zugegriffen am 05.07.2014), 2013.

365 Martin, Steven, *Opium fiend. A 21st century slave to a 19th century addiction,* New York, 2012, S. 69.

366 Houser, D. E.; Zamponi, G. W., *Perceiving Pain: Health, Culture and Ritual,* in: Cultural Anthropology, 7 (September), 2011, S. 191–196.

367 Ferreira, K.; Schwalbach, M. T., et al., *Chronic pain in Maputo, Mozambique: new insights,* in: Pain Med, 14 (4), 2013, S. 551–553.

368 Logie, Dorothy, *Africans die in pain because of fears of opiate addiction,* in: BMJ, 335, 2007, S. 685.

369 Illich, Ivan, *Und führe uns nicht in die Diagnose, sondern erlöse uns von dem Streben nach Gesundheit,* in: Le Monde diplomatique, 4/5. Jg., April 1999.

370 Dobek, C. E.; Beynon, M. E., et al., *Music modulation of pain perception and pain-related activity in the brain, brainstem, and spinal cord: an fMRI study,* in: J Pain, 2014, epub.

371 Dunbar, R. I., *Performance of Music Elevates Pain Threshold and Positive Affect: Implications for the Evolutionary Function of Music,* in: Evolutionary Psychology, 10 (4), 2012, S. 688–702.

372 *Why singing in a choir might be good for you,* Press Release, Oxford Brookes University, 05.12.2013.

373 Stewart, Nick; Lonsdale, Adam, *Does singing in a choir improve well-being? A comparative study,* 2013 Division of Clinical Psychology Annual Conference, York, Oxford Brookes University, 2013.

374 Zhou, Xinyue; Vohs, Kathleen d., et al., *The Symbolic Power of Money,* in: Psychological Science, 20 (6), 2009, S. 700-706.

375   Wachholtz, Amy B.; Pearce, Michelle, *Does Spirituality as a Coping Mechanism Help or Hinder Coping With Chronic Pain?,* in: Curr Pain Headache Rep, 13 (2), 2009, S. 127–132.

376   Grüny, Christian, *Zerstörte Erfahrung. Eine Phänomenologie des Schmerzes,* Würzburg, 2004, S. 259.

377   Korczak, Dieter; Kuczera, Carmen, et al., *Akutschmerztherapie auf operativen und konservativen Stationen,* Schriftenreihe Health Technology Assessment, (DIMDI), Deutsches Institut für Medizinische Dokumentation und Information, Köln, DIMDI, 2013.

378   Grashorn, W.; Sprenger, C., et al., *Age-Dependent Decline of Endogenous Pain Control: Exploring the Effect of Expectation and Depression,* in: PLoS ONE, 8 (9), 2013, S. e75629.

379   Chronic Pain Epidemiology. From Aetiology to Public Health, New York, 2010, S. 192.

380   Macfarlane, G. J.; Beasley, M., et al., *The prevalence and management of low back pain across adulthood: results from a population-based cross-sectional study (the MUSICIAN study),* in: Pain, 153 (1), 2012, S. 27–32.

381   Makris, Una E.; Abrams, Robert C., et al., *Management of Persistent Pain in the Older Patient,* in: JAMA, 312 (8), 2014, S. 825.

382   Molton, I. R.; Terrill, A. L., *Overview of persistent pain in older adults,* in: The American Psychologist, 69 (2), 2014, S. 197–207.

383   Richardson, Jane C.; Grime, Janet C., et al., ›*Keeping going‹: chronic joint pain in older people who describe their health as good,* in: Ageing and Society, 2013, S. 1–17.

384   MacDonald, Geoff; Jensen-Campbell, Lauri A., et al., 2011, S. 207.

385   Illich, Ivan, 2007, S. 93.

Register

Dunbar, Paul Laurence 87
Durkheim, David Émile 185 f.

Europäische Kommission 158
Exendin 410